U0213461

中医类别助理全科医生培训教材

谢兴文　主编

甘肃科学技术出版社

图书在版编目（CIP）数据

中医类别助理全科医生培训教材 / 谢兴文主编. --
兰州：甘肃科学技术出版社，2022.7
ISBN 978-7-5424-2949-0

Ⅰ.①中… Ⅱ.①谢… Ⅲ.①中医学-岗位培训-教
材 Ⅳ.①R2

中国版本图书馆CIP数据核字(2022)第115139号

中医类别助理全科医生培训教材

谢兴文　主编

责任编辑　刘　钊
封面设计　夏颖珊

出　版　甘肃科学技术出版社
社　址　兰州市城关区曹家巷1号新闻出版大厦
网　址　www.gskejipress.com
电　话　0931-2131572　（编辑部）　0931-8773237　（发行部）

发　行　甘肃科学技术出版社　　印　刷　甘肃光子印务有限责任公司
开　本　889mm×1194mm　1/16　印　张　29.75　插　页　2　字　数　660千
版　次　2022年8月第1版
印　次　2022年8月第1次印刷
印　数　1~5000
书　号　ISBN 978-7-5424-2949-0　　　　定　价　148.00元

编 委 会

序

随着经济发展和人民生活水平的提高,城乡居民对提高健康水平的要求越来越高;同时,工业化、城镇化和生态环境变化带来的影响健康的因素越来越多,人口老龄化和疾病谱变化也对医疗卫生服务提出新要求。加强基层医疗卫生服务体系和全科医生队伍建设,培养服务基层的医疗人才就显得十分关键。中医助理全科医生培训是医学生毕业后受教育的重要组成部分,旨在培养出社会所需的基层医学人才,做业务精良、医德高尚的居民健康"第一守门人"。

甘肃省第二人民医院于2016年获批为甘肃省中医助理全科医生培训基地,同年开始招生,积累了丰富的培训经验。为贯彻党的十九大和全国卫生与健康大会精神,进一步做好中医助理全科医生培训项目的组织实施工作,根据《国务院关于建立全科医生制度的指导意见》(国发〔2011〕23号)、《国务院办公厅关于改革完善全科医生培养与使用激励机制的意见》(国办发〔2018〕3号)及《中医类别助理全科医生培训标准》,汇集甘肃省第二人民医院、西北民族大学附属医院专业技术力量,组成教材编写委员会,编写了《中医类别助理全科医生培训教材》。

本教材针对中医助理全科医生工作实际和工作重点,内容全面、系统,教材编写重点以提高全科医疗服务能力和基本公共卫生服务能力为核心,打牢全科医学理念,提高中医全科医学的基本理论、基本知识和基本技能,熟悉基层常见病、多发病的中西医诊断、治疗、预防和随访工作,能够熟练运用中医适宜技术开展基层卫生服务,向个人、家庭与社区居民提供具有中医特色的医疗服务,从事综合性、协调性、连续性的基本医疗和预防保健服务。教材从中医助理全科医生培训实际出发,以前期带教经验为基础,以培训内容为提纲,充分考虑培训和考核的可操作性,力求简明扼要、深入浅出,成为中医助理全科医生的良好助手。

在本教材编写过程中,全体编写人员都付出了艰辛的努力,才取得了如此优秀的成果。其中,金成强编写约16.2万字(第一章,第三章中第六节、第八节,第四章,

第五章，第八章，第十章）、许新艳编写约15.6万字（第三章中第三节、第七节，第六章，第七章，第十五章）。其他人员参与编写，在此，就不一一列举了。

由于编者水平有限，书中难免出现疏漏、错误及不足之处，恳请广大读者提出宝贵意见与建议，以便修订改正和提高。

甘肃省第二人民医院

西北民族大学附属医院　院长：

2022年4月16日

目　录

第一章　中医全科医学概述

第一节　中医药特色全科医学的基本原则和服务模式

全科医学是以生物-心理-社会医学模式为理论基础,秉承整体观和系统论的医学思维,形成了独特的医学观和方法论并具有系统的学科理论。全科医学产生于20世纪60年代,是一门新型临床二级学科。是面向社区与家庭,整合临床医学、预防医学、康复医学以及相关人文社会科学于一体的新型医学专业学科。

中医全科医学是以中医学为核心,结合全科医学的特点,涵盖其他学科的最新研究成果而形成的一门具有独特的医学观和方法论的新兴临床学科。中医全科医学立足保持和发挥中医药特色优势,融合全科医学的思想及模式,集医疗康复、预防保健、健康教育为一体,服务基层社区。

一、中医全科医学的基本原则

中医全科医学结合全科医学的优势,以中医学为基础,融合其他医学领域的最新研究成果而形成的临床医学学科。中医学是中华传统文化的宝贵财富,十分注重人文社会科学,注重在诊疗过程中的医德修养和人文关怀。中医学历来被称之为"仁术",认为"上医医国,中医医人,下医医病"。把治病、救人、济世看做三位一体。中医全科医学发扬了中医学的这一特点,也融入了现代人文社会科学的新理念,在强调技术水平重要性的同时,更注重卫生服务艺术水平的必要性。中医学在几千年的发展历程中,一直在中国传统哲学思想的指导下,按系统整体论思维发展。中医全科医学以元气论、阴阳五行为哲学理论基础,所体现的哲学思想来源于中华传统文化,蕴含着深厚的朴素系统论思维,秉承中医学理论和哲学思想的衣钵,并成为中医现代化的标志。

中医全科医学的形成,既吸收古代中医学的医学特征,又可以视作现代全科医学的补充和拓展。中医全科医学保留着中医通科的特点,在现代医学逐渐专科化的趋势下,中医也逐渐形成内、外、妇、儿，甚至肛肠科、五官科等亚专科，逐渐忽略了中医通科的属性。中医全科医学重新拾起通科医学，避免盲目西化，形成专科和全科并存的模式；中医全科医学提供多种诊疗方法，针灸、推拿、中药熏蒸、穴位敷贴等，丰富了全科医学的治疗手段；而社区中医药服务模式的特点，更适合发挥中医全科医学"防治并举、简便廉验"的优势。

中医学在临床实践中强调整体观。全科医学秉承系统整体论的哲学观点，而整体观念是中医学两大基本特点之一。中医一直强调内外环境的统一性、机体自身的整体性思维。认为人体是一个有机的整体。如机体以五脏为中心，配以六腑，通过经络系统实现机体的有机统一。另外，还强调人体局部与整体的统一、人体与外界环境的统一等等。中医认为人的整体不等于组织器官的简单相加，而是社会、心理、生理的统一；对于人的健康维护和医疗康复要因人、因时、因地制宜，进行个体化诊疗和施护。就预防、养身、治疗、康复来说，可以概括为：未病先防、欲病防作、既病防变、病瘥防复。在整体观的基础上中医还要求辨证论治。具体表现在日常工作中还是在临床实践活动中，都采用系统论的思维方式指导临床暨生物-心理-社会医学模式，比其他临床学科的单纯的生物医学模式更科学、更合理、更适合基层。

中医学在临床实践中强调以人为中心的服务理念。首先是将病人作为一个人，为其提供服务，不是仅仅将其看成一个病号。其次是针对病人的健康问题，提供服务。全科医生要充分地了解病人的就医背景，理解疾病对患者的意义，注重病人的患病体验和疾患行为，了解病人的期望，帮助病人，满足病人的合理需求，充分利用各种资源为病人提供全面的支持和帮助，使病人及其家属满意。在实际工作中，全科医生通过用心倾听患者的陈述，对患者起到放松和心理治疗的作用。中医的以"人为中心"一是体现在把人作为一个动态的、平衡的有机个体，二是在辨证论治方面突出体现。中医注重"人""病""证"三者之间的辩证关系，强调因人而异的特殊性，即强调个体的差异性。同时根据病人的年龄、性别、体质、生活习惯、心理状态、社会关系等不同特点，来考虑治疗用药的原则，这叫做"因人制宜"。中医全科更注重病人的感受，医患关系更加和谐。这一点与专科医生对疾病的关注是有很大的不同的。

二、中医全科医学的服务模式

全科医学是一门整合基础医学、临床医学、预防医学、生物医学、行为科学、社会科学、医学伦理学且具备独特价值观和方法论的综合临床医学学科，属于二级学科。能向个人、家庭、社区提供个性化、人性化、连续化、综合性、协调性、整体性、可及性的医疗卫生保健服务。具体地说来主要涵盖基本医疗、预防、保健、康复、健康教育、计划生育等六位一体的服务。中医全科医学是中国的传统医学，是与西医相对独立存在的医学体系，有着自己独特的理论体系、卓越的临床效果。涵盖内科、外科、妇科、产科、儿科、五官科等等临床服务范畴，也能提供预防保健服务。具体在实践工作中有以下几个共同点。①服务对象都比较广：不分年龄、性别、疾病类型、疾病性质，都能为其提供服务。②服务内容比较宽：可以涉及医疗、预防、保健、康复、健康教育、计划生育等多方面。③能提供多层面的服务：包括生理、心理、社会三个方面的服务。④在服务方式上都不依赖高精尖设备。在具体的临床工作中,中医和全科医生都不依赖高级的仪器设备诊断和治疗疾病。他们都是以物理学检查为主,以满足病人的需求为目标,以维护病人的最佳利益为准则,开展临床诊治工作。

中医学是经过几千年历史和时间检验过的传统医学。中医在部分领域更具优势,能体现特色的方面很多,比如在预防保健方面,"不治已病治未病"是中医预防保健的中心思想,强调注重预防。从实际应用来看分为两个部分:一是未病先防,也就是强调预防工作;二是既病防变。中医在预防保健中顺应四时、调和阴阳、形神共养、调摄情志等,在今天仍有很高的指导意义。在康复方面中医也有自己独特的疗法,如在行为保健方面有太极、五禽戏、气功、推拿。医疗保健时用针灸,更是在世界范围内享有盛誉。

(王世彪　金成强)

第二节　中医类别全科医师临床诊疗思维体系

一、中医类别全科医师临床诊疗思维体系

全科医学是以系统整体论为哲学基础,与中医的医学观和思维具有一致性和相通性。中医学经过两千多年的发展,形成了具有系统整体的哲学思想、完善的医学理论、丰富的诊疗手段和大量的文献资料的医学体系。随着人们健康观念的变化,疾病谱的转变,中医的科学性、先进性越来越得到国际社会的认可,现代全科医学的哲学思想和医学理念逐渐向中医学靠拢,并趋向融合与统一。中医全科医学源于中医学,又融合现代全科医学的理念,伴随着它的诞生和发展,必将形成新的医学体系。

(一)中医药的整体观

全科医学与中医学都具有整体思维的医学观。全科医学的生物-心理-社会医学模式及"整体医学"理念与中医学"天人合一"观具有相关性。中医学受到天人合一的整体观影响,主要从自然之天与人的关系角度来研究天人关系以及人的生命活动,《素问·咳论》提出了"人与天地相参,与日月相应",系统阐述了天人合一的原理和天人相互影响的关系,并由此奠定了中医学的整体观基础。中医学整体观念可以体现出中国哲学整体思维在医学领域的具体应用。在全科医学中首先是把人看成一个整体,既重视病,更重视人;既重视部分,更重视整体。正确处理部分与整体之间对立统一的辩证关系是全科医学的使命。中医全科医学,更是把整体思维作为指导思想,提供各项医疗服务,包括整体的诊断及鉴别诊断,整体的治疗疾病及控制症状,预防疾病及功能康复,满足病人的需要及改善个人的生活质量,改善全体人民的生活质量及健康促进。

（二）辨证论治的诊疗观

辨证论治是中医全科医学服务方法的重要部分，也是中医诊治疾病的基本原则。辨证是运用中医理论，通过望、闻、问、切四诊的方法搜集症状、体征等资料，进行整理、综合、分析、归纳，辨明疾病的病因病机、病位病性和邪正盛衰变化，从而做出诊断的过程，是中医认识和诊断疾病的方法。论治是根据辨证和四诊合参的结果，选择相应的治则和治法，对病证具体施治的过程。根据治疗效果检验辨证正确与否，评估施治的准确性。中医学全科的辨证论治思想在诊疗过程中，不仅注重解决病人的疾患问题，同时对其健康问题进行管理，在了解病人症状、病理变化的同时，还关注病人的职业、家庭、心理和社会环境等因素，从而发现影响其健康的问题。这种以人为本的健康管理，与专科医疗以疾病为中心的照护有着本质区别。

（三）未病先防的养生观

中医全科医学的"治未病"理念，加之"食药并重的营养观"和"形神并调的养生观"，关注个体的全周期健康状况。中医全科医生和专科医生不同，也更加关注病人的亚健康状态。近年来，随着人们生活水平的提高，中医治未病的理念也越来越被百姓接受，在中医院的治未病科或者综合医院的中医科，膏方、穴位敷贴等逐渐被普及，而艾灸、药膳等中医特色养生方式也逐渐被推广。中医全科医学在疾病的预防方面大有可为，基层中医全科医生可以充分发挥中医治未病的优势，让社区医疗在维护居民健康中发挥更重要的作用。

二、中医全科医学临床诊治思维培养

如海洋之容量的大脑，当载满无尽的知识后，最需要的是有一把开启这道门的钥匙。当这道门被打开后，如果你是医生，会将无穷无尽的医药知识应用自如地展现在临床诊疗过程中。否则，这些知识将变成大脑的累赘。所以，培养临床思维是开启医学知识更好地服务人类健康的钥匙。

全科医学的临床诊治思维体现的基本原则是：以病人为中心，以问题为导向，以证据为基础。坚持经验思维和理论思维的统一、逻辑思维与形象思维的统一、分科思维与整体思维的统一、问题思维与辩证思维的统一、单一思维与多元思维的统一、微观思维与宏观思维的统一、具象思维与抽象思维的统一。

（一）培养以病人为中心、问题为导向的诊疗思维

在基层医疗和卫生保健服务中，大部分健康问题尚处于早期未分化阶段，大多数病人都是以症状（问题）而不是以疾病就诊，并且绝大多数的症状都是由于自限性疾病（或一过性的）引起，往往无需也不可能做出病理和病因学诊断，而有些症状根本就是由于心理社会因素引起的。基层（社区、家庭）医学的基本思路属全科医学涉及的内容，常见病多于少见病及罕见病，健康问题多于躯体疾病，研究整体重于研究细胞。必须熟悉和掌握以常见症状（主诉）为切入点的诊断与鉴别诊断思路，必须熟悉和掌握社区常见问题及其特点。为了能够做出正确的诊断，必须掌握各种疾病的诱因、流行病学、自然过程和不同的临床表现方面的知识。

（二）全科医疗中的临床诊治思维程序

全科医生作为基层医生，就是要对产生症状的最可能的病因做出初步诊断，并同时排除严重的疾病。了解全面详细的病史，即现病史、个人的既往史、家族史、社会行为史都要询问，据此可对80%的问题做出初步判断。注意非语言性线索，如有肌肉骨骼疼痛的病人要观察其疼痛部位，这同语言性信息一样重要。

全面而有重点的体检：根据病史和初步判断，开始细致地体检，对捕捉早期症状和模糊的体征十分重要。

全科医疗中基本的诊断路径：细心倾听病人陈述症状，同步观察形体与表情。了解症状的性质（特点、加重、缓解的因素）和病程特点（急性、慢性、反复发作）。判断病人的症状是否危及生命或是紧急情况，如重度呼吸困难、休克，是否需要正确处理后紧急转院。任何症状均可能指示着一种严重的病症，必须及时识别出少见而危险的，但又可治疗的疾病，对此必须保持警惕。在疾病发展过程中，还要警惕新的问题——并发症的发生。根据病人的症状和个人信息如年龄、性别、过去史和家庭背景，列出一系列可能会导致该种类型症状的诊断。根据对所列举的鉴别诊断的特定的症状和体征的了解，进一步收集病史，进行适当的身体检查，以找出能确认可能性最大的诊断和排除最不可能的诊断。当诊断不清、需要排除潜在的严重疾病时，需做进一步的化验。应牢记所有的检查和化验都会有假阳（阴）性结果，这在全科医疗中很常见。每次接诊后应产生出可行的诊断，用于指导对病人下一步的治疗。有时不一定能做出精确的病理学或病因学的诊断，但全科医生应能确定排除了严重的问题，如病人的胸痛是不是由心绞痛引起的。随着时间推移和数次就诊后可获得更多的信息，可以对诊断进行修订以及考虑新的鉴别诊断。

（三）基本的临床诊治思维方法

（1）从症状入手的诊断思维方法：为印象诊断，如对疼痛的十步分析法（诱因、起病、部位、性质、程度、缓解方式、持续时间、病程、放散部位、伴随症状等）。

（2）从疾病入手的诊断思维方法：程序诊断法（诊断依据、鉴别诊断、分型、程度、并发症、伴随病等）、排除诊断法、目录诊断法、经验诊断法、接近诊断法。

（3）从系统入手的诊断思维方法：若症状、体征、疾病已集中地提示某器官、系统的病变问题，常采用从器官系统入手的诊断思维方法，沿此器官系统进行疾病的定位、性质判断和病种的界定。

（四）诊疗目标与策略

1.确定治疗目标与适宜措施

所选用的治疗方案必须与病人的治疗背景相适合。包括病人的体质、家庭、经济、文化、环境、社会和教育的背景，可用的资源等。在所有病人和病患的处理中都应包括解释和安慰病人，解释根治性（治愈）疗法、支持性疗法、对症治疗、姑息治疗、预防性治疗、康复治疗、等待观察、转院、诊断性治疗、临终关怀照顾等等，能达到什么样的目的。

2.对病人转院的要求

明确转院目的：化验，辅助检查，确诊，治疗，抢救，专科复诊，随访？还是规定的转院项目（公共卫生要求、某些传染病、地方病等)。

明确转院指征:综合病情和客观因素判定。

做好转院前的处理:外伤处置、心肺复苏、中毒抢救、其他院前急救(心绞痛、窒息)等,上述处置的同时与急救中心(上级医院)及时取得联系。

(五)如何培养科学的临床思维

1.从培养基本功着手

不断夯实基本功是培养临床思维的第一个关键环节。对全科医师而言,专业理论知识的学习必须以生理学、病理学、解剖学、诊断学为重点,不了解人体的生理功能,很难学好病理学;不懂病理学,当然很难认识疾病;体格检查需借助解剖学的知识,采集病史必须依靠诊断学基础,一个全科医师如果体格检查不过关,询问病史抓不住重点,就不可能对疾病做出正确诊断及治疗。忽视基本功的训练,过分依赖实验室及仪器检查来诊断疾病,往往造成误诊与漏诊,临床上不乏此类教训。

2.避免形成惯性思维

惯性思维会使医师思维能力局限,是阻碍良好临床思维能力的大忌。部分医师随着工作时间的延长及书本知识、临床经验的增加,常会走进第二个误区,即按书本知识与临床经验,对疾病诊断及治疗很自信,可事实上疗效却很差,虽然其中原因较多,最主要的原因可能是惯性思维方法在作怪。循证医学时代讲求证据,并注重事实。如一个消化道出血的病人,仅考虑消化道疾病是不够的,须知血液病、结缔组织病等均有消化道出血的可能,同一症状及体征有可能是不同病因造成,惯性思维很容易使临床诊断走进先入为主的思维误区。因此,克服临床惯性思维是临床思维能力培养的第二个关键环节。

如何避免惯性思维。一定要全面动态分析临床资料。对病人的症状、体征及病史进行全面审查,认真分析,经过肯定-否定-肯定等循环考虑后再做出判断。做到具体情况具体分析,在准确采集病史、详细体格检查的基础上,利用专业理论知识以及丰富的临床经验,去伪存真,在不能排除器质性病变时,不能轻易做出功能性疾病的诊断。注意疾病的发展变化,不要局限于初次诊断,对初步诊断要通过动态的病情观察及上级医师查房后加以修改、补充,并从中找出自己的差距。提倡集思广益,对疑难病或按初步诊断结果进行治疗后达不到预期效果的病人,需集思广益,及时请求上级医师的帮助,倾听其他医师的意见,才能积累正确的经验。学习掌握多门专科知识。全科医师必须要有全科医学知识,并在各专科轮转学习,只有这样,才能拓展临床思维,避免惯性思维方法带来的误诊误治。

(王世彪　金成强)

第三节 中医学的健康概念及中医养生保健学概论

一、中医学的健康概念

中医的健康观早在《黄帝内经》中就已经确立了,即"天人合一"的健康观,"形神合一"的健康观,"阴平阳秘"的健康观,"正气为本"的健康观。此外,《黄帝内经》中把头发、牙齿和肌肉作为衡量健康状况的重要标志。中医学理论的主要内容,是从病因、病机,到诊法、辨证,再到养生防治,以及脏象、经络等各种理论,几乎都是围绕着中医学对健康观念的认识而次第展开的。

1. 天人合一的健康观

中医学"天人合一"的概念是中国古代哲学概念,是指人生活在天地之间,宇宙之中,一切活动与大自然息息相关,这就是"天人合一"的思想。中医学认为:人体有自己的生命活动规律,与自然界具有相通相应的关系,不论是日月运行、地理环境还是四时气候、昼夜晨昏,各种变化都会对人体的生理、病理产生重要影响。例如:自然界的四时气候变化就能直接影响到人的情感、气血、脏腑等。在这种思想指导下,中医养生学认为人类必须掌握和了解四时气候变化规律和不同自然环境的特点,顺应自然,保持人体与自然环境的协调统一,才能养生防病。

2. 形神合一的健康观

中医学"形神合一"理论来自《黄帝内经》,这种理论始终都是建立在客观生理结构的基础上。首先从生命起源来看,是形俱而神生,即认为先有生命、形体,然后才有心理活动的产生。形神合一观认为:神是形的主宰,形是神的物质基础,两者既对立又统一。其中,形是指躯体、身体,神是指思想、思维。中医学提出"形神合一"乃是强调形与神的密切联系。只有当人的身体与精神紧密地结合在一起,即形与神俱、形神合一,才能保持与促进健康。有研究表明:高血压、冠心病和糖尿病等病症与情绪焦躁、心态不平衡有着密切的关系,开朗的性格、平和的心态是健康长寿的根本所在,这与中医的"形神合一"观不谋而合。

3. 阴平阳秘的健康观

阴阳是宇宙中相互关联的事物或现象对立双方属性的概括,阴阳分别代表一定属性的物质和功能,如人体内的气为阳,血为阴,兴奋为阳,抑郁为阴。"平"是正常的意思,"秘"是固守、固密的意思。"阴平阳秘"表示阴阳既各自处于正常状态,也具有相互协调、配合关系。"阴平阳秘"作为人的健康态,体现在生命活动的不同方面和不同层次上,如酸碱平衡、血糖平衡、代谢平衡等。此外,"阴平阳秘"还体现在人体活动的一种有序稳态上,这类似于现代科学所指的"内稳态"。"内稳态"是指人体在生理上保持平衡状态的倾向,如人体的体温、血压、血液内的酸碱度、血糖浓度等均为"内稳态"所调控,如果我们的身体达到这种稳态的话那就是健康的状态。

4.正气为本的健康观

中医学中的正气是相对邪气而言的,是指人体的机能活动和对外界环境的适应能力、抗病能力及康复能力。中医认为疾病发生和早衰的根本原因就在于机体正气虚衰。正气充足则人体阴阳协调、气血充盈、脏腑功能正常,能抵抗外邪,免于生病。正气不足则邪气容易损害人体,机体功能失调,产生疾病。当邪气侵袭时,若邪气弱,不足以与人体正气相抗衡时,则邪气被正气驱逐、消灭或暂时潜伏在体内,均不会发病;只有当邪气较重而能同正气抗争以引起较强的反应时,人体才出现证候(症状、体征等),即为发病。

二、中医养生保健学概论

中医养生学是中国传统文化的瑰宝,是中医学宝藏中的一颗璀璨明珠。她历史悠久、渊远流长,具有独特理论和方法、鲜明的东方色彩和浓厚的民族风格。她以中国古代哲学、生物学、天文学、地理学和史学为文化背景,以中医理论为坚实基础,融入了历代养生家、医家的实践经验和研究成果,形成了博大精深的养生理论体系。中医养生学以其精深理论和丰富方法闻名于世。

中医养生学经历了上古时期养生思想的原始萌芽阶段,先秦时期以《黄帝内经》为代表奠定了养生学的理论基础,是诸子之说形成阶段、秦汉魏晋时期多种学派形成阶段、隋唐时期思想理论较大发展阶段、宋金元时期学术争鸣阶段,至明清时期养生著作日益联系实际,抵制了唯心主义养生观,1949年至今道儒佛家经典和百家典籍大量出版。目前,国人对养生保健方法的研究又进入新的高潮,世界范围内身心、社会与自然一体化的医学、养生保健学相继兴起,并收到良好效果。中医养生学既有系统理论,又有众多独特方法,因而在世界范围内都产生了广泛的影响。

中医养生学重视生命的"生、长、壮、老、已"自然规律;强调整体恒动观;侧重中国人十种体质,即平和质、阳虚质、气虚质、阴虚质、血虚质、血瘀质、痰湿质、气郁质、湿热质和特禀质等十种体质的不同养生;着重凸显协调脏腑养生、畅通经络养生、清静养神养生和节欲保精养生等。

(王世彪　金成强)

第四节　家庭与健康及疾病的关系

家庭是个人健康与疾病发生的重要背景,家庭可以通过遗传、环境、感情、支持、社会化等途径影响个人的健康,个人的疾病也可以影响家庭的各个功能。

一、家庭对儿童发育和社会化的影响

家庭是个人生活最长久、最重要的自热环境和社会环境,个人心身发育的重要阶段是在家里完成的。家庭环境的安全、营养的均衡调配和良好习惯是儿童身体健康的基础。儿童的行为习惯和人格形成也受家庭环境的影响,父母的思想、性格和行为对儿童的道德观念、行为、情感、价值观的形成有重要意义。

二、遗传与先天对个人健康的影响

许多疾病是通过基因而继承,一些影响健康的生理或心理特征也受遗传影响。某些先天性因素,如胎内感染、妊娠期间用药不当或受辐射等等,会给婴儿造成终生残疾。

三、家庭对疾病传播的影响

在家庭中传播的疾病多见于传染病和遗传性疾病。

四、家庭环境对健康的影响

家庭环境主要指生活空间,如家庭内部冲突、重大事件、严重疾病与伤残、丧失亲人等等。另外,家庭与邻居的关系、社区的环境、治安情况等等都会影响家庭成员的健康。

五、家庭对疾病恢复的影响

家庭的支持对各种疾病,特别是慢性病和残疾的治疗及康复有很大的影响。家庭支持可以影响患者对医嘱的遵从性,如糖尿病患者的饮食控制,家属的合作与监督是关键因素。家庭还是疾病早期预防、早期发现、早期治疗的重要单位。

(王世彪　金成强)

第五节　社区诊断与双向转院

一、社区诊断

社区诊断是社区卫生服务组织通过社区卫生调查收集有关资料,并进行科学、客观、系统、全面地分析,以摸清本社区人群的健康状况,确定影响社区人群的主要健康问题及其影响因素,为

社区卫生服务计划的制定提供决策依据。社区诊断的意义是开展社区卫生服务工作重要的第一步,是制定社区卫生服务规划的重要依据。

1.社区诊断的目的:是摸清本社区人群主要的健康问题、社区环境条件及卫生服务需求,摸清造成这些健康问题的可能原因和影响因素,确定本社区卫生服务需要优先解决的健康问题,确定本社区卫生服务工作的重点人群,为社区卫生服务效果的评价提供基础数据。

2.社区诊断的方法与步骤:拟定调查计划;实施调查,收集资料,整理资料;分析资料;确定社区主要健康问题;确定优先解决的健康问题;做出社区诊断报告。

3.找出社区主要健康问题,从以下几方面进行筛选:引起大量死亡的疾病或死亡顺位中的前几位;造成潜在寿命损失的主要死因;本社区发病或死亡水平高于全国平均水平的疾病;与这些主要疾病或死亡相关的重要危险因素。

4.确定优先解决的健康问题,应考虑以下几方面的因素:问题的普遍性;问题的严重性(高病死率、高致残率);问题的受关注性;问题的可干预性;解决问题所带来的效益。

5.做出社区诊断报告:报告内容包括社区一般情况、社区居民基本情况、社区居民行为和生活方式、社区居民疾病谱、社区居民死因谱、社区主要健康问题和优先解决的健康问题和社区健康促进计划。

二、双向转院

双向转院,简而言之就是"小病进社区,大病进医院",积极发挥大中型医院在人才、技术及设备等方面的优势,同时充分利用各社区医院的服务功能和网点资源,促使基本医疗逐步下沉社区。社区群众危重病、疑难病的救治到大中型医院。由于社区卫生服务机构在设备和技术条件方面的限制,对一些无法确诊及危重的病人转移到上一级的医疗机构进行治疗。上一级医院对诊断明确、经过治疗病情稳定转入恢复期的病人,确认适宜者,会将重新让患者返回所在辖区社区卫生机构进行继续治疗和康复。其目标是建立"小病在社区、大病进医院、康复回社区"的就医新格局。

(王世彪 金成强)

第六节 中医治未病理论及预防医学概论

在社区卫生服务中,全科医生要不断地强化预防医学概念,在卫生服务中坚持以预防为主的原则,采取公共卫生和临床预防医学相结合的方法和策略,走群体预防与个体预防相结合的路线，才能提供以预防为先导的，连续性、协调性和综合性的卫生服务。

目前全科医学之预防主要有三个方面：第一级预防，亦称病因预防或发病前期预防。系采取各种措施以控制或消除致病因素对健康人群的危害，是最积极的预防。社区卫生服务中的第一级预防必须个体预防和社区预防并重。第二级预防，亦称临床前期预防或发病期预防。即在疾病的临床期做到早期发现、早期诊断、早期治疗，从而使疾病能够得到早治愈而不致加重和发展。第三级预防，亦称临床预防或发病后期预防。即对患者采取及时治疗措施，防止疾病恶化，预防并发症和病残。对丧失劳动力或残疾者，通过家庭护理指导、功能性康复、调整性康复、心理康复、社会卫生服务、倡导社会爱护病残者等，来促进其身心康复，提高生命质量并延长寿命。

预防的目的，为消灭疾病，保障健康。《黄帝内经》里很早就提到了："圣人不治已病治未病。病已成而后药之，譬犹渴而穿井，斗而铸兵，不亦晚乎。"中医的预防医学，就是中医的治未病。

一、未病先防

前人认为疾病的发生，除日常饮食起居不节外，与自然气候变化有密切关系，而本身的体力强弱为主要因素。故保持健康，首先要充实精力，其次应避免外邪的侵袭。《黄帝内经》上曾说："邪之所凑，其气（指人身精气）必虚。"又说："虚邪贼风，避之有时，恬憺虚无，真气从之，精神内守，病安从来。"还指示了适应四季正常气候来锻炼身体的方法，如春夏宜保养阳气，秋冬宜保养阴气，以及春气养生，夏气养长，秋气养收，冬气养藏之道。务使内外环境互相适应，达到预防疾病，从而健康长寿，这是中医预防的基本理论。

二、有病早治

早期治疗，认识到有病即治，事半而功倍。如《黄帝内经》指出："邪风之至，疾如风雨，故善治者治皮毛，其次治肌肤，其次治经脉，其次治六腑，其次治五脏。治五脏者半死半生也。"这是说外邪侵害人体，多从表入里，病在皮毛即当急治，拖延下去便逐步深入，等传入脏腑，病就严重而难治了。所以，预先给予医疗，防止急病恶化，对于临证工作来说，是十分重要的。

三、既病防变

疾病的发生、发展具有它的规律，掌握病情，必须有预见性。例如《金匮要略》上说："见肝之病，知肝传脾，当先实脾。"因为肝病往往影响到脾，如果治肝病的时候照顾到脾，使脾不受到损害，那么就可不让肝病传变，容易痊愈。中医在临证工作上十分重视病邪的发展，并强调要及时控制变化。

中医还强调病盛防危，在治疗过程中要特别防止气闭、气脱、亡阴、亡阳等危险证候的出现。

四、新愈防复

重点是防止复感新邪。防止食复:疾病初愈,因饮食因素而致复发。防止劳复:疾病初愈,因劳力、劳神过度,或早犯房事而致复发。防止药复:病后滥施补剂,或药物调理运用失当而致复发。

（王世彪　金成强）

第七节　中医心理学概论

中医心理学是继承中国古代哲学对心理现象的认识,运用中医基础理论和实践,与现代心理学相互交叉和渗透,研究心理现象发生、发展规律及心理因素在人体疾病过程中的作用及其规律的一门学科。《黄帝内经》奠定了中医心理学的基础理论,如形神合一论、心主神明论、五脏情志论、人格体质论、阴阳睡眠论等。中医"九气""五志"理论为七情学说的发展奠定了基础,成为以后南宋陈无择定型七情学说的基本理论依据。中医对心理过程、睡梦等心理现象、个体心身发展的特点、阴阳人格体质的形成等基本心理现象和心理规律都有了初步的认识。丰富并发展了中医心理学临床实践方面的内容,如对四诊心法、心理病机、心理治疗、心理养生都做了较系统的阐述。中医心理学是极有发展前途的一门新学科。随着社会经济的快速发展,生活节奏的加快,心理因素引起的疾病越来越多,心理学和心理治疗作用日趋重要,也必将收到越来越多的重视。中医心理学以其独具特色的理论体系和实践模式在治疗一些心身疾病中取得了良好的疗效并展现出了一定的优势。以后要逐步建立和发展一批中医心理学研究机构、中医心理学实验室,设立专科门诊、病房,创办专科医院,建立比较完整的中医心理学理论、临床、科研与教育体系,培养一支具有扎实的中医与心理学理论及临床基础的学术队伍,促进中医心理学学科的不断完善和发展,为中国人民及世界人民做出更大的贡献。研究和学习中医心理学的意义在于有助于全面把握与发扬中医的人本主义精神,有助于认识中医学的认识论与方法论特点,有助于防止医学领域伪科学的泛滥,有助于减少药源性疾病,有利于临床心理学的本土化发展。目前研究的方法主要有文献的挖掘及整理、理论研究和临床实践。

一、中医心理疾病的主要治疗原则

(1)心理疾病治疗的共同原则:调谐阴阳,调节气血,心身同治,疏导情志。

(2)三因制宜,人为中心:因时制宜,因地制宜,因人制宜。

(3)标本相得,精神意志并治。

二、中医治疗心身疾病的常用疗法

中医的心理疗法,又称心疗或非针药疗法。是指不用药物、针灸、手术等有形的治疗手段,而借助于语言、行为以及特意安排的场景来影响患者的心理活动,唤起患者防治疾病的积极因素,促进或调节机体的功能活动,从而达到治疗或康复作用的方法。也叫"意疗"。

(1)情志相胜法:是指医生有意识地运用一种或多种情志刺激,以制约、消除患者的病态情志,从而治疗由情志所引起的某些心身疾病。其基本原理是脏腑情志论和五行相克论的结合。方法:假定致病的消极情绪为A,根据"五行生克关系"选择"相胜"的积极情绪为B,那么如何引发B,其方法并无定则,可依据具体情况来设计。注意事项:在采用具体方式时,不能不择手段,不能违背伦理守则。

(2)开导解惑疗法:也称语言疏导法,是医生以语言为主要手段与患者交谈,使之明了与疾病有关的道理,以及自己所能做的努力,主动消除心理障碍的一种心理疗法。原理是说理开导、同情安慰,改变患者的病态心理环境。方法:擒,"告之以其败",纵,"语之以其善",切入,"导之以其所便",突破,"开之以其苦"。注意事项:首先,语言态度要体现平等相待的原则,以理服人,多鼓励少批评;其次,语言的内容要符合逻辑,用语要恰当,表达要力求清楚、中听入耳、扣人心弦,以达到共鸣的效果;最后,语言表达要讲究技巧,结合实际,因势利导,强调针对性,以达到应有的效果。

(3)顺情从欲疗法:也称顺意疗法或顺志疗法,指顺从患者的意念、轻语,满足患者的心理需要,以释患者心理病因的一种治疗方法。原理:人的一切活动都是为了满足生理需要和心理需要,人的基本欲望是生而具有的。方法:心理反佐法,顺法、倾听法、支持法。注意事项:医生要有分析的对待人们心理上的欲望,判断它的合理可行性,合理可行的,可以顺从,其他的则应当采用说服、引导、教育等方法进行处理。

(4)移精变气疗法:是运用各种方法转移和分散患者精神意念活动的指向,即通过排遣情思,改变心志,以缓解或消除由情志因素引起的疾病的一种心理疗法。原理是在"形神合一"的思想指导下,通过"治神以动其形"产生积极的心理治疗效应。方法:精神转移,精神引导法。

(5)暗示诱导疗法:指采用含蓄、间接的方式,对患者的心理状态产生影响,以诱导患者无形中接受医生的治疗性意见,或通过语言等方式,剖析本质、真情,以解除患者的疑惑,从而达到治疗由情志因素所引起的疾病的心理疗法。原理:暗示是通过人的意识发生作用的。方法:语言暗示,借物暗示。注意事项:应用借物暗示时必须认清病情,谨慎从事,不能让患者看出任何破绽。

(王世彪 金成强)

第二章　中医常见症状的处理和急症的诊断与治疗

第一节　中医常见症状的处理

一、发热

正常人的体温受体温调节中枢所调控,并通过神经、体液因素使产热和散热过程呈动态平衡,保持体温在相对恒定的范围内。当机体在致热源作用下或各种原因引起体温调节中枢的功能障碍时,体温升高超出正常范围,称为发热(fever)。

临床表现,按发热的高低可分为:

低热37.3℃~38℃

中等度热38.1℃~39℃

高热39.1℃~41℃

超高热41℃以上

发热为临床常见症状,可出现在多种内外科疾病中,原因众多。在采取中医治疗或使用中医疗法改善发热症状时应首先排除急性进展期的疾病及其他可能加重的情况。常用治疗有:

(1)针刺治疗:外感及内伤发热均可用针刺的方法进行治疗,例如外感可选择:风池穴、曲池穴、合谷穴、鱼际等;内伤可选择:公孙、内庭、曲池等穴。

(2)刺络放血:内伤外感疾病所致的高热均可使用放血疗法,例如耳尖、少商、龈交等。

(3)刮痧:如外感风热、风温、暑热所致的发热症状均可用刮痧疗法来进行治疗,根据患者具体证型的不同可选取不同的位置及穴位进行操作,例如风池、肺腧、膈关等。

(4)中药擦浴:中药擦浴是最常用的退热方法,可提前配置清热解毒之类的中药制剂,于患者黏膜褶皱部位反复擦浴,可以起到良好的退热效果;例如:板蓝根、金银花、连翘各10g,生石膏30g,荆芥、防风、升麻各6g,水煎,备用擦浴。

(5)中药灌肠:如阳明腑实证、肠痈、胆囊炎、胰腺炎等所致的发热均可使用中药汤剂灌肠,常用方剂有:大承气汤、柴芍承气汤、清胰汤、大黄牡丹汤等。

此外还使用艾灸、拔罐等其他中医疗法对证处理,灵活掌握适应证及禁忌证。

二、头痛

头痛是指额、顶、颞及枕部的疼痛。可见于多种疾病,大多无特异性,例如全身感染发热性疾病往往伴有头痛,精神紧张、过度疲劳也可有头痛。但反复发作或持续的头痛,可能是某些器质性疾病的信号,应认真检查,明确诊断,及时治疗。

头痛为临床常见症状,可单独出现也可并发于其他多种内外科疾病,病因众多;针对不同情况的头痛可使用各类中医治疗,但应排除急进性疾病及其他颅脑病变或疾患所致的头痛,合理掌握各种治疗的适应证与禁忌证。常用治疗有:

(1)针刺治疗:头痛、偏头痛均可使用针刺进行治疗,如双侧头痛选临泣、风寒头痛加合谷、风池,偏头痛可加率谷等,肝阳头痛可选太冲、内关等。

(2)刺络放血:刺血疗法对于治疗头痛,偏头痛有着良好的疗效,可选择双侧耳尖、百会、膈关等穴位点刺放血,量约3ml。

(3)推拿、点穴疗法:头痛与偏头痛症状的改善,推拿及点穴治疗有着特殊的疗效,头痛可酌情给予头面部推拿,点按局部穴位,可改善症状。

(4)穴位埋线:对于反复发作及经久不愈的头痛可使用埋线疗法进行治疗,选取膈关、肝腧、胆腧、阳陵泉等穴位进行埋线治疗,15d一次,3次为一疗程。

对于头痛的长期治疗也可以选择艾灸治疗、拔罐疗法、药物贴敷、药枕疗法等。

三、胸痛

胸痛是临床上常见的症状,主要由胸部疾病所致,少数由其他疾病引起。胸痛的程度因个体痛阈的差异而不同,与疾病轻重程度不完全一致。

对于胸痛的治疗应首先辨别是否有属于急进性疾病引起如心梗、肺栓塞等危及生命的情况;在保证患者安全的前提下可以使用中医疗法,适当改善患者症状。常用的治疗有:

(1)针刺治疗:针灸治疗各类疼痛有着可靠的疗效,胸痛也是如此,在排除患者有危及生命的情况下可适当选择穴位进行针刺治疗 如内关、膈腧、内庭、神门、血海等穴位,平补平泻,结合患者证型的不同可选择不同的配穴。

(2)刺络放血:如神经源性引起的胸痛均可以使用刺络放血来治疗;如膈关、膈腧、肝腧、厥阴腧等。

3.拔罐疗法:对于反复发作的胸痛可使用肩背部拔罐治疗,可选择穴位:肺腧、厥阴腧、膈关、膈腧、肝腧等。

也可以使用中药外敷、中药熏洗、皮内针等进行治疗。

四、呼吸困难

呼吸困难是主观感觉和客观征象的综合表现,患者主观上感觉吸气不足、呼吸费力,客观上表现为呼吸频率、节律和深度的改变。严重时可出现张口呼吸、鼻翼扇动、端坐呼吸,甚至发绀。呼吸困难是呼吸衰竭的主要临床症状。

呼吸困难常伴随咳嗽、喘息等其他疾病,在排除外伤、误吸及其他危及生命的情况时可适当选择中医疗法。常用的治疗有:

(1)拔罐疗法:拔罐疗法能改善脾肺状况,对于呼吸困难有着良好的作用,治疗时可选择:双侧肺腧、脾腧、肾腧等穴位,留罐10~15min。

(2)针刺治疗:针刺治疗在中医急救中广泛应用,对于呼吸困难的患者可以选择中府、云门针刺;也可以选择针刺肺腧、天突、肾腧及脾腧以温肾纳气、平喘。

(3)药物贴敷:对于呼吸困难的患者可使用药物外敷的方式进行治疗;如洋金花、苏子、杏仁、麻黄、肉桂、山萸肉等打粉,于涌泉、肺腧、天突等进行贴敷。

呼吸困难的治疗主要以对症治疗为主,但同时应积极寻找发病原因,及时处理,以免延误病情。

五、头晕

头晕是患者感到自身或周围环境物体旋转或摇动的一种主观感觉障碍,常伴有客观的平衡障碍,一般无意识障碍。主要由耳迷路、前庭神经、脑干及小脑病变引起,亦可由其他系统或全身性疾病而引起。

头晕症状可于临床单一出现也可与其他疾病相伴发,尤以脑系疾病为多,常与颈部相关疾病、五官科相关疾病相关联,治疗时应当积极排除其他恶性病变或者急进性的疾病。常用的治疗有:

(1)针刺治疗:头晕症状均可使用针刺进行治疗,如双侧头晕选临泣,风寒所致的头晕可加后溪、合谷、风池、率谷等。肝阳上亢所致的头晕可选太冲、内关等。

(2)推拿、点穴:头晕患者可适当选择百会、太阳、天柱、风池、风府穴进行点按或行推拿手法。

(3)刺络放血:刺血疗法对于治疗头晕的治疗有着良好的疗效,可选择双侧耳尖、百会、膈关等穴位点刺放血,量约3ml。

(4)穴位埋线:反复发作的头晕患者可使用埋线疗法进行治疗,选取风池、膈关、肝腧、胆腧、阳陵泉、悬钟等穴位进行埋线治疗,15d一次,3次为一疗程。

对于反复发作的头晕患者也可以给予艾灸治疗、拔罐治疗、药物贴敷、药枕治疗等。

六、晕厥

晕厥亦称昏厥,是由于一过性广泛性脑供血不足所致的短暂意识丧失,发作时病人因肌张力消失不能保持正常姿势而倒地。一般为突然发作,迅速恢复,很少有后遗症。

晕厥属于常见急症,发作突然,现代医学认为其发作有心源性、颈源性、神经介导反射等多种原因。结合患者症状可给予中医对症处理,但应积极查找病因,避免漏诊、误诊。常用的治疗有:

(1)针刺治疗:晕厥属于中医急症,发作时可使用开窍醒神之穴位进行针刺,如:水沟、涌泉、少商等。

(2)放血疗法:十宣、龈交、水沟、百会,点刺放血。

亦可使用吹药疗法等进行急救。

七、意识障碍

意识障碍是指人对周围环境及自身状态的识别和觉察能力出现障碍。多由于高级神经中枢功能活动(意识、感觉和运动)受损所引起,可表现为嗜睡、意识模糊和昏睡,严重的意识障碍为昏迷。

意识障碍的发病原因较多,中医治疗时应适当掌握适应证。常用的治疗有:

(1)针刺治疗:意识障碍患者可使用中医开窍醒神之穴位进行治疗,可点刺水沟、涌泉、少商等穴位。

也可以使用具有醒神开窍的针刺方法治疗。

(2)放血疗法:意识障碍患者也可以参照晕厥给予十宣、龈交、水沟、百会点刺放血。

亦可使用吹药疗法等进行急救。

八、咳嗽

咳嗽、咳痰是临床最常见的症状。咳嗽是一种反射性防御动作,通过咳嗽可以清除呼吸道分泌物及气道内异物。但是咳嗽也有不利的一面,例如咳嗽可使呼吸道内感染扩散,剧烈的咳嗽可导致呼吸道出血,甚至诱发自发性气胸等。如果频繁的咳嗽,影响工作与休息,则为病理状态。痰是气管、支气管的分泌物或肺泡内的渗出液,借助咳嗽将其排出称为咳痰。

咳嗽属于中医常见病症,发病原因较多,在使用中医改善症状的同时,应当积极对因治疗。常用的治疗有:

(1)针刺疗法:可给予定喘、肺腧、曲池等穴位针刺治疗。

(2)拔罐疗法:可给予定喘、肺腧、脾腧等穴位拔罐。

(3)药物贴敷:针对慢性咳喘患者可选择穴位进行药物贴敷治疗,常用药物有:麻黄、杏仁、川乌、白芥子、苏子等。

咳嗽也可以使用穴位埋线、点穴、刮痧、艾灸等治疗。

九、咯血

喉及喉部以下的呼吸道任何部位的出血,经口腔咯出称为咯血,少量咯血有时仅表现为痰中带血,大咯血时血液从口鼻涌出,常可阻塞呼吸道,造成窒息死亡。一旦出现经口腔排血就需要判断是口腔、鼻腔、上消化道的出血还是其他咯血。鉴别时须先检查口腔与鼻咽部,观察局部有无出血灶,鼻出血多自前鼻孔流出,常在鼻中隔前下方发现出血灶;鼻腔后部出血,尤其是出血量较多,易与咯血混淆。此时由于血液经后鼻孔沿软腭与咽后壁下流,使患者在咽部有异物感,用鼻咽镜检查即可确诊。其次,还需要与呕血进行鉴别。

咯血原因较多,所涉及的病症较为复杂,多为急症。

针对慢性咯血,适当给予中医治疗。常用的治疗有:

(1)艾灸:可给予神阙、足三里、三阴交等穴位艾灸治疗,以益气扶正,健脾止血。

(2)针刺治疗:亦可给予膈关、膈俞、肾俞等穴针刺,以辅助治疗。

也可以针对患者基础疾病积极给予对症治疗,适当使用穴位埋线、拔罐等治疗。

十、黄疸

黄疸是由于血清中胆红素升高致使皮肤、黏膜和巩膜发黄的症状和体征。正常血清总胆红素为 $1.7 \sim 17.1\mu mol / L(0.1 \sim 1mg / dl)$。胆红素在 $17.1 \sim 34.2\mu mol / L(1 \sim 2mg / dl)$,临床不易察觉,称为隐性黄疸,超过 $34.2\mu mol / L(2mg / dl)$ 时临床可见黄疸。引起黄疸的疾病很多,发生机制各异,全面理解胆红素代谢过程对黄疸的鉴别诊断有重要意义。常用的治疗有:

(1)中药灌肠:可结合患者证型给予适当方药进行灌肠治疗。常用方剂有:大柴胡汤、茵陈蒿汤等。

(2)拔罐疗法:可结合患者症状及一般状况适当给予拔罐疗法,以利胆退黄。

(3)针刺治疗:可给予阳陵泉、血海、膈俞、曲泽等穴位针刺治疗。

也可以给予中药熏洗、中药贴敷以辅助退黄。

十一、呕吐

恶心、呕吐是临床常见症状。恶心为上腹部不适和紧迫欲吐的感觉。可伴有迷走神经兴奋的症状,如皮肤苍白、出汗、流涎、血压降低及心动过缓等,常为呕吐的前奏。一般恶心后随之呕吐,但也可仅有恶心而无呕吐,或仅有呕吐而无恶心。呕吐是通过胃的强烈收缩迫使胃或部分小肠的内容物经食管、口腔而排出体外的现象。二者均为复杂的反射动作,可由多种原因引起。

呕吐属临床常见症状,可伴随多种疾病出现。常用的治疗有:

(1)针刺疗法:给予中脘、曲池、足三里等穴位针刺治疗,结合基础病因可作适当加减。

(2)艾灸治疗:在排除急进性疾病的情况下可给予脾俞、胃俞等穴位拔罐治疗。

(3)药物贴敷:可给予足三里、中脘、神阙等穴位进行腧贴敷治疗。常用药物有:白术、山药、半夏等。

反复发作的呕吐也可以使用埋线、皮内针、腹部推拿等治疗。

十二、腹痛

腹痛是临床极其常见的症状。多数由腹部脏器疾病引起,但腹腔外疾病及全身性疾病也可引起。腹痛的性质和程度,既受病变性质和刺激程度的影响,也受神经和心理因素的影响。由于原因较多,病机复杂,因此,必须认真了解病史,进行全面体格检查和必要的辅助检查,并联系病理生理改变,进行综合分析,才能做出正确诊断。临床上一般将腹痛按起病缓急、病程长短分为急性腹痛和慢性腹痛。常用的治疗有:

(1)艾灸治疗:在排除患者急腹症的情况下可使用艾灸疗法进行治疗。

(2)针刺治疗:可选择阿是、中脘、足三里等穴位进行针刺治疗,结合患者证型可做加减,如:虚寒腹痛可加足三里、三阴交温针;热瘀互结可加公孙、内关等穴。

对于慢性腹痛可以给予穴位埋线、拔罐、药物外敷、耳穴贴敷等中医治疗。

十三、腹泻

腹泻指排便次数增多,粪质稀薄,或带有黏液、脓血或未消化的食物。如解液状便,每日3次以上,或每天粪便总量大于200g,其中粪便含水量大于80%,则可认为是腹泻。腹泻可分为急性与慢性两种,超过2个月者属慢性腹泻。

腹泻属临床常见疾病,病因众多,中医治疗应用广泛,应灵活掌握适应证,避免误诊、漏诊。常用的治疗有:

(1)艾灸治疗:可给予双侧天枢穴、关元、中脘、足三里等穴位艾灸治疗。

(2)针刺治疗:对腹泻患者也可以使用天枢、关元、中脘、足三里等针刺治疗。

(3)药物外敷:对于反复腹泻患者可给予神阙、涌泉等进行药物贴敷治疗;常用药物有当归、肉蔻、罂粟壳等。

也可以根据患者具体情况给予腹部推拿、皮内针、温针灸、穴位埋线等治疗。

十四、便秘

便秘是指大便次数减少,一般每周少于3次,伴排便困难、粪便干结。便秘是临床上常见的症状,多长期持续存在,症状扰人,影响生活质量,病因多样,以肠道疾病最为常见,但诊断时应慎重排除其他病因。

便秘治疗与腹泻相似,在排除严重肠梗阻、占位所致的便秘后可适当选择中医治疗。常用的治疗有:

(1)针刺治疗:对便秘患者可以用天枢、关元、中脘、足三里、支沟等针刺治疗。

(2)艾灸治疗:可给予双侧天枢、关元、中脘、足三里等穴位艾灸治疗。

（3）药物外敷：对于反复便秘患者可给予神阙、涌泉等进行药物贴敷治疗；常用药物有大黄、芒硝、厚朴等。

也可以根据患者具体情况给予腹部推拿、皮内针、温针灸、穴位埋线等治疗。

十五、水肿

组织间隙过量的体液潴留称为水肿，通常指皮肤及皮下组织液体潴留，体腔内体液增多则称积液。根据分布范围，水肿可表现为局部性或全身性，全身性水肿时往往同时有浆膜腔积液，如腹水、胸腔积液和心包腔积液。全身性水肿主要有心源性水肿、肾源性水肿、肝源性水肿、营养不良性水肿、黏液性水肿、特发性水肿、药源性水肿、老年性水肿等。根据水肿的程度可分为轻、中、重度水肿，轻度水肿仅见于眼睑、眶下软组织，胫骨前、踝部的皮下组织，指压后可见组织轻度凹陷，体重可增加5%左右。中度：全身疏松组织均有可见性水肿，指压后可出现明显的或较深的组织凹陷，平复缓慢。重度：全身组织严重水肿，身体低垂部皮肤紧张发亮，甚至可有液体渗出，有时可伴有胸腔、腹腔、鞘膜腔积液。

水肿症状广泛分布于中医心系疾病、肾系疾病及肝胆病等处，发病原因众多，应及时排除能够危及生命的情况，合理掌握适应证，恰当给予中医治疗。常用的治疗有：

（1）针刺疗法：可根据患者不同的病机及病理基础选择适当的穴位进行针刺，如：肝胆病所致水肿可选水分、阳陵泉、地机、阴陵泉等穴位针刺；肾系疾病所致的可选择太溪、肾腧、脾腧、肺腧等，总之主要以健运脾胃、利水消肿为主。

（2）艾灸治疗：艾灸治疗时穴位可参照针刺操作执行。

（3）药物贴敷疗法：可使用配置好的药物对患者神阙、关元、涌泉等穴位进行贴敷；常用方药有：甘遂、芫花、大戟、泽泻、茯苓等。

对于反复出现的水肿可酌情使用拔罐疗法、穴位埋线、皮内针等治疗方法。

十六、肥胖

肥胖是指一定程度的明显超重与脂肪层过厚，是体内脂肪，尤其是甘油三酯积聚过多而导致的一种状态。它不是指单纯的体重增加，而是体内脂肪组织积蓄过剩的状态。由于食物摄入过多或机体代谢的改变而导致体内脂肪积聚过多，造成体重过度增长并引起人体病理、生理改变或潜伏。

原发性与家庭、个人生活习惯、社会经济发展、文化背景等环境有关，以及不良的饮食习惯、运动不足。

男女体脂肪占有率有所不同，但大体上为20%左右。体内脂肪有多少，也就是说体脂肪占有率=脂肪重量/体重。一般青春期（12岁）男孩和女孩体脂肪大体为20%，到18岁男性下降至15%，女性上升至20%以上。18岁以上男女都呈上升趋势。正常体脂肪率男性为15%~20%，女性为20%~25%。如从20%增加到25%~30%时，为肥胖。

肥胖的治疗应排除疾病或药物原因的情况;结合患者体质状况给予中医治疗。常用的治疗有:

(1)针刺治疗:常用穴有天枢、大横、水分、建里、中脘、血海、丰隆等。

(2)穴位埋线:穴位埋线是一种良好的减重手段,可根据患者情况辨证取穴,进行埋线治疗,15日1次,3次为一疗程;埋置时应充分评估,充分掌握适应、禁忌证,做好随访工作。

(3)小针刀治疗:对于顽固性的肥胖可选用小针刀疗法进行治疗,1次/周,3次为一疗程。

对于肥胖患者也可以使用艾灸、拔罐、皮内针、耳穴疗法等进行辅助治疗,一般都能取得良好的疗效。

(吴 华 黄 敏)

第二节　中医急症的诊断与治疗

一、闭证

闭症是指中风时出现牙关紧闭、面赤、气粗、痰涎壅盛、两手握固、脉弦滑或沉缓等现象。闭证的主要症状是突然昏仆、不省人事、牙关紧闭、口噤不开、两手紧握、大小便闭、肢体强痉。有内风痰火与内风痰湿的不同,可分成阳闭、阴闭两种。中医闭证是中风中脏腑的一型。中脏腑的主要表现是突然昏倒、不省人事,根据正邪情况,有闭证和脱证的区别。只有了解中风的全部证候群,才能更详细地熟悉闭证。

中风,又称卒中,是以半身不遂、肌肤不仁、口舌歪斜、言语不利,甚则突然昏仆、不省人事为主要表现的病症。因其发病骤然,变化迅速,有"风性善行而数变"的特点,故名中风,中风发病率高,病死率高,致残率高,严重危害着中老年人的健康。高血压、动脉硬化为本病的主要致病因素,西医学中的急性脑血管意外、脑出血、脑梗死、脑血栓形成等属本病范畴,可参照本节辨证论治。

(一)病因病机

中风的发生主要因内伤积损、情志过极、饮食不节、体态肥盛等引起虚气留滞,或肝阳暴张,或痰热内生,或气虚痰湿,引起内风旋动,气血逆乱,横窜经脉,直冲犯脑,导致血瘀脑脉或血溢脉外,发为中风。

(1)内伤积损:随着年龄增长,正气自虚,或久病迁延,或恣情纵欲,或劳逸失度,损伤五脏之气阴,气虚则无力运血,脑脉瘀滞;阴虚则不能制阳,内风动越,突发本病。

(2)情志过极:七情所伤,肝气郁结,气郁化火,或暴怒伤肝,肝阳暴张,内风动越,或心火暴甚,风火相扇,血随气逆,引起气血逆乱,上冲犯脑,血溢脉外或血瘀脑脉而发为中风,尤以暴怒引发本病者最为多见。

(3)饮食不节:过食肥甘厚味醇酒,伤及脾胃,酿生痰热,痰瘀互阻,积热生风,导致脑脉瘀滞而发中风。

(4)体态肥盛:肥盛之人多气衰痰湿,易致气血郁滞,因风阳上扰而致血瘀脑脉,发为中风。

(二)诊断

1.临床表现

(1)急性起病,发展迅速,具备"风性善行而数变"的特点。

(2)闭证,以邪实内闭为主,属实证,急宜祛邪。脱证,以阳气欲脱为主,属虚证,急宜扶正。闭证脱证均为危重症候,治法不同。

根据有无热象又有阳闭和阴闭之分。阳闭除上述的症状外,还有面赤身热,气粗口臭,躁扰不宁,苔黄腻,脉弦滑而数;阴闭除上述闭证的症状外,还有面白唇暗,静卧不烦,四肢不温,痰涎壅盛,苔白腻,脉沉滑缓。都具备突发半身不遂、肌肤不仁、口舌歪斜、言语謇涩、神志昏蒙主症中2项,或主症1项加次症2项,如头晕、目眩、头痛、行走不稳、呛水呛食、目偏不瞬。

(3)症状和体征持续24h以上。

(4)多发于年龄在40岁以上者。

2.辅助检查

头颅MRI或CT扫描发现责任病灶,有助于本病的诊断。

根据病灶性质可分为缺血性中风和出血性中风;根据病情程度,可分为中经络(符合中风诊断标准但无神志异常)和中脏腑(符合中风诊断标准但有神志异常);根据病程时间,可分急性期(发病后2周以内,中脏腑可至1个月)、恢复期(2周到6个月)和后遗症期(6个月以上)。

3.综合评估

本病首在分清中风之缺血与出血,这对于急性期的治疗选择极为重要。缺血性中风急性期可采用活血化瘀法为主治疗,而对于出血性中风急性期则应慎用活血化瘀法。

(1)定位诊断:根据患者的症状和体征,分析病变的部位,是弥漫性还是局限性的,是中枢性还是周围性的,然后判断病变的具体部位。大脑半球、小脑、脑干不同部位的病变,表现不同。大脑半球的病变,表现对侧面瘫、舌瘫、肢体偏瘫与偏盲;小脑病变主要表现剧烈眩晕,站立不稳,眼球震颤等;脑干病变临床表现较复杂,主要为交叉性瘫痪,病灶同侧嘴歪、舌斜,对侧肢体偏瘫,感觉减退。CT检查可明确病变具体部位。

(2)定性诊断:根据发病的经过、病情特点和病变部位,分析疾病的性质,是出血性或是缺血性脑血管病。两者治疗方法不同,必须辨别清楚。

(3)病因诊断:从发病的全过程,结合定位和定性,找出疾病的具体原因。脑血管病主要由高血压、脑动脉硬化引起。但近年来研究发现,血液中某些成分的改变和高凝状态,常导致脑梗死。脑动脉瘤、脑血管畸形、动脉炎等导致脑出血的也不少,这些都必须辨清楚。

证候是由若干症状综合构成的,可以说是症状的复合,例如发热、恶寒、头痛、脉浮等是一种外感表证的证候。壮热、烦渴、舌红苔黄、便秘等,是一种里实热证的证候。又如中风时出现牙关紧闭、面赤、气粗、痰涎壅盛、两手握固、脉弦滑或沉缓等,称为"闭证"。气息微弱,四肢厥冷,汗出如珠,口开目合,手撒遗尿,脉微细欲绝或沉伏等,称为"脱证"。闭证、脱证,这些都是疾病的症候。

本病需与口癖、厥证、痉证、痿证、痫证等疾病相鉴别。

(三)治疗

1.中医辨证论治

(1)中经络

风阳上扰证:

证候特点:半身不遂,肌肤不仁,口舌歪斜;言语謇涩,或舌强不语;急躁易怒,头痛,眩晕,面红目赤,口苦咽干;尿赤,便干;舌红少苔或苔黄,脉弦数。

治法治则:清肝泻火,息风潜阳。

推荐方药:天麻钩藤饮。药用天麻、钩藤、生石决明、川牛膝、益母草、黄芩、栀子、杜仲、桑寄生、朱茯神、首乌藤等。若头痛较重,减杜仲、桑寄生,加川芎、木贼草、菊花、桑叶;若急躁易怒较重,可加牡丹皮、生白芍、珍珠母;若兼便秘不通,减杜仲、桑寄生,加生大黄、玄参等。

风痰阻络证:

证候特点:肌肤不仁,甚则半身不遂,口舌歪斜;言语不利,或謇涩或不语;头晕目眩;舌质暗淡,舌苔白腻,脉弦滑。

治法治则:息风化痰,活血通络。

推荐方药:半夏白术天麻汤。药用天麻、半夏、橘红、茯苓、甘草、白术、生姜、大枣等。若眩晕较甚且痰多者,加胆南星、天竺黄、珍珠粉;若肢体麻木,甚则肢体刺痛,痛处不移,加丹参、桃仁、红花、赤芍;若便干便秘,加大黄、黄芩、栀子。风痰瘀结,日久化热,不宜久服本方,以免过于温燥,助热生火。

痰热腑实证:

证候特点:半身不遂,肌肤不仁,口舌歪斜;言语不利,或言语謇涩;头晕目眩,吐痰或痰多,腹胀、便干或便秘;舌质暗红或暗淡,苔黄或黄腻,脉弦滑或弦数。

治法治则:清热化痰,通腑泻浊。

推荐方药:星蒌承气汤。药用胆南星、全瓜蒌、生大黄、芒硝等。若痰涎较多,可合用竹沥汤,即竹沥、生葛汁、生姜汁相合;若头晕较重,加天麻、钩藤、菊花、珍珠母;若舌质红而烦躁不安,彻夜不眠者,加生地黄、麦冬、柏子仁、首乌藤;少数患者服用星蒌承气汤后,仍腑气不通,痰热腑实甚者,可改投大柴胡汤治疗。

气虚血瘀证:

证候特点:半身不遂,肌肤不仁,口舌歪斜;言语不利,或謇涩或不语;面色无华,气短乏力;口角流涎,自汗,心悸,便溏;手足或偏身肿胀;舌质暗淡或瘀斑,舌苔薄白或腻,脉沉细、细缓或细弦。

治法治则:益气扶正,活血化瘀。

推荐方药:补阳还五汤。药用生黄芪、当归尾、赤芍、川芎、桃仁、红花、地龙等,且重用生黄芪。若心悸、气短、乏力明显,加党参、太子参、红参;若肢体肿胀或麻木、刺痛等血瘀重者,加莪术、水蛭、鬼箭羽、鸡血藤;若肢体拘挛,加穿山甲(现已禁用)、水蛭、桑枝;若肢体麻木,加木瓜、伸筋草、防己;上肢偏废者,加桂枝、桑枝;下肢偏废者,加川断、桑寄生、杜仲、牛膝。

阴虚风动证:

证候特点:半身不遂,一侧手足沉重麻木,口舌歪斜,舌强语謇;平素头晕头痛,耳鸣目眩,双目干涩,腰酸腿软;急躁易怒,少眠多梦;舌质红绛或暗红,少苔或无苔,脉细弦或细弦数。

治法治则:滋养肝肾,潜阳息风。

推荐方药:镇肝息风汤。药用生龙骨、生牡蛎、代赭石、白芍、天冬、玄参、龟甲、怀牛膝、川楝子、茵陈、麦芽、甘草等。若痰盛者,可去龟甲,加胆南星、竹沥;若心中烦热者,加黄芩、生石膏;若心烦失眠者,加黄连、莲子心、栀子、首乌藤;若头痛重者,可加生石决明、珍珠母、夏枯草、川芎,另外还可酌情加入通窍活络的药物,如地龙、全蝎、红花。

(2)中脏腑

阳闭

证候特点:突然昏仆,不省人事;牙关紧闭,口噤不开,两手握固,大小便闭,肢体强痉,兼有面赤身热,气粗口臭,躁扰不宁;舌苔黄腻,脉弦滑且数。

治法治则:清热化痰,开窍醒神。

推荐方药:羚羊角汤合用安宫牛黄丸。药用羚羊角粉、菊花、夏枯草、蝉衣、柴胡、薄荷、生石决明、龟甲、白芍、生地黄、丹皮、大枣等,合用安宫牛黄丸辛凉开窍醒脑。若痰盛神昏者,可合用至宝丹或清宫汤;若热闭神昏兼有抽搐者,可加全蝎、蜈蚣,或合用紫雪丹。临床还可选用清开灵注射液或醒脑静注射液静脉滴注。

阴闭:

证候特点:突然昏倒,不省人事;牙关紧闭,口噤不开,两手握固,大小便闭,肢体强痉;面白唇暗,四肢不温,静卧不烦;舌苔白腻,脉沉滑。

治法治则:温阳化痰,开窍醒神。

推荐方药:涤痰汤合用苏合香丸。药用制胆南星、制半夏、橘红、枳实、茯苓、石菖蒲、竹茹、人参、甘草、生姜、大枣等,合用苏合香丸。若四肢厥冷者,加桂枝;若兼风象,加天麻、钩藤;若见戴阳,乃属病情恶化,宜急进参附汤、白通加猪胆汁汤鼻饲,或参附注射液静脉滴注。

脱证:

证候特点:突然昏仆,不省人事,目合口张,鼻鼾息微,手撒遗尿;汗多不止,四肢冰冷;舌痿,脉微欲绝。

治法治则:回阳固脱。

推荐方药:参附汤。药用人参、附子、生姜等。若汗出不止者,可加炙黄芪、生龙骨、煅牡蛎、山茱萸、醋五味子;阳气恢复后,如又见面赤足冷、虚烦不安、脉极弱或突然脉大无根,是由于真阴亏损,阳无所附而出现虚阳上浮欲脱之证,可用地黄饮子,或参附注射液或生脉注射液静脉滴注。

2.其他中医疗法

运用特色中医康复技术,如针灸、推拿、中医外治法、中医运动疗法,根据中医理论和技术研发的器材和设备,软瘫期的中医康复治疗,此期相当Brunnstrom偏瘫功能分级的1~11级。其功能特点为中风患者肢体失去控制能力,随意运动消失,肌张力低下,腱反射减弱或消失。

软瘫期的治疗原则是利用各种方法提高肢体肌力和肌张力,诱发肢体的主动活动,及早进行床上的主动性活动训练。同时注意预防肿胀、肌肉萎缩、关节活动受限等并发症。

3.西医治疗

脑血管病的发病率、病死率和病残率均较高,故应加强防治。具体疾病有具体的治疗方法。

(1)急性期

一般治疗:安静卧床;镇静、止痉和止痛;头部降温;调整血压;降低颅内压;注意热量补充和水、电解质及酸碱平衡;防止并发症。

手术治疗:对缺血性中风手术治疗的目的,在于重新建立缺血部位的血液循环。目前已开展的有颅内外动脉搭桥术、大网膜颅内移植术、椎动脉减压术、动脉内膜切除术等。轻型脑出血内科保守治疗效果尚好,故一般采用内科保守治疗;病情严重、出血迅速、出血量在60ml以上者,因预后不好,手术治疗危险性大,也不适合手术治疗。脑出血的手术适应证是:①中等量脑出血,经保守治疗病情逐渐加重者;②小脑出血,保守治疗效果不佳者;③蛛网膜下腔出血,病情稳定后,经脑血管造影检查,证实为动脉瘤或脑血管畸形者,手术治疗可防止再出血。

(2)恢复期

治疗的主要目的:促进瘫痪肢体和语言障碍的功能恢复,改善脑功能,减少后遗症以及预防复发。

防止血压过高和情绪激动,生活要规律,饮食要适度,大便不宜干结;加强功能锻炼;理疗、体疗及针灸等。

药物治疗:可选用促进神经代谢药物,如脑复康、胞二磷胆碱、脑活素、r-氨酪酸、辅酶Q10、维生素B类、维生素E及扩张血管药物等,也可选用活血化瘀、益气通络,滋补肝肾、化痰开窍等中药方剂。

(四)随访

首先,针对中风的危险因素采取预防性干预措施,如避免内伤积损,减少情志过极,改变不良饮食习惯,控制体重,坚持适当运动等,以减少中风的发生风险。对于已经罹患中风的人群,应当积极采取治疗性干预措施,以预防中风再次发生和中风后痴呆、抑郁、癫痫等继发病证的发生,降低病残率和病死率。一级预防:如果某个体只存在危险因素一种或几种而没有脑血管的先兆或表现,我们把其列为一级预防对象,即积极治疗存在的危险因素,同时定期监测其他危险因素的发生并采取针对性措施。二级预防:个体已存在危险因素且已出现中风先兆,如若短暂性脑缺血发作,给予早期诊断、早期治疗,防止严重脑血管病发生,其为二级预防。三级预防:对已患中风的病人,早期或超早期治疗,降低致残程度,清除或治疗危险因素,预防其多发为三级预防。所谓早期治疗是指病人发病数小时后的急性期的治疗,所谓超早期治疗是指发病后数小时以内即实施的治疗,如对缺血性中风,发病后6h以内即开始溶栓治疗,针对性治疗措施的介入愈早,治疗效果就愈好,病残程度就有可能愈低。

其次,中风急重症患者多"五不能",如说话、翻身、咳痰、进食、大小便均不能自主,宜采取针对性调护措施。

(1)严密观察,精心护理,积极抢救,以促进病情向愈,减少后遗症。

(2)采取良肢位卧床休息,同时密切观察神志、瞳神、气息、脉象等情况,若体温超过39℃,可物理降温,并警惕抽搐、呃逆、呕血及虚脱等变证发生。

(3)保持呼吸道通畅,防止肺部、口腔、皮肤、会阴等部位感染。

(4)尽早进行康复训练,可采取针灸、推拿及相关功能训练,如语言、运动、平衡等训练,并指导病人自我锻炼,促进受损功能的恢复。

(王效白 毛维武)

二、血证

凡血液不循常道,或上溢于口鼻诸窍,或下泄于前后二阴,或渗出于肌肤所形成的一类出血性疾患,统称为血证。在古代医籍中,亦称为血病或失血。血证的范围相当广泛,凡以出血为主要临床表现的内科病证,均属本证的范围。本节讨论内科常见的鼻衄、齿衄、咳血、吐血、便血、尿血、紫斑等血证。西医学中多种急慢性疾病所引起的出血,包括多系统疾病有出血症状者,以及造血系统病变所引起的出血性疾病,均可参照本节辨证论治。

(一)病因病机

引起血证的原因较多,分为外感、内伤两大类,外感以风热燥邪为主;内伤多与酒热辛肥、抑郁忧思、体虚久病等有关。

(1)风热燥邪,侵犯脏腑:风热燥邪,侵犯于肺,或肺经素有燥热,复感外邪,邪热熏蒸,灼伤肺络,而致咳血;若肺热上炎清窍则为鼻衄;若邪热犯于下焦,损伤血络,则见尿血;若邪热犯于中焦,与肠中湿毒夹杂为患,损伤肠道,则见便血;若邪热侵入营血,迫血妄行,血溢脉外,渗于肌肤之间,则可见皮肤紫斑,重者上下出血,外感风热燥邪,多为急性病出血的原因,亦可为慢性病出血的诱因。

(2)饮食辛热,血脉受损:饮酒过多,或嗜食辛辣厚味,导致湿热内蕴,阳明热盛,热灼胃络,血溢胃中,随胃气上逆,则见吐血;随粪便而下,或热郁肠道,灼伤肠络,则见便血;循经上炎,则见齿衄、鼻衄;热注膀胱,则致尿血;热入营血,则致皮肤紫斑。

（3）情志过极，气乱血溢：郁怒忧思、情志过极，则气机逆乱，迫血妄行，溢于脉外，而成血证。若郁怒伤肝，气郁化火，横逆犯胃，损伤胃络，则吐血、便血；若肝火循经犯肺，木火刑金，肺络损伤，则咳血、鼻衄；若情志不遂，心火亢盛，耗伤肾阴，热移膀胱，热灼血络，则尿血；若思虑伤脾，脾不统血，还可发吐血、便血、尿血、紫斑。

（4）体虚久病，统血无权：劳倦纵欲太过，或久病体虚，导致心、脾、肾气阴不足，血不循经而致出血。若损伤于气，则气虚不能摄血，以致血液外溢而见衄血、吐血、便血、紫斑；若损伤于阴，则阴虚火旺，迫血妄行致衄血、尿血、紫斑；若久病入络，使血脉瘀阻、血行不畅、血不循经致出血。

（二）诊断

1.临床表现

血证具有明显的证候特征，即出血，表现为血液或从口、鼻，或从尿道、肛门，或从肌肤而外溢，具体应根据出血的不同临床表现进行诊断。

（1）鼻衄

凡血自鼻道外溢而非因外伤、倒经所致者，均可诊断为鼻衄。

（2）齿衄

血自齿龈或齿缝外溢，且排除外伤所致者，即可诊断为齿衄。

（3）咳血

血由肺、气道而来，经咳嗽而出，或觉喉痒胸闷，一咯即出，血色鲜红，或夹泡沫，或痰血相兼，痰中带血。多有慢性咳嗽、痰喘、肺痨等病史。

（4）吐血

发病急骤，吐血前多有恶心、胃脘不适、头晕等症。血随呕吐而出，常伴有食物残渣等胃内容物。血色多为咖啡色或紫暗色，也可为鲜红色。大便呈暗红色或黑如柏油。有胃痛、胁痛、黄疸、癥积等病史。

（5）便血

大便色鲜红、暗红或紫暗，甚至黑如柏油样，次数增多。有胃肠或肝病病史。便血有远近之别，远血病位在胃（上消化道：胃、十二指肠），血与粪便相混，血色如黑漆色或暗紫色；近血来自肠道（下消化道，结肠、直肠、肛门），血便分开或便外裹血，血色多鲜红或暗红。

（6）尿血

小便中混有血液或夹有血丝，排尿时无疼痛。

（7）紫斑

肌肤出现青紫斑点，小如针尖，大者融合成片，压之不褪色。好发于四肢，尤以下肢为甚，常反复发作。重者可伴有鼻衄、齿衄、尿血、便血及崩漏。小儿及成人皆可患病，但以女性多见。

2.辅助检查

对每一个血证患者，应将红细胞、血红蛋白、白细胞计数及分类、血小板计数作为必要检查，并在此基础上根据各种血证的不同情况进行相应的检查。必要时进行骨髓穿刺检查，以协助诊断。

（1）咳血：实验室检查如血沉、痰培养细菌、痰检查抗酸杆菌及脱落细胞，以及胸部 X 线检查、支气管镜检或造影、胸部 CT 等，有助于进一步明确咳血的病因。

（2）吐血：电子胃镜、超声波、胃液分析等检查可进一步明确引起吐血的病因。

（3）便血：大便及呕吐物潜血试验、大便常规检查、直肠指检、电子结肠镜检查等，有助于进一步明确便血的部位和原因。

（4）尿血：尿常规是必须进行的检查，另可根据情况进一步做尿液细菌学检查、泌尿系超声检查、X 线检查、输尿管、膀胱镜检查等，以明确出血部位和原因。

（5）紫斑：血、尿常规、大便潜血试验、血小板计数、出凝血时间、血管收缩时间、凝血酶原时间、毛细血管脆性试验等为常需进行的检查，有助于明确出血病因。

3.综合评估

（1）血证具有明确而突出的临床表现：出血，一般不易混淆。但由于引起出血的原因以及出血部位的不同，应注意辨清不同的病证。如从口中吐出的血液，有吐血与咳血之分；小便出血有尿血与血淋之别；大便下血则有便血、痔疮、痢疾之异。应根据临床表现、病史等加以鉴别。

（2）同一血证，可以由不同的脏腑病变而引起。例如，同属鼻衄，但病变脏腑有在肺、在胃、在肝的不同；吐血有病在胃、在肝之别；齿衄有病在胃、在肾之分；尿血则有病在膀胱、在肾或在脾的不同。

（3）一般初病多实，久病多虚。由火热迫血所致者属实，由阴虚火旺、气虚不摄，甚至阳气虚衰所致者属虚。实热证，病势急，病程短，血色鲜紫深红，质浓稠，血涌量多，体质多壮实，兼见实热症状。阴虚证，病势缓，病程长，血色鲜红或淡红，时作时止，血量一般不多，形体偏瘦，兼见阴虚内热症状。气（阳）虚证，病多久延不愈，血色暗淡，质稀，出血量少，亦可暴急量多，体质虚弱，伴阳气亏虚症状。

本病需与过敏性紫癜及出血性皮疹相鉴别。

（三）治疗

1.中医辨证论治

（1）鼻衄

热邪犯肺证：

证候特点：鼻燥衄血，口干咽燥，或兼有身热，恶风，头痛，咳嗽，痰少；舌质红，苔薄，脉数。

治法治则：清泄肺热，凉血止血。

推荐方药：桑菊饮。药用桑叶、菊花、薄荷、连翘、桔梗、杏仁、芦根、甘草等。若肺热盛而无表证者，去薄荷、桔梗，加黄芩、栀子；阴伤较甚，口、鼻、咽干燥显著者，加玄参、麦冬、生地黄。

胃热炽盛证：

证候特点：鼻干衄血，或兼齿衄，血色鲜红，口渴欲饮，口干臭秽，烦躁，便秘；舌红，苔黄，脉数。

治法治则:清胃泻火,凉血止血。

推荐方药:玉女煎。药用石膏、知母、熟地黄、麦冬、牛膝等。若热势甚者,加山栀、牡丹皮、黄芩;大便秘结,加生大黄;阴伤较甚,口渴,舌红苔少,脉细数者,加天花粉、石斛、玉竹。

肝火上炎证:

证候特点:鼻衄,口苦,烦躁易怒,两目红赤,耳鸣目眩;舌红,苔黄,脉弦数。

治法治则:清肝泻火,凉血止血。

推荐方药:龙胆泻肝汤。药用龙胆草、柴胡、栀子、黄芩、木通、泽泻、车前子、地黄、当归、生甘草等,若阴液亏耗,口鼻干燥,舌红少津,脉细数者,可去车前子、泽泻、当归,酌加玄参、麦冬、女贞子、旱莲草;阴虚内热,手足心热,加玄参、龟甲、地骨皮、知母。

气血亏虚证:

证候特点:鼻血淡红,或兼齿衄、肌衄,伴神疲乏力,面色㿠白,头晕心悸,夜寐不宁;舌淡,脉细无力。

治法治则:补气摄血。

推荐方药:归脾汤。药用黄芪、人参、白术、茯神、当归、酸枣仁、远志、龙眼肉、木香、甘草、生姜、大枣等。

对鼻衄除辨证内服汤药治疗外,出血时应结合局部用药治疗,及时止血。可选用局部喷洒云南白药或用棉花蘸青黛粉塞入鼻腔止血等。

(2)齿衄

胃火炽盛证:

证候特点:齿龈出血,血色鲜红,伴齿龈红肿疼痛,口渴口臭;舌红,苔黄,脉洪数。

治法治则:清胃泻火,凉血止血。

推荐方药:加清胃散合泻心汤。药用升麻、黄连、地黄、牡丹皮、当归、犀角(用水牛角代)、连翘、甘草、大黄、黄连、黄芩等。烦热、口渴者,加石膏、知母。

阴虚火旺证:

证候特点:齿龈出血,血色淡红,湿病较缓,常因身热及烦劳而诱发,伴齿摇不坚;舌红,苔少,脉细数。

治法治则:滋阴降火,凉血止血。

推荐方药:六味地黄丸合茜根散。药用熟地黄、山药、山茱萸、茯苓、牡丹皮、泽泻、茜根、黄芩、阿胶、侧柏叶、生地黄、炙甘草等。虚火较甚而见低热、手足心热者,加地骨皮、白薇、知母。

(3)咳血

燥热伤肺证:

证候特点:喉痒咳嗽,痰中带血,口干鼻燥,或有身热;舌质红,苔薄黄少津,脉数。

治法治则:清热润肺,宁络止血。

推荐方药:桑杏汤。药用桑叶、栀子、淡豆豉、沙参、梨皮、贝母、杏仁等。风热犯肺兼见发热、头痛、咳嗽、咽痛等症,加金银花、连翘、牛蒡子;津伤较甚而见干咳无痰,或痰黏不易咯出、苔少、舌红乏津者,可加麦冬、玄参、天冬、天花粉等;痰热蕴肺,肺络受损,症见发热面赤、咳嗽咳血、咳痰黄稠、舌红苔黄、脉数者,可加桑白皮、黄芩、知母、山栀、大蓟、小蓟、茜草等;热势较甚,咯血较多者,加连翘、黄芩、白茅根、芦根,冲服三七粉。

肝火犯肺证:

证候特点:咳嗽阵作,痰中带血或纯血鲜红,胸胁胀痛,烦躁易怒,口苦;舌质红,苔薄黄,脉弦数。

治法治则:清肝泻肺,凉血止血。

推荐方药:泻白散合黛蛤散。药用桑白皮、地骨皮、粳米、甘草、青黛、海蛤壳等。可适当加凉血止血药。肝火较甚,头晕目眩、心烦易怒者,加牡丹皮、栀子;咯血量较多、纯血鲜红,可用犀角地黄汤加三七粉冲服。

阴虚肺热证:

证候特点:咳嗽痰少,痰中带血,或反复咳血,血色鲜红,伴口干咽燥,颧红,潮热盗汗;舌红苔少,脉细数。

治法治则:滋阴润肺,宁络止血。

推荐方药:百合固金汤。药用百合、玄参、贝母、桔梗、麦冬、生地黄、熟地黄、当归身、白芍、甘草等。咳血量多可合用十灰散。反复或咳血量多者,加阿胶、三七;潮热、颧红者,加青蒿、鳖甲、地骨皮、白薇;盗汗,加糯稻根、浮小麦、五味子、牡蛎等。

(4)吐血

胃热壅盛证:

证候特点:吐血色红或紫暗,常夹有食物残渣,伴脘腹胀闷,嘈杂不适,甚则作痛,口臭,便秘,大便色黑;舌质红,苔黄腻,脉滑数。

治法治则:清胃泻火,化瘀止血。

推荐方药:泻心汤合十灰散。药用大黄、黄连、黄芩、大蓟、小蓟、侧柏叶、荷叶、茜根、栀子、白茅根、大黄、牡丹皮、棕榈皮等。若胃气上逆而见恶心呕吐者,加代赭石、竹茹、旋覆花;热伤胃阴而表现为口渴、舌红而干、脉象细数者,加麦冬、石斛、天花粉。

肝火犯胃证:

证候特点:吐血色红或紫暗,伴口苦胁痛,心烦易怒,寐少梦多;舌质红,脉弦数。

治法治则:泻肝清胃,凉血止血。

推荐方药:龙胆泻肝汤。药用龙胆草、柴胡、栀子、黄芩、木通、泽泻、车前子、地黄、当归、甘草等。若胁痛甚者,加郁金、制香附;血热妄行,吐血量多,加水牛角、赤芍。

气虚血溢证:

证候特点:吐血缠绵不止,时轻时重,血色暗淡,伴神疲乏力,心悸气短,面色苍白;舌质淡,脉细弱。

治法治则:健脾益气摄血。

推荐方药:归脾汤。药用黄芪、人参、白术、茯神、当归、酸枣仁、远志、龙眼肉、木香、甘草、生姜、大枣等。若气损伤阳,脾胃虚寒,症见肤冷、畏寒、便溏者,可加柏叶炭、干姜。吐血多属危重证,若出血量多,易致气随血脱;若出现面色苍白、汗出肢冷、脉微欲绝等症,亟当用独参汤等益气固脱,并结合西医方法积极救治。

(5)便血

肠道湿热证:

证候特点:血色红、黏稠,伴大便不畅或稀溏,或有腹痛,口苦;舌质红,苔黄腻,脉濡数。

治法治则:清化湿热,凉血止血。

推荐方药:地榆散合槐角丸。药用地榆、黄连、犀角屑(用水牛角代)、茜根、黄芩、栀子仁、槐角、当归、防风、枳壳等。

热灼胃络证:

证候特点:便色如柏油,或稀或稠,常有饮食伤胃史,伴胃脘疼痛,口干;舌淡红,苔薄黄,脉弦细。

治法治则:清胃止血。

推荐方药:泻心汤合十灰散。药用大黄、黄连、黄芩、大蓟、小蓟、侧柏叶、荷叶、茜根、栀子、白茅根、牡丹皮、棕榈皮等。也可以选用生大黄粉调蜂蜜口服。若出血较多,增加大小蓟的用量,酌加仙鹤草、白芨、地榆炭、紫草等。

气虚不摄证:

证候特点:便血淡红或紫暗不稠,伴倦怠食少,面色萎黄,心悸少寐;舌淡,脉细。

治法治则:益气摄血。

推荐方药:归脾汤。药用黄芪、党参、白术、茯苓、当归、酸枣仁、远志、龙眼肉、木香、甘草等。若中气下陷,神疲气短、肛坠,加柴胡、升麻、黄芪。

脾胃虚寒证:

证候特点:便血紫暗,甚则色黑,伴脘腹隐痛,素喜热饮,面色不华,神倦懒言,便溏;舌淡,脉细。

治法治则:健脾温中,养血止血。

推荐方药:黄土汤。药用灶心黄土、白术、炮附子、干地黄、阿胶、黄芩、甘草等。若阳虚较甚,畏寒肢冷者,去黄芩、地黄,加鹿角霜、炮姜、艾叶。

轻症便血应注意休息;重症者则应卧床。应注意观察便血的颜色、性状及次数,若出现头昏、心慌、烦躁不安、面色苍白、脉细数等症状,常为大出血的征兆,应积极救治。

(6)尿血

下焦湿热证:

证候特点:小便黄赤灼热,尿血鲜红,伴心烦口渴,面赤口疮,夜寐不安;舌质红,脉数。

治法治则:清热利湿,凉血止血。

推荐方药:小蓟饮子。药用小蓟、地黄、滑石、木通、蒲黄、藕节、淡竹叶、当归、栀子、甘草等。若热盛而心烦口渴者,加黄芩、天花粉;尿血较甚者,加槐花、白茅根;尿中夹有血块者,加桃仁、红花、牛膝;大便秘结者,酌加大黄。

肾虚火旺证:

证候特点:小便短赤带血,伴头晕耳鸣,颧红面热,腰膝酸软;舌红、苔少,脉细数。

治法治则:滋阴降火,凉血止血。

推荐方药:知柏地黄丸。药用知母、黄柏、地黄、怀山药、山茱萸、茯苓、泽泻、牡丹皮等。若颧红潮热者,加地骨皮、白薇。

脾不统血证:

证候特点:久病尿血,量多色淡,甚或兼见齿衄、肌衄,伴食少便溏,体倦乏力,气短声低,面色不华;舌质淡,脉细弱。

治法治则:补中健脾,益气摄血。

推荐方药:归脾汤。药用黄芪、人参、白术、茯神、当归、酸枣仁、远志、龙眼肉、木香、甘草、生姜、大枣等。若气虚下陷而少腹坠胀者,酌加升麻、柴胡。

肾气不固证:

证候特点:久病尿血,血色淡红,伴头晕耳鸣,精神困惫,腰脊酸痛;舌质淡,脉沉弱。

治法治则:补益肾气,固摄止血。

推荐方药:无比山药丸。药用熟地黄、山药、山茱萸、牛膝、肉苁蓉、菟丝子、杜仲、巴戟天、茯神、泽泻、五味子、赤石脂等。若尿血较重者,加牡蛎、金樱子、补骨脂;腰脊酸痛、畏寒神怯者,加鹿角片、狗脊。

(7)紫斑

血热妄行证:

证候特点:皮肤出现青紫斑点或斑块,甚则鼻衄、齿衄、便血、尿血,伴有发热、口渴,便秘;舌质红,苔黄,脉数。

治法治则:清热解毒,凉血止血。

推荐方药:十灰散。药用大蓟、小蓟、侧柏叶、荷叶、茜根、栀子、白茅根、大黄、牡丹皮、棕榈皮等。若热毒炽盛,发热、出血广泛者,加生石膏、龙胆草、紫草、紫雪丹(冲服);热壅胃肠,气血郁滞,症见腹痛、便血者,加白芍、甘草、地榆、槐花;邪热阻滞经络,兼见关节肿痛者,酌加秦艽、木瓜、桑枝。

阴虚火旺证:

证候特点:皮肤出现青紫斑点或斑块,时发时止,常伴鼻衄、齿衄或月经过多,颧红,口渴心烦,手足心热,或有潮热盗汗;舌红,苔少,脉数。

治法治则:滋阴降火,宁络止血。

推荐方药:茜根散。药用茜根、黄芩、阿胶、侧柏叶、生地黄、炙甘草等。若阴虚较甚者,加玄参、龟甲、女贞子、旱莲草;潮热可加地骨皮、白薇、秦艽;肾阴亏虚而火热不甚,证见腰膝酸软、头晕无力、手足心热、舌红少苔、脉细数者,可改用六味地黄丸,酌加茜草根、大蓟、槐花、紫草。

气不摄血证:

证候特点:皮肤青紫斑点或斑块反复发生,久病不愈,伴神疲乏力,头晕目眩,面色苍白或萎黄,食欲不振;舌质淡,脉细弱。

治法治则:补气摄血。

推荐方药:归脾汤。药用黄芪、人参、白术、茯神、当归、酸枣仁、远志、龙眼肉、木香、甘草、生姜、大枣等。若兼肾气不足而见腰膝酸软者,可加山茱萸、菟丝子、续断。

2.其他中医疗法

在药物治疗的同时,可以配合其他中医疗法,如针灸、耳穴贴压、拔罐、刮痧、艾灸、中医定向透药治疗等技术协助治疗。

3.西医治疗

(1)祛除病因:过敏性紫癜常由细菌感染所致,上消化道出血常为溃疡、肝硬化、胃癌等所致,急性特发性血小板减少性紫癜与疱疹病毒感染有关,高血压、糖尿病可引起血管性紫癜等,均应针对不同的病因采取相应的治疗措施。遗传性出血病引起的出血,如遗传性出血性毛细血管扩张症、血友病、血管性血友病、血小板无力症等,是基因缺陷所致,目前,尚无有效方法去除病因。

(2)对症处理:活动性出血时,应注意卧床休息,以免加重出血。出血恢复期应避免剧烈活动,预防外伤;肌肉血肿、皮下血肿不宜盲目切开引流,否则易造成伤口感染,出血加重;消化道大出血时,应禁食,静脉输液,补充热量,输血纠正贫血;注意保暖,预防感冒,饮食应清洁卫生,防止消化道感染;避免使用抗血小板功能的药物,如有感染存在,适当使用抗生素治疗。预防出血加重,应避免一切可以促使出血加重的因素;不使用血管扩张剂、羟乙基淀粉、右旋糖酐、山梨醇、甘露醇、罂粟碱;亦不使用影响血小板功能的药物,如阿司匹林、双嘧达莫(潘生丁)、肾上腺素能抑制物、非甾体类抗炎药,禁用抗凝剂和溶栓药物。

(3)局部止血

鼻腔止血:对于鼻腔、口腔可触及部位的出血,首先采用最简便而迅速的局部压迫和堵塞的方法止血。特别适用于有血管壁异常或血小板数量和质量异常所引起的出血,压迫止血有效。

皮下血肿或皮肤切口止血:可采用加压包扎止血,对血管异常性出血有效。若是凝血功能障碍所致皮下血肿,单纯加压包扎是不够的,必须配合凝血因子的补充,否则可造成加压后血液沿着肌肉间隙或筋膜下浸润,扩大出血的范围,使血肿逐渐增大,达不到止血目的。

肌肉血肿治疗:急性肌肉出血形成局部大血肿时,首先应卧床休息,减少活动,局部冷敷减少出血。若是凝血因子缺乏所致,应尽早补充所缺乏的凝血因子,这是最有效的止血和镇痛的方法。由于血肿压迫肌肉和神经造成局部抵抗力下降,容易继发感染,可使用抗生素预防感染。当肌肉血肿包块出现软化和明显缩小,且疼痛消失,肌肉收缩亦不引起疼痛,表明出血停止,血肿开始吸收。此时可解除肢体制动状态,开始物理治疗,可加速血肿吸收和松解纤维粘连,并开始逐渐进行患肢功能锻炼,预防肌肉萎缩的发生。

（4）止血药物可根据导致出血的不同病因采用具有相应功能的止血药物。

（5）免疫抑制物的应用，出血病中，有众多的病种其病因发病机制与自身免疫紊乱有关。这类疾病经过合理的免疫抑制物治疗后，临床出血症状好转，直至完全控制出血。

（四）随访

（1）重视预防，注意气候变化。相关研究显示，上消化道出血在处暑至次年的春分，气候（气温）变化剧烈或急骤时，尤其是大雪节气前后容易发病，应"虚邪贼风，避之有时"。

（2）注意饮食卫生。血证者饮食宜清淡，少食烟、酒、辛辣动火及油腻炙煿之物；吐血、便血者宜少量进食易于消化、富有营养的食物；紫斑的发生与进食某些食品有密切关系者，应禁食诱发紫斑的食品。

（3）避免情志过极，保持精神愉快，劳逸适度，防止气机郁滞。

（王效白　毛维武）

三、厥　脱

厥脱为内科常见急危重证，是指由邪毒内陷或久病脏器虚衰或亡津、失血等原因所致的气血运行不畅，正气耗脱的一种病证。临床以四肢厥冷，脉微欲绝，出冷汗，神情淡漠或烦躁，甚至猝然昏倒、不省人事为特征。

厥脱证，泛指厥证和脱证，在《伤寒论》中指"手足逆冷"，是许多疾病过程中出现的证候；脱证指阴阳气血衰竭的危重证候，临床常见四肢厥冷，汗出如油，口开目合，手撒遗尿等。厥为脱之轻证，脱为厥之变证。由于厥和脱常互相转化，较难截然分开，所以近代常将厥与脱并而叙述。邪毒内陷，惊恐所伤，亡津、失血，久病耗伤气阴，损伤脏腑功能，致使气血运行障碍，导致阴阳之气不相顺接，气机逆乱，甚则阴阳离决为本病的主要病机。本病若不及时抢救，会迅速恶化，导致阴阳离决而死亡。总的治疗原则应根据厥之寒热，脱之阴阳不同及时给予救治，一旦出现脱证，要以回阳固脱为根本。

厥证是以突然昏倒、不省人事、四肢逆冷为主要临床表现的一种病证。病情轻者，一般在短时间内会逐渐苏醒，清醒后无偏瘫、失语、口眼㖞斜等后遗症。病情重者，则昏厥时间较长，严重者甚至一厥不复而导致死亡。鉴于厥的含义较多，本节厥证所讨论的范围是以突然发生的一时性昏倒、不省人事为主证，伴有四肢逆冷的病证。至于外感病中以手足逆冷为主，不一定伴有神志改变的发厥，不属于本节讨论范围。暑厥系由感受暑热之邪而发病，本节亦不作讨论。西医学中多种原因所致之晕厥，如癔症、高血压脑病、脑血管痉挛、低血糖、出血性或心源性休克等，均可参考本节辨证论治。

（一）病因病机

厥证的发生多因情志内伤、体虚劳倦、亡血失津、饮食不节等致气机逆乱，升降乖戾，气血阴阳不相顺接而发病。

(1)情志内伤:七情中尤以暴怒引发本病者最为多见,即《素问·生气通天论》所谓:"大怒则形气绝,而血菀于上,使人薄厥。"或所愿不遂,肝气郁结,郁久化火,肝火上炎,致气血郁滞,以致阴阳不相顺接而发为厥证。此外,若平素体弱胆怯,加上突如其来的外界影响,如见死尸,或见鲜血喷涌,或闻巨响等,亦可使气血逆乱而致厥。

(2)体虚劳倦:元气素虚,复加饥饿劳累,以致中气不足,髓海失养而致厥;或长期睡眠不足,阴阳气血暗耗而致厥。如《素问·生气通天论》曰:"阳气者,烦劳则张,精绝,辟积于夏,使人煎厥。"

(3)亡血失津:如因大汗吐下,随液耗,或因创伤出血,或血证失血过多,以致气随血脱,阳随阴消,神明失主而致厥。如《伤寒论·辨少阴病脉证并治》中"大汗出,热不去,内拘急,四肢疼,又下利厥逆而恶寒者……"失津致厥之论。

(4)饮食不节:嗜食酒酪肥甘,脾胃受损,运化失常,以致聚湿生痰,痰浊阻滞,气机不畅,日积月累,痰愈多则气愈阻,气愈滞则痰更盛,如痰浊一时上壅,清阳被阻,则可发为昏厥。厥证的病机主要是气机逆乱,升降乖戾,气血阴阳不相顺接,常见气厥、血厥、痰厥。气厥由情志异常、精神刺激、素体虚弱等致气机上冲逆乱,清窍壅塞,神明失养而发;血厥因素有肝阳偏亢,遇暴怒伤而肝气血逆乱于上,或大量失血后血不荣窍而致;体虚湿盛,饮食不节以致气机升降失调,或痰随气升,阻滞神明而发为痰厥。由于体质和病机转化的不同,病理性质有虚实之别。大凡气盛有余,气逆上冲,血随气逆,或夹痰浊壅滞于上,以致清窍闭塞,不省人事,皆为厥之实证;气虚不足,清阳不升,气陷于下,或大量出血,气随血脱,血不上达,气血一时不相顺接,以致神明失养,不省人事,为厥之虚证。

(二)诊断

1.临床表现

(1)临床表现为突然昏仆、不省人事,或伴四肢逆冷。

(2)患者在发病之前,常有先兆症状,如头晕、视物模糊、面色苍白、出汗等,而后突然发生昏仆、不省人事、"移时苏醒"。发病时常伴有恶心、汗出,或伴有四肢逆冷,醒后感头晕、疲乏、口干,但无失语、瘫痪等后遗症。

(3)了解既往有无类似病证发生,查找病因。发病前有明显的精神刺激、情绪波动等因素或有大失血病史,或有饮食不节史,或有痰盛宿疾。

2.辅助检查

血压、血糖、脑血流图、脑电图、脑干诱发电位、动态心电图、颅脑CT、MRI等检查有助于本病的诊断。

3.综合评估

厥证系多种原因所致阴阳失调,气血逆乱。应查明病因,以便有针对性地治疗。厥病的发生现场处理原则是查明病因、清除诱因、尽早治疗,应针对不同的病因而分别予以不同的救治。祛除病因是最根本的和最重要的治疗。一旦发生厥病,家属及周围的人员,不要惊慌失措,如发生在烈日之下或高温环境,应立即把患者移至阴凉通风之处;如发生在严寒野外,及时把患者抬入温室内。对于短时间内难以明确病因的,首先应立即将患者放平,松开紧身衣扣,并将双下肢抬高,呈头低脚高位,以利于畅通呼吸和增加脑部血液供应,同时查看患者呼吸和脉搏。若患者穿高领衣服,应剪开其颈部衣服,以防气道梗阻和大脑血液供给不足。其次让患者处于空气流通处,不要让过多的人围观而影响通气,并立即手掐或针刺水沟、涌泉、中冲、合谷、内关、十宣等穴位,也可压眶上神经,予以疼痛刺激。另可让患者嗅氨水,有助于患者恢复意识。可将刺激性较强的樟脑、风油精抹在患者鼻前,以促使其苏醒。

对于病因明确的,可针对病因进行相应处理。如对于低血糖性昏厥,可迅速给患者饮浓糖水或其他含糖的流质食物,帮助患者迅速纠正低血糖。对于洗澡时发生的昏厥,特别是使用燃气热水器且通风不畅者,应考虑一氧化碳中毒,立即将患者转移到通风良好的地方,迅速纠正缺氧。大多数患者清醒后都应送医院进一步检查治疗。如发现昏厥时患者面色潮红、呼吸缓慢有鼾声,脉搏低于40次/min或高于180次/min,则可能是心脑血管疾病所致,应采取急救措施。

西医最常见的以下几个方面须了解,中西合参:

①昏厥常见病因:

血管舒缩障碍:血管抑制性昏厥(单纯性昏厥),体位性低血压,颈动脉窦综合征,排尿性昏厥,咳嗽昏厥,仰卧位低血压综合征,昏厥性癫痫,舌咽神经痛所致昏厥。

心脏疾病:阵发性心动过速,阵发性心房纤维性颤动,病态窦房结综合征,高度房室传导阻滞,心绞痛与急性心肌梗死,心肌病,主动脉瓣狭窄,先天性心脏病的某些类型,左心房黏液瘤或血栓形成。

脑源性昏厥:脑动脉硬化,短暂脑缺血发作,偏头痛,多发性大动脉炎(无脉症),慢性铅中毒性脑病。

血液成分异常:低血糖,重度贫血,过度换气综合征,高原昏厥。

②休克常见病因:

失血:如外伤失血、胃溃疡出血、妇产科疾病所致的大失血等,当失血量大而不能及时补充时均可发生休克。

创伤:创伤较重或面积较大时往往伴发休克。

烧伤:严重烧伤伴有大量血浆渗出者易合并发生休克。

感染:严重感染,尤其是革兰阴性菌感染时易伴发休克。

心脏疾病:如心肌梗死、急性心肌炎、心脏破裂、心包压塞等均可伴发休克,最常见的是急性心肌梗死伴发的休克。

过敏:过敏可引起过敏性休克。

神经中枢的抑制:如高位脊髓麻醉时,由于阻力血管扩张,循环血量相对不足而发生休克。

本病需与痫证、中风等疾病相鉴别。

（三）治疗

1. 中医辨证论治

（1）气厥

实证：

证候特点：由情志异常、精神刺激而发作，突然昏倒，不省人事，或四肢厥冷，呼吸气粗，口噤握拳；舌苔薄白，脉伏或沉弦。

治法治则：开窍，顺气，解郁。

推荐方药：通关散合五磨饮子。通关散为中成药，由猪牙皂、鹅不食草、细辛等，用时取少许粉剂吹鼻取嚏，以促其苏醒，仅适用于气厥实证；五磨饮子由沉香、槟榔、木香、乌药、枳实等。必要时可先化饲苏合香丸。若肝阳偏亢，头晕而痛、面赤躁扰者，可加钩藤、石决明、磁石；若兼有痰热，证见喉中痰鸣、痰壅气塞者，可加胆南星、贝母、橘红、竹沥；若醒后哭笑无常、睡眠不宁者，可加茯神、远志、酸枣仁。

虚证：

证候特点：发病前有明显的情绪紧张、恐惧、疼痛或站立过久等诱发因素，发作时眩晕昏仆，面色苍白，呼吸微弱，汗出肢冷；舌淡，脉沉、细微。

治法治则：补气，回阳，醒神。

推荐方药：四味回阳饮。药用人参、制附子、炮姜、炙甘草等。汗出多者，加黄芪、白术、煅龙骨、煅牡蛎；心悸不宁者，加远志、柏子仁、酸枣仁；纳谷不香、食欲不振者，加白术、茯苓、陈皮；若急救，可先用生脉注射液、参附注射液静脉推注或滴注，苏醒后继用四味回阳饮。

（2）血厥

实证：

证候特点：多因急躁恼怒而发，突然昏倒，不省人事，牙关紧闭，面赤唇紫；舌暗红，脉弦有力。

治法治则：平肝潜阳，理气通瘀。

推荐方药：羚角钩藤汤或通瘀煎。药用羚角钩藤汤由羚角片、双钩藤、霜桑叶、滁菊花、川贝母、鲜生地、茯神木、生白芍、淡竹茹、生甘草、当归尾、山楂、香附、红花、乌药、青皮、木香、泽泻等。若急躁易怒，肝热甚者，加菊花、牡丹皮、龙胆草；若兼见阴虚不足，眩晕头痛者，加生地黄、枸杞、珍珠母。

虚证：

证候特点：常因失血过多，突然昏厥，面色苍白，口唇无华，四肢震颤，自汗肢冷，目陷口张，呼吸微弱；舌质淡，脉芤或细数无力。

治法治则：补养气血。

推荐方药：急用独参汤灌服，继服人参养荣汤。独参汤即由一味人参为药；人参养荣汤由人参、当归、黄芪、白术、茯苓、肉桂、熟地黄、五味子、远志、陈皮、白芍、炙甘草、生姜、大枣等组成。若自汗肤冷、呼吸微弱者，加附子、干姜；若口干少津者，加麦冬、玉竹、沙参；心悸少寐者，加龙眼肉、酸枣仁。也可用人参注射液、生脉注射液静脉推注或滴注。对于急性失血过多者,应及时止血,并采取输血措施,缓解后继用人参养荣汤。

(3)痰厥

证候特点:素有咳喘宿痰,多湿多痰,恼怒或剧烈咳嗽后突然昏厥,喉有痰声,或呕吐涎沫,呼吸气粗;舌苔白腻,脉沉滑。

治法治则:行气豁痰。

推荐方药:导痰汤。药用天南星、枳实、半夏、橘红、赤茯苓、甘草、生姜等。若痰湿化热、口干便秘、舌苔黄腻、脉滑数者,加黄芩、栀子、竹茹、瓜蒌仁。

2.其他中医疗法

(1)取生半夏或皂荚末少许,吹鼻取嚏。用于厥病属实证者。

(2)石菖蒲适量,研末,取少许吹鼻取嚏。用于厥病属实证者。

(3)取生铁一块,烧红醋淬,熏鼻,用于厥病属实证者。

(4)山茱萸30~60g,水煎服。用于厥病属虚证者。

(5)灶心土适量,研细,泡汤灌服,用于尸厥者。

(6)炒蒲黄30g,加清酒煎服,治血厥实证。

3.西医治疗

厥脱是由各种致病因素急剧影响,导致人体阴阳平衡失调、气血逆乱、阳气衰亡、阴血外脱的危重病证。临床以面色苍白、四肢厥冷、大汗淋漓、表情淡漠或烦躁不安、脉细弱、血压急剧下降为主要特征。

厥脱,在西医范畴里属于休克,当血容量不足,超越代偿功能时,就会呈现休克综合征。表现为心排出血量减少,周围血管收缩,血压下降。组织灌注减少,促使发生无氧代谢,导致血液乳酸含量增高和代谢性酸中毒。血管进一步收缩会招致细胞损害。血管内皮细胞的损害致使体液和蛋白丢失,加重低血容量,最终将会发生多器官功能衰竭。

患者多有急起失血、失水,或创伤,或感受邪毒炽盛,或脏腑气机失常、气血壅滞,或药物的过敏反应等病史。临床所见患者面色苍白,四肢厥冷,或高热骤降,大汗淋漓,少尿或无尿,脉细弱等证候。患者病前血压正常者,收缩压降至80mmHg以下。原有高血压者,收缩压较前降低30mmHg或较原有水平降压20%。脉压差小于2.8mmHg。

体质性低血压:又称原发性低血压,常见于体质瘦弱的人,女性较多,可有家族遗传倾向,一般无自觉症状,多在体检中发现。收缩血压可仅为80mmHg,但无重要临床意义,少数患者可出现精神疲倦、健忘、头昏、头痛,甚至晕厥,也有出现心前区重压感、心悸等类似心脏神经官能症的表现。这些症状也可由合并慢性疾病或营养不良引起,无器质性病变表现,心率往往不快,微循环充盈良好,无苍白和冷汗,尿量正常。

厥脱症的西医治疗多参考休克治疗,必先恢复组织灌注和有氧代谢,同时解释低血压的原因,确定用药方案并对治疗反应迅速做出评估。现将具体的治疗方法介绍如下:

（1）紧急处理：积极处理休克的原发病，如外伤失血马上止血。采取头和躯干抬高20°~30°，下肢抬高15°~20°体位。

（2）补充血容量：在监测动脉血压、尿量和CVP(中心静脉压)的基础上，结合病人皮肤温度、末梢循环、脉搏幅度及毛细血管充盈时间等微循环情况，判断血容量的效果。

（3）纠正酸碱平衡失调：在改善组织灌注下，根据血气分析结果，适时适量给予碱性药物，以改善复苏的效果。

（4）血管活性药物的应用：在充分容量复苏后应用血管活性药物，以维持脏器灌注。

血管收缩药：临床常用的血管收缩药物有多巴胺、多巴酚丁胺、去甲肾上腺素和异丙基肾上腺素等。多巴胺常用剂量2~20μg/min·kg。多巴酚丁胺常用剂量2.5~10μg/min·kg。去甲肾上腺素常用剂量2~10μg/min·kg。异丙基肾上腺素常用剂量0.1~0.2mg加到0.9% NS 250ml中静滴，维持收缩压90mmHg以上。

血管扩张药：分α受体阻滞剂和抗胆碱能药两类。酚妥拉明0.1~0.5mg/kg加入0.9% NS 250ml中静滴，本药作用时间短。抗胆碱能药常用的有阿托品、山莨菪碱和东莨宕碱。如山莨菪碱10mg，15min静推一次。

（5）治疗DIC，改善微循环：对已诊断明确的DIC，可使用肝素治疗，常用剂量为1mg/kg，6h一次。成人首次可使用10000U。(肝素1mg相当于125U)

（6）皮质类固醇使用：对感染性休克及其他难治性休克，可使用皮质类固醇。主张大剂量，一次性。

（四）随访

（1）厥证的预防首先要针对其危险因素采取预防性干预措施。应避免情志过极，改变不良饮食习惯，不妄劳作，加强锻炼，增强体质，正所谓"正气存内，邪不可干"。对已发厥证者，要加强护理，密切观察病情的发展变化，严密观察患者的神志、瞳孔、汗出、二便、肢温、气息、血压、舌象、脉象等变化；如有变化，应立即报告医师并积极配合救护。患者苏醒后，要消除其紧张情绪，针对不同的病因予以不同的康复指导。

（2）厥证患者宜采取针对性调护措施。所有厥证患者均应严禁烟酒及辛辣香燥之品，以免助热生痰，加重病情；另外要时刻保持呼吸道通畅，促进排痰，防止窒息；应卧床休息，减少活动，保证夜间充分的睡眠；给予营养丰富、易消化的流质或半流质饮食。

（王效白 毛维武）

四、痫 证

痫证，又称为"癫痫"，是以发作性神情恍惚，甚则突然仆倒，昏不知人，口吐涎沫，两目上视，肢体抽搐，或口中怪叫，移时苏醒，一如常人为主要临床表现的一种病证。发作前可伴眩晕、胸闷等先兆，发作后常有疲倦乏力等症状。西医学的癫痫与痫证的临床表现基本相同，无论大发作、小发作,还是局限性发作或精神运动性发作等,均可参照本节辨证论治。

(一)病因病机

痫证的病因可分为先天因素和后天因素两大类。先天因素主要为先天禀赋不足或禀赋异常,后天因素包括情志失调、饮食不节、跌仆外伤或患他病致脑窍损伤等。二者均可造成脏腑功能失调,风、火、痰、瘀闭塞清窍,积痰内伏,偶遇诱因触动,则脏气不平,阴阳失衡而致气机逆乱,元神失控而发病。

(1)禀赋异常:痫证之始于幼年者多见,与先天因素有密切关系,所谓"羊癫风,系先天之元阴不足"。胎儿在母腹时,母亲突受惊恐而致气机逆乱,精伤肾亏,或妊娠期间母体多病、过度劳累、服药不当等原因损及胎儿,使胎气受损,胎儿出生后发育异常,发为本病。另外,父母体质虚弱致胎儿先天禀赋不足,或父母本患痫证而脏气不平,胎儿先天禀赋异常,后天容易发生痫证。

(2)情志失调:七情中主要责之于惊恐,如《证治汇补·痫病》:"或因卒然闻惊而得,惊则神出舍空,痰涎乘间而归之。"由于突受惊恐,致气机逆乱,痰浊随气上逆,蒙蔽清窍;或五志过极化火生风,或肝郁日久化火生风,风火夹痰上犯清窍,元神失控,发为本病。小儿脏腑娇嫩,元气未充,神气怯弱,更易因惊恐而发生本病。

(3)饮食不节:过食肥甘厚味,损伤脾胃,脾失健运,聚湿生痰,痰浊内蕴;或气郁化火,火邪炼津成痰,积痰内伏,一遇诱因,痰浊蒙蔽元神清窍,发为本病。

(4)脑窍损伤:由于跌仆撞击,或出生时难产,或患他病,如瘟疫(颅内感染)、中毒等导致脑脉瘀阻或脑窍损伤,而致神志逆乱,昏不知人,而发为本病。

(二)诊断

1.临床表现

(1)慢性、反复发作性、短暂性神情恍惚,甚则突然仆倒,昏不知人,口吐涎沫,两目上视,肢体抽搐,或口中怪叫,移时苏醒,一如常人,且苏醒后对发作时情况全然不知。

(2)任何年龄、性别均可发病,但多在儿童期、青春期或青年期发病。

(3)发作前可有眩晕、胸闷、叹息等先兆症状,发作后常伴疲乏无力。

(4)多有家族史或产伤史或脑部外伤史,老年人可有中风史,每因惊恐、劳累、情志过极等诱发。

2.辅助检查

脑电图是诊断痫证的主要方法,可检测到发作间期较慢的不规则棘-慢波或尖-慢波、脑CT、MRI等可以排除中风、占位等病变。

根据发作特征,可分为大发作、小发作、局限性发作。大发作以神志障碍、全身抽搐为特点;小发作临床表现为短暂意识丧失,多见于儿童和少年期;局限性发作,可见多种形式,如口、眼、手等局部抽搐而不伴意识障碍,多数在数秒至数分钟即止。

3.综合评估

本证需认真评估,辨别轻重虚实及分清阴阳。

(1)痫证发作有轻重之别。判断本病之轻重,可从以下几个方面加以区分。从时间方面看,一是看病发持续时间之长短,一般持续时间长则病重,短则病轻;二是看发作间隔时间之久暂,即间隔时间短则病重,间隔时间长则病轻。从症状方面看,轻者仅有呆若木鸡,不闻不问,不动不语,可无抽搐,或见筋惕肉𬌗,可突然中断活动,手中物体突然落下,或头突然向前倾下而又迅速抬起,或短暂时间眼睛上翻,或两目上视,经数秒钟或数分钟后即可恢复。重者则来势迅急,猝倒嚎叫,四肢抽搐,小便自遗,昏不知人。从病机方面看,病情轻重与痰浊浅深和正气盛衰密切相关,病初正气未衰,痰浊不重,病情相对较轻,多易愈。如若反复发作,正气衰弱,痰浊不化,愈发愈频,正气更衰,互为因果,病情亦渐重。

(2)痫证发病初期多属实证,反复发作日久则为虚实夹杂。发作期多实或实中夹虚,休止期多虚或虚中夹实。阳痫发作多实,阴痫发作多虚。实者当辨风、痰、火、瘀之别,如来势急骤,神昏猝倒,不省人事,口噤牙紧,颈项强直,四肢抽搐者,属风;发作时口吐涎沫,气粗痰鸣,呆木无知,发后或有情志错乱,幻听错觉,或有梦游者,属痰;如猝倒啼叫,面赤身热,口流血沫,平素或发作后有大便秘结,口臭苔黄者,属火;发作时面色潮红、紫红,继则青紫,口唇紫绀,或有颅脑外伤、产伤等病变者,属瘀。虚者则当区分脾虚不运、心脾两虚、心肾两虚、肝肾阴虚等不同。

(3)辨阳痫、阴痫。痫证发作时有阳痫、阴痫之分。发作时牙关紧闭,伴面红、痰鸣声粗、舌红、脉数有力者多为阳痫;面色晦暗或萎黄、肢冷、口无怪叫或叫声低微者多为阴痫。阳痫发作多属实,阴痫发作多属虚。

本病需与中风、痉病、厥病、昏迷等疾病相鉴别。

(三)治疗

1.中医辨证论治

(1)发作期

阳痫:

证候特点:突然昏仆,不省人事,面色潮红、紫红,继之转为青紫或苍白,口唇青紫,牙关紧闭,两目上视,项背强直,四肢抽搐,口吐涎沫,或喉中痰鸣,或发怪叫,甚则二便自遗,移时苏醒;病发前多有眩晕,头痛而涨,胸闷乏力,喜欠伸等先兆症状;平素多有情绪急躁,心烦失眠,口苦咽干,便秘尿黄等症;舌质红,苔白腻或黄腻,脉弦数或弦滑。

治法治则:急以开窍醒神,继以泻热涤痰息风。

推荐方药:黄连解毒汤合定痫丸。药用黄芩、黄连、黄柏、栀子、天麻、川贝母、半夏、茯苓、茯神、胆南星、石菖蒲、全蝎、甘草、僵蚕、琥珀、陈皮、远志、丹参、麦冬、辰砂、生姜、竹沥等。热甚者可选用安宫牛黄丸或紫雪丹;大便秘结,加生大黄、芒硝、枳实、厚朴。

阴痫:

证候特点:突然昏仆,不省人事,面色晦暗,青灰而黄,手足清冷,双眼半开半合,肢体拘急,或抽搐时作,口吐涎沫,一般口不啼叫,或声音微小,醒后周身疲乏,或如常人;或仅表现为一过性呆木无知,不闻不见,不动不语,数秒至数分钟即可恢复,恢复后对上述症状全然不知,多则一日数次或十数次发作;平素多见神疲乏力,恶心泛呕,胸闷咳痰,纳差便溏等症;舌质淡,苔白腻,脉多沉细或沉迟。

治法治则:急以开窍醒神,继以温化痰涎,顺气定痫。

推荐方药:五生饮合二陈汤。药用生南星、生半夏、生白附子、川乌、黑豆、橘红、半夏、茯苓、甘草、生姜、乌梅等。时有恶心欲呕者加生姜、苏梗、竹茹;胸闷痰多者,加瓜蒌、枳实、胆南星;纳差便溏者,加党参、炮姜、诃子。痫证重症,持续不省人事,频频抽搐者,属病情危重,应予以中西医结合抢救治疗,注意及时防治其急性并发症。偏阳衰者,见面色苍白,汗出肢冷,鼻鼾息微,脉微欲绝等,可辅以参附注射液静脉滴注;偏阴虚者,见面红身热,躁动不安,息粗痰鸣,呕吐频频等表现,可辅以参麦注射液静脉滴注;抽搐甚者,可予紫雪丹,或配合针灸疗法,促其苏醒。

(2)休止期

肝火痰热证:

证候特点:平时急躁易怒,面红目赤,心烦失眠,咳痰不爽,口苦咽干,便秘溲黄;发作时昏仆抽搐,吐涎,或有吼叫;舌红,苔黄腻,脉弦滑而数。

治法治则:清肝泻火,化痰宁心。

推荐方药:龙胆泻肝汤合涤痰汤。药用龙胆草、黄芩、栀子、泽泻、木通、车前子、当归、生地、柴胡、生甘草、制半夏、制南星、橘红、枳实、茯苓、人参、石菖蒲、竹茹、生姜、大枣等。有肝火动风之势者,加天麻、钩藤、地龙、全蝎;大便秘结者,加大黄、芒硝;彻夜难寐者,加酸枣仁、柏子仁、五味子。

脾虚痰盛证:

证候特点:平素神疲乏力,少气懒言,胸脘痞闷,纳差便溏;发作时面色晦滞或㿠白,四肢不温,蜷卧拘急,呕吐涎沫,叫声低怯;舌质淡,苔白腻,脉濡滑或弦细滑。

治法治则:健脾化痰。

推荐方药:六君子汤。药用人参、半夏、茯苓、陈皮、白术、甘草等,痰浊盛、呕吐痰涎者,加胆南星、瓜蒌、旋覆花;便溏者,加薏苡仁、炒扁豆、炮姜等;脘腹胀满,饮食难下者,加神曲、谷芽、麦芽;兼见心脾气血两虚者,合归脾汤加减;若精神不振,久而不复,宜服河车大造丸。

肝肾阴虚证:

证候特点:痫证频发,神思恍惚,面色晦暗,头晕目眩,伴两目干涩,耳轮焦枯不泽,健忘失眠,腰膝酸软,大便干燥;舌红,苔薄白或薄黄少津,脉沉细数。

治法治则:滋养肝肾,填精益髓。

推荐方药:大补元煎。药用人参、山药、熟地黄、杜仲、当归、山茱萸、枸杞、炙甘草等。若神思恍惚,持续时间长者,可合酸枣仁汤加阿胶、龙眼肉;恐惧、焦虑、忧郁者,可合甘麦大枣汤;若水不制火,心肾不交者,合交泰丸;大便干燥者,加玄参、肉苁蓉、火麻仁。

瘀阻脑络证:

证候特点:平素头晕头痛,痛有定处,常伴单侧肢体抽搐,或一侧面部抽动,颜面口唇青紫;舌质暗红或有瘀斑,舌苔薄白,脉涩或弦。多继发于中风、颅脑外伤、产伤、颅内感染性疾患后。

治法治则:活血化瘀,息风通络。

推荐方药:通窍活血汤。药用麝香、桃仁、红花、赤芍、川芎、老葱、红枣、鲜姜、黄酒等。临证多加用石菖蒲、远志、全蝎、地龙、僵蚕、龙骨、牡蛎。肝阳上亢者,加钩藤、石决明、白芍;痰涎偏盛者,加半夏、胆南星、竹茹;纳差乏力、少气懒言、肢体瘫软者,加黄芪、党参、白术。

2.其他中医疗法

(1)礞石滚痰丸:降火逐痰。适用于痰浊壅滞,上扰心神证。口服,每次服1~3g,每日2次。

(2)牛黄清心丸:清心化痰,镇惊祛风。适用于心火亢盛,痰热内蕴证。口服,每次6g,每日2次。

3.西医治疗

(1)药物治疗

在没有诱因的情况下,半年内出现2次癫痫发作的病人,必须给予正规抗痫药物治疗,单次发作的病人是否应开始长期药物治疗,要根据病人具体情况,如发作类型、年龄、诱因、既往病史、家族史、有否阳性体征、EEG、有否脑结构性改变、突然意识丧失可能招致的危险等资料进行全面考虑后做出决定。

药物的选择:主要取决于发作类型GTCS首选药物为苯妥英钠、卡马西平,其次为丙戊酸钠、拉莫三嗪、奥卡西平;失神发作首选乙琥胺或丙戊酸钠,其次为氯硝西泮(氯硝安定);单纯部分性发作者选卡马西平,其次为苯妥英钠、奥卡西平、苯巴比妥;儿童阵挛发作首选丙戊酸钠,其次为乙琥胺或氯硝西泮。

常用药物的用法:

苯妥英钠:起始剂量200mg/d,维持剂量300~500mg/d。

苯巴比妥:起始剂量为30mg/d,维持剂量60~90mg/d。

卡马西平:起始剂量200mg/d,维持剂量600~1200mg/d。

乙琥胺:起始剂量500mmg/d,维持剂量750~1500mg/d。

丙戊酸钠:起始剂量200g/d,维持剂量600~1800mg/d,儿童10~40mg/(kg·d)。

拉莫三嗪:起始剂量25mg/d,维持剂量100~300mg/d。

奥卡西平:起始剂量300mg/d,维持剂量600~1200mg/d。

氯硝西泮:1mg/d,逐渐加量;儿童0.5mg/d。

用药原则:根据发作类型选择有效、安全、易购和价廉的药物。

口服药量均自常量低限开始,逐渐调整至能控制发作而又不出现严重毒、副作用为宜。

单药治疗是癫痫的重要原则,单个药物治疗数周,血清药浓度已达到该药"治疗范围"浓度而无效或发生病人不能耐受的副作用,应考虑更换药物或与他药合并治疗。但需注意更换新药时不可骤停原药。

癫痫是一种需长期治疗的疾病,患者应树立信心。特发性癫痫在控制发作1~2年后,非特发性癫痫在控制发作3~5年后才减量或停药,部分患者终身服药。停药应根据癫痫类型、发作控制情况综合考虑,通常在1~2年逐渐减量,直至停用。

（2）神经外科治疗

手术治疗的适应证包括:

难治性癫痫:患病时间较长,并经正规抗痫药治疗2年以上无效或痫性发作严重而频繁。

癫痫病灶不在脑的主要功能区,且手术易于到达,术后不会造成严重残废者。

脑器质性病变所致的癫痫,可经手术切除病变者。常用方法有:前颞叶切除术、选择性杏仁核、海马切除术、癫痫病灶切除术、大脑半球切除术等。脑立体定向毁损术等方法对难治性癫痫有一定的疗效。

（3）癫痫持续状态的处理

癫痫持续状态为威胁生命的紧急情况,多数是由于癫痫病人突然停药或减少原来长期服用的抗痫药物,少数病人由颅内感染、颅脑外伤或代谢性脑病等引起。除病因治疗外,应在最短时间内终止发作,并保持连续24h无发作。

地西泮为首选药物。常用10mg缓慢静脉注射,每分钟不超过2mg,但作用持续时间短,需5～10min重复应用。或用地西泮静脉点滴维持,将50～100mg地西泮加入5%葡萄糖氯化钠注射液500mL中静脉滴注,以每小时50～100mL速度为宜。因安定对呼吸有抑制作用,甚至引起呼吸停顿,故使用时应密切观察呼吸和血压,做好抢救准备。

苯妥英钠为长作用抗痫药,在应用地西泮控制发作后,通常需要防止其复发,成人剂量15～18mg/kg,该药不影响对病人意识恢复的观察,不抑制呼吸,但可阻断心脏房室传导,注射速度过快可使血压急剧下降,应监测血压和ECG。

苯巴比妥钠肌注对大部分病人有效。一般用量为8～9mg/kg,肌注。该药一般不静注,因其对呼吸中枢抑制作用较强。该药作用慢,持续时间长,与地西泮并用效果较好。

异戊巴比妥钠0.5g溶于注射用水10~20mL中缓慢静注。该药比苯巴比妥钠对呼吸中枢抑制作用轻,对有明显肝肾功能不全者两药均应慎用。

发作难以控制者,必要时在EEG监护下行全身麻醉,达到惊厥和痫性电活动都消失的程度。

反复GTCS会引起脑水肿而使发作不易控制,可快速静滴甘露醇等。高热时给予物理降温,并注意及时纠正血液酸碱失衡和电解质的异常。昏迷病人注意保持呼吸道通畅,必要时行气管插管或切开。

癫痫持续状态完全控制后,应定时定量维持用药。一般肌注苯巴比妥钠0.1~0.2g,根据用药情况可6~8h,1次,连续3~4d。病人清醒后改口服抗痫药。

对症处理:保持呼吸道畅通,必要时气管切开,密切观察生命体征,预防脑水肿和继发感染,降温,维持水、电解质平衡等。

（四）随访

原发性癫痫得到控制的机会大,无明显脑功能损伤的大发作及外伤性癫痫预后较好;有器质性脑损伤或神经系统体征的大发作预后差;发病重、病程长、发作频繁者预后差。

（1）保持精神愉快，避免精神刺激，怡养性情，劳逸适度。

（2）妇女在怀孕前积极治疗原发病，避免胎儿头颅外伤、颅内感染等发生。

（3）休止期患者应避免近水、近火、近电、高空作业及驾驶车辆，以免突然发病时发生危险。

（4）调理饮食、情志和起居，饮食宜清淡，多吃素菜，少食肥甘之品，切忌过冷过热、辛温刺激的食物，如羊肉、酒浆等，以减少痰涎及火热的滋生。可选用山药、薏苡仁、赤小豆、绿豆、小米煮粥，可收健脾化湿化痰之功效；应针对患者病后存在不同程度的正虚参以调补，如调脾胃，和气血，健脑髓，顺气涤痰，活血化瘀等，切忌不加辨证，一概投人参、鹿茸大补之品或其他温燥补品。

（5）对昏仆抽搐的病人，注意保持呼吸道通畅，凡有义齿均应取出，放置牙垫，以防窒息和咬伤，同时加用床栏，以免翻坠下床。应耐心坚持长期服药，以图根治。

（6）对GTCS病人应扶持病人卧倒，防止跌伤。衣领、腰带要解开，以保持呼吸道通畅，并将头部转向一侧，让分泌物流出，避免吸入气道而窒息。将手帕或毛巾塞入上下臼齿之间，以免咬伤舌部。不要强按病人抽动的肢体，以防造成骨折。对手自动症病人应注意防止其自伤或伤人毁物。

（王效白　毛维武）

第三章　中医内科

第一节　心血管系统疾病的诊断与治疗

一、高血压病

高血压病指原发性高血压，是以血压持续升高超过高血压前期水平，并且除了高血压本身有关的症状外，长期高血压还可能成为多种心脑血管疾病的重要危险因素，并影响到心、脑、肾等多脏器功能，最终还可导致这些器官的功能衰竭的一种疾病。由美国心脏病学会/美国心脏协会（ACC/AHA）在2017年提出：正常血压为90~120/60~80mmHg，高血压前期120~139/80~89mmHg，高血压1级140~159/90~99mmHg，高血压2级160~179/100~109mmHg，高血压3级≥180/110mmHg。绝大多数的高血压患者病因不明。

（一）病因病机

根据临床表现，高血压可归属于中医学"眩晕病"范畴，其主要病因病机为：情志不遂、年老体弱、饮食不节、久病劳倦以及感受外邪等内生风、痰、瘀、虚，导致风眩内动、清窍不宁或清阳不升，脑窍失养而发生眩晕。

（1）情志不遂：肝为刚脏，体阴而用阳，其性主升主动。若长期忧愤恼怒，肝气郁结，气郁化火，风阳扰动，发为眩晕。

（2）年老体虚：肾为先天之本，主藏精生髓，脑为髓之海。若年高肾精亏虚，不能生髓，无以充养于脑；或房事不节，阴精亏耗；或体虚多病，损伤肾精肾气，均可导致肾精亏耗，髓海不足，而发眩晕。

（3）饮食不节：若平素嗜酒无度，暴饮暴食，或过食肥甘厚味，损伤脾胃，以致健运失司，水谷不化，聚湿生痰，痰湿中阻，则清阳不升，浊阴不降，致清窍失养而引起眩晕。

（4）久病劳倦：脾胃为后天之本，气血生化之源。若久病不愈，耗伤气血；或失血之后，气随血耗；或忧思劳倦，饮食衰少，损伤脾胃，暗耗气血。气虚则清阳不升，血虚则清窍失养，皆可发生眩晕。

（二）诊断

1.临床表现

高血压的症状因人而异。早期可能无症状或症状不明显,常见的是头晕、头痛、颈项板紧、疲劳、心悸等。随着病程延长,血压持续升高,逐渐会出现各种相关症状,表现为头痛、头晕、注意力不集中、记忆力减退、肢体麻木、夜尿增多、心悸、胸闷、乏力等。当血压突然升高到一定程度时甚至会出现剧烈头痛、呕吐、心悸、眩晕等症状,严重时会发生神志不清、抽搐。

2.辅助检查

诊室测血压3次超过高血压前期水平,排除继发原因即可诊断高血压病,高血压病诊断后需要进行血脂、血糖、胸片、心电图、心脏超声、颈动脉超声、动态血压等检查,进行危险分组。

3.综合评估

高血压病患者需要进行危险分组,高血压患者合并的危险因素和靶器官损害是决定治疗策略的主要依据,根据患者是否存在心血管病的危险因素及程度、是否存在靶器官的损害、是否合并糖尿病,以及并存的临床情况分为低危、中危、高危、很高危。低危组:男性年龄＜55岁、女性年龄＜65岁,高血压1级,无其他危险因素。中危组:高血压2级或1~2级同时有1~2个危险因素。高危组:高血压1级或2级,伴有3种或更多危险因素,或者患有糖尿病,或者存在靶器官损害,或者高血压3级但无其他危险因素。很高危组:高血压3级同时有1种以上危险因素或兼患糖尿病或靶器官损害,或高血压1~3级并有临床相关疾病。基层医疗机构治疗的对象为低危、中危及高危组。

本病需与继发性高血压如肾源性高血压、嗜铬细胞瘤引起的血压增高进行鉴别。

（三）治疗

1.中医辨证论治

（1）肝阳上亢证

证候特点:眩晕,耳鸣,头目胀痛,急躁易怒,口苦,失眠多梦,遇烦劳郁怒而加重,甚则仆倒,颜面潮红,肢麻震颤;舌红苔黄,脉弦或数。

治法治则:平肝潜阳,清火息风。

推荐方药:天麻钩藤饮。药用天麻、钩藤、石决明、川牛膝、桑寄生、杜仲、栀子、黄芩、益母草、茯神、首乌藤。若口苦目赤、烦躁易怒者,加龙胆草、川楝子、夏枯草;若目涩耳鸣、腰酸膝软者,加枸杞、生地黄、玄参;若目赤便秘者,加大黄、芒硝或佐用当归龙荟丸;若眩晕剧烈,兼见手足麻木或震颤者,加磁石、珍珠母、羚羊角粉等。

（2）痰湿中阻证

证候特点:眩晕,头重如蒙,或伴视物旋转,胸闷恶心,呕吐痰涎,食少多寐,舌苔白腻,脉濡滑。

治法治则:化痰祛湿,健脾和胃。

推荐方药:半夏白术天麻汤。药用半夏、白术、天麻、橘红、茯苓、甘草、生姜、大枣。若呕吐频作者,加胆南星、天竺黄、竹茹、旋覆花;若脘闷纳呆,加砂仁、白豆蔻、佩兰;若耳鸣重听,加郁金、石菖蒲、磁石;若头痛头胀,心烦口苦,渴不欲饮者,宜用黄连温胆汤。

(3)瘀血阻窍证

证候特点:眩晕,头痛,且痛有定处,兼见健忘、失眠、心悸,精神不振,耳鸣耳聋,面唇紫暗;舌暗有瘀斑,多伴见舌下脉络迂曲增粗,脉涩或细涩。

治法治则:祛瘀生新,活血通窍。

推荐方药:通窍活血汤。药用赤芍、川芎、桃仁、红花、麝香、老葱、鲜姜、大枣;若兼见神疲乏力,少气自汗等症,加黄芪、党参;若兼心烦面赤、舌红苔黄者,加栀子、连翘、薄荷、菊花;若兼畏寒肢冷,感寒加重,加附子、桂枝;若头颈部不能转动者,加威灵仙、葛根、豨莶草等。

(4)气血亏虚证

证候特点:眩晕动则加剧,劳累即发,面色白,神疲自汗,倦怠懒言,唇甲不华,发色不泽,心悸少寐,纳少腹胀;舌淡苔薄白,脉细弱。

治法治则:补益气血,调养心脾。

推荐方药:归脾汤。药用人参、黄芪、白术、茯神、酸枣仁、龙眼肉、木香、甘草、当归、远志、生姜、大枣。若气短乏力,神疲便溏者,可合用补中益气汤;若自汗时出,易于感冒,当重用黄芪,加防风、浮小麦;若脾虚湿盛,腹胀纳呆者,加薏苡仁、扁豆、泽泻等;若兼见形寒肢冷,腹中隐痛,可加肉桂、干姜;若血虚较甚,面色白,唇舌色淡者,可加熟地黄、阿胶;兼见心悸怔忡,少寐健忘者,可酌加柏子仁、酸枣仁、首乌藤及龙骨、牡蛎。

中成药可选择归脾丸。

(5)肾精不足

证候特点:眩晕日久不愈,精神萎靡,腰酸膝软,少寐多梦,健忘,两目干涩,视力减退;或遗精滑泄,耳鸣齿摇;或颧红咽干,五心烦热;舌红少苔,脉细数;或面色白,形寒肢冷;舌淡嫩,苔白,脉沉细无力,尺脉尤甚。

治法治则:滋养肝肾,填精益髓。

推荐方药:左归丸。药用熟地黄、山药、山茱萸、枸杞、菟丝子、川牛膝、龟甲胶、鹿角胶。若见五心烦热,潮热颧红者,可加鳖甲、知母、黄柏、丹皮等;若肾失封藏固摄,遗精滑泄者,可加芡实、莲须、桑螵蛸、紫石英等;若兼失眠,多梦,健忘者,加阿胶、鸡子黄、酸枣仁、柏子仁等。若阴损及阳,见四肢不温,形寒怕冷,精神萎靡者,加巴戟天、淫羊藿、肉桂,或予右归丸;若兼见下肢浮肿,尿少等症,可加桂枝、茯苓、泽泻等;若兼见便溏,腹胀少食,可酌加白术、茯苓、薏苡仁等。

2.其他中医疗法

在药物治疗的同时,可以配合其他中医疗法,如耳穴贴压、足浴、针灸等协助治疗。

3.西医治疗

西医治疗包括非药物治疗和药物治疗两方面:

非药物治疗为控制体重、平衡膳食,每日食盐摄入量小于6g,适量运动,保持健康心态。

药物治疗根据患者的具体病情,评估,选择六类降压药中的一种或联合用药,具体原则如下:

(1)自最小有效剂量开始,以减少不良反应的发生。如降压有效但血压控制仍不理想,可视情况逐渐加量以获得最佳的疗效。

(2)强烈推荐使用每日一次、24h有效的长效制剂,以保证4h内稳定降压,这样有助于防止靶器官损害,并能防止从夜间较低血压到清晨血压突然升高而导致猝死、脑卒中和心脏病发作。这类制剂还可大大增加治疗的依从性,便于患者坚持规律性用药。

(3)单一药物疗效不佳时不宜过多增加单种药物的剂量,而应及早采用两种或两种以上药物联合治疗,这样有助于提高降压效果而不增加不良反应。

(4)判断某一种或几种降压药物是否有效以及是否需要更改治疗方案时,应充分考虑该药物达到最大疗效所需的时间。在药物发挥最大效果前过于频繁的改变治疗方案是不合理的。

⑤高血压是一种终身性疾病,一旦确诊后应坚持终身治疗。应用降压药物治疗时尤为如此。

(四)随访

(1)督促患者控制体重,戒绝烟酒,合理膳食,限制钠盐摄入,建议每日不超过6g,减少膳食脂肪、多吃蔬菜水果等富含维生素与纤维素类食物,摄入足量蛋白质和钾、钙、镁;适量运动;保持健康心态。

(2)督促患者按时服药,告知患者高血压需终身服药,监测血压,定期电话或上门随访。

(3)督促患者定期复查肝肾功、血糖、血脂、血常规,避免药物性损害。

(黄 敏 殷红光)

二、冠状动脉粥样硬化性心脏病(心绞痛)

心绞痛是冠状动脉粥样硬化性心脏病最常见的一种临床类型。它的发生是由于冠状动脉本身粥样硬化导致管腔狭窄及(或)管壁功能障碍,引起心肌的需氧与冠状动脉的供氧失去平衡,从而导致心肌缺血缺氧的临床证候群。

(一)病因病机

根据临床表现,冠心病心绞痛可归属于中医学"胸痹"范畴,其病因主要为寒邪内侵、饮食失调、情志失节、劳倦内伤、年迈体虚等。其病机有虚实两方面,实为寒凝、血瘀、气滞、痰浊、痹阻胸阳,阻滞心脉;虚为气虚、阴伤、阳衰、肺、脾、肝、肾亏虚,心脉失养。在本病证的形成和发展过程中,大多因实致虚,亦有因虚致实者。

(1)寒邪内侵:寒主收引,既可抑遏阳气,即所谓暴寒折阳,又可使血行瘀滞,发为本病。

(2)饮食失调:饮食不节,如过食肥甘厚味,或嗜烟酒而成癖,以致脾胃损伤,运化失健,聚湿生痰,上犯心胸清旷之区,阻遏心阳,胸阳失展,气机不畅,痰阻血瘀,心脉闭阻,而成胸痹。

(3)情志失节:忧思伤脾,脾运失健,津液不布,遂聚为痰。郁怒伤肝,肝失疏泄,肝郁气滞,甚则气郁化火,灼津成痰。无论气滞或痰阻,均可使血行失畅,脉络不利,而致气血瘀滞,或痰瘀交阻,胸阳不运,心脉痹阻,不通则痛,而发胸痹。

（4）劳倦内伤:劳倦伤脾,脾虚转输失能,气血生化乏源,无以濡养心脉,拘急而痛。积劳伤阳,心肾阳微,鼓动无力,胸阳失展,阴寒内侵,血行涩滞,而发胸痹。

（5）年迈体虚:本病多见于中老年人,脏气渐亏,精血渐衰。如肾阳虚衰,则不能鼓舞五脏之阳,可致心气不足或心阳不振,血脉失于温运,痹阻不畅,发为胸痹;肾阴亏虚,则不能濡养五脏之阴,水不涵木,又不能上济于心,因而心肝火旺,心阴耗伤,心脉失于濡养,而致胸痹;心阴不足,心火燔炽,下及肾水,又可进一步耗伤肾阴;心肾阳虚,阴寒痰饮乘于阳位,阻滞心脉。凡此均可在本虚的基础上形成标实,导致寒凝、血瘀、气滞、痰浊,而使胸阳失运,心脉阻滞,发生胸痹。

（二）诊断

1.临床表现

冠心病心绞痛常由以下诱因如劳累、快步走、上楼、爬坡、情绪激动、寒冷刺激、饱餐或精神打击等导致胸骨后或心前区出现手掌或拳头般大小的钳夹样、收缩样、压榨样、烧灼感、喝辣椒水样、沉重感、令人窒息样等症状,不适感可向牙床、下颌、喉咙、左臂内侧、后背部放射。常伴有焦虑和濒死的恐惧感,有时伴有呼吸困难、乏力、心悸,也有部分患者的感觉很难用言语表达,如轻度压迫不适,或者不舒服的麻木样感觉,上述症状持续3~5min,也可长达20min,经休息或含化硝酸甘油可缓解。

2.辅助检查

静息心电图常多表现为非特异性ST-T异常,也可正常;运动试验多为阳性,同位素运动心肌显像异常,超声心动图提示节段性室壁运动异常。冠状动脉造影:冠状动脉造影对心绞痛有确诊价值,并且可以明确显示病变的部位、严重程度,为诊断冠心病心绞痛的金标准。

3.综合评估

冠心病心绞痛分为稳定性心绞痛和不稳定性心绞痛,稳定性心绞痛指劳力型心绞痛,有固定的诱发因素,发作持续时间短,休息或含服硝酸甘油可迅速缓解,其病程稳定在1个月以上。不稳性心绞痛包括恶化劳累性心绞痛、初发劳累性心绞痛、自发性心绞痛、梗死后心绞痛、变异型心绞痛。不稳定性心绞痛分为:低危组,初发、恶化劳力型、无静息时发作,发作时心电图ST段压低≤1mm,肌钙蛋白阴性。中危组,1个月内出现的静息心绞痛,但48h内未再发作、梗死后心绞痛,发作时心电图ST段压低＞1mm,持续时间＜20min,肌钙蛋白阴性或弱阳性。高危组,48h内反复发作静息心绞痛或梗死后心绞痛,发作时心电图ST段压低＞1mm,持续时间＞20min,肌钙蛋白常呈阳性。基层医疗机构治疗的对象为稳定性心绞痛。

本病需与食管疾病、胆绞痛、肺栓塞、主动脉夹层、急性心肌心包炎等疾病进行鉴别。

（三）治疗

1.中医辨证论治

（1）心血瘀阻证

证候特点:心胸疼痛,如刺如绞,痛有定处,入夜为甚,甚则心痛彻背,背痛彻心,或痛引肩背,伴有胸闷,日久不愈,可因暴怒、劳累而加重;舌质紫暗,有瘀斑,苔薄,脉弦涩。

治法治则:活血化瘀,通脉止痛。

推荐方药:血府逐瘀汤,药用当归、生地黄、桃仁、红花、枳壳、赤芍、柴胡、甘草、桔梗、川芎、牛膝等。瘀血痹阻重证,胸痛剧烈,可加乳香、没药、郁金、降香、丹参等;若血瘀气滞并重,胸闷痛甚者,可加沉香、檀香、荜茇等。

中成药可选择复方丹参滴丸。

(2)气滞心胸证

证候特点:心胸满闷,隐痛阵发,痛有定处,时欲太息,遇情志不遂时容易诱发或加重,或兼有胸部胀闷,得嗳气或矢气则舒;苔薄或薄腻,脉细弦。

治法治则:疏肝理气,活血通络。

推荐方药:柴胡疏肝散,药用陈皮、柴胡、枳壳、白芍、炙甘草、香附、川芎等。胸闷痛明显,为气滞血瘀之象,可合用失笑散;气郁日久化热,心烦易怒,口干便秘,舌红苔黄,脉弦数者,用加味逍遥散。

(3)痰浊闭阻证

证候特点:胸闷重而心痛微,痰多气短,肢体沉重,形体肥胖,遇阴雨天而易发作或加重,伴有倦怠乏力,纳呆便溏,咳吐痰涎;舌体胖大且边有齿痕,苔浊腻或白滑,脉滑。

治法治则:通阳泄浊,豁痰宣痹。

推荐方药:栝蒌薤白半夏汤合涤痰汤,药用瓜蒌、薤白、半夏、胆南星、橘红、枳实、茯苓、人参、石菖蒲、竹茹、甘草、生姜等;痰浊郁而化热者,用黄连温胆汤加郁金;如痰热兼有郁火者,加海浮石、海蛤壳、栀子、天竺黄、竹沥;大便干结加桃仁、大黄;痰浊与瘀血往往同时并见,因此通阳豁痰和活血化瘀法亦经常并用。

(4)寒凝心脉证

证候特点:猝然心痛如绞,心痛彻背,喘不得卧,多因气候骤冷或骤感风寒而发病或加重,伴形寒,甚则手足不温,冷汗自出,胸闷气短,心悸,面色苍白;苔薄白,脉沉紧或沉细。

治法治则:辛温散寒,宣通心阳。

推荐方药:枳实薤白桂枝汤合当归四逆汤,药用枳实、厚朴、薤白、桂枝、瓜蒌、当归、白芍、细辛、炙甘草、大枣、通草;阴寒极盛之胸痹重症,表现为胸痛剧烈,痛无休止,伴身寒肢冷,气短喘息,脉沉紧或沉微者,当用温通散寒之法,予乌头赤石脂丸加荜茇、高良姜、细辛等;若痛剧而四肢不温,冷汗自出,即刻舌下含化苏合香丸或麝香保心丸。

中成药可选择冠心苏和丸或麝香保心丸。

(5)气阴两虚证

证候特点:心胸隐痛,时作时休,心悸气短,动则益甚,伴倦怠乏力,声息低微,面色白,易汗出;舌质淡红,舌体胖且边有齿痕,苔薄白,脉虚细缓或结代。

治法治则:益气养阴,活血通脉。

推荐方药:生脉散合人参养荣汤,药用人参、麦冬、五味子、熟地黄、当归、白芍、白术、茯苓、炙甘草、黄芪、陈皮、五味子、桂心、远志;兼有气滞血瘀,可加川芎、郁金;兼见痰浊之象,可重用茯苓、白术,加白蔻仁;兼见纳呆、失眠等心脾两虚者,可重用茯苓、远志,加茯神、半夏、柏子仁、酸枣仁。

(6)心肾阴虚证

证候特点:心痛憋闷,心悸盗汗,虚烦不寐,腰酸膝软,头晕耳鸣,口干便秘;舌红少津,苔薄或剥,脉细数或促代。

治法治则:滋阴清火,养心和络。

推荐方药:天王补心丹合炙甘草汤,药用人参、玄参、丹参、茯苓、五味子、远志、桔梗、当归、天冬、麦冬、柏子仁、酸枣仁、生地黄、炙甘草、桂枝、生姜、阿胶、火麻仁、大枣;若兼见风阳上扰,加用珍珠母、磁石、石决明、琥珀等;若心肾阴虚,兼见头晕目眩,腰酸膝软,遗精盗汗,心悸不宁,口燥咽干,可用左归饮。

(7)心肾阳虚证

证候特点:心悸而痛,胸闷气短,动则更甚,自汗,面色㿠白,神倦怯寒,四肢欠温或肿胀;舌质淡胖,边有齿痕,苔白或腻,脉沉细迟。

治法治则:温补阳气,振奋心阳。

推荐方药:参附汤合右归饮,药用人参、炮附子、生姜、熟地黄、山药、山茱萸、枸杞、杜仲、炙甘草、肉桂;若肾阳虚衰,不能制水,水饮上凌心肺,症见水肿、喘促、心悸,用真武汤加黄芪、防己、猪苓、车前子;若阳虚欲脱厥逆者,用四逆加人参汤。

(8)正虚阳脱证

证候特点:心胸绞痛,胸中憋闷或有窒息感,喘促不宁,心慌,面色苍白,大汗淋漓,烦躁不安或表情淡漠,重则神识昏迷,四肢厥冷,口开目合,手撒尿遗;脉疾数无力或脉微欲绝。

治法治则:回阳救逆,益气固脱。

推荐方药:四逆加人参汤,药用炮附子、干姜、人参、炙甘草;阴竭阳亡,合生脉散。

2.其他中医疗法

在药物治疗的同时,可以配合其他中医疗法,如耳穴贴压、足浴、针灸等协助治疗。

3.西医治疗

控制心绞痛发作,避免出现严重冠脉事件如急性冠脉综合征、心肌梗死、猝死。治疗的目的,一般采取以下的治疗方法:

(1)确定并治疗诱发因素:如未控制的高血压、糖尿病、甲亢、心动过速、心衰等。

(2)抗血小板药:常用药物为小剂量阿司匹林75~100mg,1次/日,或者氯吡格雷75mg,1次/日,有活动性出血者禁用。

(3)他汀类降脂药:如阿托伐他汀钙片10mg,1次/日。

（4）ACEI类适用于伴有高血压、心衰、陈旧性心梗伴左室功能衰竭或合并糖尿病者。

（5）β-受体阻滞剂，如倍他乐克12.5~25mg，2次/日，缓慢心律失常患者禁用，合并哮喘患者慎用。

（6）若足量应用β-受体阻滞剂，或不能耐受者，可以考虑使用钙拮抗剂或长效硝酸酯类药。

（7）如果药物治疗不满意，可考虑行冠脉介入治疗。

（四）随访

（1）督促患者按时服药治疗，询问心绞痛发作的次数及诱因是否有变化，定期电话或上门随访。

（2）督促患者注意休息，避免劳累、情绪波动、饱餐、受凉，合理饮食，采用低盐低脂饮食，适量运动，戒烟酒。

（3）督促患者定期复查心电图、血糖、血脂、血常规，必要时复查心脏超声及颈动脉超声。

（黄　敏　殷红光）

三、充血性心力衰竭

充血性心力衰竭是指全心衰竭，全心衰竭几乎都是由于左心衰竭缓慢进展而来，即先有左心衰竭，然后出现右心衰竭，也不除外极少数情况下是由于左、右心室病变同时或先后导致左、右心衰并存的可能，一般来说，全心衰竭的病程多属慢性，其病理生理和血流动力学特点为左、右心室心排量均降低，体、肺循环均瘀血或水肿伴神经内分泌系统激活。充血性心力衰竭的临床表现主要有心悸、气喘、肢体水肿，为多种慢性循环系统疾病反复发展，迁延不愈。

（一）病因病机

根据临床表现，充血性心力衰竭可归属于中医学"心衰"范畴，其主要病因病机多因久患心痹、真心痛或先天心脏疾患，日久不复，引起心气内虚，而因复感外邪、情志刺激或劳倦过度更伤心体，心之阳气亏虚，血行无力，瘀滞在心，血脉不通，因而气血郁阻，迫使血津外泄，抑制水津回流所致。

（1）久病耗伤：心衰乃久患心系疾病渐积而成，疾病反复迁延必损及心之体用，血脉瘀阻，心体失荣；或外邪留伏，中伤心体；或劳倦内伤，心气耗散，诸内外因均可致心之体用俱损，气阳亏虚，进而加重心血瘀阻，脏腑失养，水液内聚之证。

（2）感受外邪：心气内虚，复感六淫、疫毒之邪，乘虚内犯于心，心衰病常因外感诱发或加重，心气虚无以驱邪外出，日久则心体受损，心气愈虚不复，加之外邪首犯肺卫，肺主治节失司，则进一步加重心血瘀阻，而致脏腑失养，水津外泄。

（3）七情所伤：情志失调，七情内伤，致脏腑气机紊乱，血行受扰。暴怒伤肝，疏泄失职，心血为之逆乱；忧思气结伤脾，血行滞缓，化源不足，不能上资心阳，则心气内虚。七情皆通过其所应之脏影响心之气血运行，致心脉痹阻，心体失养，水饮内生。

(4)劳倦内伤:劳力过度伤脾或房劳伤肾,气血生化乏源,心体失养,而致心气内虚。劳倦内伤是心衰加重的关键诱因。

(二)诊断

1.临床表现

患者长期患有冠心病、肺心病、风心病、高血压心脏病、心肌炎、心肌病等慢性疾患,逐渐出现心力衰竭的症状、体征,左心衰竭较常见,且常可继发右心衰竭,最终发展为全心衰竭。左心衰竭的临床表现:劳力性呼吸困难、咳嗽、咳痰、乏力,严重时甚至发生急性肺水肿,表现为突发严重呼吸困难、端坐呼吸,伴咳嗽,咯吐粉红色泡沫样痰、大汗淋漓、口唇发绀、烦躁等。右心衰竭的临床表现:胃肠道瘀血导致的腹胀、呕吐、厌食等消化道症状,水肿、胸腹水等。全心衰竭见于病变晚期,病情危重,可同时出现左、右心衰竭的临床表现,主要表现为各个组织器官血液灌注不足的相关症状,如四肢发冷、头晕、少尿等。

2.辅助检查

(1)X线胸片,典型肺瘀血和肺水肿的征象伴全心增大,以及超声心动图左、右心室扩大,左室内径≥55mm和LVEF降低<40%,伴或不伴肺动脉高压的典型表现。

(2)实验室检查:血清B型尿钠肽(BNP)升高。

3.综合评估

心衰是多种心脏疾患的终末阶段,临床需首辨病情的轻重缓急。轻者仅表现为气短、乏力,活动耐量下降,重者则可见喘息心悸、不能平卧、尿少肢肿、口唇发绀,甚至端坐呼吸、汗出肢冷等厥脱危象。病轻者可缓治其本,病重者需急治其标。临床上为了评价心力衰竭的程度,参考纽约心脏病协会(NYHA)心功能分级,将心功能分为四级:

1级:体力活动不受限制,日常活动不引起过度乏力、呼吸困难和心悸。

2级:体力活动轻度受限,休息时无症状,日常活动即引起乏力、心悸、呼吸困难。

3级:体力活动明显受限,休息时无症状,轻于日常活动即引起上述症状。

4级:体力活动完全受限,不能从事任何体力活动,休息时亦有症状,稍有体力活动即加重。

其中,心功能2、3、4级临床上分别代表轻、中、重度心力衰竭,而1级可见于心脏疾病所致左心室收缩功能低下(LVEF≤40%)而无临床症状者,也可以是心功能正常的健康人。基层医疗机构治疗的对象为心功能1、2、3级的患者。

本病需要与哮喘、肝硬化腹水、慢性肾炎导致的水肿进行鉴别。

(三)治疗

1.中医辨证论治

(1)气虚血瘀证

证候特点:胸闷气短,心悸,活动后诱发或加剧,神疲乏力,自汗,面色㿠白,口唇发绀,或胸部闷痛,或肢肿时作,喘息不得卧;舌淡胖或淡暗有瘀斑,脉沉细或涩、结、代。

治法治则:补益心肺,活血化瘀。

推荐方药:保元汤合血府逐瘀汤。药用人参、黄芪、肉桂、生姜、当归、生地黄、桃仁、红花、枳壳、赤芍、柴胡、甘草、桔梗、川芎、牛膝。若伴胸痛较著者,可酌加桂枝、檀香、降香等;心悸频作,发无定时,可酌加生龙骨、生牡蛎、醋鳖甲等,或酌加僵蚕、蝉蜕之类,或加胆南星、铁落花、皂角刺;若兼肢肿尿少者,可合用防己黄芪汤或五苓散化裁。

(2)气阴两虚证

证候特点:胸闷气短,心悸,动则加剧,神疲乏力,口干,五心烦热,两颧潮红,或胸痛,入夜尤甚,或伴腰膝酸软,头晕耳鸣,或尿少肢肿;舌暗红,少苔或少津,脉细数无力或结、代。

治法治则:益气养阴,活血化瘀。

推荐方药:生脉散合血府逐瘀汤。药用人参、麦冬、五味子、当归、生地黄、桃仁、红花、枳壳、赤芍、柴胡、甘草、桔梗、川芎、牛膝。阴虚著者可加二至丸或黄精、石斛、玉竹等;内热之象明显或由外感诱发者,可酌加连翘、白花蛇舌草、重楼等;若伴肺热壅盛、咳吐黄痰者,可加清金化痰汤或越婢加半夏汤加减。

(3)阳虚水泛证

证候特点:心悸,喘息不得卧,面浮肢肿,尿少,神疲乏力,畏寒肢冷,腹胀,便溏,口唇发绀,胸部刺痛,或胁下痞块坚硬,颈脉显露;舌淡胖有齿痕,或有瘀点、瘀斑,脉沉细或结、代、促。

治法治则:益气温阳,化瘀利水。

推荐方药:真武汤合葶苈大枣泻肺汤。药用炮附子、白术、芍药、茯苓、生姜、葶苈子、大枣。若饮邪暴盛,泛溢肌肤,宜加椒目、防己、香加皮、大腹皮等,并酌加活血药,以加强利水之力,可选用益母草、泽兰、牛膝、生大黄等;若畏寒肢冷、腰膝酸软等肾阳虚证明显者,可加仙茅、淫羊藿、鹿角霜等;若兼胁下痞块坚硬,乃血瘀日久,积块已成,可加鳖甲煎丸。

中成药可选用芪苈强心胶囊、参附强心丸等。

(4)喘脱危证

证候特点:面色晦暗,喘悸不休,烦躁不安,或额汗如油,四肢厥冷,尿少肢肿;舌淡苔白,脉微细欲绝或疾数无力。

治法治则:回阳固脱。

推荐方药:参附龙骨牡蛎汤。药用人参、炮附子、煅龙骨、煅牡蛎、生姜、大枣等。若大汗不止,可加山茱萸、五味子;若肢冷如冰,为阳虚暴脱危象,急用参附注射液。

2.其他中医疗法

在药物治疗的同时,可以配合其他中医疗法,如艾灸、足浴、耳穴贴压等协助治疗。

3.西医治疗

心力衰竭治疗的基本目标是减轻或消除体、肺循环瘀血或水肿,增加SV和CO,改善心功能;最终目标不仅要改善症状,提高生活质量,而且要阻止心室重塑和心衰的进展,提高生存率。这不仅需要改善心衰的血流动力学,而且也要阻断神经内分泌异常激活效应。治疗原则为利尿、扩血管、强心并使用神经内分泌阻滞剂。

（1）去除心衰诱因，严格控制静脉和口服液体入量，限制钠盐摄入，使用镇静剂和吸氧。

（2）利尿剂：能减轻或消除体、肺循环瘀血或水肿，同时降低心脏前负荷，改善心功能，可选用双氢克尿噻25~50mg/d，或者速尿20~40mg/d，待心衰症状完全纠正后，可酌情减量并维持，利尿期间必需补钾，并检测血钾。也可以合用螺内酯20~40mg/d，既可以起到保钾的作用同时也能作为醛固酮拮抗剂而阻滞心室重塑，延缓心衰进展。

（3）血管扩张剂：首选ACEI类，除扩血管外还可以拮抗心衰时RAS系统激活的心脏毒性，从而延缓心室重塑和心衰的进展，降低心衰患者的死亡率，可选择卡托普利、依那普利、苯那普利、赖那普利等，从小剂量开始逐渐加至目标剂量，如卡托普利6.25~50mg，3次/日，不能耐受咳嗽者可以改为ARB类，如氯沙坦12.5~50mg，2次/日。

（4）正性肌力药：轻度心衰患者可给予地高辛0.125~0.25mg/d，口服维持，对中、重度患者可短期家用静脉内西地兰、多巴酚丁胺、多巴胺等，注意监测心率。

（5）β-受体阻滞剂：能够拮抗和阻断心衰时交感神经系统异常激活的心脏毒性，从而延缓心室重塑和心衰的进展。应在心衰血流动力学异常得到纠正并稳定后使用，从小剂量开始逐渐加量（每周或两周加量1次）至所能耐受的最大剂量，即目标剂量，可选用美托洛尔6.25~50mg，2次/日或卡维地洛3.125~25mg，2次/日，副作用有低血压、缓慢心律失常、心功能恶化，因此用药期间应密切观察血压、心率、心律和病情变化。

（四）随访

（1）督促患者戒绝烟酒，合理膳食，限制钠盐摄入，建议每日不超过6g，减少膳食脂肪、多吃蔬菜水果等富含维生素与纤维素类食物，摄入足量蛋白质和钾、钙、镁；适量运动；保持健康心态。

（2）督促患者按时服药，告知患者不能擅自增减药量，监测血压、心率，定期电话或上门随访。

（3）督促患者定期复查肝肾功、血常规，避免药物性损害。

（黄　敏　殷红光）

四、心律失常

正常情况下，心脏以一定范围的频率发生有规律的搏动，这种搏动的冲动起源于窦房结，以一定的顺序和速率传导至心房和心室，协调心脏各房室的收缩和舒张，形成一次心动周期，周而复始，为正常节律。心律失常是指心脏电传导系统的起源部位、传导频率和激动顺序发生异常引起的频率和节律异常现象，表现为心跳不规则、过快或过慢等证候的总称，按发生部位分为室上性和室性心律失常两类；按发生机制分为冲动形成异常和冲动传导异常两类；按发生的频率分为快速型和缓慢型两类。少数见于生理状态，大部分为病理性，可以是心脏疾患本身造成的，也可以是其他疾病的伴发症状。

（一）病因病机

根据临床表现，心律失常可归属于中医学"心悸"范畴，心悸的发生多因体质虚弱、饮食劳倦、七情所伤、感受外邪及药食不当等所致,以致气血阴阳亏损,心神失养,心主不安,或痰、饮、火、瘀阻滞心脉,扰乱心神所致。

(1)体虚劳倦:禀赋不足,素体虚弱;或久病伤正,耗损心之气阴;或劳倦太过伤脾,生化之源不足,致气血阴阳亏损,脏腑功能失调,心神失养,发为心悸。

(2)七情所伤:平素心虚胆怯,突遇惊恐,忤犯心神,心神动摇,不能自主而发心悸。长期忧思不解,心气郁结,阴血暗耗,不能养心而心悸;或化火生痰,痰火扰心,心神失宁而心悸。此外,大怒伤肝,大恐伤肾,怒则气逆,恐则精却,阴虚于下,火逆于上,动撼心神亦可发为惊悸。

(3)感受外邪:风、寒、湿三气杂至,合而为痹。痹证日久,复感外邪,内舍于心,痹阻心脉,心血运行受阻,发为心悸。或风寒湿热之邪,由血脉内侵于心,耗伤心气心阴,亦可引起心悸。温病、疫毒均可灼伤营阴,心失所养,或邪毒内扰心神,如春温、风温、暑温、白喉、梅毒等病,往往伴心悸。

(4)药食不当:嗜食醇酒厚味、煎炸炙煿,蕴热化火生痰,痰火上扰心神则为悸。或因药物过量或毒性较剧,耗伤心气,损伤心阴,引起心悸。如中药附子、乌头、雄黄、蟾酥、麻黄等,西药锑剂、洋地黄、奎尼丁、阿托品、肾上腺素等,或补液过快、过多等。

心悸病位在心,与肝、脾、肾、肺等脏腑关系密切,病机不外乎气血阴阳亏虚,心失所养,或邪扰心神,心神不宁。如心之气血不足,心失滋养,搏动紊乱;或心阳虚衰,血脉瘀滞,心神失养;或肾阴不足,不能上制心火,水火失济,心肾不交;或肾阳亏虚,心阳失于温煦,阴寒凝滞心脉;或肝失疏泄,气滞血瘀,心气失畅;或脾胃虚弱,气血乏源,宗气不行,血脉凝留;或脾失健运,痰湿内生,扰动心神;或热毒犯肺,肺失宣肃,内舍于心,血运失常;或肺气亏虚,不能助心以治节,心脉运行不畅,均可引发心悸。若病情恶化,心阳暴脱,可出现厥脱等危候。

(二)诊断

1.临床表现

根据不同的心律失常可有不同的临床表现,主要有阵发性心悸、自觉心中悸动不安,心搏异常,或快速,或缓慢,或跳动过重,或忽跳忽止,呈阵发性或持续不解,神情紧张,心慌不安,不能自主,有时伴头晕、胸闷、乏力,严重者可出现黑蒙甚至晕厥。

2.辅助检查

(1)心电图检查:心电图是检测心律失常有效、可靠、方便的手段,必要时行动态心电图、阿托品试验等检查。

(2)X线检查:胸部摄片、心脏超声检查等更有助于明确诊断。

(3)电生理检查:可以确定心律失常的类型。

其中动态心电图作为诊断心律失常的有效检查,已得到普遍应用,提高了心律失常严重程度的判定,为患者的治疗提供了依据,若发现恶性心律失常应及时救治,以挽救患者的生命。

3.综合评估

临床上心律失常变化往往比较迅速。一般来说室性早搏较房性早搏病情严重,室性早搏中多源性室早、频发室早、两个室早联发以及早搏的 R 波落在前一个心动周期的 T 波上,均被认为是危险征象,必须严密观察,及时处理。室性心动过速及室性扑动是严重的心律失常,必须立即处理以防室颤。室颤是快速性心律失常中最为严重的情况,心脏已经失去泵血作用,必须争分夺秒给予除颤。高度房室传导阻滞和严重窦性心动过缓均可产生严重血流动力学改变,危及患者生命,也需要立即住院治疗。老年人中常见的房颤易于导致心衰及血栓性疾病,也应给予积极干预。基层医疗机构主要治疗风险较低的心律失常,如房性早搏,偶发的单源性室性早搏,阵发性室上性心动过速,房颤。

本病需与心脏植物神经功能紊乱以及癔症进行鉴别。

(三)治疗

1.中医辨证论治

(1)心虚胆怯证

证候特点:心悸不宁,善惊易恐,坐卧不安,不寐多梦而易惊醒,恶闻声响,食少纳呆;苔薄白,脉细数或细弦。

治法治则:镇惊定志,养心安神。

推荐方药:安神定志丸。药用人参、茯苓、茯神、石菖蒲、远志、龙齿。气短乏力,头晕目眩,动则为甚,静则悸缓,为心气虚损明显,重用人参;兼见心阳不振,加肉桂、炮附子;兼心血不足,加阿胶、制何首乌、龙眼肉;兼心气郁结,心悸烦闷,精神抑郁,加柴胡、郁金、合欢皮、绿萼梅;气虚夹湿,加泽泻,重用白术、茯苓;气虚夹瘀,加丹参、川芎、红花、郁金。

(2)心血不足证

证候特点:心悸气短,头晕目眩,失眠健忘,面色无华,倦怠乏力,纳呆食少;舌淡红,脉细弱。

治法治则:补血养心,益气安神。

推荐方药:归脾汤。药用白术、当归、茯神、炙黄芪、龙眼肉、远志、酸枣仁、木香、炙甘草、人参、生姜、大枣。五心烦热,自汗盗汗,胸闷心烦,舌淡红少津,苔少或无,脉细数或结代,为气阴两虚,治以益气养血,滋阴安神,用炙甘草汤;兼阳虚而汗出肢冷,加炮附子、黄芪、煅龙骨、煅牡蛎;兼阴虚,重用麦冬、生地黄、阿胶,加北沙参、玉竹、石斛;纳呆腹胀,加陈皮、谷芽、麦芽、神曲、山楂、鸡内金、枳壳;失眠多梦,加合欢皮、夜交藤、五味子、柏子仁、莲子心等;若热病后期损及心阴而心悸者,可用生脉散。

中成药可以选择归脾丸。

(3)阴虚火旺证

证候特点:心悸易惊,心烦失眠,五心烦热,口干,盗汗,思虑劳心则症状加重,伴耳鸣腰酸,头晕目眩,急躁易怒;舌红少津,苔少或无,脉象细数。

治法治则:滋阴清火,养心安神。

推荐方药:天王补心丹合朱砂安神丸。药用人参、茯苓、玄参、丹参、桔梗、远志、当归、五味子、麦冬、天冬、柏子仁、酸枣仁、生地黄、朱砂、黄连、炙甘草、生地黄、当归。滋阴养血、补心安神、清心降火。若肾阴亏虚,虚火妄动,遗精腰酸者,加龟甲、熟地黄、知母、黄柏,或加服知柏地黄丸;若阴虚而火热不明显者,可单用天王补心丹;若阴虚兼有瘀热者,加赤芍、牡丹皮、桃仁、红花、郁金等。

(4)心阳不振证

证候特点:心悸不安,胸闷气短,动则尤甚,面色苍白,形寒肢冷;舌淡苔白,脉象虚弱或沉细无力。

治法治则:温补心阳,安神定悸。

推荐方药:桂枝甘草龙骨牡蛎汤合参附汤。药用桂枝、炙甘草、煅龙骨、煅牡蛎、人参、炮附子、生姜。以温补心阳,安神定悸、益心气、温心阳。若形寒肢冷者,重用人参、黄芪、炮附子、肉桂;大汗出者,重用人参、黄芪、煅龙骨、煅牡蛎、山萸肉,或用独参汤;兼见水饮内停者,加葶苈子、五加皮、车前子、泽泻等;夹瘀血者,加丹参、赤芍、川芎、桃仁、红花;兼见阴伤者,加麦冬、枸杞、玉竹、五味子;若心阳不振,以致心动过缓者,酌加蜜麻黄、补骨脂,重用桂枝。

(5)水饮凌心证

证候特点:心悸眩晕,胸闷痞满,渴不欲饮,小便短少,或下肢浮肿,形寒肢冷,伴恶心,欲吐,流涎;舌淡胖,苔白滑,脉象弦滑或沉细而滑。

治法治则:振奋心阳,化气行水,宁心安神。

推荐方药:苓桂术甘汤。药用茯苓、桂枝、白术、甘草。兼见恶心呕吐,加半夏、陈皮、生姜;兼见肺气不宣,肺有水湿,咳喘,胸闷,加杏仁、前胡、桔梗、葶苈子、五加皮、防己;兼见瘀血者,加当归、川芎、刘寄奴、泽兰、益母草;若见因心功能不全而致浮肿、尿少、阵发性夜间咳喘或端坐呼吸者,当重用温阳利水之品,可用真武汤。

(6)瘀阻心脉证

证候特点:心悸不安,胸闷不舒,心痛时作,痛如针刺,唇甲青紫;舌质紫暗或有瘀斑,脉涩或结或代。

治法治则:活血化瘀,理气通络。

推荐方药:桃仁红花煎。药用丹参、赤芍、桃仁、红花、香附、延胡索、青皮、当归、川芎、生地黄、乳香。兼气滞血瘀,加用柴胡、枳壳;兼气虚加黄芪、党参、黄精;兼血虚加制何首乌、枸杞、熟地黄;兼阴虚加麦冬、玉竹、女贞子;兼阳虚加炮附子、肉桂、淫羊藿;络脉痹阻,胸部窒闷,加沉香、檀香、降香;夹痰浊,胸满闷痛,苔浊腻,加瓜蒌、薤白、半夏、陈皮;胸痛甚,加乳香、没药、五灵脂、蒲黄、三七粉等。

(7)痰火扰心证

证候特点:心悸时发时止,受惊易作,胸闷烦躁,失眠多梦,口干苦,大便秘结,小便短赤;舌红,苔黄腻,脉弦滑。

治法治则:清热化痰,宁心安神。

推荐方药:黄连温胆汤。药用半夏、陈皮、茯苓、甘草、枳实、竹茹、黄连、生姜、大枣。若痰热互结,大便秘结者,加生大黄;心悸重者,加珍珠母、石决明、磁石;火郁伤阴,加麦冬、玉竹、天冬、生地黄;兼见脾虚者,加党参、白术、谷芽、麦芽、砂仁。

2.其他中医疗法

在药物治疗的同时,可以配合其他中医疗法,如针灸、耳穴贴压、艾灸、足浴等治疗。

3.西医治疗

(1)积极治疗原发病,如高血压、冠心病、肺心病、糖尿病、甲亢、贫血等。

(2)如患者心律失常症状明显,可根据不同心律失常给予抗心律失常药物治疗。如频发房性早搏可给予异搏定40mg,3次/日或者美托洛尔12.5~25mg,2次/日,偶发室性早搏可给予美托洛尔12.5~25mg,2次/日。用药期间严密监测心率。

(3)非瓣膜性房颤的患者是发生缺血性脑卒中的独立危险因素,必须给予抗凝治疗,首选华法令或利伐沙班,华法令的初始剂量一般推荐3mg/d,4~5d后复查INR,使其控制在2~3次INR之间,根据INR调整华法令剂量,华法令的严重副作用为出血,初期用药期间必须每周监测2~3次INR,待稳定后逐渐增至4周一次。也可以口服利伐沙班10mg/d。如患者心室率较快可给予口服地高辛0.125mg/d或者美托洛尔12.5~25mg,2次/日,控制心室率在静息状态下80次/min左右。

(四)随访

(1)督促患者按时服药治疗,监测心率,定期电话或上门随访。

(2)督促患者注意休息,保证充足睡眠,戒烟酒,避免情绪波动。

(3)督促患者定期复查心电图、肝肾功、血常规、凝血功能。

(黄　敏　殷红光)

第二节　呼吸系统疾病的诊断与治疗

一、上呼吸道感染

上呼吸道感染,为外鼻孔至环状软骨下缘包括鼻腔、咽或喉部急症的总称。主要病原体是病毒,少数是细菌。通常病情较轻、病程短,可以自愈,预后良好,有时可伴有严重并发症,有一定传染性,应该积极防治。

(一)病因病机

根据临床表现,上呼吸道感染可归属于中医学"感冒、伤风"范畴,其主要病因病机为因感受六淫、时行之邪,侵袭肺卫,以致卫表不和,肺失宣肃而为病。

(1)六淫病邪:外感风、寒、暑、湿、燥、火均能侵袭人体而致病,但风邪为主因,因风为六淫之首,流动于四时之中,故常以风邪为感冒的先导。六淫可单独致病,但常常是互相兼夹为病,以风邪为首,冬季夹寒,春季夹热,夏季夹暑湿,秋季夹燥,梅雨季节夹湿邪等。由于临床上以冬、春两季发病率较高,故以夹寒、夹热多见而成风寒、风热之证。

(2)时行疫毒:若四时六气失常,非其时而有其气,伤人致病者,一般较感受当令之气发病者为重。而非时之气夹时行疫毒伤人,则病情重而多变,往往相互传染,造成广泛流行,且不限于季节性。

上呼吸道感染的病位在肺卫,其基本病机是外邪侵袭。以风为首的六淫病邪或时邪病毒,侵袭人体的途径或从口鼻而入,或从皮毛而入。因风性轻扬,为病多犯上焦,肺为脏腑之华盖,其位最高,开窍于鼻,职司呼吸,外合皮毛,其为娇脏,不耐邪侵,故外邪从口鼻、皮毛入侵,肺卫首当其冲。肺卫功能失调,导致卫表不和,肺失宣肃,尤以卫表不和为主要方面。卫表不和,故见恶寒、发热、头痛、身痛、全身不适等表卫症状;肺失宣肃,故见鼻塞、流涕、喷嚏、喉痒、咽痛等不适。外感淫邪不同,证候表现亦有所区别,临床以风寒、风热和暑湿兼夹之证较为多见。但在发病过程中还可见寒与热的转化或错杂。而病久反复,正气受损,或年老体弱,正气不足,卫外不固,亦容易受邪而致疾病反复发作。

(二)诊断

1.临床表现

(1)上呼吸道感染:多为病毒感染引起,俗称"伤风",又称急性鼻炎或急性上呼吸道感染,发病较急,主要表现为鼻部症状,如喷嚏、鼻塞、清水样鼻涕,也可表现为咳嗽、咽干、喉部灼烧感,甚至鼻后滴漏感。2~3d后鼻涕变稠,可伴咽痛、头痛、流泪、味觉迟钝、呼吸不畅、声嘶等,有时可因咽鼓管炎症致听力减退,严重者有发热、轻度畏寒和头痛等。体检可见鼻腔黏膜充血、水肿,咽部可为轻度充血。一般5~7d痊愈,伴发并发症者可致病程迁延。

(2)急性病毒性咽炎和喉炎。由鼻病毒、腺病毒、流感病毒、副流感病毒以及肠病毒、呼吸道合胞病毒等引起。临床表现为咽痒和灼烧感,咽痛不明显,咳嗽少见。急性喉炎多为流感病毒、副流感病毒及腺病毒等引起,临床表现明显声嘶、讲话困难,可有发热、咽痛、咳嗽,咳嗽又使咽痛加重。体检可见喉部充血、水肿,局部淋巴结轻度肿大和触痛,有时可闻及喉部的喘息声。

(3)急性疱疹性咽峡炎:多发于夏季,多见于儿童,偶见于成人。由柯萨奇病毒引起,表现为明显咽痛、发热,病程约1周。查体可见咽部充血,软腭、悬雍垂、咽及扁桃体表面有灰白色疱疹及浅表溃疡,周围伴红晕。

(4)急性咽结膜炎,多发于夏季,由游泳传播,儿童多见。主要有腺病毒、柯萨奇病毒等引起。表现发热、咽痛、畏光、流泪、咽及结膜明显充血,扁桃体肿大和充血,表面有黄色脓性分泌物,有时伴有颌下淋巴结肿大、压痛,而肺部查体无明显异常体征。

(5)急性咽扁桃体炎。病原体多为溶血性链球菌,其次为流感嗜血杆菌、肺炎链球菌和葡萄球菌等。起病急,咽痛明显,伴发热、畏寒,体温可达39℃以上,查体可发现咽部充血明显,扁桃体肿大和充血,表面有黄色脓性分泌物,有时可伴有颌下淋巴结肿大、压痛,而肺部查体无异常体征。

2.辅助检查

(1)血液检查:因为多为病毒性感染,白细胞计数正常或偏低,伴淋巴细胞比例升高。细菌感染者可有白细胞计数与中性粒细胞增多和核左移现象。

(2)病原学检查:因病毒类型繁多,且明确类型对治疗无明显帮助,一般无需病原学检查。需要时可用免疫荧光法、血清学诊断或病毒分离鉴定等方法确定病毒的类型。细菌培养可判断细菌类型并做药物敏感试验以指导临床用药。

3.综合评估

通过问诊和查体,必要时进行胸部影像学等检查,以评估是否并发肺炎等。最主要的并发症为肺炎,少数患者可并发风湿病、肾小球肾炎和病毒性心肌炎等。

本病需与变应性鼻炎、流行性感冒、急性气管支气管炎、急性传染病前驱症状如麻疹、脊髓灰质炎、脑炎、严重急性呼吸综合征(SARS)等鉴别。

(三)治疗

1.中医辨证论治

(1)风寒束表证

证候特点:恶寒重,发热轻,无汗,头痛,肢体酸楚,甚则疼痛,鼻塞声重,打喷嚏,时流清涕,咽痒,咳嗽,痰白稀薄;舌苔薄白,脉浮或浮紧。

治法治则:辛温解表,宣肺散寒。

推荐方药:荆防败毒散。药用荆芥、防风、茯苓、独活、柴胡、前胡、川芎、枳壳、羌活、桔梗、薄荷、甘草等。若恶寒甚,可加麻黄、桂枝;若鼻塞流涕重者,加辛夷、苍耳子;若周身酸痛,加独活;若头项强痛,加白芷、葛根;若咽痒、咳嗽明显,加细辛、金沸草;若兼有胸闷痞满,不思饮食,舌苔白腻,可加广藿香、苍术、厚朴。

中成药治疗:荆防颗粒、疏风解毒胶囊等。

(2)风热犯表证

证候特点:身热较著,微恶风,汗泄不畅,咽干甚则咽痛,鼻塞,流黄稠涕,头胀痛,咳嗽,痰黏或黄,口干欲饮;舌尖红,舌苔薄白干或薄黄,脉浮数。

治法治则:辛凉解表,疏风清热。

推荐方药:银翘散。药用金银花、连翘、薄荷、荆芥穗、淡豆豉、桔梗、牛蒡子、甘草、竹叶、芦根等。若发热甚,加黄芩、石膏、大青叶;若头涨痛甚,加桑叶、菊花、蔓荆子;若咽喉肿痛,加山豆根、玄参;若咳嗽,痰黄稠,加黄芩、浙贝母、瓜蒌皮;若口渴多饮,加天花粉、知母。

中成药治疗:喜炎平注射液、痰热清注射液、连花清瘟颗粒(胶囊、片)、蛇胆川贝液(胶囊)、蒲地蓝口服液(消炎片)、贝羚胶囊、金荞麦片(胶囊)等。

(3)暑湿伤表

证候特点:发热,微恶风,身热不扬,汗出不畅,肢体困重或酸痛,头重如裹,胸闷脘痞,纳呆,鼻塞,流浊涕,心烦口渴,大便或溏,小便短赤;舌苔白腻或黄腻,脉濡数或滑。

治法治则:清暑祛湿解表。

推荐方药:新加香薷饮。药用香薷、金银花、连翘、厚朴、鲜扁豆花。若暑热偏盛,加黄连、青蒿、鲜荷叶清暑泄热;若肢体酸重疼痛较甚,加藿香、佩兰;若胸闷脘痞,腹胀、便溏,加苍术、草豆蔻、法半夏、陈皮;若小便短赤,加滑石、甘草、赤茯苓。

中成药治疗:藿香正气口服液、藿香正气滴丸、四季感冒片等。

(4)气虚证

证候特点:恶寒较甚,或发热,鼻塞,流涕,气短,乏力,自汗,咳嗽,痰白,咳痰无力,平素神疲体弱,或易感冒;舌淡苔薄白,脉浮无力。

治法治则:益气解表,调和营卫。

推荐方药:参苏饮。药用人参、茯苓、甘草、紫苏叶、葛根、前胡、桔梗、半夏、陈皮、枳壳、木香、生姜、大枣。若乏力,自汗,动则加重,可加黄芪、白术、防风;若畏寒,四肢欠温,加细辛、附子。

中成药治疗:玉屏风散、参苏丸、补中益气丸、黄芪精口服液等。

(5)阴虚感冒

证候特点:身热,微恶风寒,无汗或微汗或盗汗,干咳少痰,头昏,心烦,口干,甚则口渴;舌红少苔,脉细数。

治法治则:滋阴解表。

推荐方药:加减葳蕤汤。药用玉竹、白薇、葱白、薄荷、淡豆豉、桔梗、炙甘草、大枣。若心烦口渴较甚,加沙参、栀子、天花粉;若盗汗明显,加煅牡蛎、糯稻根;若咳嗽痰少,加百部、炙枇杷叶;若纳差食少,加神曲、炒麦芽、鸡内金。

中成药治疗:三九感冒颗粒、麦味地黄丸、百合固金丸等。

2.其他中医疗法

在药物治疗的同时,可以配合其他中医疗法,如针灸、耳穴贴压、拔罐、刮痧、艾灸、中医定向透药等治疗。

3.西医治疗

目前无特效抗病毒药物,主要以对症治疗为主,同时注意多休息、多饮水,保持室内空气流通,预防继发性细菌感染。

(1)对症治疗:对于发热、鼻塞、流涕、喷嚏,可给予解热镇痛类药物、氨酚黄那敏等。

(2)抗感染治疗:普通感冒无需使用抗生素。有白细胞升高、咯黄痰和流黄鼻涕等细菌感染证据时,可依据经验选用口服青霉素、第一代头孢菌素、大环内酯类或喹诺酮类药物。

(3)抗病毒药物治疗:对于无发热、免疫功能正常、发病不超过2d的患者一般无需使用抗病毒药物。利巴韦林和奥司他韦有较广的抗病毒谱,对流感病毒、副流感病毒和呼吸道合胞病毒等有较强的抑制作用,可缩短病程。

(四)随访

(1)督促患者注重预防,定期电话或上门随访。

（2）督促患者注意休息，保证充足的睡眠，避免受凉、淋雨，忌烟酒，教育患者自我练习传统导引术、气功、武术等，提高自身免疫力和抵抗力。

（3）目前接种流感疫苗是预防流行性感冒有效的方法，推荐60岁以上的老年人及2～59岁的高危人群注射流感疫苗。

（4）上呼吸道感染流行时应戴口罩，避免在人多的公共场合出入。

（黄　敏　郭姗姗）

二、支气管哮喘

支气管哮喘，简称"哮喘"，主要特征包括气道慢性炎症，这种慢性炎症导致了气道高反应性的发生和发展。临床表现为反复发作的喘息、气急、胸闷或咳嗽等症状，常在夜间和/或清晨发作、加剧，同时伴有可变的气流受限。多数患者可自行缓解或经治疗后缓解。

（一）病因病机

根据临床表现，支气管哮喘属中医"哮证""喘证"范畴。常由多种疾患引起，病因复杂，既有外感，又有内伤。外感为六淫外邪侵袭肺系，内伤为痰浊内蕴、情志失调、久病劳欲等，致使肺气上逆，宣降失职，或气无所主，肾失摄纳而成。

（1）外邪侵袭：外邪以风寒为常见，风寒袭表犯肺，肺卫为邪所伤，肺气不得宣畅，或因风热犯肺，肺为热壅，清肃失司，以致肺气上逆为喘。若表寒未解，内已化热，或肺有蕴热，寒邪外束，热不得泄，热为寒郁，或热蒸液聚成痰，痰热壅肺，肺失宣降，气逆而喘。

（2）饮食不当：过食生冷肥甘，或嗜酒伤中，损伤脾胃，以致脾湿不运，痰浊内生，上干于肺，肺气壅阻，升降不利，发为喘促。如复加外感诱发，可见痰浊与风寒、邪热等内外合邪的错杂证候。若痰湿郁久化热，或肺热素盛，痰火交阻于肺，痰壅火迫，上逆为喘。若湿痰寒化，可见寒饮伏肺，常因外邪袭表犯肺，引动伏饮，壅阻气道，发为喘促。

（3）情志所伤：情志不遂，忧思气结，气机不利，或郁怒伤肝，肝气上逆于肺，肺气不得肃降，则气逆而喘。

（4）劳欲久病：久咳伤肺，或病久肺虚，气失所主，气阴亏耗，因而短气喘促。

（二）诊断

1.临床表现

（1）反复发作喘息、气急、胸闷或咳嗽，多与接触变应源、冷空气、物理、化学性刺激、病毒性上呼吸道感染、运动有关。

（2）发作时双肺可闻及散在或弥漫性、以呼气相为主的哮鸣音，呼气相延长。

（3）上述症状可经平喘药物治疗后缓解或自行缓解。

（4）除外其他疾病所引起的喘息、气急、胸闷或咳嗽。

（5）临床表现不典型者应有下列三项中至少一项阳性：支气管激发试验或运动试验阳性，支气管舒张试验阳性,呼气流量峰值(PEF)平均每日昼夜变异率>10%,或PEF周变异率>20%。符合上述症状和体征,同时具备气流受限客观检查中任一条,并除外其他疾病引起的喘息、气急、胸闷及咳嗽,可以诊断为哮喘。

根据临床表现,哮喘可分为急性发作期、慢性持续期和临床缓解期。慢性持续期哮喘根据病情严重程度分为间歇性、轻度持续、中度持续和重度持续4级。根据达到哮喘控制所采用的治疗级别来进行分级,哮喘又可分为轻度哮喘、中度哮喘、重度哮喘。

2.不典型哮喘特点

(1)咳嗽变异性哮喘:咳嗽作为唯一或主要症状,无喘息、气急等典型哮喘的症状和体征,同时具备可变气流受限客观检查中的任一条,除外其他疾病引起的咳嗽。

(2)胸闷变异性哮喘:胸闷作为唯一或主要症状,无喘息、气急等典型哮喘的症状和体征,同时具备可变气流受限客观检查中的任一条,除外其他疾病引起的胸闷。

(3)隐匿性哮喘:指无反复发作喘息、气急、胸闷或咳嗽的表现,但长期存在气道反应性增高者。随访发现有14%~58%的无症状气道反应性增高者可发展为有症状的哮喘。

3.辅助检查

肺功能检查已普遍应用,通气功能检测;支气管激发试验(BPT);支气管舒张试验(BDT);PEF及其变异率测定。

哮喘发作时胸部X线可见两肺透亮度增加,呈过度通气状态,缓解期多无明显异常。

胸部CT在部分患者可见支气管壁增厚、黏液阻塞。

4.综合评估

(1)评估的内容

评估患者是否有并发症:严重发作时可并发气胸、纵隔气肿、肺不张;长期反复发作或感染可致慢性并发症,如慢阻肺、支气管扩张和肺源性心脏病。

评估哮喘的诱发因素;

评估患者药物使用的情况;

评估患者的临床控制水平。

(2)评估的主要方法有临床症状、肺功能、哮喘控制测试(ACT)问卷、痰嗜酸性粒细胞计数、外周血嗜酸性粒细胞计数。

本病需与左心衰竭引起的呼吸困难、慢性阻塞性肺疾病、上气道阻塞、变态反应性支气管肺曲菌病相鉴别。

(三)治疗

1.中医辨证论治

(1)风寒犯肺

证候特点:喘息咳逆,呼吸急促,胸部胀闷;痰多色白清稀,恶寒无汗,头痛鼻塞;或有发热,口不渴;舌苔薄白而滑,脉浮紧。

治法治则:宣肺散寒。

推荐方药:麻黄汤合华盖散。麻黄汤由麻黄、桂枝、杏仁、甘草组成;华盖散由麻黄、紫苏子、杏仁、陈皮、桑白皮、赤茯苓、甘草等组成。前方宣肺平喘,解表散寒力强,适用于咳喘,寒热身痛者;后方宣肺散寒,降气化痰功著,适用于喘咳胸闷,痰气不利者。若寒痰较重,痰白清稀,量多起沫者,加细辛、生姜;若咳喘重,胸满气逆者,加射干、前胡、厚朴、紫菀。

中成药治疗:小青龙颗粒、射干麻黄丸、寒喘丸、镇咳宁糖浆等。

(2)痰热郁肺

证候特点:喘咳气涌,胸部胀痛,痰多质黏色黄或夹血痰;伴胸中烦闷,身热有汗,口渴而喜冷饮;面赤咽干,尿赤便秘;舌质红,苔黄腻,脉滑数。

治法治则:清热化痰,宣肺平喘。

推荐方药:桑白皮汤。药用桑白皮、半夏、苏子、杏仁、贝母、栀子、黄芩、黄连。身热重者,可加石膏;喘甚痰多,黏稠色黄者,可加葶苈子、海蛤壳、鱼腥草、冬瓜仁、薏苡仁;腑气不通,便秘者,加瓜蒌仁、大黄或玄明粉。

中成药治疗:喜炎平注射液、痰热清注射液、连花清瘟颗粒(胶囊、片)、蛇胆川贝液(胶囊)、清肺消炎丸、复方鲜竹沥口服液、贝羚胶囊、金荞麦片(胶囊)、止嗽定喘丸、如意定喘丸等。

(3)痰浊阻肺

证候特点:喘咳痰鸣,胸中满闷,甚则胸盈仰息,痰多黏腻色白。

咳吐不利:呕恶纳呆,口黏不渴;舌质淡,苔白腻,脉滑或濡。

治法治则:祛痰降逆,宣肺平喘。

推荐方药:二陈汤合三子养亲汤。二陈汤由半夏、橘红、茯苓、甘草、生姜、乌梅组成;三子养亲汤由苏子、白芥子、莱菔子组成。两方同治痰湿,前方重点在胃,痰多脘痞者较宜;后方重点在肺,痰涌气急者较宜。痰湿较重,舌苔厚腻者,可加苍术、厚朴;脾虚,纳少,神疲,便溏者,加党参、白术;痰从寒化,色白清稀,畏寒者,加干姜、细辛;痰浊郁而化热,按痰热证治疗。

中成药治疗:橘红痰咳液(膏、颗粒)、桂龙咳喘宁片(胶囊、颗粒)、苏子降气丸等。

(4)肺脾气虚证

证候特点:喘促短气,气怯声低,喉有鼾声;咳声低弱,痰吐稀薄,自汗畏风;纳呆食少,便溏浮肿;舌淡边有齿痕,苔白,脉濡弱。

治法治则:健脾益气,补土生金。

推荐方药:六君子汤和玉屏风散。六君子汤由党参、白术、茯苓、甘草、陈皮、半夏组成;玉屏风散由黄芪、白术、防风组成。前者重在健脾,后者重在补肺。

中成药治疗:哮喘丸、参苏宣肺丸、玉屏风散等。

(5)肾虚证

证候特点:喘促日久,动则喘甚,呼多吸少,气不得续;形瘦神惫,跗肿,汗出肢冷,面青唇紫;或见喘咳,面红烦躁,口咽干燥,足冷,汗出如油;舌淡苔白或黑润,或舌红少津,脉沉弱或细数。

治法治则:补肾纳气。

推荐方药:金匮肾气丸合参蛤散。金匮肾气丸由附子、肉桂、干地黄、山茱萸、山药、茯苓、泽泻、丹皮组成;参蛤散由人参、蛤蚧组成。前者偏于温阳,用于久喘而势缓者;后者长于益气,用于喘重而势急者。本证一般以阳气虚为多见,若阴阳两虚应分清主次治之。

中成药治疗:七味都气丸、金匮肾气丸等。

2.其他中医疗法

在药物治疗的同时,可以配合其他中医疗法,如针灸、冬病夏治、拔罐、艾灸、中医定向透药等治疗。

3.西医治疗

(1)支气管哮喘治疗以患者病情严重程度和控制水平为基础,选择相应治疗方案。哮喘控制药物:吸入性糖皮质激素(ICS)、吸入激素/长效吸入性β_2受体激动剂(ICS/LABA)、白三烯调节剂(LTRA)、全身性糖皮质激素、缓释茶碱。其治疗机理为通过抗炎作用使哮喘患者维持在临床控制状态。注意事项:需要每天使用并长时间维持;需按医嘱坚持使用,并遵医嘱适时评估、调整;不可自行停用、改量。

(2)哮喘缓解药物:速效吸入性β_2受体激动剂(SABA)(一线)、全身性糖皮质激素、ICS/福莫特罗、吸入短效抗胆碱药物(二线)、氨茶碱(三线)。严重哮喘加用口服短效β_2受体激动剂。其机理为通过迅速解除支气管痉挛来缓解患者速发的哮喘症状。在急性发作时按需使用。哮喘患者应随时携带药品,以备急需。

一旦哮喘诊断确立,应尽早开始规律的控制治疗,这对于取得最佳疗效至关重要。整个哮喘治疗过程需要对患者连续进行评估、调整并观察治疗反应。控制性药物的升降级应按照阶梯式方案选择。哮喘控制维持3个月以上可以考虑降级治疗,以找到维持哮喘控制的最低有效治疗级别。

(四)随访

(1)初始治疗1~3个月需要随访;以后3~12个月规律随访;妊娠患者4~6周随访一次;急性加重后需要1周后随访;随访的频率个体化取决于控制水平和患者依从性。

(2)防止症状加重和预防复发,如避免触发因素、抗炎、降低气道高反应性、防止气道重塑,并做好自我管理。

(3)注重药物治疗和非药物治疗相结合,不可忽视非药物治疗,如哮喘防治教育、变应源回避、患者心理问题的处理、生命质量的提高、药物经济学等诸方面在哮喘长期管理中的作用。

(黄 敏 郭姗姗)

三、慢性支气管炎

慢性支气管炎是指气管、支气管黏膜及其周围组织的慢性非特异性炎症。临床上以咳嗽、咳痰或伴有喘息及反复发作的慢性过程为特征。每年持续3个月,连续2年以上。早期症状轻微,多于冬季发作,春夏缓解。晚期因炎症加重,症状可常年存在。其病理学特点为支气管腺体增生和黏膜分泌增多。病情呈缓慢进行性进展,常并发阻塞性肺气肿,严重者常发生肺动脉高压,甚至肺源性心脏病。它是一种严重危害人民健康的常见病,尤以老年人多见。

(一)病因病机

根据临床表现,慢性支气管炎可归属于中医"咳嗽病"范畴。咳嗽的主要病机为邪犯于肺,肺失宣肃,肺气上逆作咳。因肺主气,司呼吸,开窍于鼻,外合皮毛,内为五脏六腑之华盖,其气贯百脉而通他脏。由于肺体清虚,不耐寒热,故称为娇脏,易受内外之邪侵袭而致病。肺脏为祛邪外出,以致肺气上逆,冲激声门而发为咳嗽。咳嗽按病因分外感咳嗽和内伤咳嗽两大类。外感咳嗽为六淫外邪侵袭肺系;内伤咳嗽为脏腑功能失调,内邪干肺。不论邪从外而入,或自内而发,均可引起肺失宣肃,肺气上逆而致咳嗽。

(1)外感淫邪:外感六淫之邪,从口鼻或皮毛而入,侵袭肺系,郁闭肺气,肺失宣肃,而致肺气上逆作声,咳吐痰液。多因起居不慎、气候失常、冷暖失宜,或过度疲劳,正气不足,以致肺的卫外功能减退或失调,邪从外而入,内舍于肺导致咳嗽。风为六淫之首,易夹其他外邪侵袭人体,因此外感咳嗽常以风为先导,表现为风寒、风热、风燥等相合为病,但以风寒袭肺者居多。

(2)饮食不节:因嗜好烟酒等辛温燥烈之品,熏灼肺胃,酿生痰热;或因过食肥甘厚味,伤及脾胃,痰浊内生;或因平素脾失健运,水谷不能化为精微上输以养肺,反而聚为痰浊,痰邪干肺,肺气上逆,乃生咳嗽。

(3)情志内伤:情志不遂,郁怒伤肝,肝气郁结,失于条达,气机不畅,日久气郁化火,因肝脉布胁而上注于肺,故气火循经犯肺,发为咳嗽。

(4)肺脏自病:肺系疾病反复迁延不愈,伤阴耗气,肺主气司呼吸功能失常,以致肃降无权,肺气上逆。

(二)诊断

1.临床表现

(1)临床有慢性或反复咳嗽、咳痰或伴有喘息,每年发病至少3个月,并连续2年或以上者。

单纯型符合慢性支气管炎具有反复咳嗽、咳痰两项症状。

喘息型符合慢性支气管炎除咳嗽、咳痰外尚有喘息的症状,并经常伴有或多次出现哮鸣音。

(2)如每年发病持续不足3个月,且有明确的客观检查依据(如X线、肺功能等)亦可诊断。

(3)排除其他心、肺疾患(如肺结核、肺尘埃沉着病、支气管哮喘、支气管扩张、肺癌、心脏病、心功能不全、慢性鼻炎等)引起的咳嗽、咳痰或伴有喘息等。

2.辅助检查

(1)X线检查:早期可无明显改变,反复急性发作者可见两肺纹理增粗紊乱,呈网状或条索状及斑点状阴影,以下肺野明显。此系由于支气管管壁增厚、细支气管或肺泡间质炎症、细胞浸润或纤维化所致。

(2)痰液检查:急性发作期痰液外观多呈脓性,涂片检查可见大量中性粒细胞,合并哮喘者可见较多的嗜酸性粒细胞,痰培养可见肺炎链球菌、流感嗜血杆菌及卡他摩拉菌等生长。

(3)白细胞分类计数:缓解期患者白细胞总数及分类计数多正常;急性发作期并发细菌感染时白细胞总数和中性粒细胞可升高,合并哮喘的患者血嗜酸性粒细胞可增多。

(4)肺功能检查:1s用力呼气量和1s用力呼出量/用力肺活量比值早期多无明显变化,当出现气流受阻时第1s用力呼气容积(FEV1)和FEV1与肺活量(VC)或用力肺活量(FVC)的比值则减少(<70%),当小气道阻塞时最大呼气流速-容量曲线在75%和50%肺容量时的流量可明显降低闭合容积增大。

(5)病原学检查

痰培养可见肺炎链球菌、流感嗜血杆菌及卡他莫拉菌等生长。

3.综合评估

慢性支气管炎急性加重期,需评估感染程度,做血常规、PCT(降钙素源)和C反应蛋白;合并慢阻肺,需行肺功能检查,评估病情严重程度。

本病需与支气管扩张、支气管哮喘、肺结核、肺癌、慢性肺间质纤维化相鉴别。

(三)治疗

1.中医辨证论治

(1)风寒袭肺

证候特点:咳嗽声重,气急,咽痒,咳白稀痰,常伴有鼻塞,流清涕,头痛,肢体酸痛,恶寒发热,无汗;舌苔薄白,脉浮或浮紧。

治法治则:疏风散寒,宣肺止咳。

推荐方药:三拗汤合止嗽散。三拗汤由麻黄、杏仁、甘草、生姜组成;止嗽散由桔梗、荆芥、紫菀、百部、白前、陈皮、甘草组成。前者以宣肺散寒为主;后者以疏风润肺为主。

中成药治疗:宣通理肺口服液、蛇胆川贝液、荆防颗粒、苏黄止咳胶囊等。

(2)风热犯肺

证候特点:咳嗽频剧,气粗或咳声嘶哑,喉燥咽痛,咳痰不爽,痰黏稠或色黄,常伴有鼻流黄涕,口渴,头痛,恶风,身热;舌红,苔薄黄,脉浮数或浮滑。

治法治则:疏风清热,宣肺止咳。

推荐方药:桑菊饮。药用桑叶、菊花、苦杏仁、连翘、薄荷、桔梗、芦根、甘草。若咳甚,加浙贝母、枇杷叶;若肺热甚,加黄芩、鱼腥草;咽痛,加牛蒡子、射干;若热伤肺津,咽燥口干,舌质红,加南沙参、天花粉、芦根;若痰中带血,加白茅根、藕节;若夏令兼夹暑湿,症见咳嗽胸闷、心烦口渴、尿赤、舌红苔腻、脉濡数,加滑石、鲜荷叶。

中成药治疗:喜炎平注射液、痰热清注射液、连花清瘟颗粒(胶囊、片)、蛇胆川贝液(胶囊)、清肺消炎丸、复方鲜竹沥口服液等。

(3)风燥伤肺

证候特点:干咳无痰,或痰少而黏,不易咳出,或痰中带有血丝,咽喉干痛,口鼻干燥,初起或伴有少许恶寒,身热头痛;舌尖红,苔薄白或薄黄而干,脉浮数或小数。

治法治则:疏风清肺,润燥止咳。

推荐方药:桑杏汤。药用桑叶、苦杏仁、北沙参、浙贝母、淡豆豉、栀子、梨皮。若津伤较甚,舌干红苔少,加麦冬、南沙参;若痰中带血,加白茅根、侧柏叶;若痰黏难出,加紫菀、瓜蒌子;若咽痛明显,加玄参、马勃。若属温燥伤肺重证,证见身热头痛,干咳无痰,气逆而喘,咽干鼻燥,心烦口渴,可改投清燥救肺汤;若痰质清稀、恶寒无汗、苔薄白而干、脉浮弦,为凉燥犯肺,可改投杏苏散。

中成药治疗:润肺膏、蜜炼川贝枇杷膏等。

(4)痰湿蕴肺

证候特点:咳嗽反复发作,咳声重浊,因痰而嗽,痰出则咳缓,痰多色白,黏腻或稠厚成块,每于晨起或食后咳甚痰多,胸闷脘痞,纳差乏力,大便时溏,舌苔白腻,脉濡滑。

治法治则:燥湿化痰,理气止咳。

推荐方药:二陈平胃散合三子养亲汤。二陈平胃散由法半夏、陈皮、茯苓、甘草、苍术、厚朴组成;三子养亲汤由白芥子、莱菔子、紫苏子组成。前方燥湿化痰,理气和中;后方降气化痰。若寒痰较重,痰黏白如沫,畏寒背冷,加干姜、细辛;若咳逆气急,痰多胸闷,加旋覆花、白前;若久病脾虚,神疲倦怠,加黄芪、党参、白术。

中成药治疗:百合固金口服液(丸、颗粒、片、胶囊)、养阴清肺丸(颗粒,口服液、糖浆)、参贝北瓜膏、润肺膏等。

(5)痰热郁肺

证候特点:咳嗽气粗,喉中可闻及痰声,痰多黄稠或黏厚,咳吐不爽,或有热腥味,或夹有血丝,胸胁胀满,咳时引痛,常伴有面赤,或有身热,口干欲饮;舌红,苔薄黄腻,脉滑数。

治法治则:清热化痰,肃肺止咳。

推荐方药:清金化痰汤。药用桑白皮、黄芩、栀子、知母、浙贝母、瓜蒌子、桔梗、橘红、茯苓、麦冬、甘草。若痰热较甚,咳黄脓痰或痰有热腥味,可加鱼腥草、鲜竹沥、薏苡仁、冬瓜子;若胸满咳逆,痰多,便秘,加葶苈子、大黄、芒硝;若口干明显,舌红少津,加北沙参、麦冬、天花粉。

中成药治疗:喜炎平注射液、痰热清注射液、连花清瘟颗粒(胶囊、片)、蛇胆川贝液(胶囊)、清肺消炎丸、复方鲜竹沥口服液、贝羚胶囊、金荞麦片(胶囊)等。

(6)肺阴亏虚

证候特点:干咳,咳声短促,痰少质黏色白,或痰中带血丝,或声音逐渐嘶哑,口干咽燥,午后潮热,颧红盗汗,常伴有日渐消瘦,神疲乏力;舌红少苔,脉细数。

治法治则:养阴清热,润肺止咳。

推荐方药:沙参麦冬汤。药用沙参、麦冬、天花粉、玉竹、桑叶、白扁豆、甘草。若咳而气促明显,加五味子、诃子;若痰中带血,加牡丹皮、白茅根、仙鹤草;若潮热明显,加功劳叶、银柴胡、青蒿、胡黄连;若盗汗明显,加乌梅、牡蛎、浮小麦;若咳吐黄痰,加海蛤壳、黄芩、知母;若手足心热,腰膝酸软,加黄柏、女贞子、旱莲草;若倦怠无力,少气懒言,加党参、五味子。

中成药治疗:养阴清肺丸、蜜炼川贝枇杷膏等。

2.其他中医疗法

在药物治疗的同时,可以配合其他中医疗法,如针灸、耳穴、拔罐、刮痧、艾灸、药物贴敷、中医定向透药等治疗。

3.西医治疗

(1)急性发作期的治疗,其原则是控制感染,祛痰平喘为主。抗感染药物:支气管扩张药,祛痰剂。

(2)缓解期的治疗,其原则是增强体质,提高抗病能力和预防复发为主。加强锻炼,增强体质,提高免疫功能,气功亦有一定效果,加强个人卫生,避免各种诱发因素的接触和吸入。耐寒锻炼能预防感冒。

(四)随访

(1)加强锻炼,增强体质,提高免疫功能。

(2)加强个人卫生,避免各种诱发因素的接触和吸入。

(3)耐寒锻炼能预防感冒。

(4)戒烟。

(黄　敏　郭姗姗)

四、慢性阻塞性肺疾病

慢性阻塞性肺疾病(COPD)简称慢阻肺,是一种以持续气流受限为特征的可以预防和治疗的常见疾病,气流受限多呈进行性发展,与气道和肺对有毒颗粒或气体的慢性炎症反应增强有关。急性加重和并发症对个体患者整体疾病的严重程度产生影响。慢性气流受限由小气道疾病(阻塞性支气管炎)和肺实质破坏(肺气肿)共同引起,两者在不同患者所占比重不同。慢阻肺属中医学"肺胀""喘证"等范畴。

(一)病因病机

本病的发生,多因久病肺虚,痰瘀潴留,每因复感外邪,诱使本病发作加剧。

(1)肺病迁延:肺胀多见于内伤久咳、久喘、久哮、肺痨等肺系性疾患,迁延失治,逐步发展所致,是慢性肺系疾患的一种归宿。因此,慢性肺系疾患也就成为肺胀的基本病因。

(2)六淫侵袭:六淫既可导致久咳、久喘、久哮、支饮等病证的发生,又可诱发加重这些病证,反复乘袭,使之迁延难愈,最终导致病机的转化,逐渐演化成肺胀。

(3)年老体虚:肺胀虽可见于中青年,但终归少数,而以高龄者居多。年老体虚,肺肾俱亏,体虚不能卫外是六淫反复乘袭的基础,感邪后正不胜邪而病益重,反复罹病则正更虚,终致肺胀形成。

本病的病位在肺,涉及脾、肾、心等多个脏腑,肺系痼疾,迁延失治。邪气壅肺,肺气宣肃不利,或咳,或喘,或哮,或津液失于输化而成痰,久则肺虚,气阴耗伤,导致肺的主气功能失常,遂使六淫乘袭或他脏之邪干肺,而成肺胀。若肺病日久,累及于肾,肺肾同病,肾能助肺纳气,精气耗损,肺不主气,肾不纳气,可致气喘日益加重,动则更甚。后期病及于心,肺与心脉相通,同居上焦,肺朝百脉,肺气辅助心脏运行血脉。肺病日久,治节失职,心营不畅,而致喘悸不宁。心阳根于命门真火,如肾阳不振,进一步导致心肾阳衰,可以出现喘脱危候。

(二)诊断

1.临床表现

有慢性支气管炎、支气管扩张等病史,临床以慢性咳嗽、咳痰、气短或活动后气急、喘息加重、胸闷、疲乏、紫绀等为主要表现。体检早期可无异常,严重者胸廓呈桶装胸,肋间隙饱满,叩诊呈过清音,部分患者可闻及干湿性啰音。

2.辅助检查

(1)胸部X线检查:主要X线征象为肺过度充气,肺容积增大,胸腔前后径增长,肋骨走向变平,肺野透亮度增高,横膈位置低平,心脏悬垂狭长,肺门血管纹理呈残根状,肺野外周血管纹理纤细稀少等,有时可见肺大疱形成。

(2)胸部CT检查:对于鉴别诊断具有重要价值。高分辨率CT对辨别小叶中心型或全小叶型肺气肿及确定肺大疱的大小和数量,有很高的敏感性和特异性,对预计肺大疱切除或外科减容手术后的效果有一定价值。

(3)脉搏氧饱和度(SpO_2)监测和血气分析:慢阻肺稳定期患者如果FEV1占预计值<40%,或临床症状提示有呼吸衰竭或右心衰竭时应监测SpO_2。如果SpO_2<92%,应进行血气分析检查。呼吸衰竭血气分析诊断标准为海平面呼吸空气时PaO_2<60mmHg(1mmHg=0.133kPa),伴或不伴有$PaCO_2$>50mmHg。

(4)其他实验室检查:低氧血症(PaO_2<55mmHg)时血红蛋白和红细胞可以增高,血细胞比容>0.55,可诊断为红细胞增多症。有的患者也可表现为贫血。合并感染时,痰涂片中可见大量中性粒细胞,痰培养可检出各种病原菌。

3.综合评估

根据肺功能分级,结合临床表现,估计COPD患者的临床严重程度:

I级(轻度COPD),除有I级肺功能异常外,通常可伴有或不伴有咳嗽、咳痰。此时,患者可能还没认识到自己的肺功能是异常的。

II级(中度COPD),有II级肺功能异常。症状进展,有气短症状,主要是运动后气短加重,患者常因此就诊。

Ⅲ级(重度COPD),具有Ⅲ级肺功能异常。气短症状加剧,并反复出现急性加重,影响生活质量。

Ⅳ级(极重度COPD),肺功能严重受损(Ⅳ级),患者生活质量明显下降,如果发生急性加重,可危及生命。

此外,患者体重指数(BMI),6min步行距离(6MD)以及生活质量评估(如圣乔治呼吸问卷)亦可作为评估COPD病情严重程度的指征。

本病需与支气管哮喘、支气管扩张、自发性气胸、肺癌、肺结核、心力衰竭等疾病相鉴别。

(三)治疗

1.中医辨证论治

(1)外寒内饮

证候特点:咳逆喘满不得卧,气短气急,咳痰白稀,呈泡沫状,胸部膨满,恶寒,周身酸楚,或有口干不欲饮,面色青暗;舌体胖大,舌质暗淡,舌苔白滑,脉浮紧。

治法治则:温肺散寒,降逆涤痰。

推荐方药:小青龙汤。药用麻黄、桂枝、干姜、细辛、半夏、炙甘草、白芍、五味子。若咳而上气,喉中如有水鸣声,表寒不著者,可用射干麻黄汤。若饮郁化热,烦躁而喘,脉浮,用小青龙加石膏汤。

(2)痰浊壅肺

证候特点:咳嗽痰多,色白黏腻或呈泡沫,短气喘息,稍劳即著,怕风汗多,脘痞纳少,倦怠乏力;舌暗,苔薄腻或浊腻,脉滑。

治法治则:化痰降气,健脾益气。

推荐方药:苏子降气汤合三子养亲汤。苏子降气汤由苏子、苏叶、半夏、当归、前胡、厚朴、肉桂、甘草、生姜、大枣组成;三子养亲汤由苏子、白芥子、莱菔子组成。

(3)痰热郁肺

证候特点:咳逆喘息气粗,痰黄或白,黏稠难咳,胸满烦躁,目胀睛突,或发热汗出,或微恶寒,溲黄便干,口渴欲饮;舌质暗红,苔黄或黄腻,脉滑数。

治法治则:清肺泄热,降逆平喘。

推荐方药:越婢加半夏汤或桑白皮汤。越婢加半夏汤由麻黄、石膏、甘草、生姜、大枣、半夏组成;桑白皮汤由桑白皮、半夏、苏子、杏仁、贝母、黄芩、黄连、栀子组成。前者宣肺泄热;后者清肺化痰。

(4)痰蒙神窍

证候特点:咳逆喘促日重,咳痰不爽,表情淡漠,嗜睡,甚或意识蒙眬,谵妄,烦躁不安,入夜尤甚,昏迷,撮空理线,或肢体动,抽搐;舌质暗红或淡紫,或紫绛,苔白腻或黄腻,脉细滑数。

治法治则:涤痰开窍。

推荐方药:涤痰汤合安宫牛黄丸或至宝丹。涤痰汤由半夏、茯苓、甘草、竹茹、胆南星、橘红、枳实、菖蒲、人参、生姜、大枣组成。如舌苔白腻而有寒象者,以制南星易胆南星,开窍可用苏合香丸。

(5)痰瘀阻肺

证候特点:咳嗽痰多,色白或呈泡沫,喉间痰鸣,喘息不能平卧,胸部膨满,憋闷如塞,面色灰白而暗,唇甲紫绀;舌质暗或紫,舌下瘀筋增粗,苔腻或浊腻,脉弦滑。

治法治则:涤痰祛瘀,泻肺平喘。

推荐方药:葶苈大枣泻肺汤合桂枝茯苓丸。葶苈大枣泻肺汤由葶苈子、大枣组成;桂枝茯苓丸由桂枝、茯苓、丹皮、芍药、桃仁组成。痰多可加三子养亲汤;若腑气不利,大便不畅者,加大黄、厚朴。

(6)阳虚水泛

证候特点:面浮,下肢肿,甚或一身悉肿,脘痞腹胀,或腹满有水,尿少,心悸,喘咳不能平卧,咯痰清稀,怕冷,面唇青紫;舌胖质暗,苔白滑,脉沉虚数或结代。

治法治则:温阳化饮利水。

推荐方药:真武汤合五苓散。真武汤由炮附子、白术、茯苓、芍药、生姜组成;五苓散由茯苓、猪苓、泽泻、白术、桂枝组成。前方温阳利水,后方通阳化气利水。

(7)肺肾气虚

证候特点:呼吸浅短难续,咳声低怯,胸满短气,甚则张口抬肩,倚息不能平卧,咳嗽,痰如白沫,咳吐不利,心慌,形寒汗出,面色晦暗;舌淡或暗紫,苔白润,脉沉细无力。

治法治则:补肺纳肾,降气平喘。

推荐方药:补虚汤合参蛤散。补虚汤由半夏、干姜、茯苓、甘草、厚朴、五味子、黄芪、陈皮组成;参蛤散由人参、蛤蚧组成。

(8)肺脾两虚

证候特点:咳嗽,痰白、泡沫状,少食乏力,自汗怕风,面色少华,腹胀,便溏;舌体胖大、有齿痕,舌质淡,舌苔白,脉细或脉缓或弱。

治法治则:补肺健脾,降气化痰。

推荐方药:六君子汤合玉屏风散。六君子汤由人参、白术、茯苓、炙甘草、陈皮、半夏组成;玉屏风散由黄芪、防风、白术组成。

2.其他中医疗法

在药物治疗的同时,可以配合其他中医疗法,如针灸、拔罐、刮痧、三伏贴、三九贴、中医定向透药等治疗。

3.西医治疗

(1)减少危险因素暴露。

(2)疫苗接种。

（3）稳定期慢阻肺患者的药物治疗：选择遵循个体化治疗原则。

（4）康复、教育和自我管理：改善呼吸困难、健康状况和运动耐力是最有效的治疗策略。肺康复方案最好持续6~8周。推荐每周进行两次指导下的运动训练，包括耐力训练、间歇训练、抗阻/力量训练。

（5）氧疗：$PaO_2 \leqslant 55mmHg$ 或动脉血氧饱和度（SaO_2）$\leqslant 88\%$，有或无高碳酸血症：PaO_2 为 55~60mmHg 或 $SaO_2 < 89\%$，并有肺动脉高压、右心衰竭或红细胞增多症（血细胞比容>0.55）。长期氧疗一般是经鼻导管吸入氧气，流量 1.0~2.0L/min，每日吸氧持续时间>15h。

（6）无创通气：改善生存率但不能改善生命质量。

（7）其他：外科治疗（肺减容术、肺大疱切除术、肺移植）和支气管镜介入治疗等。

（四）随访

（1）督促患者按时服药治疗，定期电话或上门随访。

（2）督促患者戒烟，减少危险因素的接触。

（3）预防接种，避免呼吸道感染。

（黄　敏　郭姗姗）

五、呼吸衰竭

呼吸衰竭是由各种原因引起肺脏呼吸功能严重损害，呼吸大气压空气时，由于缺氧和/或二氧化碳潴留，引起一系列生理功能和代谢紊乱的临床综合征。有急性和慢性之分，临床上以慢性呼吸衰竭为常见。危重时可发生多脏器功能损伤，甚至危及生命。呼吸衰竭从其发生发展及转归来看，属中医"咳喘、哮症、痰饮、肺胀、喘脱"等范畴。

（一）病因病机

中医认为本病的发生，多因久病肺虚，痰瘀潴留，每因复感外邪诱使本病发作。肺主气，可呼吸，吸入大气中清气，呼出浊气，与大气相通，为气机出入升降之枢纽。肺为娇脏，外合皮毛。外邪侵袭人体首先犯肺，肺失宣降而发咳喘。若久病不愈可致肺气虚损，并累及脾肾。肺虚不能调节治理心血的运行，则心气心阳亦亏虚，终至肺、脾、肾、心俱虚而成为本病的发病基础，气候变化、饮食、情志及劳累等因素，均可诱发为本病。

肺系病变迁延不愈，肺气虚损可累及脾肾。脾失健运，气血化生无源，肾虚摄纳失常，气不归元，气逆于肺则喘促。肺主通调，脾主运化，肾司开合，肺、脾、肾俱虚，则三焦决渎失职，水湿泛滥，致全身水肿，水气凌心则心悸气喘。肺虚不能治理、调节心血运行，血脉瘀阻，必累及于心。心气亏虚，不能帅血运行，血行瘀滞则心悸，喘促加重，并见颈脉怒张。水湿聚为痰，痰浊蕴肺则喉间痰多。

（二）诊断

呼气衰竭动脉血气诊断标准是：在海平面静息状态下，呼吸空气，$PaO_2 < 60mmHg$，$PaCO_2$ 正常

或低于正常时为氧合衰竭(或称Ⅰ型呼衰),若PaO$_2$<60mmHg并伴PaCO$_2$>50mmHg为通气衰竭(或称Ⅱ型呼吸衰竭)。

(1)Ⅰ型呼吸衰竭

主要表现呼吸困难,尤其活动后呼吸困难,呼吸频率增快,紫绀,鼻翼翕动,辅助呼吸运动增强,呼吸节律发生改变。缺氧早期可有注意力不集中,定向力障碍,随缺氧的加重可出现烦躁,心率加快,血压上升,心律失常。后期表现躁动、抽搐、昏迷、呼吸减慢、呼吸节律不整、血压下降,可有消化道出血、尿少、尿素氮升高、肌酐清除率下降、肾功能衰竭。

(2)Ⅱ型呼吸衰竭

除上述临床表现外,可有头痛、嗜睡、睡眠白昼颠倒、球结膜水肿、皮肤温暖、多汗等表现。严重者可出现肺性脑病。

1.按病程可分为急性和慢性

急性呼吸衰竭多见于突然发生气道梗阻、神经肌肉损伤、胸廓病变及急性呼吸窘迫综合征(ARDS)等原因。特点是起病急骤,病情发展迅速,需要及时抢救才可挽救生命。慢性呼吸衰竭多继发于慢性呼吸系统疾病,尤其是慢性阻塞性肺病。慢性呼吸衰竭起病徐缓,病程漫长,机体有一定代偿能力,但一旦有呼吸道感染,加重呼吸功能负担,即可出现危重症状。

2.辅助检查

主要为动脉血气分析检查,明确呼吸衰竭的诊断;还需行血常规、生化、CRP、BNP、肺功能、胸部CT等相关检查。

3.综合评估

常用的机械通气可分为无创通气和有创通气两大类。对于病情相对较轻或在疾病处于早期阶段的患者,若人机配合较好,可以考虑使用无创通气。此时应严密观察病情变化,如有恶化趋势,应考虑行有创通气。无创通气选用标准(至少符合其中2项):①中至重度呼吸困难,伴辅助呼吸肌参与呼吸并出现胸腹矛盾呼吸。②中至重度酸中毒(pH7.30~7.35)和高碳酸血症(PaCO$_2$45~60mmHg)。③呼吸频率>25次/min。

本病需与心源性呼吸困难、重症自发性气胸、重症代谢性酸中毒等疾病相鉴别。

(三)治疗

1.中医治疗

(1)急性呼吸衰竭

痰热壅盛证:

证候特点:喘促气急,喉间痰鸣,痰稠且黄,发热口渴,烦躁不安,时有抽风,口干,舌质红,苔黄厚,脉滑数。

治法治则:清肺化痰平喘。

推荐方药:清热化痰汤加减。药用苇茎、薏苡仁、冬瓜仁、麻黄、杏仁、石膏、甘草、连翘、黄芩、桔梗、鱼腥草。

热犯心包:

证候特点:喘促气急,高热夜甚,谵语神昏,心烦不寐,口不甚渴,舌质红绛,脉细数。

治法治则:清心开窍。

推荐方药:清营汤加减。药用犀角(水牛角代)、黄连、生地黄、麦门冬、玄参、丹参、金银花、连翘、郁金、石菖蒲。

阳明腑实:

证候特点:发热不恶寒,喘促气憋,腹胀满痛,大便秘结,小便短赤,舌苔黄燥,脉洪数。

治法治则:宣肺泻下。

推荐方药:宣白承气汤加减。药用石膏、杏仁、全瓜蒌、大黄(后下)、桑白皮、芒硝(溶入)。

气阴两竭:

证候特点:呼吸微弱,间断不续,或叹气样呼吸,时有抽搐,神志昏沉,精神萎靡,汗出如油,舌红无苔,脉虚细数。

治法治则:补益气,养阴固脱。

推荐方药:生脉散合炙甘草汤加减。生脉散由党参、麦门冬、五味子组成;炙甘草汤由炙甘草、桂枝、生姜、生地黄、阿胶(烊化)、麦冬、麻仁、党参组成。前方益气生津,后方通阳复脉。

(2)慢性呼吸衰竭

肺气虚弱,痰瘀互结:

证候特点:呼吸不畅,喘促短气,喉间痰鸣如锯,语言无力,咳声低微,自汗畏风,口唇青紫,或感咽喉不利,口干面红,舌质淡胖,苔白腻,脉细滑。

治法治则:补益肺气,涤痰祛瘀。

推荐方药:生脉散合三子养亲汤加减。生脉散由党参、麦门冬、五味子组成;三子养亲汤由白芥子、苏子、莱菔子组成。前方补肺益气,后方降气化痰。

肺脾阳虚,痰瘀内阻:

证候特点:喘促气急,咳嗽痰多,脘腹胀闷,肢体困重,口淡不渴,纳呆便溏,又有口唇青紫,舌淡胖,苔白滑,脉濡弱。

治法治则:温脾渗湿,化痰行瘀。

推荐方药:苓桂术甘汤加减。药用党参、茯苓、白术、炙甘草、法半夏、陈皮、桂枝、干姜、赤芍、桃仁。

肺肾阴虚,痰郁化热:

证候特点:呼吸浅促急迫,动则喘甚,痰多色黄,口唇指甲发绀,耳鸣,腰酸,口干,心烦,手足心热,尿黄,舌质红,脉细数。

治法治则:滋肾纳气,清热化痰行瘀。

推荐方药:七味都气丸加减。药用熟地黄、山药、山茱萸、瓜蒌皮、浙贝母、川芎、丹参、牡丹皮、五味子、枸杞、胡桃肉。

肾阳虚衰,痰瘀泛滥:

证候特点:喘促日久,呼多吸少,心悸气短,动则喘促更甚,汗出肢冷,面青唇暗,精神疲惫,时有下肢或颜面水肿,舌质淡胖,苔白腻,脉沉弱无力。

治法治则:温肾纳气,祛瘀利水。

推荐方药:金匮肾气丸合真武汤加减。金匮肾气丸由地黄、山药、山茱萸(酒炙)、茯苓、牡丹皮、泽泻、桂枝、附子(制)、牛膝(去头)、车前子(盐炙)组成。真武汤由茯苓、芍药、生姜、附子、白术组成。前方重在温补肾阳,后方重在温阳利水。

(3)辨证使用中成药

鲜竹沥:每日2次,每次20mL,口服,适用于喘咳痰多患者。

黑锡丹:每次10g,每日1次,适用于肾阳虚衰患者。

消咳喘:每次10g,每日3次,适用于以喘促、呼吸困难为主要表现者。

蛇胆川贝液:每次1支,每日3次,适用于咳、喘痰多患者。

补肾防喘片:每次4~6片,每日3次,适用于喘促、胸闷患者。

六神丸:20粒口服或鼻饲,每日3次,用于急性喘促、痰多患者。

苏合香丸:1~3丸鼻饲,4~6h,1次,对晚期呼吸衰竭亦有一定作用。

参麦注射液、参附注射液、清开灵注射液静脉滴注。

2.其他中医疗法

(1)针灸治疗

取足三里、人中、肺腧、会阴等穴,进针得气后行捻转提插手法,持续运针。其持续时间及刺激强弱应视症情变化而定,一般每次行针3~5min,留针1h。本法宜在常规治疗的基础上进行。

(2)穴位注射

洛贝林:3mg注射曲池,两侧可交替注射1次。回苏灵:8mg注射足三里或三阴交,两侧可交替注射1次。醒脑静:1~2mL注射于膻中、曲池、中府、肺腧、足三里,双侧穴位可交替注射1次。

(3)穴位敷贴:应用白芥子(炒)、甘遂、玄胡、细辛等药研面,用生姜汁调涂背部肺腧、心腧、膈腧穴位上,暑伏当天贴1次,二、三伏各贴1次,每次贴4~6h,可改善咳、痰、喘症状。

(4)耳针:取耳穴脑、交感、肺、皮质下、肾等,先用毫针捻转数分钟,待病情缓解后再行单耳或双耳捏针24~48h,隔日更换。

3.西医治疗

呼吸衰竭的治疗目的,关键在于纠正缺氧和二氧化碳潴留。由于引起呼吸衰竭的病因不同,基础疾病不同,故处理起来也有所不同。如严重的气胸,药物中毒,气管内异物所致呼吸衰竭在及时解除上述病因后呼吸衰竭即可纠正。下文重点介绍慢性呼吸衰竭急性加重期的处理。

(1)畅通气道:在氧疗和改善通气之前,应保持呼吸道通畅。如吸出口腔、鼻腔、咽喉部的分泌物和胃反流物;痰黏稠不易咳出时可湿化呼吸道,使用祛痰剂、支气管解痉剂;如上述处理无效,可转上级医院使用支气管镜或气管插管,建立人工气道。

(2)祛痰剂:可使用稀释痰液的药物,如必消痰,强力痰灵,达先片,祛痰灵,稀化粘素,沐舒痰等有抗氧化失衡作用,使痰变得稀释,易于咳出。现有静脉沐舒痰提供临床使用,可用于口服药物有困难者。

(3)支气管扩张剂:临床上常用药物为氨茶碱和β受体激动剂。氨茶碱的应用要注意其有效量和治疗量,个体差异较大,故强调个体化给药,最好能监测血药浓度。β受体激动剂有气雾剂、口服制剂和雾化剂。气雾剂有喘乐宁、喘康素;口服制剂有博利康尼,长效舒喘灵、美喘清等均有较好的扩张支气管的作用。

(4)肾上腺皮质激素:呼吸衰竭时应用,可以减轻支气管痉挛及气道炎症,减少支气管黏膜分泌;可使用琥珀酸氢化考地松200~400mg/d,也可使用地塞米松5~10mg/d,甲基强地松龙2~4mg/kg,其抗炎作用为氢化考地松的5倍,对HPA轴抑制作用少。

(5)呼吸兴奋剂的应用:当呼吸中枢兴奋性降低,CO_2明显潴留,可使用呼吸兴奋剂。临床上常使用可拉明、洛贝林。对呼吸肌疲劳的患者或气道阻塞未解除的患者应避免使用。

(6)建立人工通气:当痉挛、祛痰效果不佳时,应尽早建立人工气道。口咽气道不能很好维持通气,目前常用为气管插管和气管切开。

(四)随访

急性呼吸衰竭处理及时、恰当,病人可完全康复;慢性呼吸衰竭病人渡过危重期后,关键是预防和及时处理呼吸道感染等诱因,重在预防。

(1)戒烟:吸烟是诱发呼吸衰竭的一个重要原因,可加重患者的咳嗽、咳痰,因此患者出院后应做到戒烟,戒烟困难者可采用药物干预的方法,使患者逐渐减少吸烟次数和吸烟量,最终达到戒烟的目的。

(2)药物治疗:慢性呼吸衰竭患者出院后应遵医嘱继续服药。

(3)长期家庭氧疗(LTOT):有条件者可进行长期家庭氧疗。长期家庭氧疗可减缓肺动脉高压的发生,能防止与延缓肺心病的发展,纠正呼吸衰竭。

(4)无创通气治疗:有条件者可继续在家进行无创通气治疗。

(5)预防感染。

(6)呼吸肌锻炼指导:通过有效地呼吸肌锻炼可明显提高呼吸肌的肌力和耐力,结合其他康复治疗措施可预防呼吸肌疲劳和通气衰竭的发生。

(7)定时专科门诊复查,如出现热、气促、紫绀等请及时就医。

(黄　敏　郭姗姗)

六、社区获得性肺炎

社区获得性肺炎是指在医院外罹患的感染性肺实质(含肺泡壁,即广义上的肺间质)炎症,包括具有明确潜伏期的病原体感染而在入院后于潜伏期内发病的肺炎。社区获得性肺炎的病因繁多,以感染最为常见,如细菌、病毒及支原体、真菌、衣原体、立克次体等均可引起。

(一)病因病机

根据临床表现,社区获得性肺炎可归属于中医学"风温肺热病"范畴,其主要病因病机为感受外邪、肺失宣肃,以及正气内虚、脏腑功能失调、病理产物积聚。

(1)风热或风寒之邪侵犯机体,首先犯肺,引起肺的宣发肃降功能下降,出现咽痛、咳嗽、咯痰等症状。

(2)肺本有伏热,外邪入侵,正气与之相搏,热毒充斥于体内,导致出现高热、口干、口渴等症,甚者出现神昏、出血等危候。

(3)年老体弱或久病宿疾等引起机体正气虚损,脏腑功能失调,导致痰、湿、瘀等病理产物积聚。

(4)痰浊内生,复感外邪,上干于肺,肺气上逆,出现咳嗽、咯白色稀痰等;痰与热邪搏结,痰热壅盛,出现发热、咯黄稠痰等证候。

(5)痰热伤阴耗气,日久出现气阴两虚之证,证见咳嗽、痰少、汗出、口干等。

本病初期,病邪轻浅,病位在肺卫,表现为风热闭肺证;外邪袭肺,肺失清肃,或正气虚损,脏腑功能失调,痰湿内生,表现为痰浊阻肺证。本病中期,外邪传里,或内有蕴热,邪正相争,肺气壅滞,出现痰热壅肺证;痰热伤阴耗气,日久出现气阴两虚之证。本病晚期,病情难以控制,疾病进一步传变,逆传心包,或邪陷正脱,表现为神昏谵语、喘脱、厥脱等症。

(二)诊断

1.临床表现

(1)新近出现的咳嗽、咯痰,或原有呼吸道疾病症状加重,并出现脓性痰,伴或不伴胸痛。

(2)发热。

(3)肺实变体征和(或)闻及湿性啰音。

2.辅助检查

(1)外周血白细胞(WBC)计数 $> 10 \times 10^9$/L 或 $< 4 \times 10^9$/L,伴或不伴核左移现象。

(2)胸部 X 线检查显示片状、斑片状浸润性阴影或间质性改变,伴或不伴胸腔积液。

(3)胸部 CT 已普遍应用,胸部 CT 平扫可显示片状、斑片状浸润阴影或间质性改变,伴或不伴有胸腔积液。

3.病原学诊断

社区获得性肺炎最常见的病原体为肺炎链球菌,其次为流感嗜血杆菌和肺炎克雷伯菌。近年来,其他非典型病原体引起的社区获得性肺炎也有逐年增多的趋势,病毒性肺炎中以甲型流感病毒和禽流感病毒导致的肺炎越来越受到重视。

4.综合评估

肺炎严重程度(PSI)评分:PSI总分分为 < 50、$51 \sim 70$、$71 \sim 90$、$91 \sim 130$ 和 > 130 等区间段,分别计为 I 级、II 级、III 级、IV 级和 V 级。

CURB-65评分:CURB-65评分包括意识改变(C),血尿素氮(U)＞7mmol/L,呼吸频率(R)＞30,血压(B)收缩压＜90mmHg或舒张压＜60mmHg,年龄＞65岁。每符合一项则计为1分,总分为0～5分。

PSI分级为Ⅰ～Ⅲ级,CURB-65评分为0～1分,或无脓毒症的患者归为低危组;CURB-65评分为2分,且合并脓毒症的患者归为中危组;PSI分级为Ⅳ～Ⅴ级,CURB-65评分为3～5分,合并严重脓毒症或者感染性休克的患者归为高危组。其中基层医疗机构治疗的对象为低危组,即PSI分级为Ⅰ～Ⅲ级、CURB-65评分为0～1分。

本病需与肺结核、肺癌、急性肺脓肿、非感染性肺部浸润等疾病相鉴别。

(三)治疗

1.中医辨证论治

(1)风热闭肺证

证候特点:身热,恶风,咳嗽频剧,气粗或咳声嘎哑,咽痛,咯痰不爽;伴有口渴,鼻塞流黄涕,头痛;舌红、苔薄黄,脉浮数。

治法治则:疏风清热,宣肺止咳。

推荐方药:风热侵犯肺卫轻证用银翘散,药用金银花、连翘、荆芥穗、淡豆豉、桔梗、薄荷、芦根、竹叶、牛蒡子、生甘草。热毒炽盛证用清瘟败毒饮,药用生石膏、生地黄、水牛角、黄连、栀子、桔梗、黄芩、知母、赤芍、玄参、连翘、生甘草、牡丹皮、竹叶。

中成药治疗:热毒宁注射液(10ml/支)、银翘解毒丸(合剂、胶囊、片)、双黄连合剂(胶囊、颗粒、片)、疏风解毒胶囊等。

(2)痰热壅肺证

证候特点:咳嗽气粗,痰多,质黏厚或稠黄,或喉中有痰声,胸胁胀满或伴咳时引痛;身热,面赤,口干;舌红、苔黄腻,脉滑数。

治法治则:清热泻肺,豁痰止咳。

推荐方药:外感风邪、邪热壅肺,证见身热不解、咳嗽喘逆、气急鼻煽、口渴、有汗或无汗者,用麻杏石甘汤,药用麻黄、生石膏、杏仁、炙甘草等。热毒壅滞、痰瘀互结,证见身有微热、咳嗽痰多(甚则咳吐腥臭脓血)、胸中隐隐作痛者,用千金苇茎汤,药用芦根、生薏苡仁、冬瓜仁、桃仁等。

中成药治疗:喜炎平注射液、痰热清注射液、连花清瘟颗粒(胶囊、片)、蛇胆川贝液(胶囊)、清肺消炎丸、复方鲜竹沥口服液、贝羚胶囊、金荞麦片(胶囊)等。

(3)痰浊阻肺证

证候特点:咳嗽痰多,咳声重浊,晨起为甚,痰色白或带灰色,质黏腻或稠厚;伴胸闷气憋,腹胀,食少,大便时溏;舌淡白、苔白腻,脉濡滑。

治法治则:燥湿化痰,理气止咳。

推荐方药:二陈汤合三子养亲汤加减,药用姜半夏、陈皮、茯苓、甘草、紫苏子、白芥子、莱菔子。

中成药治疗:橘红痰咳液(膏、颗粒),桂龙咳喘宁片(胶囊、颗粒)、苏子降气丸等。

(4)气阴两虚证

证候特点:咳嗽,无痰或少痰或咯痰不爽;气短乏力,动则加重;口干口渴;或盗汗或自汗,手足心热;舌体瘦小、质红或淡、苔薄少或花剥,脉沉细或细数。

治法治则:益气养阴,润肺化痰。

推荐方药:生脉散合沙参麦冬汤加减,药用太子参、南沙参、麦冬、五味子、玉竹、桑叶、天花粉、炙甘草。

中成药治疗:百合固金口服液(丸、颗粒、片胶囊)、养阴清肺丸(颗粒、口服液、糖浆)、参贝北瓜膏、润肺膏等。

2.其他中医疗法

在药物治疗的同时,可以配合其他中医疗法,如针灸、耳穴贴压、拔罐、刮痧、艾灸、中医定向透药等治疗。

3.西医治疗

抗感染是社区获得性肺炎治疗最为关键的环节。细菌性肺炎的抗菌治疗包括经验性治疗和抗病原体治疗。经验性治疗主要根据本地区、本单位的肺炎病原体流行病学资料,选择可能覆盖病原体的抗生素;抗病原体治疗主要根据呼吸道或肺组织标本的细菌培养和药物敏感性试验结果,选择体外试验敏感的抗生素。此外,还应根据患者的年龄、有无基础疾病、是否有误吸和肺炎的严重程度等,选择相应的抗生素及给药途径。

(四)随访

(1)督促患者按时服药治疗,定期电话或上门随访。

(2)督促患者注意休息,保证充足的睡眠,避免受凉、淋雨,忌烟酒,教育患者自我练习传统导引术、气功、武术等,提高自身免疫力和抵抗力。

(3)目前接种肺炎链球菌疫苗是预防社区获得性肺炎有效的方法,推荐60岁以上的老年人及2~59岁的高危人群注射肺炎链球菌疫苗。

(黄　敏　郭姗姗)

第三节 消化系统疾病的诊断与治疗

一、慢性胃炎

慢性胃炎是指不同病因引起的胃黏膜慢性炎症,其中幽门螺旋杆菌(Helicobacter pylori,H.pylori)感染为其主要病因。本病临床十分常见,由于多数患者无明显证候特点,故本病确切患病率尚不清楚。慢性胃炎的分类方法较多,2006年中国达成的慢性胃炎共识意见中采取的是国际上新悉尼系统分类方法,将慢性胃炎分为非萎缩性(以往称浅表性)、萎缩性和特殊类型三类。慢性非萎缩性胃炎根据炎症分布的部位,可再分为胃窦胃炎、胃体胃炎和全胃炎;慢性萎缩性胃炎可再分为多灶萎缩性胃炎和自身免疫性胃炎两大类。在慢性胃炎的病理过程中,其组织学改变不外乎炎症、萎缩和化生。本病临床表现缺乏特异性,主要有上腹胀满、嘈杂、纳呆和上腹隐痛等证候特点。非萎缩性胃炎和萎缩性胃炎分别与"胃络痛"和"胃痞"相类似,可归属于中医学"胃痛""痞满""嘈杂"等范畴。

(一)中医病因病机

中医认为慢性胃炎多由于脾胃素虚,加之内外之邪乘袭所致,主要与饮食所伤、七情失和等有关。

(1)饮食所伤:饮食不节,食滞内生;或寒温失宜,损伤脾胃;或进食不洁之物,邪从口入;或偏食辛辣肥甘厚味,湿热内生,均可引起脾运化失职,胃失和降。

(2)情志内伤:长期焦虑忧思,肝失疏泄,气机阻滞,脾失健运,胃失和降,导致肝胃不和或肝郁脾虚。肝气郁久化火,可致肝胃郁热。

(3)脾胃虚弱:素体脾胃不健,或久病累及脾胃,或误治滥用药物,损伤脾胃,致脾胃虚弱。脾气不足则运化无力,湿浊内生,阻遏气机;胃阴不足则濡养失职。

本病初起多实,病在气分;久病以虚为主,或虚实相兼,寒热错杂,病久可入血分。病位在胃,与肝脾关系密切,其病机总为"不通则痛"或"不荣则痛"。

(二)诊断

1.临床表现

本病临床表现缺乏特异性,且症状轻重与病变程度不一致。多数病人无任何症状,部分病人可表现为上腹胀痛不适、隐痛、嗳气、反酸、食欲不振等消化不良症状,一般无明显规律性,进食后加重。胃黏膜糜烂时出现消化道出血,可伴有消瘦、贫血等表现。临床体征多不明显,可有上腹部压痛。

2.辅助检查

(1)胃镜检查:是慢性胃炎诊断的最可靠方法。慢性非萎缩性胃炎胃镜下表现为黏膜充血,色泽较红,边缘模糊,多为局限性,水肿与充血区共存,形成红白相间征象,黏膜粗糙不平,有出血点,可有小的糜烂灶。萎缩性胃炎则见黏膜失去正常颜色,呈淡红、灰色,弥散性,黏膜变薄,皱襞变细平坦,黏膜血管暴露,有上皮细胞增生或明显的肠化生。

(2)组织学检查:慢性非萎缩性胃炎以慢性炎症改变为主,萎缩性胃炎则在此基础上有不同程度的萎缩与化生。

(3)胃液分析和血清学检查:有助于萎缩性胃炎的分型。慢性非萎缩性胃炎者胃酸分泌不受影响,基础分泌量与最大分泌量一般正常。B型萎缩性胃炎者胃酸正常或降低。胃体胃炎血清胃泌素水平明显升高,壁细胞抗体呈阳性,内因子抗体阳性率低于壁细胞抗体,如胃液中检测到内因子抗体对恶性贫血有很高的诊断价值;胃窦胃炎胃泌素水平常降低。

(4)病原学检查

幽门螺杆菌检查:H.pylori检查可分为侵入性和非侵入性两类。常用的侵入性检测方法包括快速尿素酶试验、组织学检查、黏膜涂片染色和聚合酶链反应等,其中快速尿素酶试验操作简单,费用低,为首选方法。非侵入性检测主要用于科研,^{13}C或^{14}C尿素呼气试验敏感且特异性高,无需胃镜检查,为根除治疗后复查的首选。

3.综合评估

绝大多数慢性胃炎可获治愈。部分慢性非萎缩性胃炎可转化为萎缩性胃炎,部分H.pylori感染的胃炎可发生消化性溃疡。

本病主要与消化性溃疡、慢性胆囊炎、功能性消化不良、胃神经症等常见病鉴别。

(三)治疗

1.中医辨证论治

(1)肝胃不和证

证候特点:胃脘胀痛或痛窜两胁,每因情志不舒而病情加重,得嗳气或矢气后稍缓,嗳气频频,嘈杂泛酸,舌质淡红,苔薄白,脉弦。

治法治则:疏肝理气,和胃止痛。

推荐方药:柴胡疏肝散加减。气郁痛甚者,可加延胡索、川楝子理气止痛;气郁化热者,可加郁金、川楝子、黄连疏泄肝胃郁热。

中成药治疗:可选用柴胡舒肝丸、舒肝止痛丸、舒肝和胃散等。

(2)脾胃虚弱证

证候特点:胃脘隐痛,喜温喜按,食后胀满痞闷,纳呆,便溏,神疲乏力,舌质淡红,苔薄白,脉沉细。

治法治则:健脾益气,温中和胃。

推荐方药:四君子汤加减。气虚甚者加用黄芪;虚寒甚者可合用理中丸,或改用黄芪建中汤。

中成药治疗:可选用香砂六君子丸、补中益气丸、参苓白术散、理中丸等。

(3)脾胃湿热证

证候特点:胃脘灼热胀痛,嘈杂,脘腹痞闷,口干口苦,渴不欲饮,身重肢倦,尿黄,舌质红,苔黄腻,脉滑。

治法治则:清利湿热,醒脾化浊。

推荐方药:三仁汤加减。湿重者可加藿香、佩兰芳香化浊;热甚者可加川黄连、山栀子清热;寒热互结,干噫食臭,心下痞硬者改用半夏泻心汤。

中成药治疗:可选用中满分消丸、甘露消毒丹、清胃黄连丸等。

(4)胃阴不足证

证候特点:胃脘隐隐作痛,嘈杂,口干咽燥,五心烦热,大便干结,舌红少津,脉细。

治法治则:养阴益胃,和中止痛。

推荐方药:益胃汤加减。胃热甚者可加生石膏、知母以清胃火;阴亏明显者可加生地黄、白芍、石斛以养胃阴。

中成药治疗:养胃舒颗粒、阴虚胃痛颗粒等。

(5)胃络瘀血证

证候特点:胃脘疼痛如针刺,痛有定处,拒按,入夜尤甚,或有便血,舌暗红或紫暗,脉弦涩。

治法治则:化瘀通络,和胃止痛。

推荐方药:失笑散合丹参饮加减。兼气郁痛甚者可加延胡索、郁金、木香;兼有便血者可加用白芨、三七,活血止血。

中成药治疗:可选用失笑散加味颗粒等。

2.其他中医疗法

在药物治疗的同时,可以配合其他中医疗法,如食疗、针灸、耳穴贴压、拔罐、刮痧、艾灸、中医定向透药等治疗。

3.西医治疗

本病治疗原则包括两个方面,即减轻或消除损伤因子,增强黏膜屏障。

(1)一般治疗:消除与发病有关的病因和不利因素。戒除烟酒和注意饮食,少吃刺激性食物,如酸辣食物、过多的调料、浓茶以及不易消化的食物等。

(2)减轻和消除损伤因子

H.pylori 治疗:根除 H.pylori 是治疗本病和防止复发的关键。自 H.pylori 发现以来,其在消化性溃疡中的作用日益受到重视,目前已对 H.pylori 相关性溃疡的处理达成共识。理想的 H.pylori 感染的治疗方案应该达到以下要求:H.pylori 根除率高(>90%);副作用小(<5%);溃病愈合迅速,证候特点消失快;作用持久,不易复发,不产生耐药性;治疗简单,疗程短,病人耐受性好。根据这个标准,现尚无单一药物能有效根除 H.pylori,多主张联合用药。目前推荐方案有三联疗法和四联疗法。三联疗法一般为质子泵抑制剂或铋剂,加上抗生素阿莫西林、克拉霉素、甲硝唑(或

替硝唑)中的两种。通常质子泵抑制剂一般为奥美拉唑每日40mg,兰索拉唑每日60mg,枸橼酸铋钾每日480mg,克拉霉素每日500~1000g,阿莫西林每日2000mg,甲硝唑每日800mg,上述剂量分2次服,连服7d。四联疗法则为质子泵抑制与铋剂合用,再加上两种抗生素。溃疡面积不很大时,单一抗H.pylori治疗1~2周就可使活动性溃疡有效愈合。若溃疡面积较大,抗H.pylori治疗结束时患者证候特点未解,或近期有出血等并发症,应考虑在抗H.pylori治疗结束后继续用抗酸药物治疗2~4周。由于H.pylori对甲硝唑耐药逐渐升高,呋喃唑酮抗H.pylori作用强,且不易产生耐药,可用其替代甲硝唑,常用量每日200mg,分2次服。同时治疗中必须严格掌握H.pylori的根除指征,首次治疗时即应选择根除率高的一线方案,避免耐药菌株的产生。初治失败时,可用四联疗法,有条件者再次治疗前先做药敏试验,避免使用H.pylori耐药的抗生素。

抑酸治疗:H_2受体拮抗剂或质子泵抑制剂可使胃腔内H^+浓度降低,减轻H^+反弥散程度,有利于胃黏膜的修复,适用于有黏膜糜烂或以烧心、反酸为主要表现者。可选用西咪替丁、雷尼替丁、奥美拉唑等。

其他:存在胆汁反流者,可选用胃动力剂促进蠕动以减少肠液反流,如莫沙必利,或应用氢氧化铝凝胶吸附胆盐。如服用非甾体类消炎药者则应停用,如病情必须使用可联合使用胃黏膜保护剂。

(3)增强胃黏膜屏障:任何一种胃炎都与胃黏膜屏障破坏导致胃黏膜上皮损伤有关,因此增强胃黏膜保护对胃炎治疗相当重要。胶体铋在酸性环境能形成铋盐,能和黏液等凝结物覆盖在黏膜上,并能杀灭H.pylori,是理想的黏膜保护剂。另外常用的药物还有硫糖铝、氢氧化铝凝胶等。

(4)对症处理:有上腹饱胀、食欲差等明显胃动力下降证候特点者,可服用促胃功能药物;精神证候特点明显者可使用镇静剂;有痉挛性腹痛者可用解痉剂,如普鲁苯辛、东莨菪碱等;有恶性贫血时可使用维生素B_{12}、叶酸等。

(四)随访

努力避免或去除可能导致胃黏膜慢性炎症的不利因素。有效地防治急性胃炎;饮食有规律,寒温得当,饥饱适度,少食辛辣刺激和过于粗糙食物,戒酒戒烟;调畅情志,保持愉快的心情,不要过分紧张和劳累。

(王学琦　许新艳)

二、消化性溃疡

消化性溃疡是指胃肠道黏膜被胃酸和胃蛋白酶消化而形成的慢性溃疡,根据发生部位,主要分胃溃疡和十二指肠溃疡两类,还包括胃-空肠吻合口附近的胃黏膜Meckel憩室的溃疡。中国消化性溃疡发病率南方高于北方,城市高于农村,男性多于女性。本病发病有季节性,多见于秋冬和冬春之交。

本病临床表现为节律性上腹痛,周期性发作,伴有吞酸、反酸等症,可归属于中医学"胃脘痛""反酸"等范畴。

(一)病因病机

中医学认为本病与脾胃虚弱、饮食不节、情志所伤等相关。

(1)饮食所致:《素问·痹论》指出:"饮食自倍,肠胃乃伤。"饥饱失常,脾胃受损,气机不畅;或恣食辛辣肥甘之品,喜酒嗜烟,湿热内生,中焦气机受阻;或贪食生冷,损伤中阳,气血运行涩滞,不通则痛。

(2)情志内伤:《沈氏尊生书·胃病》说:"胃痛,邪干胃脘病也……唯肝气相乘为尤甚,以木性暴,且正克也。"忧思恼怒,肝失疏泄,横逆犯胃,胃失和降,可致胃痛;气郁久而化热,肝胃郁热,热灼而痛;气滞则血行不畅,胃络不通,瘀血内停亦可为痛。

(3)脾胃虚弱:素体脾胃虚弱,先天禀赋不足,或劳倦所伤,或久病累及,或失治误治,皆可损伤脾胃。中阳不足则虚寒内生,温养失职,胃阴不足则濡养不能,不荣而痛。

本病多因虚而致病,起病缓慢,反复发作。初起在气,久病入血。病变部位主要在胃,与肝脾关系密切,病性总属本虚标实,脾胃虚弱是其发病基础。郁热内蒸,迫血妄行,或中阳虚弱,气不摄血,血溢脉外,可变生呕血、便血;气滞血瘀,邪毒郁结于胃,可演变为胃癌。

(二)诊断

1.临床表现

(1)长期反复发生的周期性、节律性慢性上腹部疼痛,应用抑酸药物可缓解;上腹部可有局限深压痛;X线钡剂造影见溃疡龛影;内镜检查可见到活动期溃疡。具备上述条件即可确诊。

(2)特殊类型的消化性溃疡

①无证候特点性溃疡:15%~30%消化性溃疡患者无任何证候特点,一般因其他疾病做胃镜或X线钡剂造影或并发穿孔、出血时发现,多见于老年人。

②老年性消化溃疡:近年来发病率有上升趋势,多表现为无证候特点性溃疡,或证候特点不典型,如食欲不振,贫血,体重减轻较突出。GU等于或多于DU,溃疡多发生于胃体上部或小弯,以巨大溃疡多见,易并发大出血。

③复合性溃疡:指胃和十二指肠同时发生的溃疡,约占消化性溃疡的5%,一般是DU先于GU,易发生幽门梗阻。

④幽门管溃疡:较少见。常伴胃酸过多,缺乏典型溃疡的周期性和节律性疼痛,餐后即出现剧烈疼痛,抑酸剂疗效差,易出现呕吐或幽门梗阻,易穿孔或出血。

⑤球后溃疡:球后溃疡多发于十二指肠乳头的近端。夜间疼痛和背部放射痛更为多见,内科治疗效果差,易并发出血。

2.辅助检查

(1)影像学检查:

①X线钡剂检查:气钡双重对比造影能很好显示胃、十二指肠黏膜情况。X线发现龛影是消

化性溃疡的直接征象,是诊断的可靠依据。切线位观察时龛影突出于胃或十二指肠轮廓之外,周围有透亮带,黏膜皱襞向溃疡集中。局部压痛、痉挛性切迹、十二指肠球部激惹和畸形,是溃疡的间接征象。

②内镜检查:是消化性溃疡最直接的诊断方法。不仅可观察溃疡部位、大小、数目与形态,还可取材做病理学和H.pylori检查,同时对良性与恶性溃疡的鉴别诊断有很高价值。溃疡镜下所见通常呈圆形或椭圆形,边缘锐利,基底光滑,覆盖有灰白色膜,周围黏膜充血、水肿。根据镜下所见分为活动期、愈合期和瘢痕期。

活动期:溃疡基底部有白色或黄白色厚苔,周边黏膜充血、水肿,或周边黏膜炎症消退,出现再生上皮所形成的红晕。

愈合期:溃疡缩小变浅,苔变薄,红晕向溃疡围拢,黏膜皱襞向溃疡集中或溃疡几乎为再生上皮覆盖。

瘢痕期:溃疡基底部的白苔消失,出现红色瘢痕,最后变为白色瘢痕。

(2)病原学检查

幽门螺杆菌:自20世纪80年代以来,对消化性溃疡病病因的认识发生了巨大改变,目前认为H.pylori感染是消化性溃疡的主要病因。

3.综合评估

消化性溃疡是一种具有反复发作倾向的慢性病,病程长者可达10～20年,但随着内科有效治疗的发展,消化性溃疡的死亡率大大下降,30岁以下患者的病死率几乎为零。老年患者死亡的主要原因是大出血和急性穿孔等并发症,部分患者可转化为胃癌。

本病主要与胃癌、胃泌素瘤、功能性消化不良、慢性胆囊炎和胆石症等疾病予以鉴别。

(三)治疗

1.中医辨证论治

(1)肝胃不和证

证候特点:胃脘胀痛,痛引两胁,情志不遂而诱发或加重,嗳气,泛酸,口苦,舌淡红,苔薄白,脉弦。

治法治则:疏肝理气,健脾和胃。

推荐方药:柴胡疏肝散合五磨饮子加减。若疼痛明显者加元胡、三七粉(冲服),口苦较重者可加吴茱萸、黄连,反酸较重者可加乌贼骨、瓦楞子。

中成药治疗:可选用柴胡舒肝丸、舒肝和胃丸、气滞胃痛冲剂等。

(2)脾胃虚寒证

证候特点:胃痛隐隐,喜温喜按,畏寒肢冷,泛吐清水,腹胀便溏,舌淡胖,边有齿痕,苔白,脉迟缓。

治法治则:温中散寒,健脾和胃。

推荐方药:黄芪建中汤加减。若寒甚者可加高良姜,吐清水明显者加姜半夏、陈皮,便血者可加地榆炭、白芨。

中成药治疗:可选丁叩理中丸、良附丸、温胃舒等。

(3)胃阴不足证

证候特点:胃脘隐痛,似饥而不欲食,口干而不欲饮,纳差,干呕,手足心热,大便干,舌红少津少苔,脉细数。

治法治则:健脾养阴,益胃止痛。

推荐方药:一贯煎合芍药甘草汤加减。若大便干燥者可加火麻仁、郁李仁,反酸嘈杂者可加瓦楞子、浙贝母,伴失眠者可加酸枣仁、合欢皮。

中成药治疗:可选用养胃舒、麦味地黄丸、一贯煎颗粒。

(4)肝胃郁热证

证候特点:胃脘灼热疼痛,胸胁胀满,泛酸,口苦口干,烦躁易怒,大便秘结,舌红,苔黄,脉弦数。

治法治则:清胃泄热,疏肝理气。

推荐方药:化肝煎合左金丸加减。若疼痛较甚者可加元胡、川楝子,大便干结者可加大黄、火麻仁。

中成药治疗:可选用龙胆泻肝丸、当归龙荟丸、阴虚胃痛冲剂等。

(5)胃络瘀阻证

证候特点:胃痛如刺,痛处固定,肢冷,汗出,有呕血或黑便,舌质紫暗,或有瘀斑,脉涩。

治法治则:活血化瘀,通络和胃。

推荐方药:活络效灵丹合丹参饮加减。兼气虚者可加黄芪、党参,瘀热者可加赤芍、大黄。

中成药治疗:可选用活络效灵丹、失笑散、云南白药等。

2.其他中医疗法

在药物治疗的同时,可以配合其他中医疗法,如食疗、针灸、耳穴贴压、拔罐、刮痧、艾灸、中医定向透药等治疗。

3.西医治疗

消化性溃疡治疗目的在于消除病因,缓解证候特点,愈合溃疡,防止复发和防治并发症。西医在清除H.pylori,快速缓解证候特点方面具有明显的优势,因此治疗上首先应明确有无H.pylori感染,有H.pylori感染则首先根除H.pylori治疗,非H.pylori相关性溃疡则采用传统的抗酸治疗或胃黏膜保护治疗。一般而言,DU抗酸治疗疗程为4~6周,GU疗程为6~8周。

(1)一般治疗:生活有规律,工作要劳逸结合,避免过度劳累,精神放松,规则进餐,忌辛辣食物,戒烟,避免服用对胃肠黏膜有损害的药物。

(2)根除幽门螺杆菌:详见"慢性胃炎"的。

(3)抗酸药物治疗:抗酸药物包括碱性抗酸药、H_2受体拮抗剂、质子泵制剂,其中碱性抗酸药(如氢氧化铝),能直接中和胃酸,迅速缓解疼痛等证候特点,尚有一定的黏膜保护作用,但因其一次服用剂量大,副作用大,多不单独应用。

受体拮抗剂:常用的有西咪替丁、雷尼替丁、法莫替丁等,其抑酸效能递增且副作用渐减。常用剂量分别为400mg,每日2次;150mg,每日2次;20mg,每日2次。

质子泵抑制剂:目前应用于临床的药物有奥美拉唑、兰索拉唑、洋托拉唑等,常用剂量分别为20mg、30mg、40mg,每日1次。短期服用无明显副作用。

(4)保护胃黏膜:常用胃黏膜保护剂有硫糖铝、胶体枸橼酸铋钾和前列腺素类药物,其抗溃疡效能与H_2受体拮抗剂相当。

(5)非甾体类抗炎药相关溃疡的治疗:首先应暂停或减少非甾体类抗炎药的剂量。然后给予常规量H_2受体拮抗剂或质子泵抑制剂治疗。若病情需要继续服用非甾体类抗炎药,尽可能选用对胃肠黏膜损害较少的药物,或合用质子泵抑制剂或米索前列醇,有较好防治效果。常规剂量的H_2受体拮抗剂对其预防效果则不理想。

(6)难治性溃疡的治疗:对于难治性溃疡,首先要明确原因,是H.pylori感染还是胃泌素瘤,或者是恶性溃疡,或用药不严格,然后对因治疗,或严格用药。对非H.pylori、非甾体类抗炎药相关溃疡,多数应用质子泵抑制剂可治愈。

(7)消化性溃疡的维持治疗:由于消化性溃疡反复发作,病程较长,维持治疗相当重要。一种是半量维持治疗法,雷尼替丁150mg,或法莫替丁20mg,睡前1次服,服用1~2年或更长时间,适用于反复发作、证候特点明显或伴有并发症者。研究表明:睡前1次服用与传统服法疗效相当。一种是间歇治疗法,在病人证候特点严重或内镜证明溃疡复发时,给予一疗程全剂量治疗。

(四)随访

注意精神与饮食调摄,避免情绪激动和过度劳累,保证足够的休息和睡眠,生活有规律,劳逸结合。少食烟熏、油炸、辛辣、酸甜、粗糙多渣食物。按时进餐,进食不可过急、过快,养成细嚼慢咽的良好习惯,以减少对胃黏膜的机械性刺激。不食过冷、过热、过咸的食物。坚持合理用药,巩固治疗。

(王学琦　许新艳)

三、急、慢性腹泻

腹泻是指排便次数增多(>3次/日),粪便量增加(>200g/d),粪质稀薄(含水量>85%)。腹泻可分为急性和慢性两类,病史短于3周者为急性腹泻,超过3周或长期反复发作者为慢性腹泻(chronic diarrhea),是临床上多种疾病的常见证候特点。

(一)病因病机

泄泻的致病原因有感受外邪、饮食所伤、情志失调及脏腑虚弱等,主要病机是脾病湿盛,脾胃运化功能失调,肠道分清泌浊、传导功能失司。

(1)感受外邪:外感寒湿暑热之邪均能引起泄泻,其中尤以湿邪为主,脾喜燥而恶湿,湿邪困阻脾土,脾失健运,清浊不分,水谷混杂而下,则成泄泻,故有"无湿不成泻"之说。寒、暑、热之邪引起泄泻,往往与湿邪相兼而致病,故又有寒湿、湿热、暑湿之别。

(2)饮食所伤:饮食过量,停滞不化;或过食肥甘厚味,影响脾的运化;或误食生冷不洁之物损伤脾胃,都能引起泄泻。

(3)情志失调:郁怒伤肝,肝气犯脾;或因思虑伤脾,致脾气受伤,运化失常,因而发生泄泻。

(4)脾胃虚弱:脾主运化,胃主受纳,若因长期饮食失调,劳倦内伤,久病缠绵,均可导致脾胃虚弱,不能受纳水谷和运化精微,清浊不分,混杂而下,而成泄泻。

(5)肾阳虚衰:久病之后,损伤肾阳,或年老体衰,肾阳不足,脾失温煦,运化失常,而致泄泻。泄泻日久,亦导致脾肾阳虚。

泄泻病因虽然复杂,但其基本病机为脾胃受损,湿困脾土,肠道功能失司。泄泻的主要病变在脾胃与大小肠,病变主脏在脾,脾失健运是关键,同时与肝、肾密切相关。病理因素主要是湿,但可夹寒、夹热、夹滞。脾虚湿盛是导致泄泻发生的关键所在。

病理性急性暴泄多属实证,慢性久泻多属虚证。急性暴泻以湿盛为主,多因湿盛伤脾,或食滞生湿,壅滞中焦,脾不能运,脾胃不和,水谷清浊不分所致,病属实证。慢性久泻以脾虚为主,多由脾虚健运无权,水谷不化精微,湿浊内生,混杂而下,发生泄泻。如肝气乘脾或肾阳虚衰所引起的泄泻,也多在脾虚的基础上产生,病属虚证或虚实夹杂证。

(二)诊断

1.临床表现

可从起病及病程、腹泻次数及粪便性质、腹泻与腹痛的关系伴随证候特点和体征缓解与加重的因素等方面收集临床资料。

2.辅助检查

(1)粪便检查就能做出初步诊断。

(2)血常规检查等:血规常检查及血电解质、血气分析以及血浆叶酸、维生素B_{12}浓度和肝肾功能等检测有助于慢性腹泻的诊断。

(3)小肠吸收功能试验、血浆胃肠多肽和介质测定以及超声检查、X线检查、内镜检查,可根据医疗条件选择。

3.综合评估

世界卫生组织(WHO)依据孟加拉湾地区的乡村医生培训经验,总结出一套非常简便的"床旁"临床方法用于快速判断腹泻的严重程度。具体方法如下:轻度腹泻,不成形大便不多于每天3次,相关临床证候特点轻微。中度腹泻,不成形大便达到每天4次,少于6次,可伴有全身证候特点。重度腹泻,不成形大便多于每天6次,或体温>38.5℃、里急后重,血便中检出脓细胞。

急性腹泻需与痢疾、霍乱相鉴别,慢性腹泻应与大便失禁区别。

(三)治疗

1.中医辨证论治

(1)外感寒湿(风寒)证

证候特点:泄泻清稀,甚至如水样,腹痛肠鸣,来势较急,或兼寒热头痛,肢体酸楚,舌苔薄白,脉浮或濡缓。

治法治则:解表散寒,芳香化湿。

推荐方药:藿香正气散加减。表证重者可加荆芥、防风;湿困较重者可加苍术、木香,也可用胃苓汤加减。

中成药治疗:可选用藿香正气丸(水)、保湿丸、时疫止泻丸等。

(2)湿热(暑湿)困脾证

证候特点:泄泻腹痛,泻下急迫,或泻而不爽,粪色黄褐而臭秽,肛门灼热,心烦口渴,小便短黄,舌质红,舌苔黄腻,脉滑数或濡数。

治法治则:清热燥湿。

推荐方药:葛根芩连汤加味。湿邪偏重可加苍术、厚朴、陈皮、佩兰;夹食滞者可加神曲、麦芽、山楂,夹暑者加茯苓、香薷、荷叶、扁豆衣。

中成药治疗:可选用葛根芩连片、香连丸、蒲可欣片等。

(3)食滞肠胃证

证候特点:腹痛肠鸣,泻下粪便臭如败卵,泻后痛减,脘腹痞满,不思饮食,舌苔垢浊或厚腻,脉滑。

治法治则:消食导滞。

推荐方药:保和丸加减。食滞较重化热,脘腹胀满,泻而不爽者,可用枳实导滞丸加减。

中成药治疗:可选用山楂丸、鸡内金片、保和丸等。

(4)肝气乘脾证

证候特点:腹痛即泻,泻后痛不减,每与情志有关,或兼嗳气食少,胸胁痞闷,舌质淡红,少苔,脉弦。

治法治则:抑肝扶脾。

推荐方药:痛泻要方加减。脾虚明显者可加山药、扁豆;腹痛甚者可加川楝子、延胡索。

中成药治疗:可选用香芍六君子丸、抑肝扶脾丸等。

(5)脾胃虚弱证

证候特点:大便时溏时泄,夹有不消化食物,反复发作,腹胀或隐痛,食后脘闷不舒,神疲倦怠,面色萎黄,舌质淡,苔白,脉缓或弱。

治法治则:健脾益气,化湿止泻。

推荐方药:参苓白术散。脾阳虚、寒气内盛者可选用理中丸加减治疗。

中成药治疗:可选用补脾益肠丸、参苓白术丸等。

(6)肾阳虚衰证

证候特点:黎明之前,脐下作痛,肠鸣即泻,泻后即安(又名五更泄)或兼腹部畏寒,腰背怕冷,舌质淡,苔薄白,脉沉细。

治法治则:温肾暖脾,固涩止泻。

推荐方药:四神丸加减。如年老体衰,气陷于下,可加诃子肉、黄芪、赤石脂。

中成药治疗:可选用固本益肠片、四神丸、附子理中丸等。

2.其他中医疗法

在药物治疗的同时,可以配合其他中医疗法,如食疗、针灸、耳穴贴压、拔罐、刮痧、艾灸、中医定向透药等治疗。

3.西医治疗

治疗主要针对病因,但相当部分的腹泻需根据其病理生理特点给予对症和支持治疗。

(1)病因治疗

感染性腹泻需根据病原体进行治疗。乳糖不耐受症和麦胶性肠病需分别剔除食物中的乳糖或麦胶类成分,高渗性腹泻应停食高渗的食物或药物,胆盐重吸收障碍引起的腹泻可考来烯胺吸附胆汁酸而止泻,治疗胆汁酸缺乏所致的脂肪泻,可用中链脂肪代替日常食用的长链脂肪。

慢性胰腺炎可补充胰酶等消化酶,过敏或药物相关性腹泻应避免接触过敏源和停用有关药物,炎症性肠病可选用氨基水杨酸制剂、糖皮质激素及免疫抑制剂。消化道肿瘤可手术切除或化疗,生长抑素及其类似物可用于类癌综合征及胃肠胰神经内分泌肿瘤。

(2)对症治疗

①纠正腹泻所引起的水、电解质紊乱和酸碱平衡失调。

②对严重营养不良者,应给予营养支持。

③严重的非感染性腹泻可用止泻药。

(四)随访

(1)腹泻是指患者排便次数明显超过平日习惯,粪质稀薄,水分增加,每日的量大于200g,和/或含有未消化的食物及黏液和/或脓血等大便性状的改变。

(2)腹泻的病人以清淡、富有营养而易消化的饮食为宜,忌食辛辣油腻的食品,严禁饮酒。

(3)保持心情愉快,避免情志激动,注意保暖。

(王学琦　许新艳)

四、肝硬化

肝硬化是一种由多种病因引起的慢性进行性和弥漫性肝病,以肝细胞广泛变性坏死,纤维组织弥漫性增生,再生结节形成导致肝小叶结构破坏和假小叶形成,使肝脏逐渐变形、变硬为特征的疾病。临床上有多系统受累,以肝功能损害和门脉高压为主要表现,晚期常出现上消化道出血、肝性脑病、感染等多种严重并发症。

肝硬化是一种常见的慢性疾病,中国城市50～60岁年龄组男性肝硬化死亡率为112/10万。

肝硬化可分代偿期和失代偿期。代偿期属中医"积聚"范畴:失代偿期,出现腹部膨胀如鼓,伴小便短少、腹壁青筋暴露等,可归属于"单腹胀""鼓胀"等范畴。

(一)病因病机

本病的病因主要由于饮食不节、情志所伤、感染血吸虫,以及黄疸、积聚迁延日久所致,发病与肝、脾、肾三脏受损密切相关。

(1)饮食不节:嗜酒过度,饮食不节,使脾胃受伤,运化失职,升降失司,酒湿浊气蕴结中焦,以致清浊相混,壅塞中焦,土壅木郁,肝失疏泄,气滞血瘀,水湿停聚而致腹部胀大。

(2)情志失调:肝为藏血之脏,性喜条达。情志抑郁,肝气郁结,气机不利,则血行不畅,以致肝之脉络为瘀血阻滞。同时,肝气郁结,横逆克脾,运化失职,以致气滞、血瘀与水湿交结渐成本病。故《杂病源流犀烛·肿胀源流》说:"鼓胀……或由怒气伤肝,渐蚀其脾,脾虚之极,故阴阳不交,清浊相混,隧道不通……其腹胀大。"

(3)感染血吸虫:在血吸虫流行区,遭受血吸虫感染,又未能及时进行治疗,晚期内伤肝脾,肝为藏血之脏,主疏泄条达,伤肝则气滞血瘀;脾主运化、升清,伤脾则升降失常,水湿停聚,而见腹部胀大。正如《诸病源候论·水蛊候》所云:"此由水毒气结聚于内,令腹渐大,动摇有声,常欲饮水,皮肤粗黑,如似肿状,名水蛊也。"

(4)他病转化:黄疸、积聚等病日久不愈转化而成。黄疸属湿邪致病,湿邪困脾,土壅木郁,肝脾受损,日久及肾,导致腹部胀大;积证日久,积块增大,影响气血的运行,气血瘀阻,水湿停聚不化,成为本病。《医门法律·胀病论》所说:"凡有癥瘕、积块、痞块,即是胀病之根,日积月累,腹大如箕,是名单腹胀。"

总之,本病的病位在肝,与脾、肾密切相关,初起在肝、脾,久则及肾。基本病机为肝、脾、肾三脏功能失调,气滞、血瘀、水停腹中。正如《医门法律·胀病论》所说:"胀病亦不外水裹、气结、血瘀。"病性多属本虚标实,本虚为肝、脾、肾亏损,标实为气滞、血瘀、水停。晚期水湿郁而化热蒙蔽心神,引动肝风,迫血妄行,出现神昏、惊厥、出血等危象。

(二)诊断

1.临床表现

肝硬化起病隐匿,病程发展缓慢,可隐伏数年至十余年(平均3～5年)。临床表现差异很大,在肝硬化早期代偿功能尚充沛,可无明显临床症状,即使有症状也缺乏特异性,因而容易漏诊。晚期病情严重,表现为慢性肝功能衰竭。临床上可表现为消瘦乏力,食欲不振,出血倾向及贫血,以及肝病面容(脸色晦暗无华),可见多个蜘蛛痣,肝掌,黄疸,下肢水肿,肝脏质地偏硬,脾大,男性乳房发育,腹水伴腹壁静脉怒张等。现在临床上仍将肝硬化分为肝功能代偿期和失代偿期,但两者常界限不明显或重叠出现。

2.辅助检查

(1)实验室检查:一般肝功能异常(A/G倒置、蛋白电泳A降低、γ–G升高、血清胆红素升高、凝血酶原时间延长等),或HA、PⅢP、MAO、ADA、LN增高。

(2)影像学检查:食道钡剂X线检查发现食管静脉曲张。CT显示肝外缘结节状隆起,肝裂扩大,左右肝叶比例失调,右叶常萎缩,左叶及尾叶代偿性增大。

(3)B超提示肝回声明显增强、不均、光点粗大;或肝表面欠光滑,凹凸不平或呈锯齿状;或门静脉内径＞15mm,或脾脏增大。

(4)腹腔镜或肝穿刺活组织检查:可诊断肝硬化。

3.综合评估

本病因病因、病变类型,肝功能代偿的程度以及有无并发症而有所不同。血吸虫性肝硬化、酒精性肝硬化、循环障碍引起的肝硬化等,如未进展至失代偿期,在积极治疗原发病消除病因后,病变可趋停止,预后较病毒性肝硬化好。Child‐Pugh分级有助于判断预后。

本病需与其他原因引起的肝肿大鉴别,如慢性肝炎、原发性肝癌、血吸虫病、华支睾吸虫病、脂肪肝、肝囊肿、结缔组织病等;与其他原因引起的脾肿大鉴别如慢性血吸虫病、慢性粒细胞白血病、何杰金淋巴瘤、黑热病等;与其他原因引起的腹水鉴别如结核性腹膜炎、慢性肾小球肾炎、缩窄性心包炎、腹内肿瘤、卵巢癌等;肝硬化并发症应与上消化道出血、消化性溃疡、糜烂性出血性胃炎、胃癌相鉴别;肝性脑病应与尿毒症、糖尿病酮症酸中毒等鉴别。

(三)治疗

1.中医辨证论治

(1)气滞湿阻证

证候特点:腹大胀满,按之软而不坚,胁下胀痛,饮食减少,食后胀甚,得嗳气或矢气稍减,小便短少,舌苔薄白腻,脉弦。

治法治则:疏肝理气,健脾利湿。

推荐方药:柴胡疏肝散合胃苓汤加减。气滞偏甚者可加佛手、沉香、木香,若兼血瘀者可加元胡、莪术、丹参。

(2)寒湿困脾证

证候特点:腹大胀满,按之如囊裹水,甚则颜面微浮,下肢浮肿,怯寒懒动,精神困倦,脘腹痞胀,得热则舒,食少便溏,小便短少,舌苔白滑或白腻,脉缓或沉迟。

治法治则:温中散寒,行气利水。

推荐方药:实脾饮加减。若浮肿较甚,尿少者,加猪苓、肉桂、泽泻行水利尿。

(3)湿热蕴脾证

证候特点:腹大坚满,脘腹撑急,烦热口苦,渴不欲饮,或有面目肌肤发黄,小便短黄,大便秘结或溏滞不爽,舌红,苔黄腻或灰黑,脉弦滑数。

治法治则:清热利湿,攻下逐水。

推荐方药:中满分消丸合茵陈蒿汤加减。腹胀甚,腹水不退,尿少便秘者,可用舟车丸、甘遂或禹功散等攻下逐水,但此类药作用峻烈,中病即止,不可久服。

(4)肝脾血瘀证

证候特点:腹大胀满,脉络怒张,胁腹刺痛,面色晦暗黧黑,胁下癥块,面颈胸壁等处可见红点赤缕,手掌赤痕,口干不欲饮,或大便色黑,舌质紫黯,或有瘀斑,脉细涩。

治法治则:活血化瘀,化气行水。

推荐方药:调营饮加减。肝脾肿大明显者可加穿山甲(现已禁用)、土鳖虫、牡蛎等,攻逐之后,正气受伤宜用八珍汤或人参养荣汤。

(5)脾肾阳虚证

证候特点:腹大胀满,形如蛙腹,朝宽暮急,神疲怯寒,面色苍黄或㿠白,脘闷纳呆,下肢浮肿,小便短少不利,舌淡胖,苔白滑,脉沉迟无力。

治法治则:温肾补脾,化气利水。

推荐方药:附子理中汤合五苓散加减。神疲乏力,肾阳虚衰较甚,症见面色㿠白,怯寒肢冷,腰膝酸软者,可改用济生肾气丸。

(6)肝肾阴虚证

证候特点:腹大胀满,甚或青筋暴露,面色晦滞,口干舌燥,心烦失眠,牙龈出血,时或鼻衄,小便短少,舌红绛少津,少苔或无苔,脉弦细数。

治法治则:滋养肝肾,化气利水。

推荐方药:一贯煎合膈下逐瘀汤加减。津伤口干明显者可酌加石斛、玄参,齿鼻衄血可加鲜茅根、藕节、仙鹤草。

2.中成药治疗

(1)复肝宁:适用于慢性活动性肝炎、早期肝硬化属于气郁湿毒内阻者。

(2)鳖甲软肝片:适用于慢性肝炎、肝硬化、晚期血吸虫病、疟疾所致肝脾肿大等。

(3)安络化纤丸:适用于慢性肝炎、迁延性肝炎及早期肝硬化血咯瘀阻者。

(4)五皮丸:适用于肝硬化腹水等。

3.其他中医疗法

在药物治疗的同时,可以配合其他中医疗法,如食疗、针灸、耳穴贴压、拔罐、刮痧、艾灸、中医定向透药等治疗。

4.西医治疗

肝功能代偿期病人可参加一般轻工作,避免过度劳累;失代偿期有肝功能异常和并发症者,则应卧床休息。饮食以高热量、高蛋白和维生素丰富而易消化的软食为宜,禁酒。肝脏功能显著损害或有肝性脑病先兆时,应限制或禁止蛋白质的摄入;有腹水时应低盐或无盐饮食;避免进坚硬、粗糙的食物。

失代偿期多有恶心、呕吐、进食减少,宜静脉输入高渗葡萄糖,以补充机体必需的热量,输液中可加入维生素、胰岛素、氯化钾等。应特别注意维持水、电解质和酸碱平衡。病情重者酌情应用氨基酸、新鲜血浆、白蛋白。

药物治疗可选用维生素类、增强抗肝脏毒性和促进肝细胞再生的药物、抗纤维化药物、抗脂肪肝类药物。腹水的治疗应限制钠水的摄入、用利尿剂、提高血浆胶体渗透压、放腹水的同时补充白蛋白。必要时可转入上级医院给予腹水浓缩回输、腹腔-颈静脉引流、外科手术治疗等。

（四）随访

（1）肝硬化在中国最常见的病因是病毒性肝炎，故积极防止病毒性肝炎，尤其是慢性乙型肝炎，是防止肝硬化的关键。早期发现病毒性肝炎，积极给予治疗。加强饮食卫生，严格执行器械常规消毒，对易感人群注射乙肝疫苗。

（2）加强劳动保护，防止工农业化学物品中毒，节制饮酒，防治血吸虫病，避免使用对肝脏损伤的药物。

（3）肝硬化病人以清淡、富有营养而易消化的饮食为宜，忌食粗糙、质硬及辛辣油腻的食品，严禁饮酒。

（4）保持心情愉快，避免情志激动。注意保暖，防止正虚邪袭，以免引起发热。用药要"少而精"，不要过多地使用"保肝药"，以免加重肝脏的负担。

（王学琦　许新艳）

五、胃食管反流病

胃食管反流病（shageal reflux dieue，GERD）是指胃十二指肠内容物反流入食管引起烧心等证候特点，根据是否导致食管黏膜糜烂、溃疡，分为反流性食管炎及非糜烂性反流病。GERD也可引起咽喉、气道等食管邻近的组织损害，出现食管外证候特点。

GERD是一种常见病，发病率随年龄增加而增加，男女发病无明显差异。中国人群GERD病情较美国等西方国家轻，NERD较多见。GERD散见于中医嘈杂、反酸、胃疼等病症中。

（一）病因病机

本病的病因较为广泛和复杂，主要有饮食不节、情志失调、脾胃素虚及药物损害等。以气机郁滞，失于和降为基本病机，其病位在胃，与肝、脾密切相关。

1.饮食不节

长期过食或暴食生冷食品，耗伤中焦阳气；或饮酒无节，损伤胃体；或偏食辛辣，蕴热伤阴；或嗜食肥腻炙煿，积滞难消，酿生湿热；或饥饱无常，特别是空腹过劳或饱餐后用力过度等，均可导致气机阻滞，升降失常而发病。

2.情志失调

忧思恼怒，思则气结，怒则气逆，伤肝损脾，肝失疏泄，横逆犯胃，脾失健运，胃气阻滞，均致胃失和降而发。

3.脾胃素虚

若素体脾胃虚弱，运化失职，气机不畅；或中焦虚寒，失其温养；或胃阴亏虚，胃失濡养，则均可导致本病。素体脾胃虚弱，遇有饮食失调、外感邪气、情志刺激，更易引起发作或加重。

4.药物损害

过服寒凉、温燥中西药物,伤胃体,耗胃气,损胃阴,使脾失健运,胃失和降,气机阻滞不通而发。

上述几种发病因素可单独作用,也可兼而发病。

本病的病变部位在胃,与肝、脾密切相关。肝主疏泄,具有土助运化的作用,若忧思恼怒,气郁伤肝,肝气横逆,势必克犯胃,致气机郁滞,胃失和降而为痛;肝气久郁,既可出现化火伤阴,又能导致瘀血内结,病情至此,每每缠绵难愈。若禀赋不足,后天失调,或饥饱失常,劳倦过度,以及久病正虚不复等,均能引起脾气虚弱,运化失职,气机不畅而作。若脾阳不足,则寒自内生,胃失温养,致中焦虚寒。如脾润不及,或胃燥太过,失于濡养,不能润降。

本病的病机演变复杂多异,归纳起来,主要是虚实、寒热、气血之间的演变和转化。其病理性质可分为虚实两类。初期多由外邪、饮食、情志所伤,多属实证;若久病不愈,或反复发作,脾胃受损,可由实转虚。如因寒而痛者,寒伤阳气,可形成虚寒证候,热邪伤阴,可形成阴虚证候。因脾胃功能虚弱,失于运化,又易受邪,形成虚实夹杂证。从寒热来看,寒痛日久,过用辛热,可以郁而化热;热病日久,过用苦寒或饮食生冷过度,亦可寒化形成寒证,都可致寒热错杂、寒热互结等复杂病机。从气滞与血瘀来看,气滞日久,气病及血,必见血瘀;血瘀阻滞,常使气滞加重。

(二)诊断

1.临床表现

烧心和反流为典型症状,烧心为胸骨后烧灼感,反流指胃内容物向咽部或口腔方向流动的感觉。还有一些患者可能存在不典型症状,胃反流物刺激食管时可引起胸骨后剧烈的胸痛,放射至心前区、后背、肩部等,类似心绞痛;胃反流物刺激食管以外的器官如刺激喉部引起咽异物感、刺激气管引起哮喘及慢性咳嗽,甚至有少部分患者以此为首发症状;其他不典型症状包括上腹痛、胃胀、嗳气、恶心、吞咽困难等;部分反流症状严重者可导致睡眠障碍。

2.辅助检查

(1)胃镜检查:可发现有RE并能排除其他原因引起的食管病变。

(2)24h食管pH监测:应用便携式pH记录仪监测患者24h食管pH值,提供食管是否存在过度酸反流的客观证据,是诊断GERD的重要方法。

3.综合评估

胃食管反流病的严重程度主要是根据内镜检查的反流性食管炎的分级进行评估的,分为A、B、C、D四级。A级就是有食管下端的糜烂和炎症,单个或多个,但是长度小于0.5cm,B级就是食管下端的糜烂和炎症没有融合,但是长度大于0.5cm,C级是指食管下端的糜烂和炎症有相互的融合,但是不超过食管周径的75%,D级就是食管下端炎症的糜烂溃疡和融合超过了食管周径的75%。不同的分级治疗疗程不一样,A级的食管炎可能治疗1个月,但是C级D级的食管炎,治疗可能在3个月左右,而且治疗以后,要进行胃镜的复查。

本病需与其他病因的食管病变(如真菌性食管炎、药物性食管炎、食管癌和食管贲门失弛缓症等)、消化性溃疡、胆道疾病等相鉴别。胸痛为主要表现者应与心源性胸痛及其他原因引起的非心源性胸痛进行鉴别。还应注意与功能性疾病如功能性烧心、功能性胸痛、功能性消化不良作鉴别。

(三)治疗

1.中医辨证论治

(1)痰热犯胃证

证候特点:嘈杂而兼恶心吞酸,口渴喜冷,口臭心烦,脘闷痰多,似饥非饥,舌质红、苔黄干,脉滑数。

治法治则:清热化痰和中。

推荐方药:黄连温胆汤加减。若两胁胀痛或窜疼,加柴胡、枳壳、香附;若大便干结不通加枳实、大黄。

中成药治疗:可选用柴胡舒肝丸、舒肝和胃丸、左金丸等。

(2)脾胃虚寒证

证候特点:泛吐酸水,呕吐清涎,胃脘隐痛,胀闷不舒,喜暖喜按,纳差,喜热饮,大便稀溏,舌质淡,苔白腻,脉沉迟。

治法治则:健脾温中。

推荐方药:理中汤加减。若呕吐清水可加丁香、吴茱萸。

中成药治疗:可选用香砂六君子丸、丁叩理中丸、参苓白术散等。

(3)脾胃气虚证

证候特点:嘈杂时作时止,口淡无味,食后脘胀,体倦乏力,不思饮食,舌质淡,脉虚。

治法治则:益气和中。

推荐方药:四君子汤加减。若食后胀满,大便溏泻,可加木香、砂仁;若饥不欲食,大便干结,舌红无苔脉细者属胃阴不足,可用益胃汤益胃养阴;若反酸日久,胸骨后疼痛难忍,吞咽困难,饮食不下,咽中可有异物感,舌质暗,有瘀点,脉弦涩,可加丹参、桃仁;若呕吐痰涎,呃逆频频可加旋覆花、代赭石、半夏。

中成药治疗:可选用补中益气丸等。

(4)气血虚弱证

证候特点:嘈杂时作时止,疲倦乏力,面白唇淡,头晕心悸,失眠多梦,舌质淡,脉细弱。

治法治则:益气养血和中。

推荐方药:归脾汤加减。若食后完谷不化,胃脘胀满可加焦三仙,消食导滞,失眠多梦者加合欢花、夜交藤;情绪焦躁不安者加浮小麦、大枣。

中成药治疗:可选人参归脾丸、人参养荣丸等。

2.其他中医疗法

在药物治疗的同时,可以配合其他中医疗法,如食疗、针灸、耳穴贴压、拔罐、刮痧、艾灸、中医定向透药等治疗。

3.西医治疗

目的在于控制证候特点、治愈食管炎、减少复发和防治并发症。

(1)促胃肠动力药:如多潘立酮、莫沙必利、依托必利等,这类药物可能通过增加LES压力、改善食管蠕动功能、促进胃排空,从而达到减少胃内容物食管反流及减少其在食管的暴露时间。由于这类药物疗效有限且不确定,因此只适用于轻症患着,或作为与抑酸药合用的辅助治疗。

(2)抑酸药:有效降低损伤因素的作用,是目前治疗本病的主要措施,对初次接受治疗的患者或有食管炎的患者宜以PPI治疗,以求迅速控制证候特点,治愈食管炎。

PPI:这类药物抑酸作用强,疗效优于组胺H_2受体拮抗剂(Histamine$_2$ receptor antagonist,H_2RA),适用于证候特点重、有严重食管炎的患者。一般按治疗消化性溃疡常规用量,疗程4~8周。对个别疗效不佳者可加倍剂量或与促胃肠动力药联合使用,并适当延长疗程。

H_2RA:如雷尼替丁、法莫替丁等。H_2RA能减少24h胃酸分泌的50%~70%,但不能有效抑制进食刺激引起的胃酸分泌,因此适用于轻、中症患者。可按治疗消化性溃疡常规用量,分次服用,疗程8~12周。增加剂量可提高疗效,同时亦增加不良反应。

抗酸药:仅用于证候特点轻、间歇性发作的患者,作为临时缓解证候特点用。

(3)维持治疗

GERD具有慢性复发倾向,为减少证候特点复发,防止食管炎复发引起的并发症,可给予维持治疗。停药后很快复发且证候特点持续者,往往需要长程维持治疗;有食管炎并发症如食管溃疡、食管狭窄、Barrett食管者,需要长程维持治疗。PPI和H_2RA均可用于维持治疗,PPI效果更优。维持治疗的剂量因患者而异,以调整至患者无证候特点之最低剂量为适宜剂量;对无食管炎的患者也可采用按需维持治疗,即有证候特点时用药,证候特点消失时停药。

(四)随访

(1)胃食管反流病是一种常见疾病,烧心和反流是典型的证候特点,发病率随着年龄增加而增加,男女发病无明显差异,应积极预防。

(2)胃食管反流的病人以清淡、富有营养而易消化的饮食为宜,忌食辛辣油腻的食品,严禁饮酒。

(3)保持心情愉快,避免情志激动,注意保暖。

(王学琦　许新艳)

六、胆囊炎

胆囊炎、胆石症是比较常见的胆道疾病。胆囊炎可以分为急性胆囊炎、慢性胆囊炎、慢性胆囊炎急性发作三种类型。胆石症又有胆囊结石、胆囊管结石、总胆管结石、肝管内结石之别。胆囊炎、胆石症常互为因果,同时存在。多发于女性及肥胖者。急性发作时主要症状特征有右上腹或剑突下阵发性绞痛、向右肩背放射,且有压痛、反跳痛和腹肌紧张,可伴发热、黄疸。慢性期主要症状特征有上腹不适、右上腹隐痛、腹胀、嗳气、厌食油腻等。胆囊炎、胆石症属中医的"胁痛""结胸""黄疸"等。

(一)病因病机

胆囊炎、胆石症病位在胆腑,与肝、胆、脾、胃等脏腑有关。"胆者,中精之府",其功能既依赖肝的疏泄,储存胆汁,又能促进脾胃运化,以转输通降为顺。

常因情志不舒、嗜食肥甘、虫积、外感等,影响肝胆疏泄和脾胃运化。或致肝胆气滞,胆泄不畅;或致脾失健运,湿热内蕴,日久煎熬成石;或致气滞腑闭,血行不畅,化瘀壅脓,形成胆囊炎、胆石症。

(二)诊断

1.临床表现

急性胆囊炎常以饱餐后上腹部、右肋部或剑突下剧痛、绞痛,发热或黄疸为特征;慢性胆囊炎则往往缺少典型症状,或有上腹不适。隐痛、腹胀、嗳气、厌食油腻等。胆石症临床表现取决于胆石形态大小、部位和并发症;急性发作时主要表现为右上腹剧烈绞痛(胆绞痛)、寒战高热或伴黄疸等;平时大多无症状,或仅表现为消化不良。

2.辅助检查

(1)实验室检查:急性发作时外周血白细胞、中性粒细胞升高。

(2)影像学检查:胆囊炎、胆石症的确诊主要依靠X线和B超,检查可发现阳性结石或炎症。

(3)经纤维十二指肠镜进行胰胆管造影术(ER-CP)、经皮肝穿刺胆道造影术(PCT)对胆石症病例有极高的诊断价值。

3.综合评估

由于急性胆囊炎起病迅速,而且少数严重者可危及生命,因此一旦出现上腹部阵发性绞痛时,需要高度重视。慢性胆囊炎是一种慢性疾病,如果早期没有及时控制病情,可能会发生胆囊纤维化,与周围组织粘连,产生消化不良症状,少数患者最终发生胆囊完全失去功能。

(三)治疗

1.中医辨证论治

(1)肝郁气滞证

证候特点:右上腹绞痛阵作、疼痛向肩背放射、每因情志变动加剧,食欲不振、口苦、嗳气、恶心、呕吐,或伴轻度发热恶寒,舌苔薄腻,脉弦紧。

治法治则:疏肝利胆,行气止痛。

推荐方药:大柴胡汤合金铃子散加味。柴胡、白芍、枳壳、大黄、黄芩、半夏、郁金、金钱草、香附、延胡索、甘草等随症加减;饮食减少者可加鸡内金以开胃;有口苦、嗳气、恶心、呕吐等症者可加左金丸,以辛开苦降,和胃降逆;伴发热者可加蒲公英、金银花、连翘以清热解毒。

中成药治疗:可选用消炎利胆片、胆石通胶囊等。

（2）湿热熏蒸证

证候特点：持续性右上腹胀痛或绞痛，痛引肩背，发热畏寒；胸闷纳呆，泛恶呕逆，口苦咽干，舌苔黄腻，脉弦紧。

治法治则：清利肝胆，化湿排石。

推荐方药：三金汤合茵陈蒿汤加减。金钱草、海金砂、郁金、鸡内金、茵陈、黄芩、栀子、虎杖根、枳壳、木香、延胡索、甘草随症加减；高热畏寒者可加柴胡、蒲公英以清热泻火；恶心呕吐、口苦咽干者可加左金丸，以降逆止呕；大便不爽或便秘者可加生大黄、芒硝，以泻火通便。

中成药治疗：可选用胆石通、当归龙荟丸、三金片等。

（3）热结血瘀证

证候特点：胁痛如刺，持续不解，入夜尤甚，右上腹可触及积块，胸腹胀满；寒热时发，黄疸，便秘尿黄；舌质紫黯、唇舌有瘀斑、脉弦数等为瘀血之证。

治法治则：活血化瘀，清热攻下。

推荐方药：复元活血汤合排石汤加减。桃仁、红花、穿山甲（现已禁用）、生大黄、芒硝、柴胡、郁金、枳壳、木香、茵陈、黄芩、虎杖根、金钱草、甘草，随症加减；腹胀痛甚者可加延胡索等以理气止痛；发热者可加金银花、连翘、蒲公英，以加强清热之功。

中成药治疗：可选用金胆片、胆乐胶囊等。

（4）脓毒壅滞证

证候特点：脘腹，胁肋绞痛拒按，持续不止，腹部胀满；痛引肩背，壮热寒战、汗出；黄疸，或谵语神昏，便秘溲黄，舌质红绛、苔黄糙，脉细数。

治法治则：清热透脓，化瘀解毒。

推荐方药：黄连解毒汤合茵陈蒿汤加减。汗出脉细者，加太子参、麦冬、五味子，以益气敛汗复脉；神昏谵语者，急用安宫牛黄丸1粒吞服，以芳香开窍。

中成药治疗：可选用复方胆通胶囊、清热利胆颗粒、利胆止痛片等。

2.其他中医疗法

在药物治疗的同时，可以配合其他中医疗法，如食疗、针灸、耳穴贴压、拔罐、刮痧、艾灸、中医定向透药等治疗。

3.西医治疗

（1）药物治疗

解痉、镇痛的治疗：可用肌内注射阿托品、哌替啶（度冷丁）等，从而解除痉挛以减轻疼痛。

抗感染治疗：为了预防菌血症和化脓性并发症，可使用抗生素，可以选用氨基苄青霉素、氯林可霉素和氨基醣甙类，也可联合应用，或选用头孢羟唑或头孢呋辛治疗。更换抗生素时应根据临床症状血培养、胆汁培养、胆囊壁的细菌培养以及药物敏感试验，等结果出来再决定。

利胆药物：口服50%硫酸镁（注意有腹泻者不可用），口服去氧胆酸片等。

溶石疗法：由胆固醇结石引起的胆囊炎，可用熊去氧胆酸或鹅去氧胆酸进行溶石治疗。在疗程结束后,继续治疗一段时间可预防复发。

(2)手术治疗

胆囊切除术:常用腹腔镜胆囊切除,在条件不允许的医疗机构进行开腹胆囊切除术。

部分胆囊切除术:估计分离胆囊床困难或可能出血的患者,可以保留胆囊床部分胆囊壁,将胆囊的其余部分切除。

胆囊造口术:对高危病人,尤其是并发有其他基础疾病的老年人,可先行造口术,进行减压引流,待3个月后再行胆囊切除。

超声引导下经皮肝胆囊穿测引流术(PTGD):适用于病情危重又不宜进行手术的化脓性胆囊炎患者。

(四)随访

(1)缓慢减重:注意不要让体重下降过快,否则将增加患胆石症的风险。将减重的目标定在一周减0.5~1.0kg比较适宜。当然,将体重维持在健康的范围内会带来许多益处,超重也会增加患胆石症的风险。

(2)健康饮食:健康的饮食不仅有助于控制体重,也可直接预防胆石症的发生。健康的饮食习惯包括营养均衡,食不过饱,避免进食过于油腻的食物,多吃水果、蔬菜、粗粮等。

(王学琦　许新艳)

七、胰腺炎

(一)急性胰腺炎

急性胰腺炎是胰酶在胰腺内被激活后引起胰腺组织自身消化所导致的急性炎症。临床以发作性上腹疼痛、恶心、呕吐、发热、血与尿胰淀粉酶增高为特征。按病理组织学和临床表现可分为轻症急性胰腺炎和重症急性胰腺炎,前者约占90%,病情轻,以胰腺水肿为主,有自限性,数日后可完全恢复,预后良好。后者病情较重,胰腺出血坏死,常伴休克、渗出性腹膜炎等,病死率较高。急性胰腺炎与中医的"胰瘅"相类似,可归属于"腹痛""脾心痛"等范畴。

1.病因病机

本病起病急骤,多由暴饮暴食,酗酒过度,或情志失调,蛔虫窜扰,导致气机郁滞所致。

(1)情志内伤:抑郁恼怒,肝失疏泄条达,乘脾犯胃,肝脾不和,气机不利,脏腑经络气血郁滞而成本病。

(2)饮食不节:素体肠胃热盛,或恣食辛辣,或暴饮暴食,酗酒无度,肠胃积热,腑气通降不利,发为本病。

(3)肝胆湿热:素有肝胆疾患,湿热内蕴;或嗜食肥甘厚味,损伤脾胃,生湿蕴热,湿热熏蒸,肝胆疏泄不利;或结石阻滞胆道,肠胃失和,而成本病。

(4)蛔虫窜扰:蛔虫上扰,窜入胆道,肝胆气逆,亦可发为本病。

本病的病变以脾胃为主,与肝、胆关系密切。其病机为气滞、湿热、积热壅阻中焦,气机不利,不通则痛,以实证、热证为主。

2.诊断

(1)临床表现

轻症胰腺炎患者有剧烈而持续的上腹部疼痛、恶心、呕吐、轻度发热、上腹压痛,但无肌紧张,重症胰腺炎临床证候特点出现烦躁不安、四肢厥冷、皮肤呈斑点状等休克证候特点。

(2)辅助检查:

①实验室检查:血钙下降至2mmol/L以下,血糖 > 12mmol/L(无糖尿病史者),同时有血清和(或)尿淀粉酶显著升高。

②腹腔诊断性穿刺:有高淀粉酶活性腹水。

(3)综合评估

急性胰腺炎的预后取决于病变程度及有无并发症。轻症预后良好,常在1周内恢复,不遗留后遗症。重症者病情凶险,预后差,病死率可达30% ~ 60%,存活者有不同程度的胰功能不全,或演变为慢性胰腺炎。年龄超过50岁、低血压、低白蛋白、低血钙及各种并发症者常影响预后。

本病应与消化性溃疡急性穿孔、胆石症与胆囊炎、急性肠梗阻、急性心肌梗死等疾病相鉴别。

3.治疗

(1)中医辨证论治

①肝郁气滞证

证候特点:突然中上腹痛,痛引两胁,或向右肩背部放射,恶心呕吐,口干苦,大便不畅,舌淡红,苔薄白,脉弦细或紧。

治法治则:疏肝利胆,行气止痛。

推荐方药:小柴胡汤加减。疼痛剧烈者,加延胡索、川楝子行气止痛;大便不通者,加芒硝、炒莱菔子、厚朴通腑泄浊。

中成药治疗:可选用舒肝止痛丸、开胸顺气丸等。

②肝胆湿热证

证候特点:上腹胀痛拒按,胁痛,或有发热,恶心呕吐,目黄身黄,小便短黄,大便不畅,舌红,苔薄黄或黄腻,脉弦数。

治法治则:清利肝胆湿热。

推荐方药:清胰汤合龙胆泻肝丸加减。黄疸明显者,加茵陈、虎杖、金钱草利胆褪黄;恶心呕吐者,加竹茹清热止呕;有结石者,加金钱草、海金沙、鸡内金利胆排石。

中成药治疗:可选用清胰汤冲剂、茵山莲颗粒等。

③肠胃热结证

证候特点:全腹疼痛,痛而拒按,发热,口苦而干,脘腹胀满,大便秘结,小便短黄,舌质红,苔黄腻,脉沉实或滑数。

治法治则:通腑泄热,行气止痛。

推荐方药:大承气汤加减。疼痛剧烈者,加蒲黄、五灵脂、延胡索通络止痛;有黄疸者,加茵陈、虎杖利胆退黄,若高热不退者,可合用五味消毒饮。

中成药治疗:可选用清胰利胆片、解读通腑颗粒等。

（2）其他中医疗法

在药物治疗的同时,可以配合其他中医疗法,尤其是中药灌肠治疗疗效肯定且方便,其他如食疗、针灸、耳穴贴压、拔罐、刮痧、艾灸、中医定向透药等治疗。

（3）西医治疗

①监护:密切观察体温、呼吸、脉搏、血压和尿量,动态了解腹部情况。注意检测血常规、血和尿淀粉酶、电解质及血气分析情况等。

②维持水电解质平衡及抗休克:因呕吐、禁食、胃肠减压等常导致血容量不足,应积极补充体液及电解质（钾、钠、钙、镁离子等）,维持有效血容量。重症患者常有休克,还应补充血浆、白蛋白及全血。

③抑制胰腺分泌

禁食及胃肠减压:轻症患者可短期禁食,不需胃肠减压,待腹痛消失后可给流质饮食,逐渐恢复正常饮食。病情重者,除禁食外,予以持续胃肠减压,以减少胃酸与食物刺激胰腺分泌,并减轻呕吐和腹胀。

生长抑素(somatostatin)常用奥曲肽(octreotide)25μg静脉注射,以后每小时用25～50μg静脉滴注,持续12～24h。生长抑素首剂250mg静脉注射,继而每小时250～500μg静脉滴注,维持12～24h。

H_2受体拮抗剂:可用西咪替丁每次400mg,每日2次,亦可用雷尼替丁或法莫西丁等。

解痉镇痛:常用阿托品或山莨菪碱肌肉注射。疼痛剧烈时可加用哌替啶。

抗感染:非胆源性胰腺炎可不用抗生素。与胆道疾病有关者或重症者,应及时、合理使用抗生素。常用氧氟沙星、环丙沙星、克林霉素、亚安培南西司他丁钠(imipenem)、头孢菌素等,同时联合使用甲硝唑或替硝唑,防治厌氧菌感染。

抑制胰酶活性:适用于胰腺炎的早期,如抑肽酶(aprotinin)每天20万～50万U,分2次溶于葡萄糖注射液静脉滴注;加贝酯(FOY)开始每天100～300mg溶于500～1500ml葡萄糖生理盐水中,以2.5mg/(kg·h)速度静滴,2～3d病情好转后,可逐渐减量,也可选用氟尿嘧啶等。

4.随访

（1）积极防治胆道疾患如胆囊炎、胆石症、胆道蛔虫病等,不要酗酒及暴饮暴食。

（2）避免或慎用能诱发胰腺炎的药物,如肾上腺皮质激素、噻嗪类利尿剂、硫黄嘌呤等,是防治本病的重要措施。

（3）病初要禁食,随病情好转改为流质食物,逐渐恢复普食。病重患者要卧床休息,保持心情舒畅,避免情志刺激。

(二)慢性胰腺炎

慢性胰腺炎是指多种原因引起的胰腺局部、节段性或弥漫性的慢性进展性炎症,导致胰腺组织和(或)胰腺功能不可逆的损害。临床表现为腹痛、腹泻或脂肪泻、消瘦,后期可出现腹部囊性包块、黄疸和糖尿病等。本病可归属于中医"腹痛""泄泻"等范畴。

1.病因病机

本病发生多由胆道疾患或胰管结石、长期酗酒、腹部手术、过食肥甘厚味等诱发或致加重。

(1)饮食不节:长期酗酒,或过食肥甘厚味,脾失健运,酿生湿热,湿热内蕴,气机阻滞,不通则痛,发为本病。

(2)情志失调:情志不舒,肝失条达,气机不畅;或肝郁克脾,肝脾不和,气机不利,而成本病。

(3)脾胃阳虚:久病伤阳,脾阳不足,或过服寒凉药物或食物,损伤脾胃,虚寒内生,致脾胃阳虚,脏腑经脉失于温养,阴寒内生,寒凝气滞,发生本病。

(4)瘀血内停:腹部外伤或手术,血络受损;或久病不愈,瘀血阻络;血行不畅,瘀血留恋不去,而致本病。

总之,本病病变脏腑在脾、胃,与肝、胆密切相关。基本病机为气滞、湿热、血瘀阻滞,不通则痛,久则脾胃阳虚,脏腑经脉失于温养,不荣则痛。病理性质本虚标实,虚实夹杂,以脾虚为本,气机郁滞、湿浊内蕴为标。

2.诊断

(1)临床表现

腹痛是慢性胰腺炎最突出的症状,60%～100%病人有腹痛,多呈间歇性发作,少数呈持续性;胰腺外分泌不足可出现食欲减退、腹胀、不耐油腻食物等,大便次数频繁、量多,色淡,有恶臭,长期腹泻致患者消瘦、营养不良及维生素A、D、E、K缺乏等症状;胰腺内分泌不足的患者有显著糖尿病症状,如多饮、多食、多尿、体重轻轻等。体格检查可有消瘦、腹部包块、腹水及胸水体征,其他少数患者可出现消化道梗阻、梗阻性黄疸和门静脉高压等。典型病例可出现五联征:上腹痛、胰腺钙化、胰腺假性囊肿、糖尿病和脂肪泻。但临床上常以某一或某些症状为主要特征。

(2)辅助检查

①实验室检查:

胰腺外分泌功能试验:

直接刺激试验:胰泌素能刺激胰腺分泌,静脉注射胰泌素1U/kg,然后收集十二指肠内容物,测定胰液分泌量及碳酸氢钠浓度,如80min内胰液分泌<2ml/kg(正常值＞2ml/kg),碳酸氢钠浓度<90mmol/L(正常值＞90mmol/L),提示胰腺分泌功能受损。

间接刺激试验:A.Lundh试验:标准餐后十二指肠液中胰蛋白酶浓度＜6IU/L为胰功能不全。B.胰功肽(N-苯甲酰-L-酪氨酰对氨苯甲酸,简称BT-PABA)试验:BT-PABA是一种人工合成肽,口服后经胰分泌的糜蛋白酶分解成PABA,自小肠吸收而从尿中排泄。由于胰腺外分泌功能减退,糜蛋白酶分泌不足,尿中PABA的排出率减少,<50%。

吸收功能试验:粪便中脂肪和肌纤维检查,慢性胰腺炎患者因胰酶分泌不足,脂肪和肌纤维素的消化不良,粪便中脂肪、肌纤维及氮含量增高。正常人每天进食80g脂肪食物后,72h粪便的脂肪排泄量应每天<6g。每天进食含70g蛋白质的食物后,正常人每天粪便中含氮量<2g。也可进行维生素B_{12}吸收试验等。

胰腺内分泌测定:

空腹血浆胰岛素:本病患者大多正常,口服葡萄糖或甲苯磺丁脲(D860)或静脉滴注胰高糖素而血浆胰岛素不上升者,反映胰腺内胰岛素储备减少。

血清缩胆囊素(CCK)测定:正常值为30~300pg/ml,慢性胰腺炎可达8000pg/ml,由于慢性胰腺炎时胰酶分泌减少,对CCK反馈性抑制作用减弱而引起。

②影像学检查

X线腹部平片:在胰腺部位可显示钙化的斑点或结石,是诊断慢性胰腺炎的重要依据。

B型超声和CT检查:可见胰腺增大或缩小,边缘不清,密度降低,有钙化灶、结石或囊肿等异常现象。

内镜逆行胰胆管造影术(ERCP):胰管管腔可因扩张和缩窄相交替而显示"串珠状"影像。可见假性囊肿、钙化,并可显示胆管系统病变。

(3)综合评估

慢性胰腺炎病变程度轻重不一,炎症范围可累及部分或整个胰腺,胰头部病变较多见。此外,高钙血症、高脂血症、遗传因素、重度营养不良、胰腺外伤、急性胰腺炎等,也可引发慢性胰腺炎。

本病应与胰腺癌、消化性溃疡、小肠性吸收不良、胰源性腹泻和小肠性吸收不良等疾病相鉴别。

3.治疗

(1)中医辨证论治

①脾胃湿热证

证候特点:上腹胀痛,连及两胁,按之加重,时欲呕恶,脘痞纳呆,口干苦而不欲多饮,大便溏,恶臭不爽,舌质红,苔黄或黄腻,脉弦滑数。

治法治则:清热化湿。

推荐方药:清中汤加减。两胁疼痛,大便不通者,可用大柴胡汤清热通腑;热邪偏盛,口苦心烦,身热者,可加黄芩、蒲公英清热解毒。

中成药治疗:可选用心腹气痛丸、山楂内消丸、九气拈痛丸等。

②肝郁脾虚证

证候特点:上腹及两胁胀痛,或时发剧痛,牵及胸背,倦怠乏力,嗳气,饮食减少,腹胀便溏,舌暗淡,苔薄白,脉弦细弱。

治法治则:疏肝解郁,益气健脾。

推荐方药:柴芍六君子汤加减。

中成药治疗:可选用逍遥丸、柴芍六君子丸等。

③血瘀内停证

证候特点:上脘腹刺痛,痛处固定,入夜尤甚,面色晦暗,腹部或有癥块,拒按,形体消瘦,纳呆,恶心呕吐,或大便溏薄,舌紫暗或有瘀点,脉弦涩。

治法治则:活血化瘀,行气止痛。

推荐方药:膈下逐瘀汤加减。若有癥块,体虚不甚者,可加炮山甲、鳖甲、三棱、莪术;久病面色暗淡,形体消瘦,加当归、黄芪益气养血行血。

中成药治疗:可选用胰胆舒颗粒、血府逐瘀口服液等。

④脾胃虚寒证

证候特点:上腹隐痛,时作时止,喜温喜按,面色萎黄,形寒肢冷,手足不温,气短懒言,食欲不振,恶心呕吐,大便溏薄,舌质淡红,有齿痕,苔白,脉沉细无力。

治法治则:益气温阳,健脾和胃。

推荐方药:黄芪建中汤加减。腹痛甚者可用大建中汤温中散寒;若大便溏薄者可加白术、山药、莲子肉健脾止泻;形寒肢冷,中阳虚重者改用理中汤温补脾阳。

中成药治疗:可选用良附丸、山楂温中丸等。

(2)其他中医疗法

在药物治疗的同时,可以配合其他中医疗法,如食疗、针灸、耳穴贴压、拔罐、刮痧、艾灸、中医定向透药等治疗。

(3)西医治疗

①病因治疗:去除病因,有胆囊炎、胆石症要积极治疗,宜低脂肪、高蛋白饮食,戒酒,避免饱食,防止急性发作。

②对症治疗:对胰腺外分泌不足所致腹胀、腹泻常需胰酶替代疗法,一般口服胰酶片0.6~1.2g,每日3次,或用胰浸出液及多酶片。由于胰酶片中的脂酶能被胃酸灭活,可给予西咪替丁或碳酸氢钠,提高疗效。严重腹痛者可用止痛药,但尽量少应用具有成瘾性的麻醉镇痛药。有糖尿病者可予小剂量胰岛素治疗。

4.随访

(1)慢性胰腺炎的预防同急性胰腺炎,应积极预防胆道疾病,彻底戒酒,避免暴饮暴食等。

(2)饮食以低脂肪低糖为宜,不要过食肥甘厚味或生冷之物。注意调节情志,保持心情舒畅,避免情志刺激。

(王学琦　许新艳)

第四节 内分泌及代谢系统疾病的诊断与治疗

一、糖尿病

糖尿病是因多种病因综合作用而导致的以高血糖为特征的代谢性疾病。它是由遗传因素和环境因素长期相互作用而引起的胰岛素分泌不足和利用缺陷,以血液中葡萄糖水平升高为生化特征及多饮、多食、多尿、消瘦、乏力为临床表现的代谢紊乱综合群,分1型糖尿病和2型糖尿病,其中2型糖尿病约占本病的95%左右。长期碳水化合物、蛋白质及脂肪代谢失常可引起多系统损害,导致眼、肾、神经、心脏、血管等组织器官慢性进行性病变、功能减退和衰竭。若血糖长期控制不理想,导致并发症及功能残疾概率升高。

(一)病因病机

中国传统医学中糖尿病属"消渴"症范畴,早在公元前2世纪《黄帝内经·素问》称之为"消瘅",是世界上对糖尿病的最早认识。《证治准绳·消瘅》在前人论述的基础上,对三消的临床分类作了规范,"渴而多饮为上消,消谷善饥为中消,渴而便数有膏为下消"。消渴的病因比较复杂,古代医家多认为消渴的发病主要与先天禀赋不足、饮食失节、情志失调、劳欲过度等原因有关,病变部位主要在肺、胃、肾,其病机主要在于阴津亏损、燥热偏胜,而以阴虚为本,燥热为标,二者互为因果。

(二)诊断

1.临床表现

有多饮、多食、多尿、消瘦三多一少症状;有糖尿病各种急慢性并发症或伴发病首诊的病人;高危人群,有糖调节受损史,年龄≥45岁;超重或肥胖,T2DM的一级亲属,妊娠糖尿病史;多囊卵巢综合征,长期接受抗抑郁药物治疗。

2.辅助检查

中国目前采用WHO糖尿病专家委员会1999年提出的糖尿病诊断标准:FPG≥7.0mmol/L或OGTT餐后2h血糖(2h PG)≥11.1mmol/L诊断为糖尿病;FPG<6.1mmol/L且2h PG<7.7mmol/L为血糖正常;FPG6.1～6.9mmol/L为空腹血糖受损,OGTT 2h PG为7.8～11.0mmol/L为糖耐量减低(IGT)。根据2008年美国糖尿病学会(ADA)标准,Hb A1c≥6.5%可诊断为糖尿病。

3.综合评估

由于糖尿病的病因和发病机制尚未完全阐明,目前仍缺乏病因治疗。我们应主要鉴别T1DM和T2DM,因二者缺乏明确的生化或遗传学标志,据临床特点和发展过程,从发病年龄、起病急缓、症状轻重、体重、有无酮症酸中毒倾向,是否依胰岛素维持生命等方面,结合胰岛β细胞自身抗体和细胞功能检查结果而进行临床综合分析判断。

本病应注意与其他原因所致的尿糖阳性相鉴别,如与甲亢、胃空肠吻合术后、严重肝病等鉴别。

(三)治疗

1.中医辨证论治

参照中国中西医结合学会内分泌专业委员会《中西医结合糖尿病诊疗标准(草案)》拟定为早、中、晚3期。

早期:主要临床表现为口干多饮,身重困倦,小便频数,大便黏滞不爽或便秘,舌质红、苔黄,脉弦数为主。该期病位主要在肺、胃、脾、肝。病程多在5年之内。尚无明显并发症。主要表现为高血糖、肥胖、胰岛素相对不足或胰岛素抵抗。该期分为四型:

(1)热盛伤津证

治则:清热泻火,生津止渴。

主方:白虎加人参汤。

(2)肝郁脾虚证

治则:疏肝健脾,理气和中。

主方:逍遥散。

(3)痰浊中阻证

治则:燥湿运脾,化痰降浊。

主方:二陈汤合五苓散。

(4)湿热蕴结证

治则:清热化湿,理气和中。

主方:葛根芩连汤合三仁汤。

中期:主要临床表现为神疲乏力,气短懒言,咽干口燥,烦渴欲饮,午后颧红,小便短少,大便干结,舌体瘦薄,苔少而干,脉虚数。该期主要病位在肺、脾、肾。病程多在5~10年。兼有不同程度的微血管并发症。主要表现为胰岛素分泌不足及峰值延迟,可伴见胰岛素抵抗。此类患者多因糖毒性、脂毒性、炎症,出现心慌症状。心脏超声可见心脏左室舒张功能降低,心电图可见心肌缺血或伴心律失常等,辨为"气阴两虚证"。

治则:益气养阴,生津止渴。

主方:生脉散合玉液汤加减。

在此期也有患者表现为湿热蕴结证,治疗方法同上。

晚期:主要临床表现为小便频数,眩晕耳鸣,口干夜甚,手足抽搐,多梦遗精,舌红少苔,脉沉细;或见眩晕耳鸣,神疲,畏寒肢凉,五心烦热,心悸腰酸,舌淡少津,脉弱而数。该期主要病位在肝、脾、肾。病程多在10年以上。已出现大血管并发症,病情复杂。表现为胰岛β细胞功能减退,

脏腑功能受损。该期分为:

(1)肝肾阴虚证

治则:滋补肝肾,养阴润燥。

主方:杞菊地黄丸。

(2)阴阳两虚证

治则:滋阴温阳,补肾固涩。

主方:金匮肾气丸。

2.其他中医疗法

在药物治疗的同时,可以配合其他中医疗法,如针灸、耳穴贴压、拔罐、刮痧、艾灸、中医定向透药等治疗。

3.西医治疗

西医治疗包括药物治疗和非药物治疗两方面。

非药物治疗包括控制总摄入量,合理分配膳食。病人的每天摄入量依据身高、体重、年龄、劳动强度而定。定量定时进餐,以控制血糖、血脂和体重。部分轻症患者只需饮食治疗即可达到理想或良好控制。而长期坚持体育锻炼应作为糖尿病治疗的一项基本措施,适用于病情相对稳定者,尤其是适合于肥胖的2型糖尿病患者。运动可提高胰岛素的敏感性,并有降糖、降压、减肥等作用。运动量需在医生指导下确定。每日食盐摄入量应控制在6g以下,戒烟戒酒,保持良好的心态。

药物治疗主要包括降糖药及胰岛素两大类,我们应根据患者的具体病情评估选择合适的治疗方法。

(1)降糖药:目前中国市场上的口服降糖药物有胰岛素促分泌剂(磺脲类和格列奈类)、双胍类、a-葡萄糖苷酶抑制剂、噻唑烷二酮类等。其中部分可联合应用。磺脲类主要适用于新诊断的2型糖尿病非肥胖病人及饮食和运动控制不佳者。二甲双胍副作用较少,主要适用于肥胖患者。a-葡萄糖苷酶抑制剂对于餐后血糖明显升高者效果良好。噻唑烷二酮类可单独或与其他药物联用,尤其是肥胖、胰岛素明显抵抗者。

(2)胰岛素:治疗适应证,所有1型糖尿病、2型糖尿病经饮食及口服降糖药治疗未获良好控制者;糖尿病急性代谢紊乱——酮症酸中毒、高渗性昏迷及乳酸性酸中毒;合并重症感染、消耗性疾病,并发心血管、脑、肾并发症患者;糖尿病患者外科大手术前后;糖尿病患者妊娠和分娩时;某些特殊类型糖尿病。胰岛素制剂按作用快慢不同可分为速效、中效、长效及胰岛素类似物。

(四)随访

(1)注意生活调摄,具有十分重要的意义。正如《儒门事亲·三消之说当从火断》说:"不减滋味,不戒嗜欲,不节喜怒,病已而复作。能从此三者,消渴亦不足忧矣。"其中,尤其是节制饮食,具有基础治疗的重要作用。在保证机体合理需要的情况下,应限制粮食、油脂的摄入,忌食糖类,饮食宜以适量米、麦、杂粮,配以蔬菜、豆类、瘦肉、鸡蛋等,定时定量进餐。

（2）戒烟酒、浓茶及咖啡等。

（3）保持情志平和，制定并实施有规律的生活起居制度。

（4）按时规律口服降糖药，定期检测血糖。

（张慧芳）

二、血脂异常和脂蛋白异常血症

血脂异常（dyslipidemia）是因脂肪代谢或运转异常，使血浆中的血胆固醇（TC）、甘油三酯（TG）、低密度脂蛋白（LDL-C）、极低密度脂蛋白（VLDL-C）水平升高和高密度脂蛋白（HDL-C）降低。由于血浆中必须与蛋白结合以脂蛋白的形式存在，所以脂异常实际上表现为脂蛋白异常血症。临床上依据病因分为原发性和继发性血脂异常，前者罕见，属遗传性脂质代谢紊乱疾病；后者多为未控制的糖尿病、动脉粥样硬化、肾病综合征、黏液性水肿、甲状腺功能低下、胆汁性肝硬化等所伴发。世卫组织（WHO）依据脂蛋白种类和严重程度将血浆脂蛋白分为5大类：①高密度脂蛋白（HDL）即α脂蛋白。②低密度脂蛋白（LDL）即β脂蛋白。③极低密度脂蛋白（VLDL）即前脂蛋白。④中间密度脂蛋白。⑤乳糜微粒（CM）。其密度依次增加，而颗粒则依次变小。

（一）病因病机

高脂血症在中医学当中并无此病名，将其归属于"痰湿""浊阻""血瘀"范畴。"痰""瘀"既是病理产物，又是致病因素，因痰致瘀，因瘀致痰，痰瘀同源，在病理病机上不可截然分开，而且痰湿、瘀血阻滞，导致人体气机不畅，脏腑功能失调，湿热内生、精微外泄。该病与肝、脾、肾三脏密切相关，属本虚标实证。明·张景岳说："痰之化无不在脾，痰之本无不在肾。"认为本病的发生，同脾肾相关，责之于脾肾。"久病多瘀"，上述"痰湿""浊阻"日久，必然影响气机不畅，气滞则必生血瘀。病因病机不外乎饮食不节、过逸少劳、情志不遂，导致脏腑功能紊乱成脂、聚痰，痹阻脉道而发病。

（二）诊断

1. 临床表现

血脂水平随年龄增长而升高，至50～60岁达到高峰，其后趋于稳定或有所下降。

（1）黄色瘤、早发性角膜环和眼底改变：黄色瘤是一种异常的局限性皮肤隆起，由脂质局部沉积引起，颜色可为黄色、橘黄色或棕红色，多呈结节、斑块或丘疹形状，质地柔软，最常见于眼睑周围。血脂异常病人可出现角膜环，位于角膜外缘呈灰白色或白色，由角膜脂质沉积所致，常发生于40岁以下。

（2）动脉粥样硬化：脂质在血管内皮下沉积引起动脉粥样硬化，导致心脑血管和周围血管病变。

2. 辅助检查

血脂异常的诊断采用《中国成人血脂异常防治指南（2016年修订版）》关于中国血脂合适水平及异常分层标准（表3-1）。

表3-1　血脂异常诊断与分层标准

分层	TC	LDH-C	HDL-C	非-HDL-C	TG
理想水平		<2.6		<3.4	
合适水平	<5.2	<3.4		<4.1	<1.7
边缘升高	5.2~6.19	3.4~4.09		4.1~4.89	1.7~2.29
升高	≥6.2	≥4.1		≥4.9	≥2.3
降低			<1.0		

3.综合评估

早期检出血脂异常并对血脂进行动态监测,是防治冠状动脉粥样硬化的(ASCVD)必要措施。建议20~40岁成人至少5年1次,40岁以上男性和绝经期后女性至少每年1次检测血脂;AS-CVD及其高危人群,应3~6个月检测1次。首次发现血脂异常时应在2~4周内复查,若仍异常,即可确立诊断。血脂筛查的重点人群:①有血脂异常、冠心病或动脉粥样硬化家族史,尤其是直系亲属中有早冠心病或其他动脉粥样硬化病史。②有ASCVD病史。③有多项ASCVD危险因素(高血压、糖尿病胖、过量饮酒以及吸烟史)。④有皮肤或肌腱黄色瘤。

本病应注意鉴别属原发性或继发性。本病可与甲减、肾病综合征、系统性红斑狼疮等相鉴别。

(三)治疗

1.中医辨证论治

依据2002年卫生部《中药新药临床研究指导原则》提出了《中医高脂血症诊断分型标准》,分为肝肾阴虚证、脾虚湿盛证、痰浊内阻证、阴虚阳亢证、气滞血瘀证五大类型。

(1)脾虚湿盛

患者可见头重体倦,腹胀纳呆,胸脘痞满,头晕目眩,肢重或肿,乏力懒言,口淡,纳差,或伴便溏。舌胖,苔白厚,脉濡。

治则:益气健脾,除湿化浊。

方用参苓白术散合二陈汤加减。

(2)痰浊内阻

可见头重胸闷、肢麻沉重、呕恶痰涎、形体肥胖、食少纳差,舌质淡红、苔白腻,脉弦滑。

治则:芳香化浊,理脾化痰。

方用二陈汤合导痰汤加减。

(3)肝肾阴虚

可见头晕头痛、耳鸣目眩、腰酸膝软、五心烦热、失眠健忘、体瘦而血脂高,舌红,苔薄或少,脉细或细数。

治则:滋补肝肾,养阴降脂。

方用二至丸合六味地黄丸加减。

（4）阴虚阳亢

见头晕耳鸣，少寐多梦，肢体麻木，口渴，舌质红，苔黄，脉弦细。

治则：育阴抑阳。

方用天麻钩藤饮加减。

（5）气血瘀滞

见胸闷气短，或胸痹心痛，或痛有定处，舌质紫暗有瘀点或有瘀斑，脉弦。

治则：行气活血化瘀。

方用血府逐瘀汤加减。

2.其他中医疗法

在药物治疗的同时，可以配合其他中医疗法，如耳穴贴压、足浴、针灸等治疗。

3.西医治疗

根据患者的危险评估以及血脂异常的特点选择不同剂量以及不同种类的降脂药物是治疗的原则。

（1）将降低LDL-C作为首要干预靶点 LDL-C升高是导致动脉粥样硬化性血管病（ASCVD）发病的关键因素。降低LDL-C水平，是改善动脉粥样硬化，减少ASCVD发病率、致残率及致死率的有效措施。

（2）调脂首选他汀类药物：他汀是血脂异常药物治疗的基石，推荐中等强度的他汀（每日剂量可降低LDL-C25%~50%），包括：阿托伐他汀10~20mg，瑞舒伐他汀5~10mg，氟伐他汀80mg，洛伐他汀40mg，匹伐他汀2~4mg，普伐他汀40mg，辛伐他汀20~40mg，经治疗后，如非HDL-C不达标，可考虑与贝特类药物或高纯度鱼油制剂联合使用。当血清TG≥1.7mmol/L时，首先应用药物干预措施，包括治疗性饮食、减轻体重、减少饮酒、戒烈性酒等。对于严重高TG血症（空腹TG≥5.7mmol/L）病人，首先考虑使用降TG和VLDL-C的药物（如贝特类、高纯度鱼油或烟酸）。对于HDL-C<1.0mmol/L的病人，主张控制饮食和改善生活方式。

（四）随访

（1）督促患者按时服药治疗，定期电话或上门随访。

（2）督促患者合理饮食，控制体重，采用低盐低脂饮食，中等强度运动，戒烟酒。

（3）定期检测血脂、血糖、血常规。

（张慧芳）

三、甲状腺功能亢进症

甲状腺功能亢进症简称甲亢，是指由于甲状腺内或甲状腺外各种因素导致甲状腺激素分泌过多而引起以神经、循环消化等系统性增高和代谢亢进为主要表现的一组临床综合征。分为临床甲亢和亚临床甲亢。中国临床甲亢的患病率为0.8%，其中80%以上是由Graves病引起的。

(一)病因病机

甲亢根据其主要临床症状,可将其归于中医"瘿病"范畴。最早记录约在公元前7世纪的《山海经》中"天目之山,有草如菜……食之令人作瘿"。《尔雅》中称其为大脖子病。因部位在颈部,其肿绕咽喉而生,形状如缨核,将之称作瘿同婴,其婴之义为环绕。《济生方》:"瘿病者,多由喜怒不节,忧思过度而成斯焉。"说明甲亢的发病多与情志有关。中医认为,本病多与情志失常、体质因素、生活环境中的食物劳倦及水土失宜有关,以"气""火""痰""瘀"为主要病理。其初期多以郁滞痰结症状为主:中期为阴虚、痰凝血瘀,后期以阴虚火旺为主。

(二)诊断

1.临床表现

情绪易激动、烦躁失眠、心悸、乏力、怕热、多汗、消瘦、食欲亢进、大便次数增多或腹泻、女性月经稀少。可伴发周期性瘫痪(亚洲、青壮年男性多见)和近端肌肉进行性无力、萎缩,后者称为甲亢性肌病,以肩胛带和骨盆带肌群受累为主。Graves病有1%伴发重症肌无力。

甲状腺多呈程度不等的弥漫性肿大,质地中等(病史较久或食用含碘食物较多者可坚韧),无压痛。甲状腺上、下极可以触及震颤,闻及血管杂音。良性突眼,少数病人胫前黏液性水肿,皮肤如橘皮样,也有少数的病例甲状腺不肿大,特别是老年病人;结节性甲状腺肿伴甲亢可触及结节性肿大的甲状腺;甲状腺自主性高功能腺瘤可扪及孤立结节。

2.辅助检查

实验室检查:

①促甲状腺激素(TSH):血清TSH浓度变化是反应甲状腺功能最敏感的指标。

②血清总甲状腺素(TT4):该指标稳定、重复性好,是诊断甲亢的主要指标之一。

③血清总三碘甲腺原氨酸(TT3):血清中20%的T3由甲状腺产生,80%在外周组织由T4转化而来。大多数甲亢时血清TT3与TT4同时升高。

④血清游离甲状腺激素:包括游离甲状腺素(FT4)、游离三碘甲腺原氨酸(FT3)。游离甲状腺激素是实现该激素生物效应的主要部分。

3.综合评估

甲亢主要包括Graves眼病,其诊断:①甲亢诊断确立。②甲状腺弥漫性肿大(触诊和B超证实),少数病例可以无甲状腺肿大。③眼球突出和其他浸润性眼征。④前黏液性水肿。⑤TRAb、TPOAb阳性。以上标准中,①②项为诊断必备条件;③④⑤项为诊断辅助条件。

甲亢应与甲状腺毒症及亚急性甲状腺炎相鉴别。可依据病史、甲状腺体征、B超、^{131}I摄取率等手段相鉴别。

(三)治疗

1.中医辨证论治

(1)阴虚火旺证

见面红、心悸、汗出、急躁易怒、纳亢消瘦、甲状腺肿大;舌红,苔黄,脉弦数。

治宜滋阴泻火、软坚散结。

方用白虎汤合知柏地黄汤加减。

（2）气阴两虚证

见甲状腺肿大、心悸怔忡、怕热多汗、形体消瘦、神疲乏力、腰膝酸软；舌质红、薄黄，脉细数。

治宜益气养阴、平肝潜阳。

方用黄芪生脉饮合杞菊地黄汤加减。

③肝郁脾虚证

见精神抑郁、胸闷胁痛、吞咽不利、神疲乏力、大便溏稀、双目突出、甲状腺肿大、月经不调、舌质淡、苔薄白，脉弦细。

治宜疏肝健脾、祛痰消瘿。

方用逍遥散合六君子汤加减。

2.其他中医疗法

在药物治疗的同时，可以配合其他中医疗法，如针灸、耳穴贴压、拔罐、刮痧、艾灸、中医定向透药等治疗。

3.西医治疗

甲亢常规的治疗方法主要有药物治疗、^{131}I治疗和手术治疗三种类型。临床中常用的抗甲状腺药物，包括硫脲类及咪唑类，硫脲类包括丙硫氧嘧啶和甲硫氧嘧啶，咪唑类包括甲巯咪唑（他巴唑）和卡比马唑（甲亢平）。其临床机制是抑制碘的有机化和甲状腺酪氨酸偶联，减少甲状腺激素的合成。临床中我们通常予以丙硫氧嘧啶300～450mg/d，或给予甲巯咪唑30～45mg/d，并在治疗过程中，根据患者病情的好转情况，持续减少药剂量。初始给予甲巯咪唑10～20mg/d，直至患者甲状腺功能恢复正常后，调整为5～10mg/d。或初始给予丙硫氧嘧啶50~150mg/d，3次/d，直至患者甲状腺功能恢复正常后，调整为维持50mg/次的剂量，2～3次/d。

（四）随访

（1）督促患者按时服药治疗，定期电话或上门随访。

（2）嘱患者避风寒，畅情志，调饮食，慎起居，戒烟酒。

（3）督促患者定期复查甲功、血常规、心电图、B超，及时调整药物剂量。

（张慧芳）

四、甲状腺功能减退症

甲状腺功能减退症简称甲减，是由各种原因导致的甲状腺激素合成和分泌减少或组织利用不足引起的全身性低代谢综合征，以畏寒、乏力、手足肿胀感、嗜睡、记忆力减退、少汗、关节疼痛、体重增加、便秘、女性月经紊乱或者月经过多、不孕为临床证候群。西医学认为其病理特征是黏多糖在组织和皮肤中堆积，表现为黏液性水肿，严重者可影响生活质量并加重心血管疾病发生的风险。根据病变发生的部位分为原发性甲减(占全部甲减的95%以上)和中枢性甲减及甲状腺激素抵抗综合征;根据病变的原因可分为药物性甲减、手术后甲减、^{131}I治疗后甲减、特发性甲减、垂体或下丘脑肿瘤手术后甲减等。根据甲状腺功能减低的程度分为临床甲减和亚临床甲减。

(一)病因病机

中医文献中并无甲减病名,临床依据症状归入"瘿病""虚劳""水肿"等范畴。中医学认为,甲减多因先天不足,后天失养,以致脾肾阳虚或因手术、药物损伤,机体阳气受损,导致脾气阳虚而发病。脾为后天之本,脾气不足,五脏之精气失去充养。其主要病机是肾阳气亏虚,脏腑功能衰弱。现代医家多认为导致甲减发生的病机主要是阳气亏虚,尤以脾肾阳虚为主,病位在脾肾,涉及肝、心,病理因素为气结、食滞、水停、痰阻、血瘀,进而导致的阴阳两虚、虚实夹杂、精气俱损等,治以温肾助阳、健脾益气、活血祛瘀、化痰利水。

(二)诊断

1.临床表现

主要表现为倦怠乏力、畏寒少汗、食纳减少、面色苍白或呈蜡黄色、面部及四肢呈不可凹性黏液性水肿、体重增加、智力减退。尤其是中年女性,有以上表现者应考虑本病。

2.辅助检查

①甲状腺摄^{131}I率曲线低平或T3、T4及基础代谢率(BMR)降低。

②血清TSH增高。

③TT4和FT4降低。亚临床甲减仅有TSH增高,TT4和FT4正常。

3.综合评估

甲减以慢性自身免疫性甲状腺炎(桥本甲状腺炎)最常见。包括原发性甲减和继发性甲减,对于可疑原发性甲减的成人患者,我们将促甲状腺激素(TSH)作为诊断的初筛指标。如果TSH正常,可以排除大多数原发性甲减病例。若TSH水平高于参考范围,需同时检测游离甲状腺素(FT4),以提高成人原发性甲减诊断的准确性。

本病应与贫血、蝶鞍增大、心包积液、水肿、低T3综合征相鉴别。

(三)治疗

1.中医辨证论治

(1)气血两虚证

表现为神疲乏力、少气懒言、反应迟钝、面色萎黄、纳呆便溏、手足不温、月经量少或闭经,舌淡、苔薄、脉细弱。

治则:益气养血。

方用十全大补汤加减。

(2)脾肾阳虚证

表现为精神淡漠、神疲嗜睡、畏寒肢冷、面色白、皮肤粗糙、肿胀、腹胀、纳呆、腰脊酸痛、面部臃肿,舌淡胖、苔白腻,脉沉细而缓。

治则:温肾助阳,益气健脾。

方用济生肾气汤合四君子汤加减。

(3)肝肾阴虚证

表现除有脾肾阳虚证外,伴有失眠多梦、怕热、视物模糊、口舌干燥、月经量少;舌偏红、少津液、苔薄黄,脉细数。

治则:温肾益气,滋阴平肝。

方用右归饮加味。

2.其他中医疗法

在药物治疗的同时,可以配合其他中医疗法,如针灸、耳穴贴压、拔罐、刮痧、艾灸、中医定向透药等治疗。

3.西医治疗

主要采用左甲状腺素(L-T4)治疗,其目标是将血清TSH和甲状腺激素水平恢复到正常范围内,需终身服药。治疗的剂量取决于病人的病情、年龄、体重和个体差异。成年病人L-T4替代剂量为50~200μg/d,平均125μg/d。按照体重计算的剂量是1.6~1.8μg/(kg·d);儿童需要较高的剂量,大约2.0μg/(kg·d);老年病人则需要较低的剂量,大约1.0g/(kg·d);甲状腺癌术后的病人需要剂量较大,约2.2g/(kg·d)。T4的半衰期是7d,所以可以每天早晨服药一次。

(三)随访

(1)督促患者按时服药治疗,定期电话或上门随访。

(2)督促患者注意休息,避免劳累、情绪波动、饱餐、受凉,合理饮食,适量运动,戒烟酒。

(3)督促患者定期复查甲功、肝肾功、血常规、心电图,避免药物性损害。

(张慧芳)

第五节　血液系统疾病的诊断与治疗

一、贫血

贫血是指人体外周血红细胞容量减少,低于正常范围下限,不能运输足够的氧至组织而产生的综合征。由于红细胞容量测定较复杂,临床上常以血红蛋白(Hb)浓度来代替。中国以成年男性Hb<120g/L,成年女性(妊娠)Hb<110g/L,孕妇Hb<100g/L即为贫血。应注意,婴儿、儿童及妊娠妇女的Hb浓度较成人低,久居高原地区居民的Hb正常值较海平面居民为高。同时在妊娠、低蛋

白血症、充血性心力衰竭、脾大及巨球蛋白血症时，血浆容量增加，此时即使红细胞容量是正常的，但因血液被稀释，Hb浓度降低，容易被误诊为贫血；在脱水或失血等循环血容量减少时，由于血液浓缩，Hb浓度增高，即使红细胞容量减少，有贫血也不容易表现出来，容易漏诊。因此，在判定有无贫血时，应考虑上述影响因素。表3-2，表3-3。

表3-2　贫血的细胞学分类

类　型	MCV（fl）	MCHC（%）	常见疾病
大细胞性贫血	>100	32~35	巨幼细胞贫血、伴网织红细胞大量增生的溶血性贫血骨髓增生异常综合征、肝疾病
正常细胞性贫血	80-100	32~35	再生障碍性贫血、纯红细胞再生障碍性贫血、溶血性贫血、骨髓病性贫血、急性失血性贫血
小细胞低色素性贫血	<80	<32	缺铁性贫血、铁粒幼细胞贫血、珠蛋白生成障碍性贫血

表3-3　贫血的严重度划分标准

血红蛋白浓度	<30g/L	30~59g/L	60~90g/L	>90g/L
贫血严重程度	极重度	重度	中度	轻度

（一）病因病机

本病在祖国医学中属于"虚劳""萎黄"等范畴。《素问·通评虚实论》云："精气夺则虚。"《素问·玉机真藏论》曰："脉细、皮寒、气少、泄利前后、饮食不入，此谓五虚。"《景岳全书·虚损》有"凡虚损之山……无非酒色劳倦，七情饮食所致。故或先伤其气，气伤必先及于精；或先伤其精，精伤必及于气"之说。中医认为本病与脾胃虚弱、出血和虫积有关。因脾胃运化功能失常，不能将饮食水谷变为精气，转化为血液，如饮食不节，伤脾胃，则不能化生水谷，血液生化之源不足而引起贫血；经常反复的出血，如崩漏、吐血、便血尿血等，可使气血衰少，导致贫血；虫积虫留肠胃之中，吮吸人之水谷精微，使血气化源不足，亦可产生贫血。

（二）诊断

1.临床表现

①一般症状：面色苍白，倦怠乏力，头晕耳鸣，甚则昏厥，严重时可见指甲扁平、无光泽、脆薄易裂甚则反甲，皮肤干燥萎缩，毛发干枯易落。②呼吸系统：气短，稍活动后加重，或感气急。③循环系统：心悸和心率加快，活动后加重，在心尖或肺动脉瓣区可听到收缩期杂音，伴有冠状动脉粥样硬化的患者可促发心绞痛。④消化系统：食欲减退，恶心呕吐，嗳气腹胀，腹泻等皆可见，严重者可见舌炎，口角炎，舌乳头萎缩伴有疼痛或舌烧灼感，吞咽困难和臭鼻。

2.辅助检查

缺铁性贫血：

①血清铁蛋白<12μg/L。

②骨髓铁染色显示骨髓小粒可染铁消失，铁粒幼细胞少于15%。

③转铁蛋白饱和度<15%：FEP/Hb>4.5μg/g。

④小细胞低色素性贫血：男性 Hb<120g/L，女性 Hb<110g/L，孕妇 Hb<100g/L；MCV<80fl，MCH<27pg，MCHC<32%。

全血细胞减少，网织红细胞百分数<0.01，淋巴细胞比例增高。

3.综合评估

应详细询问现病史和既往史、家族史、营养史、月经生育史及危险因素、暴露史等。从现病史了解贫血发生的时间、速度、程度、并发症、可能诱因干预治疗的反应等。全面体检有助于了解贫血对各系统的影响及贫血的伴随表现等。

贫血应与骨髓增生异常综合征、白血病等鉴别。

（三）治疗

1.中医辨证论治

（1）气血两虚证

面色不华或萎黄，眩晕，心悸、气短、乏力，或有低热，舌质淡红，苔薄，脉濡细。

治则：益气补血。

方用归脾汤加减，有出血者可益气摄血，加升麻、柴胡、仙鹤草、茜草。

（2）脾胃气虚证

面色萎黄或白，神疲乏力，纳少便溏，舌质淡，苔薄腻，脉细。此型多见于偏食或素体脾胃虚弱之人。

治则：健脾益气。

方用香砂六君子汤加减。

（3）脾肾阳虚证

除气血两虚证候外，神疲懒言，畏寒肢冷，自汗，腰酸，阳痿，月经不调，舌质淡，形胖，苔薄白，脉沉细。

治则：健脾温肾。

方用四君子汤合右归丸加减，若浮肿、腹胀、五更泻，可加干姜、肉蔻、五味子。

（4）肝肾阴虚证

除气血两虚的证候外，两颊潮红，头晕目眩，腰膝酸软，咽喉干痛，低热盗汗，五心烦热，失眠遗精，月经过多或崩漏不止，舌质红苔少，脉弦细。

治则：滋补肝肾。

方用大补元煎合二至丸加减。阴虚内热，滋阴退热可加青蒿、鳖甲、知母、地骨皮；若胃火炽盛，当泻火通便，用山栀、黄芩、黄连、连翘、生石膏、生大黄；如热入血分，应凉血解毒，用犀角、生地、赤芍、丹皮、竹叶、金银花、大青叶；出血者再加藕节炭、大小蓟、白茅根。

2.其他中医疗法

在药物治疗的同时，可以配合其他中医疗法，如针灸、耳穴贴压、拔罐、刮痧、艾灸、中医定向透药等治疗。

3.西医治疗

治疗贫血性疾病分"对症"和"对因"两类。对症治疗目的是减轻重度血细胞减少对病人的致命影响,如重度贫血病人输红细胞,纠正贫血;如重度血小板减少应输注血小板;若合并感染者,应酌情抗感染治疗等。对因治疗就是尽可能地去除导致贫血的病因。如缺铁性贫血补铁及治疗导致缺铁的原发病;巨幼细胞贫血补充叶酸或维生素B_{12};溶血性贫血采用糖皮质激素或脾切除术等。

(四)随访

(1)督促患者定期门诊复查血常规、肝肾功,定期电话或上门随访。

(2)督促患者注意休息,保证充足的睡眠,避免受凉、淋雨,忌烟酒,提高自身免疫力和抵抗力。

(张慧芳)

二、出血性疾病

人体血管受到损伤时,血液可自血管外流或渗出,此时,机体将通过一系列生理性反应使出血停止,此即止血。止血过程有多种因素参与,并包含一系列复杂的生理、生化反应。因先天性或遗传性及获得性因素导致血管、血小板、凝血、抗凝及纤维蛋白溶解等止血机制的缺陷或异常而引起的以自发性或轻度损伤后过度出血为特征的疾病,称为出血性疾病。

(一)病因病机

本病在中医学中属于"血证"范畴,早在《黄帝内经》中就有记载,隋代巢元方《诸病源候论·血证诸候》对于各种血证已经有比较详细的论述:"凡荣卫大虚,腑脏伤损,血脉空竭,因而愤怒失节,惊愤过度,暴气逆溢,致令腠理开张,血脉流散也,故九窍出血。"明代张景岳在《景岳全书》中对血证进行了较系统地归纳,并将出血的病机概括为"火盛"和"气伤"两个方面。清代唐容川《血证论》作为治疗血证的专著,其提出的"止血、消瘀、宁血、补血"的治血四法,对临床治疗有重要的意义。其病机可归结为火热熏灼、迫血妄行,气虚不摄、血溢脉外两大类。可由感受外邪、情志过极、饮食不节、劳倦过度、久病或热病等多种原因所致。

(二)诊断

1.临床表现

包括出血发生的年龄、部位、持续时间、出血量等,一般体征如心率、呼吸、血压、末梢循环状况等。一般认为,皮肤、黏膜出血点、紫癜等多为血管、血小板异常所致,而深部血肿,可能与凝血障碍等有关。

2.辅助检查

包括出血范围、部位,有无血肿等深部出血、伤口渗血,分布是否对称等。相关疾病体征如贫血,肝、脾、淋巴结肿大,黄疸,蜘蛛痣,腹水,水肿等。关节畸形、皮肤异常扩张的毛细血管团等。

3.综合评估

按照先常见病、后少见病及罕见病、先易后难、先普通后特殊的原则,逐层深入进行程序性诊断:

(1)确定是否属出血性疾病范畴。

(2)大致区分是血管、血小板异常,抑或为凝血障碍或其他疾病。

(3)判断是数量异常或质量缺陷。

(4)通过病史、家系调查及某些特殊检查,初步确定为先天性、遗传性或获得性。

(5)如为先天或遗传性疾病,应进行基因及其他分子生物学检测,以确定其病因的准确性质及发病机制。

(三)治疗

1.中医辨证论治

(1)血热妄行证

表现为全身皮肤散见或密集出血点、瘀斑、瘀点,常伴有鼻衄,牙龈出血,尿血,便血,或发热口渴,烦躁不安,小便黄涩,大便秘结,舌质红,苔薄黄,脉数。

治则:宜清热解毒,凉血止血。

方用犀角地黄汤合十灰散加减。

(2)阴虚火旺证

表现为全身出血症状时有反复,皮下紫癜时重时轻,多呈散在,色紫而暗,多见齿衄,伴低热,五心烦热,口臭或口苦,口干欲饮,头晕乏力,有时面部潮红烘热,或有头痛。舌红苔少,脉弦滑或细滑数。

治则:宜滋阴降火,宁络止血

方用茜根散加减。

(3)气不摄血证

表现为起病缓慢,过劳加重,反复发生肌衄,多为散在,也有如针尖样分布较密者,以下肢多见,色紫暗淡,伴头晕目眩,心慌,神疲乏力,气短懒言,面色萎黄或苍白,腹胀,便溏,口淡乏味,月经量多,色淡或淋漓不尽,舌质淡,脉细弱。

治则:宜补气摄血。

方用归脾汤加减。

(4)脾肾阳虚证

表现为瘀斑反复出现,病程长,其色鲜红,隐而不显,胸腹项背皆可出现,或有齿衄、便血,伴面色苍白,神疲懒言,形寒肢冷,下利清谷,腰背酸痛。舌淡胖,苔白,脉沉弱。

治则:温补脾肾。

方用肾气丸加减。

2.其他中医疗法

在药物治疗的同时,可以配合其他中医疗法,如针灸、耳穴贴压、拔罐、刮痧、艾灸、中医定向透药等治疗。

3.西医治疗

主要是病因治疗和止血治疗,病因治疗主要适用于获得性出血性疾病。止血治疗主要是补充血小板和(或)相关凝血因子及止血药物的治疗。其他还包括免疫治疗、血浆置换、手术治疗、基因治疗等。

(三)随访

(1)督促患者定期复查血常规、肝肾功,定期电话或上门随访。

(2)督促患者注意休息,避免劳累、情绪波动、饱餐、受凉,戒烟酒。

(张慧芳)

三、急、慢性白血病

急性白血病是造血干祖细胞的恶性克隆性疾病,发病时骨髓中异常的原始细胞及幼稚细胞(白血病细胞)大量增殖并抑制正常造血,可广泛浸润肝、脾、淋巴结等各种脏器。表现为贫血、出血、感染和浸润等征象。慢性白血病分为慢性髓系白血病及慢性淋巴细胞白血病两种。多见于成年人,50岁以上的男性患者多见。以慢性粒细胞型白血病为多见,约占白血病总数的20%~40%。慢性淋巴细胞白血病较少见,约占2%~3%。慢性髓系白血病,俗称慢粒,是骨髓造血干细胞克隆增殖形成的造血系统恶性肿瘤,主要涉及髓系,其病程发展缓慢,脾脏多肿大,分为慢性期、加速期、急变期。

(一)病因病机

白血病是造血系统的恶性肿瘤,临床以高热、贫血、出血、浸润为特征,俗称"血癌"。祖国医学中并无"白血病"这一命名,依据临床症状等将其归于"虚劳""髓痨""血积""癥瘕"等范畴。白血病发病一般分内因、外因两类。内因主为禀赋不足(虚损)、痰湿瘀血、脏腑失调、情志所伤等,外因主要为风、寒、暑、湿、燥、火、疫疠之气等,而传统中医学尚无确切的白血病分型标准,治疗上亦无统一的模式,根据中国中医学者及既往文献成果,中医可将白血病分型为:热毒炽盛型、痰瘀郁阻型、气血两虚型、阴虚血热型以及肝肾阴虚型等。

(二)诊断

1.急性白血病

(1)临床表现

急性粒细胞性白血病多见于21~30岁青年,急性淋巴细胞性白血病以10岁以下儿童患病率最高。发热为急性白血病最常见的症状之一。各病例热型不一,热度不等。其主要原因是感染,常见的感染为肺炎、咽峡炎、扁桃体炎、肾盂肾炎、肛周炎、败血症等,有的患者找不到明显的感染灶。贫血也为白血病的常见症状,早期表现乏力、虚弱,常随着疾病的进展,贫血加重,但贫血与出血程度不成正比。且贫血多为正红细胞正色素性。另外,在急性白血病发病过程中,多数病例有不同程度的出血症状。急粒白血病与急单白血病较重,尤以早幼粒细胞白血病最严重。出血部位可遍及全身,以皮下、口腔、鼻腔为常见。致命出血部位有消化道、呼吸道及颅内等,出血的原因主要为血小板的减少、血浆凝血因子减少及血管因素等。部分病人还会表现为头痛、眩晕、呕吐、骨及关节游走性疼痛等。

肝、脾及淋巴结肿大为本病常见体征,淋巴结肿大程度不一,质地自柔软至中等硬度,一般无压痛。多位于颈、腋下、腹股沟等处,以急淋急单白血病较多。肝脾肿大在急粒、急单白血病中一般不超过肋缘下4cm,急淋白血病则可肿大至肋缘下5cm以上,常为中等硬度,有压痛。急性白血病另一重要体征为骨及关节疼痛,以胸骨局部压痛多见,其原因与胸骨腔内白细胞的增多以及骨膜的白血病细胞的浸润有关。此外,皮肤瘀点、瘀斑、皮疹、偏瘫等亦多见。急性白血病除上述表现外,其他器官和组织如心肺、消化道、肾、子宫、睾丸等处均可因白血病细胞的浸润而产生相应的症状。

(2)辅助检查:

①实验室检查:约有50%病例,白细胞计数增高,一般为(10~30)×10^9/L,多数患者白细胞在100×10^9/L以下,部分患者白细胞在10×10^9/L以下,偶然可以减少至0.1×10^9/L以下,常称之为"亚白血病",血象中变化仅出现原始细胞。分类计数表现为粒细胞、淋巴细胞和单核细胞中的某一系列细胞大量增殖,主要为异型的原始细胞及幼稚细胞,所占比例为5%~9%,红细胞及血红蛋白通常都降低,一般属于正常细胞正常色素性贫血。血小板多数减少,晚期可显著减少,但早期可以正常或仅轻度减少,多数呈增生极度活跃或明显活跃,少数呈增生活跃,主要为一种细胞系列的原始和幼稚细胞的大量增生,异常原始细胞超过6%有可疑诊断意义,超过30%可以确定诊断。

②组织化学染色及其他:各类型急性白血病的幼稚细胞,特别是原始细胞,在形态学上有时易混淆,不能做出准确的区别,常用组织化学染色加以鉴别。一般采用的细胞化学染色有过氧化酶(POX)、糖原(PAS)、中性粒细胞碱性磷酸酶(ALP)等。过氧化酶染色,在早幼细胞阶段的粒细胞为阳性,单核细胞为弱阳性或阴性,淋巴细胞为阴性,各类型分化较低的原始细胞均为阴性。中性粒细胞的碱性磷酸酶活性在急性淋巴细胞型时正常或偏高,在急性粒细胞型及急性单核细胞型则较低,急性淋巴细胞型的原始淋巴细胞为阳性或弱阳性,急性粒细胞型的原始粒细胞为弱阳性或阴性急性单核细胞型的原始单核细胞为弱阳性。

③脑脊液检查。压力>1.96kPa;白细胞数10×10^9/L;涂片检到白血病细胞;蛋白>0.45g/L或潘代试验阳性。

2.慢性白血病

(1)临床表现

早期多表现为面色苍白,眩晕、乏力、消瘦、低热、出汗等一系列贫血症状。后期常有贫血、出血倾向及恶病质。

慢性粒细胞白血病脾脏肿大明显,随着病情进展,可至巨脾,肝脏肿大轻度至中度,慢性淋巴细胞白血病以广泛的淋巴结肿大为重要特征,主要表现在颈、腋窝、腹股沟处,其次为下胸部、纵隔等处,无压痛,不互相粘连。慢性白血病亦可见到因白血病细胞浸润,骨骼钝痛、隐痛,但常以胸骨压痛多见。慢性粒细胞白血病在晚期常可急性变,表现为急性白血病的征象。

（2）辅助检查

实验室检查:白细胞计数增高,可达(10~100)×10^9/L。分类中主要是异常较成熟的细胞,其次是幼稚细胞。慢性粒细胞白血病,大多为中性杆状核或晚幼粒,嗜酸或嗜碱粒细胞也可增多甚至明显增多。慢性淋巴细胞白血病,血象中绝大多数为淋巴细胞,其百分率可高达90%左右,或可见少数幼稚淋巴细胞。红细胞与血小板计数早期多正常,少数病例可以增高,尤以血小板可高至(1000~2000)×10^9/L。随着病情进展,二者均逐渐减少。当急性变时血象变化与急性白血病相同。慢性白血病骨髓象增生明显或极度活跃,其细胞分类计数与血象相似,但成熟程度较血象幼稚,原始细胞一般不超过5%,红细胞系统和巨核细胞系统早期可呈增生活跃,晚期则低下。如有急性变,原始细胞可达30%以上。

3.综合评估

根据临床表现、血象和骨髓象特点,诊断白血病一般不难。但因白血病细胞特征的不同,治疗方案及预后亦随之改变,故初诊病人应尽力获得全面的资料,以便评价预后,指导治疗,并应注意与其他血液病相鉴别。

白血病应与骨髓异常综合征、其他感染引起的白细胞异常、巨幼细胞性贫血、类白血病反应等相鉴别。

（三）治疗

1.中医辨证论治

（1）热毒炽盛证

壮热烦躁,肌肤出血(齿衄、鼻衄、皮肤瘀斑等),面赤头痛,眼涩唇焦,肢节酸疼,舌质红绛,苔黄燥,脉数。此型发病急,病情重,患者血象及骨髓象中异常原始及幼稚细胞明显增高,常见于急性白血病早期及慢粒急变期。

治则:清热解毒,凉血止血。

方用犀角地黄汤加味治疗。

（2）阴虚血热证

低热不退,五心烦热,两颧潮红,口渴盗汗,皮肤瘀点,或有鼻衄,舌质红,苔黄或无苔,脉细数。此型多见于急性白血病放、化疗期间或部分缓解期。

治则:养阴清热。

方用玉女煎或青蒿鳖甲汤化裁。

（3）痰瘀郁阻证

胁下痞块,按之坚硬,时有胀痛,形体消瘦,面色不华,舌质红,脉细数,或有神疲乏力,舌质淡、形胖有齿印,脉细。此型症状比较明显,自觉腹部胀满不适,常见于慢性白血病患者或急淋白血病者。此外,急性白血病晚期亦可见到。

治则:活血化瘀,化痰软坚。

方用膈下逐瘀汤加减。

(4)气血(阴)两虚证

面色白,倦怠乏力,头晕目眩,心悸气短,踝肿,时有鼻衄、齿衄、皮下出血,舌淡,形体胖,苔薄或无苔,脉细弱;或伴低热多汗,手足心热,口干喜饮,舌淡、有齿痕,脉沉细。此型常见于急性白血病化疗期间或缓解期的病人,也见于慢性白血病患者。

治则:益气养血。

方用八珍汤或人参养荣汤加减。出血不止者或出血过多加三七粉、阿胶、仙鹤草、荆芥炭等。

(5)肝肾阴虚证

见低热,头晕目眩,耳鸣,腰膝酸软,乏力,五心烦热,口干,齿衄,盗汗,舌质红、剥,脉细数。此型多于急性白血病化疗晚期,或素体虚弱而患本病者。

治则:补益肝肾。

方用大补元煎加减。若阳虚甚者,可用右归丸。

2.其他中医疗法

在药物治疗的同时,可以配合其他中医疗法,如针灸、耳穴贴压、拔罐、刮痧、艾灸、中医定向透药等治疗。

3.西医治疗

急性白血病:

急性白血病的治疗就是尽可能多地消灭白血病细胞群体和控制白血病细胞的大量增生,解除因白血病细胞浸润而引起的各种临床表现,以期获得完全缓解。包括:

(1)纠正贫血,控制出血,积极防治感染。

(2)化学疗法,化疗可分缓解诱导和巩固、维持治疗两个阶段。缓解诱导的目的是要迅速将白血病细胞减少,使骨髓的造血功能恢复正常,达到完全缓解的标准。

(3)免疫疗法,常用免疫疗法有:①接种卡介菌。②自体或同种异体白血病细胞疫苗。③单克隆抗体。④骨髓移植(BMT),目前文献中认为骨髓移植是治疗急性白血病的最佳方法,其优点是:骨髓移植比化疗的复发率低,生存期长。包括同基因B、同种异基因BMT及自身BMT。

慢性白血病:

慢性白血病包括慢淋和慢粒,慢粒的治疗包括:

(1)靶向治疗:临床推荐的一线药物为伊马替尼,为第1代酪氨酸激酶抑制剂,而第二代的尼洛替尼和达沙替尼不仅可作为慢性期的首选,还可以是伊马替尼治疗失败后的替代治疗。

(2)化学治疗:羟基脲可降低白细胞,维持量每日20mg/kg。

(3)马利兰,为磺酸甲酯类的烃化剂,能抑制脱氧核糖核酸(DNA)的合成,阻碍细胞分裂。

(4)干扰素a,起效慢,用于各种原因不能应用伊马替尼的患者。

(5)异基因造血干细胞移植,是唯一有望治愈CML的方法。

此外亦可用联合化疗方案。慢淋的治疗包括：①化学治疗,常用药物有烷化剂苯丁酸氮芥(瘤可宁),环磷酰胺、强的松。②免疫治疗,包括利妥昔单抗和阿伦单抗。③放射治疗,在脾肿大比较明显或淋巴结肿大而化疗效果不佳者仍适宜应用放疗,一般作脾区或局部淋巴结照射。④其他治疗:亦可选用脾切除、骨髓移植等治疗方法。

(四)随访

(1)督促患者规律服药,定期化疗或靶向治疗,定期电话或上门随访。

(2)嘱患者避风寒,畅情志,调饮食,慎起居,戒烟酒,预防感冒。

(3)定期复查肿瘤标志物、血常规、肝肾功等。

（张慧芳）

第六节　泌尿系统疾病的诊断与治疗

一、尿路感染

尿路感染是一种泌尿系常见病,多见于女性,约20%妇女一生中会得一次尿路感染,50岁以后,男性由于前列腺疾病发病率增加,尿感发病率与女性接近。尿路感染可引起严重并发症如败血症和感染性休克,少数反复发作或迁延不愈,导致肾功能衰竭。

(一)病因病机

本病是指以小便频数、淋沥涩痛、小腹拘急引痛为主症的疾病。中医学称之为淋证。根据病因和症状特点可分为热淋、血淋、石淋、气淋、膏淋、劳淋六证。基本病机为湿热蕴结下焦,肾与膀胱气化不利。病位在肾与膀胱。多见于已婚女性。辨证时首辨淋证类别,再审证候虚实,三别标本缓急。中医学之淋证相当于西医学的急、慢性尿路感染,泌尿道结核,尿路结石,急、慢性前列腺炎,化学性膀胱炎,乳糜尿以及尿道综合征等。 淋证的病因主要以外感湿热、饮食不节、情志失调、禀赋不足或劳伤久病为主。

(二)诊断

1.临床表现

(1)小便频数,淋沥涩痛,小腹拘急引痛,为各种淋证的主症,是诊断的主要依据,但还需根据各型淋证不同症状特征进行分型诊断。

(2)病久或反复发作后,常伴低热、腰痛、小腹坠胀、疲劳等。

(3)多见于已婚女性,每因疲劳、情志变化、不洁房事而诱发。

2.辅助检查

（1）尿液检查

①尿常规

尿液含脓、血较多时外观混浊。尿沉渣镜检白细胞＞5个/HP，诊断意义较大。可有红细胞，少数出现肉眼血尿。尿蛋白含量多为±～＋。白细胞管型多提示为肾盂肾炎。

②白细胞排泄率

准确留取3h尿液，进行白细胞计数，所得白细胞数目按小时折算，正常人白细胞计数，＜2×10^5/h，白细胞计数＞3×10^5/h为阳性，介于$(2\sim3)\times10^5$/h为可疑。

③尿细菌学检查：

取清洁中段尿进行培养及药敏试验。细菌定量培养菌落计数≥1×10^5/ml，可确诊。菌落计数为1×10^5/ml，结果可疑。如＜1×10^5/ml，多为污染。

④亚硝酸还原试验：尿路感染时阳性率约80％，无假阳性，可作为尿路感染的过筛试验。

⑤白细胞酯酶试验

（2）血常规检查：急性肾盂肾炎时白细胞计数常升高，中性粒细胞增多，核左移，血沉可增快。

（3）肾功能检查：慢性肾盂肾炎肾功能受损时可出现肾小球滤过率下降，血肌酐升高等。

（4）影像学检查。

尿路X线（腹部平片和静脉肾盂造影）及B超检查。

（5）其他：

尿沉渣中抗体包裹细菌阳性者多为肾盂肾炎。

尿β_2微球蛋白升高，支持上尿路感染。

不典型的尿路感染应与尿道综合征、肾结核、慢性肾小球肾炎相鉴别。

（三）治疗

1.中医辨证论治

（1）热淋

证候特点：小便频数，短涩，灼热刺痛，溺色黄赤，少腹拘急胀痛，或有寒热、口苦、呕恶，或有腰痛拒按，或有大便秘结，苔黄腻，脉滑数。

治法治则：清热利湿通淋。

推荐方药：八正散加减。

若大便秘结腹胀者，可重用生大黄，并加用枳实，以通腑泄热。若伴见寒热、口苦呕恶者，可合用小柴胡汤以和解少阳。若湿热伤阴者去大黄，加生地、知母、白茅根以养阴清热。

（2）石淋

证候特点：尿中夹有砂石，排尿涩痛，或排尿时突然中断，尿道窘迫疼痛，少腹拘急，往往突发一侧腰腹绞痛难忍，甚则牵及外阴，尿中带血，舌红、苔黄腻，脉弦或带数。若病久砂石不去，可伴见面色少华，精神委顿，少气乏力，舌淡，边有齿印，脉细而弱；或腰腹隐痛，手足心热，舌红少苔，脉细带数。

治法治则:清热利湿,排石通淋。

推荐方药:石苇散加减。

腰腹绞痛:合芍药甘草汤缓急止痛。尿中带血:可加小蓟、生地、藕节、旱莲草等凉血止血。瘀滞明显:加桃红、穿山甲(现已禁用)、皂角刺、王不留行等活血散结。日久神疲乏力,面色少华,甚或少腹坠胀者为气虚,合补中益气汤。腰膝酸软,腰部隐痛,手足心热,为肾阴伤,加杜仲、续断、补骨脂、地黄、麦冬、鳖甲。肾阳虚者加巴戟天、肉苁蓉、肉桂以温肾化气;兼有发热,加蒲公英、黄柏、大黄,以清热泻火。如石淋日久,证见虚实夹杂,当标本兼顾,气血虚亏者,宜二神散合八珍汤;阴液耗伤者,宜六味地黄丸合石苇散。

(3)血淋

证候特点:(实证)小便热涩刺痛,尿色深红,或夹有血块,疼痛满急加剧,或见心烦,舌尖红,苔黄,脉滑数。

治法治则:清热通淋,凉血止血。

推荐方药:小蓟饮子合导赤散加减。

血溢脉外则为瘀血,可加三七、牛膝、桃仁以活血(化瘀)止血。出血不止:仙鹤草、琥珀粉等收敛止血。阴虚内热动血:知柏地黄丸加减以滋阴清热,补虚止血。气不摄血之出血:归脾汤加仙鹤草、泽泻、滑石等益气养血通淋。

(4)气淋

证候特点:(实证)郁怒之后,小便涩滞,淋沥不宣,少腹胀满疼痛,苔薄白,脉弦。

治法治则:理气疏导,通淋利尿。

推荐方药:沉香散加减。

胸闷胁胀者,可加青皮、乌药、小茴香以疏通肝气;日久气滞血瘀者加红花、赤芍、川牛膝以活血行瘀。症见少腹坠胀,尿有余沥,面色㿠白,舌质淡,脉虚细无力者宜用补中益气汤加减,若兼血虚肾亏者,可用八珍汤焙茯苓加杜仲、枸杞、怀牛膝,以益气养血,脾肾双补。

(5)膏淋

证候特点:(实证)小便混浊乳白或如米泔水,上有浮油,置之沉淀,或伴有絮状凝块物,或混有血液,血块。尿道热涩疼痛,尿时阻塞不畅。口干,苔黄腻,舌质红,脉濡数。

治法治则:清热利湿,分清泄浊。

推荐方药:程氏萆薢分清饮加减。

膏淋病久不已,反复发作,淋出如脂,涩痛不甚,形体日见消瘦,头昏无力,腰膝酸软,舌淡,苔腻,脉细无力,为脾肾两虚,气不固摄。宜补脾益肾固涩,用膏淋汤(生山药,生芡实,生龙骨,生牡蛎,大生地,潞党参,生杭芍)。脾虚中气不足用补中益气汤;偏于肾阴虚者用七味都气丸;偏于肾阳虚者用金匮肾气丸。

(6)劳淋

证候特点:小便不甚赤涩,溺痛不甚,但淋沥不已,时作时止,遇劳即发,腰膝酸软,神疲乏力,病程缠绵,舌质淡,脉细弱。

治法治则:补脾益肾。

推荐方药:无比山药丸加减。

中气下陷:症见少腹坠胀,尿频涩滞,余沥难尽,不耐劳累,面色㿠白,少气懒言,舌淡脉细无力,补中益气汤加减;肾阴虚,舌红苔少,加熟生地黄、龟板,滋养肾阴;阴虚火旺,面红烦热,尿黄赤伴灼热不适者用知柏地黄丸,滋阴降火;低热者加青蒿、鳖甲,清热养阴;肾阳虚,加附子、肉桂、鹿角片、巴戟天等温补肾阳。

2.其他中医疗法

针对患者各证型可适当选用针刺、艾灸及拔罐等疗法。

3.西医治疗

可用于治疗尿路感染的抗生素有:青霉素类(如氨苄青霉素、羟氨苄青霉素、氧哌嗪青霉素)、复方新诺明(SMZCO)、头孢霉素类、喹诺酮类、氨基糖苷类、亚胺硫霉素、安曲南等。膀胱炎抗菌药仅尿内浓度高便可,肾盂肾炎抗菌药尿、血浓度均要高,且最好用杀菌药,一般在无尿培养结果和药敏试验结果之前,宜选用对革兰阴性杆菌有效的抗生素,因尿感大多数由大肠杆菌等革兰阴性杆菌引起,尤其是首发尿感,多数可以治愈。如治疗3d,症状无改善,则应按药敏试验结果来选药。一般认为膀胱炎、轻度急性肾盂肾炎可以口服治疗。中、重度急性肾盂肾炎需静脉给药。尽可能用口服治疗,以节约费用和减少平均住院日。

尿路感染的治疗目前采用分型治疗。

(1)急性膀胱炎

①初诊用药:单剂疗法,3d疗法,疗程结束后1周复查尿细菌定量培养。男性、孕妇、复杂性尿感、拟诊为肾盂肾炎不宜采用上述疗法。

②复诊时处理:停药7d后复诊,若无症状,需做尿培养,如为阴性,最好1月再复诊。如为阳性,且为同一样的致病菌,表示复发,为隐匿性肾盂肾炎;仍有症状,做尿培养、尿常规,有细菌尿、白细胞尿→症状性肾盂肾炎。14d常规治疗→无效,按药敏调整药物治疗6周,并做IVP,无细菌尿,有白细胞尿→感染性尿道综合征,无细菌尿、白细胞尿,有尿频和排尿不适→非感染性尿道综合征。

(2)急性肾盂肾炎

①轻型急性肾盂肾炎:用药72h(3d)未显效,根据药敏更换。

②较严重的肾盂肾炎:发热>38.5℃、血白细胞升高等全身感染中毒症状较明显者→多为复杂性肾盂肾炎,致病菌常为耐药G-杆菌,宜IM或IV用药。当临床症状好转,热退72h后,可考虑改为口服有效抗生素完成2周疗程。

(3)再发性尿路感染的处理

复发:多于1月内发生。

重新感染：多于1月后发生，对再发的尿感来诊者，予短程抗菌疗法，7d复查。

①症状消失，无细菌尿、白细胞尿→重新感染，占80%。对常再发者可长程低剂量抑菌疗法，做预防性治疗。

②治疗失败，有细菌尿、白细胞尿、症状，药敏换药；治疗成功→重新感染；治疗失败→复发、肾盂肾炎，药敏，治疗6周。仍不成功，可延长疗程。

(4)妊娠期尿路感染

积极治疗，选用毒性较小的药物。

(5)男性尿路感染

50岁前尿感少见，常伴有细菌性前列腺炎，可用SMZco或环丙沙星治疗12~18周。再发可每次给予同上治疗方法或长程低剂量抑菌疗法。

(6)留置导尿管的尿路感染

医院获得性感染最常见原因：有症状，立即强有力治疗，更换导尿管。必要时考虑改变引流方式；无症状细菌尿，暂不治疗，拔管后治疗。

(7)无症状性细菌尿

①非妊娠妇女不需治疗；妊娠妇女需治疗。

②学龄前儿童要治疗。

③老年人不予治疗，治疗与寿命无关。

④有复杂情况的患者，一般不宜治疗。

(四)随访

(1)督促患者按时服药治疗，定期电话或上门随访。

(2)督促患者门诊随诊，复查血常规、尿常规及肝肾功、离子。

(3)督促患者注意休息，保证充足的睡眠，改善卫生状况，避免受凉、淋雨，忌烟酒，教育患者自我练习传统导引术、气功、武术等，提高自身免疫力和抵抗力。

(金成强　张依恒)

二、肾小球肾炎

肾小球肾炎又称肾炎综合征(简称肾炎)，是常见的肾脏病，指由于各种不同原因，发生于双侧肾脏肾小球的病变，临床表现为一组证候群的疾病。肾小球肾炎共同的表现为(可不同时出现)：水肿、蛋白尿、血尿、高血压，尿量减少或无尿，肾功能正常或下降。

(一)病因病机

肾小球肾炎属于祖国医学之水肿病范畴，水肿是指由于多种原因所致的体内水液潴留，泛滥肌肤，引起眼睑、头面、四肢、腹背甚则全身浮肿，为主要临床表现的一类病症。本病病因有风邪，疮毒、水湿之邪外袭，饮食不节，禀赋不足，久病劳倦。发病机理多为肺失通调，脾失传输，肾失开阖,水液代谢障碍,潴留体内,泛滥肌肤。

(二)诊断

1.临床表现

水肿:以眼睑及脚踝部晨起水肿为特点,严重时可呈现全身性水肿。

高血压:可为首发表现,严重时出现高血压脑病及高血压心脏病。

2.辅助检查

(1)尿液检查:多为镜下血尿,尿畸形红细胞>80%,可见颗粒管型。蛋白尿:尿蛋白多在1～3g/d。

(2)肾功能:早期正常或轻度受损(Ccr下降或轻度氮质血症);晚期出现血肌酐升高、Ccr下降。

(3)其他检查

肾脏超声:双肾病变呈一致性,肾实质回声增强、双肾体积缩小等。

肾穿刺活检:病人尿检异常(蛋白尿、血尿)、伴有或不伴水肿及高血压病史达3月以上,无论有无肾功能损害均应考虑此病,在除外继发性肾小球肾炎及遗传性肾小球肾炎后,临床可诊断慢性肾炎。诊断困难时,应做肾穿刺行病理学检查。

本病应与继发性肾小球疾病、Alport综合征、其他原发肾小球病等病相鉴别。

(三)治疗

1.中医辨证论治

(1)阳水

①风水相搏证

证候特点:眼睑浮肿,继则四肢及全身皆肿,来势迅速,多有恶寒、发热、肢节酸楚,小便不利等症。偏于风热者伴咽喉红肿疼痛,偏于风寒者兼恶寒、咳喘,偏于风热者舌质红,脉浮滑数。偏于风寒者舌苔薄白,脉浮滑或浮紧。

治法治则:疏风清热,宣肺行水。

推荐方药:越婢加术汤加减。风寒偏盛去石膏加苏叶、桂枝、防风祛风散寒;若风热偏盛可加连翘、桔梗、板蓝根、鲜芦根以清热利咽,解毒散结;若咳喘较甚可加杏仁、前胡,以降气定喘;如见汗出恶风,卫阳已虚,则用防己黄芪汤加减,以益气行水;若表证渐解,身重而水肿不退者,可按水湿浸渍证论治。

②湿毒浸淫证

证候特点:眼睑浮肿,延及全身,皮肤光亮,尿少色赤,身发疮痍,甚则溃烂,恶风发热,舌质红,苔薄黄,脉浮数或滑数。

治法治则:宣肺解毒,利湿消肿。

推荐方药:麻黄连翘赤小豆汤合五味消毒饮加减。脓毒甚者,当重用蒲公英、紫花地丁清热解毒;湿盛糜烂者,加苦参、土茯苓;风盛者,加白鲜皮、地肤子;血热而红肿,加丹皮、赤芍;大便不通,加大黄、芒硝;症见尿痛、尿血,乃湿热之邪下注膀胱,伤及血络,可酌加凉血止血之品,如石韦、大蓟、荠菜花等。

③水湿浸渍证

证候特点:全身水肿,下肢明显,按之没指,小便短少,身体困重,胸闷,纳呆,泛恶,起病缓慢,病程较长。苔白腻,脉沉缓。

治法治则:运脾化湿,通阳利水。

推荐方药:五皮饮合胃苓汤加减。外感风邪,肿甚而喘者,可加麻黄、杏仁宣肺平喘;面肿、胸满、不得卧,加苏子、葶苈子降气行水;若湿困中焦,脘腹胀满者,可加川椒目、大腹皮、干姜温脾化湿。

④湿热壅盛证

证候特点:遍体浮肿,皮肤绷紧光亮,胸脘痞闷,烦热口渴,小便短赤,或大便干结,舌红,苔黄腻,脉沉数或濡数。

治法治则:分利湿热。

推荐方药:疏凿饮加减。腹满不减,大便不通者,可合己椒苈黄丸,以助攻泻之力,使水从大便而泄;若肿势严重,兼见喘促不得平卧者,加葶苈子、桑白皮泻肺利水;若湿热久羁,亦可化燥伤阴,症见口燥咽干,可加白茅根、芦根,不宜过用苦温燥湿、攻逐伤阴之品。

(2)阴水

①脾阳虚衰证

证候特点:身肿日久,腰以下为甚,按之凹陷不易恢复,脘腹胀闷,纳减便溏,面色不华,神疲乏力,四肢倦怠,小便短少,舌质淡,苔白腻或白滑,脉沉缓或沉弱。

治法治则:健脾温阳利水。

推荐方药:实脾饮加减。气虚甚,症见气短声弱,可加人参、黄芪以健脾益气;若小便短少,可加桂枝、泽泻,以助膀胱气化而行水。又有水肿一证,由于长期饮食失调,脾胃虚弱,精微不化,而见遍体浮肿,面色萎黄,晨起头面较甚,动则下肢肿,能食而疲倦乏力,大便如常或溏,小便反多,舌苔薄腻,脉软弱,与上述水肿不同,此由脾气虚弱,气失舒展,不能运化水湿所致。治宜益气健脾,行气化湿,不宜分利伤气,可用参苓白术散加减。浮肿甚,大便溏薄,可加黄芪、桂枝益气通阳,或加补骨脂、附子温肾助阳。适当注意营养,可用黄豆、花生佐餐,作为辅助治疗,多可调治而愈。

②肾阳衰微证

证候特点:水肿反复消长不已,面浮身肿,腰以下甚,按之凹陷不起,尿量减少或反多,腰酸冷痛,四肢厥冷,怯寒神疲,面色㿠白,甚者心悸胸闷,喘促难卧,腹大胀满,舌质淡胖,苔白,脉沉细或沉迟无力。

治法治则:温肾助阳,化气行水。

推荐方药:济生肾气丸合真武汤加减。小便清长量多,去泽泻、车前子,加菟丝子、补骨脂以温固下元。若症见面部浮肿为主,表情淡漠,动作迟缓,形寒肢冷,治以温补肾阳为主,方用右归丸加减。病至后期,因肾阳久衰,阳损及阴,可导致肾阴亏虚,出现肾阴虚为主的病证,如水肿反复发作,精神疲惫,腰酸遗精,口渴干燥,五心烦热,舌红,脉细弱等。治当滋补肾阴为主,兼利水湿,但养阴不宜过于滋腻,以防伤害阳气,反助水邪。方用左归丸加泽泻、茯苓、冬葵子等。肾虚肝旺,头昏头痛,心慌腿软,肢润者,加鳖甲、牡蛎、杜仲、桑寄生、野菊花、夏枯草。如病程缠绵,反复不愈,正气日衰,复感外邪,证见发热恶寒,肿势增剧,小便短少,此为虚实夹杂,本虚标实之证,治当急则治标,先从风水论治,但应顾及正气虚衰一面,不可过用解表药,以越婢汤为主,酌加党参、菟丝子等补气温肾之药,扶正与祛邪并用。

③瘀血互结

证候特点:水肿延久不退,肿势轻重不一,四肢或全身浮肿,以下肢为主,皮肤瘀斑,腰部刺痛,或伴血尿,舌紫暗,苔白,脉沉细涩。

治法治则:活血祛瘀,化气行水。

推荐方药:桃红四物汤合五苓散。全身肿甚,气喘烦闷,小便不利,此为血瘀水盛,肺气上逆,可加葶苈子、川椒目、泽兰以逐痰泻肺;如见腰膝酸软,神疲乏力,乃为脾肾亏虚之象,可合用济生肾气丸以温补脾肾,利水肿;对气阳虚者,可配黄芪、附子益气温阳以助化瘀行水之功。对于久病水肿者,虽无明显瘀阻之象,临床上亦常合用益母草、泽兰、桃仁、红花等药,以加强利尿消肿的效果。

2.其他中医疗法

在药物治疗的同时,可以配合其他中医疗法,如针灸、耳穴贴压、拔罐、刮痧、艾灸、中医定向透药等治疗。

3.西医治疗

支持对症治疗为主。急性期应卧床休息,静待肉眼血尿消失、水肿消退,及血压恢复正常;同时限制盐的摄入(每日3g以内),利尿消肿以降压和预防心脑血管并发症的发生。

本病为自限性疾病,如感染证据不足,不需要使用抗生素。反复发作慢性扁桃体炎,病情稳定后可考虑扁桃体切除。

(四)随访

(1)督促患者按时服药治疗,定期电话或上门随访。

(2)督促患者出院1月内及时门诊复查肝肾功能及尿常规。

(3)督促患者注意休息,保证充足的睡眠,避免受凉、淋雨,忌烟酒,教育患者自我练习传统导引术、气功、武术等,提高自身免疫力和抵抗力。

(金成强　张依恒)

三、慢性肾功能衰竭

慢性肾功能衰竭是指各种原因造成慢性进行性肾实质损害,致使肾脏明显萎缩,不能维持基本功能,临床出现以代谢产物潴留,水、电解质、酸碱平衡失调为主要特征。慢性肾功能衰竭如果不加以控制,会发展到尿毒症阶段。

（一）病因病机

本病属于祖国医学之关格,小便不通名曰关,呕吐不止名曰格,小便不通与呕吐不止并见名曰关格。属于内科危重证,多由水肿、癃闭、淋证等病证发展而来。乃因脾肾阴阳衰惫,气化不利,浊邪内蕴所致。

(1)水肿、淋证、癃闭等病证,反复发作,迁延日久,脾肾阴阳衰惫。

(2)在上述病证基础上感受外邪或劳倦内伤(饮食不节、忧思、酒色),脾肾阴阳加速衰减。脾阳亏损,肾阳衰微,气不行水,阳不化水,水阻气滞,三焦通道不利,浊毒内蕴,壅塞三焦,清气不得升,浊阴不得降所致。

(3)中毒、严重感染、休克、出血热、败血症等邪毒太盛,壅滞三焦,浊毒不得下降。

（二）诊断

1.临床表现

尿少甚则尿闭,恶心呕吐。小便不通在前,继之出现呕吐。患者面色萎黄,或有浮肿。

2.辅助检查

(1)实验室检查。肾功能:BUN≥28mmol/L,Scr≥707μmol/L;(尿毒症的标准)。血液生化离子:低钙,高磷,或其他离子紊乱;血常规,尿检异常;蛋白尿、血尿、蜡样管型等。

(2)影像学检查。B超:肾脏萎缩。

近年来根据国际公认的K/DOQI指南,临床按照肾小球滤过率的水平将慢性肾脏病分为5期,其中2～5期为慢性肾衰竭的不同阶段:

1期:肾损害:GFR正常或升高[≥90ml/(min·1.73m^2)]。

2期:肾损害伴GFR轻度下降[60～90ml/(min·1.73m^2)]。

3期:GFR中度下降[30～59ml/(min·1.73m^2)]。

4期:GFR重度下降[15～29ml/(min·1.73m^2)]。

5期:肾衰竭[GFR＜15ml/(min·1.73m^2)]。

本病应与肾前性氮质血症相鉴别。

（三）治疗

1.中医辨证论治

(1)脾肾亏虚,湿热内蕴

证候特点:小便量极少,其色黄赤,腰酸膝软,倦怠乏力,不思饮食,晨起恶心,偶有呕吐,头痛少寐,苔薄黄腻而干燥,脉细数或濡数。

治法治则：健脾益肾，清热化浊。

推荐方药：无比山药丸合黄连温胆汤。方用山药、茯苓、泽泻以健脾利湿，熟地、山茱萸、巴戟天、菟丝子、杜仲、牛膝、五味子、肉苁蓉以益肾固涩，半夏、陈皮化痰降逆和胃，枳实行气消痰而使痰随气下，竹茹清热化痰，黄连清热除烦。方中赤石脂有酸涩作用，于此证不利，可去之。

（2）脾肾阳虚，寒浊上犯

证候特点：小便不通，或尿量极少而色清，面色苍白或晦滞，畏寒怕冷，下肢欠温，泄泻或大便稀溏，呕吐清水，苔白滑，脉沉细。

治法治则：温补脾肾，化湿降浊。

推荐方药：温脾汤合吴茱萸汤。方用附子、干姜温阳散寒，人参、甘草、大枣补脾益气，反佐大黄苦寒降浊，吴茱萸温胃散寒又具下气降浊之功，生姜温胃散寒，和胃止呕。若嗜睡，神志昏迷，可加菖蒲、远志、郁金芳化开窍，甚则可用苏合香丸以芳香开窍。

（3）肝肾阴虚，肝风内动

证候特点：小便量极少，呕恶频作，面部烘热，牙宣鼻衄，头晕头痛，目眩，手足搐搦或抽筋，舌暗红有裂纹，苔黄腻或焦黑而干，脉弦细数。

治法治则：滋补肝肾，平肝息风。

推荐方药：六味地黄丸合羚羊钩藤汤。前方用熟地、山茱萸、山药滋补，茯苓、泽泻渗湿降浊，丹皮引血中之浊下行。后方用羚羊角、钩藤凉肝息风、清热解痉，配桑叶、菊花以加强平肝息风之效，白芍、生地养阴增液以柔肝舒筋，贝母、竹茹清热化痰，茯苓安神，生甘草调和诸药。甘草与白芍配伍，又能酸甘化阴，舒筋缓急。

（4）肾病及心，邪陷心包

证候特点：小便量极少，甚至无尿，胸闷、心悸或心前区疼痛，神志昏蒙，循衣摸床，或神昏谵语，恶心呕吐，面白唇暗，四肢欠温，痰涎壅盛，苔白腻，脉沉缓。

治法治则：豁痰降浊，辛温开窍。

推荐方药：涤痰汤合苏合香丸。涤痰汤以半夏、陈皮、茯苓、竹茹燥湿化痰祛浊，生姜和胃降逆，菖蒲、制南星豁痰开窍，枳实下气以利降浊，人参、甘草扶助已虚之正气。苏合香丸芳香开窍，可用温开水化开灌服，昏迷者，也可用鼻饲管灌入。若躁狂痉厥，可改服紫雪丹；若症见汗多，面色苍白，手足厥冷，舌质淡，脉细微，为阳虚欲脱，急宜回阳固脱，用参附汤加龙骨、牡蛎；若汗多面色潮红，口干，舌红少苔，脉细数，为阴液耗竭，应重用生脉散或生脉注射液静脉滴注以益气敛阴固脱。

2.其他中医疗法

该病症状广泛复杂，累及脏器较多，可适时选择中医针刺、艾灸、拔罐疗法、耳穴治疗、穴位埋线等中医治法。

可应用灌肠疗法，常用的灌肠方药有：

（1）降浊灌肠方：生大黄、生牡蛎、六月雪各30g，浓煎120ml，高位保留灌肠，2~3h后，应用300~500ml清水清洁灌肠，每日1次，连续10日为1个疗程。休息5日后，可继续下一个疗程。

(2)降氮汤:大黄30g,桂枝30g,煎成200ml,保留灌肠。

3.西医治疗

(1)非透析疗法

非透析疗法的目的就是为了延缓、停止早中期慢性肾功能不全患者肾功能的进一步恶化,目前此种疗法亦作为维持性透析患者的辅助治疗。其内容包括以下几个方面:

营养治疗:要保证患者有足够的热量摄入,每天每千克体重30~40kcal。有足够的热入量才可保证不会出现蛋白质的过多分解。蛋白质的摄入应采用优质低量的原则。当患者血肌酐增高达176.8μmol/L(2mg/dl)时,每天每千克体重蛋白质入量为0.6g,其中优质(动物)蛋白质入量应占50%。对血肌酐增高更多的患者,蛋白质入量应再减少。为了维持其体内蛋白质不致过度分解,可加用必需氨基酸、α酮酸和α羟酸。水溶性维生素B族及维生素C、活性维生素D应给以补充。

维持水、电解质平衡,纠正酸中毒:在无水、钠潴留及高血压的患者,水入量不必严格控制,每天盐入量3g左右即可。慢性肾功能不全患者常有高血钾,应积极处理。当血钾>5.5mmol/L时,可用聚磺苯乙烯(降钾树脂)口服。患者如有酸中毒亦应积极纠正。

控制高血压和(或)肾小球毛细血管内高压:高血压促进肾小球硬化,所以对肾功能不全患者一定要很好地控制血压。ACE抑制剂及血管紧张素Ⅱ受体拮抗剂不但可以降低系统性高血压且可降低肾内高压(无论有无系统性高血压),故可使用。但如患者血肌酐增高达275~350μmol/L时,或孤立肾、双肾动脉狭窄或老年人,使用该类制剂可致急骤肾功能恶化,故应慎用或不用。

清除体内毒性代谢产物:口服吸附剂或中药大黄(或加煅牡蛎、蒲公英煎剂保留灌肠),通过肠道增加毒性代谢产物的排泄。

其他:如前所述,慢性肾功能不全患者全身各个方面均受影响,故临床表现多种多样,应密切观察病情,给予及时的对症处理。如对贫血患者应用促红细胞生成素治疗,绝大多数患者可取得良好效果。

(2)透析疗法

慢性肾衰竭患者透析治疗的目的是为了维持生命。根据医疗及经济条件的不同,透析时机尚无统一标准。透析开始过早或过晚对患者均不利。目前多主张当肌酐清除率降低到10~15ml/min时,可开始维持血液透析。血尿素氮大于28.5mmol/L(80mg/dl),血肌酐大于707μmol/L(8mg/dl),有明显代谢性酸中毒、高血钾及尿少致水潴留心力衰竭者均是开始透析治疗的参考指标。

(四)随访

(1)督促患者按时服药治疗,定期电话或上门随访。

(2)督促患者积极控制饮食,每月按时门诊复查肝肾功及离子状况,并检测血压、血糖情况,积极控制原发疾病。

(3)督促患者注意休息,保证充足的睡眠,避免受凉、淋雨,忌烟酒,教育患者自我练习传统导引术、气功、武术等,提高自身免疫力和抵抗力。

(金成强　张依恒)

第七节　风湿免疫系统疾病的诊断与治疗

一、类风湿关节炎

类风湿关节炎（RA）是一种以侵蚀性关节炎为主要临床表现的自身免疫病，临床表现为受累关节疼痛、肿胀、功能障碍，病变呈持续性、反复发作过程，可发生于任何年龄，35~50岁女性多发，男女患病比率约为1∶4。流行病学调查显示，RA的全球发病率为0.5%～1%，中国大陆地区发病率为0.42%，总患病人群约500万。RA的发病机制目前尚不明确，基本病理表现为滑膜炎、血管翳形成，并逐渐出现关节软骨和骨破坏，最终导致关节畸形和功能丧失，可并发肺部疾病、心血管疾病、恶性肿瘤及抑郁症等。RA不仅造成患者身体机能、生活质量和社会参与度下降，也给患者家庭和社会带来巨大的经济负担。

（一）病因病机

类风湿关节炎属中医"痹证""尪痹""历节"等范畴。本病与自身体质、饮食情志、生活环境等因素有关。正气不足、腠理空疏、卫外不固、气血亏耗等是本病发生的内在基础。风、寒、湿、热之邪乘虚而入，或饮食情志失调，是引发本病的外在条件。

邪气乘虚而入，痹阻筋脉关节，气血运行不通，是本病的基本病机。痰浊瘀血流注关节，深入筋骨，内侵脏腑，是本病的病机演进。本病病位初在关节、筋骨、肌肉，久则内舍于脏腑，其中又以肝、脾、肾受累为主。本病病理性质属本虚标实。

本病病程早期多以风、寒、湿、热等邪实为主，且病位较浅，多在肌表肢体经络之间。邪袭关节、肌肉、筋骨，气血运行失畅，发为痹证，症状表现为肢体关节疼痛、肿胀、酸楚、麻木，或活动不利。因感受风、寒、湿、热等邪气，性质偏胜不同，其中风气胜者为行痹，风为阳邪，善行数变，游行全身，遂致疼痛游走而无定处；寒气胜者为痛痹，寒为阴邪，其性凝滞收引，使营卫气血阻滞不行，经络拘急，筋骨不利，疼痛难忍，遇寒痛甚，遇热痛减；湿气胜者为着痹，湿为阴邪，其性黏滞重着，留滞经络关节，阻遏气血，涩滞难愈。素体阳气偏盛，内有蓄热，感受风湿热邪，则易发为风湿热痹。在痹病发展过程中，风、寒、湿、热诸痹可相互转化。本病缠绵迁延至进展期，痰浊瘀血日渐形成，痹阻经络，病位渐深，可形成虚证或虚实夹杂证。久痹甚者气血匮乏，邪侵脏腑，可导致脏腑痹证。

（二）诊断

1.临床表现

（1）关节症状：关节炎表现为对称性、持续性肿胀和压痛，伴晨僵（时间超过1h）。全身大、中、小关节均可受累，以小关节受累为主要特征，伴活动受限。晚期由于滑膜炎形成的血管翳侵蚀软骨和骨质结构,造成骨质破坏和关节畸形,常见的有腕、肘、膝关节强直,掌指关节半脱位,手指呈"天鹅颈"样或"纽扣花"样畸形或呈尺侧偏斜。部分患者累及颈椎,出现颈痛、活动受限,严重者出现寰枢半脱位,导致脊髓受压。累及肩、髋关节时表现为疼痛及活动受限,累及颞颌关节,表现为咀嚼疼痛和张口受限。

(2)关节外表现:有20%~30%的患者于关节隆突部位及受压部位的皮下出现类风湿结节。RA肺部表现多为肺间质病变、结节样改变、胸膜炎。RA是发生心血管事件的独立危险因素。血管炎累及冠状动脉时并发冠心病、心肌梗死。血管炎累及心脏微小血管时,其发病更为隐匿和凶险。心包炎和心脏瓣膜病变也可出现在RA患者。神经系统因小血管炎可导致多发性单神经炎。寰枢椎半脱位导致脊髓受压。滑膜炎导致正中神经受压,出现腕管综合征。偶有轻微膜性肾病、肾小球肾炎等表现。30%~40%患者出现继发的干燥综合征。部分患者可出现小细胞低色素性贫血。Fely综合征是指类风湿关节炎者伴有脾大、中性粒细胞减少,有的甚至有贫血和血小板减少。

2.辅助检查

(1)实验室检查

血常规:常见轻至中度贫血,活动期患者血小板可增高。

炎性标志物:血沉(ESR)和C反应蛋白(CRP)在疾病活动期常升高,并与病情活动度相关。

类风湿因子(RF):可分为IgM型、IgG型、IgA型。RF,70%患者血清检测IgM型RF阳性。RF是RA的非特异性抗体,诊断RA必须与临床表现相结合。

抗角蛋白抗体谱:抗核周因子(APF)抗体、抗角蛋白抗体(AKA)、抗聚角蛋白微丝蛋白抗体(AFA)、抗环瓜氨酸肽抗体(抗CCP抗体)等,对RA的诊断和预后评估有重要意义。

关节滑液检查:正常人关节腔内的滑液不超过3.5ml。在关节有炎症时滑液增多,滑液中的白细胞数目明显升高,可达$(2000\sim7500)\times10^6/L$,且以中性粒细胞占优势。

(2)影像学检查

X线检查:双手、腕关节以及其他受累关节的X线片对本病的诊断有重要意义。根据关节破坏程度可将X线改变分为四期:I期,在关节两端可见骨质疏松、关节周围软组织肿胀影,无骨质破坏。Ⅱ期,可有轻度的骨质破坏、软骨下骨质破坏,出现关节间隙狭窄,可有关节活动受限,但无关节畸形。Ⅲ期,骨质破坏,可见囊性变和骨侵蚀,关节畸形,可有关节外软组织病变。Ⅳ期,出现纤维性或骨性强直。

磁共振成像(MRI):MRI在显示关节病变方面优于X线,可以显示关节炎性反应初期出现的滑膜水肿、骨髓水肿和轻度关节面侵蚀,有益于RA的早期诊断。

超声检查:高频超声能清晰显示关节腔、关节滑膜、滑囊、关节腔积液、关节软骨厚度及形态等,彩色多普勒血流显像(CDFI)和彩色多普勒能量图(CDE)能直观地检测关节组织内血流的分布,具有很高的敏感性。

诊断标准:

典型的类风湿关节炎诊断依靠临床表现、实验室检查及影像学检查,按1987年美国病风湿病学会(ACR)的分类标准(表3-3)诊断并不困难。

表3-3　1987年美国风湿病学会的分类标准

	条　件	定　义
1	晨僵	关节及周围僵硬感至少持续1小时
2	≥3个以上关节区的关节炎	医生观察到下列14个关节区(两侧的近端指间关节、掌指关节、腕、肘、膝及跖趾关节)中至少3个有软组织肿胀或积液(不是单纯骨隆起)
3	手关节炎	腕、掌指或近端指间关节区中,至少有一个关节区肿胀
4	对称性关节炎	左右两侧关节同时受累(两侧近端指间关节、掌指关节及跖关节受累时,不一定绝对对称)
5	类风湿结节	医生观察到在骨突部位、伸肌表面或关节周围有皮下结节
6	类风湿因子阳性	任何检测方法证明血清中类风湿因子含量升高(该方法在健康人群中的阳性率<5%)
7	影像学改变	在手和腕的后前位相上有典型的类风湿关节炎影像学改变;必须包括骨质侵蚀或受累关节及其邻近部位有明确的骨质脱钙

注:以上7条满足4条或4条以上并排除其他关节炎可诊断类风湿关节炎,条件1~4必须持续至少6周。

对于不典型的早期类风湿关节炎,1987年美国风湿病学会的分类标准易出现漏诊,因此2010年美国风湿病学会(ACR)和欧洲抗风湿病联盟(EULAF)提出了新的RA分类标准和评分系统,即:至少1个关节肿痛,并有滑膜炎的证据(临床或超声或MRI),同时排除了其他疾病引起的关节炎,并有典型的常规放射学类风湿关节炎骨破坏的改变,可诊断为类风湿关节炎。另外,该标准对关节受累情况、血清学指标、滑膜炎持续时间和急性时相反应物4个部分进行评分,总得分6分以上也可诊断类风湿关节炎(表3-4)。

表3-4　ACR/EULAR　2009年类风湿关节炎分类标准和评分系统

关节受累情况		
关节受累情况 中大关节	受累关节数 1	得分(0~5分) 0
	2~10	1
小关节	1~3	2
	4~10	3
至少2个为小关节	>10	5
血清学		得分(0~3分)
RF或CCP抗体均为阴性		0
RF或CCP抗体至少1项低滴度阳性		2
RF或CCP抗体至少1项高滴度阳性		3
滑膜炎持续时间		得分(0~1分)
<6周		0
>6周		1
急性时相反应物		得分(0~1分)
CRP或ESR均正常		1
CRP或ESR增高		1

本病需要与骨关节炎、强直性脊柱炎、痛风性关节炎等疾病相鉴别。

（三）治疗

1.中医辨证论治

（1）风湿痹阻证

症状：关节肌肉疼痛、肿胀，痛处游走不定，恶风，发热，或头痛，或汗出，肌肤麻木不仁。舌质淡红，苔薄白，脉浮或滑。

治法：祛风除湿，通络止痛。

方药：羌活胜湿汤加减。风邪偏盛、关节游走疼痛者，加桑枝。湿邪偏盛、关节肿胀明显者，加白芥子、茯苓。病在颈项上肢者，加姜黄、葛根，病在下肢者，加牛膝、木瓜。

（2）寒湿阻络证

症状：关节冷痛而肿，遇寒痛增，得热痛减，关节屈伸不利，口淡不渴，恶风寒，阴雨天加重，肢体沉重。舌质暗淡，苔白，脉弦紧。

治法：温经散寒，除湿通络。

方药：乌头汤加减。关节肿胀明显者，加防己、海桐皮。疼痛夜甚，屈伸不利者，加桂枝、红花。

（3）湿热痹阻证

症状：关节红肿热痛，发热，晨僵，口渴或渴不欲饮，汗出，小便黄，大便干或黏滞。舌质红，苔黄厚、腻，脉滑数或弦滑。

治法：清热祛湿，活血通络。

方药：宣痹汤合四妙丸加减。发热明显者，加羚羊角、丹皮、赤芍。口渴者，加麦冬、石斛、芦根。大便秘结者，加生大黄、虎杖。

（4）痰瘀痹阻证

症状：关节肿胀刺痛，或疼痛夜甚，关节屈伸不利，皮下硬结，关节局部肤色晦暗，皮肤干燥无光泽，或皮肤甲错。舌质紫暗，有瘀点或瘀斑，苔腻，脉沉细涩。

治法：活血祛瘀，化痰通络。

方药：身痛逐瘀汤合双合散加减。关节痛剧者，加全蝎、蜈蚣。

（5）肝肾亏虚证

症状：关节疼痛或酸痛，屈伸不利，晨僵，关节畸形，腰膝酸软，头晕目眩，五心烦热，咽干，潮热。舌质红，苔少，脉沉细涩。

治法：补益肝肾，通络止痛。

方药：独活寄生汤。五心烦热者，加鳖甲、青蒿、知母。关节疼痛者，加乌梢蛇、青风藤、没药。

（6）气血亏虚证

症状：关节疼痛酸楚，劳作后加重，肌肤麻木，神疲乏力，形体消瘦，面色无华，唇甲色淡，心悸气短，头晕目花，舌淡苔薄白，脉细弱。

治法:益气养血,和营通络。

方药:黄芪桂枝五物汤加减。血虚明显者,加阿胶、熟地。气虚明显者,加黄精;脾虚泄泻,加炒白术、茯苓;兼血瘀者,加川芎、当归。

2.其他中医疗法

中医适宜技术如针灸、火针、推拿、拔罐、中药封包治疗等疗法具有舒筋通络、除痹止痛等作用,在类风湿关节炎的治疗中具有肯定的效果,临床应用时根据患者虚实寒热等情况辨证选择一种或多种技术。

3.西医治疗

总体目标是达到临床缓解,防止关节破坏,提高患者的远期生活质量。常用药物包括缓解症状的药物(非甾体抗炎药)、糖皮质激素、改善病情的药物、生物制剂等。

(1)非甾体抗炎药(NSAIDs):具有抗炎、止痛、退热、消肿的作用,是改善关节症状的常用药物,但不能控制病情进展。常用的有:①双氯芬酸:每日剂量75~150mg,分2~3次服用。②布洛芬:每日剂量为1.2~2.4g,分2~3次服用。③洛索洛芬:每日剂量120~180mg,分2~3次服用。此类药物的主要不良反应是胃肠道症状,其次为肝肾功能损害、凝血障碍、外周血细胞减少及水肿等。选择性COX-2抑制剂可以减少胃肠道不良反应的发生,但可能增加心血管不良事件的发生率。NSAIDs的使用原则是注意种类、剂量和疗程的个体化,尽可能用最低有效剂量、短疗程,一般选择一种NSAIDs,足量使用1~2周无效时再更换另一种药物,严禁同时使用两种NSAIDs,以免增加不良反应。

(2)改善病情的抗风湿药(DMARDs):此类药物起效慢,一般1~6个月起效,有延缓病情进展的作用。常用的有:①甲氨蝶呤(MTX),是目前治疗RA的首选药物,可抑制细胞内二氢叶酸还原酶,抑制嘌呤合成,同时具有抗炎、免疫抑制作用,每周剂量为7.5~20mg,以口服为主(1日之内服完),也可静脉注射或肌内注射,4~6周起效,疗程至少半年,不良反应有肝损害、肾损害、胃肠道反应、骨髓抑制等。②来氟米特(LFF),50mg,口服每日1次,3d以后10~20mg,每日一次,主要不良反应有皮疹、腹泻、高血压、肝酶增高、脱发和白细胞下降等,因有致畸作用,故孕妇禁服。服药期间应定期检查血常规和肝功能。③柳氮磺胺吡啶(SSZ),每日2~3g,分2次服用,由小剂量开始,会减少不良反应,对磺胺过敏者禁用。④羟氯喹(HCQ),用于病程较短、病情较轻的患者,对有重症或有预后不良因素者应与其他DMARDs合用,该类药起效缓慢,2~3个月见效,用法为每次100~200mg,每日2次,不良反应为视网膜病变与心脏传导阻滞,应定期检查眼底和心电图。

(3)生物制剂:以抗肿瘤坏死因子(TNF)-α拮抗剂为代表,用于中高度活动度患者。目前可用的生物制剂主要有:①TNF-α拮抗剂,包括依那西普、英夫利西单抗和阿达木单抗。此类药起效快,能抑制骨破坏。依那西普的用法是每次25mg,皮下注射,每周2次,或每次50mg,每周1次。英夫利西单抗的用法是(3~10)mg/kg,第0、2、6周各一次,之后4~8周一次,剂量为3mg/kg。阿达木单抗用法是每次40mg,皮下注射,2周1次。②IL-6拮抗剂,例如托珠单抗,主要用于中重度RA,对TNF-α拮抗剂反应欠佳的患者可能有效,推荐的用法是4~8mg/kg,静脉输注,4周1次。

生物制剂可有注射部位反应或输液反应,有增加感染和肿瘤的风险,偶有药物诱导的狼疮样综合征以及脱髓鞘病变等。用药前应进行结核筛查,除外活动性感染和肿瘤。生物制剂应与传统的改善病情药物联合使用。

糖皮质激素:可迅速减轻急性炎症,用于重症类风湿关节炎或伴心、肺、眼等主要器官受累的患者。使用原则是:小剂量(短效激素10mg)、短疗程(同时使用改善病情的抗风湿药,病情缓解即逐渐减少激素用量,作为改善病情的抗风湿药起效前的"桥梁"),同时使用钙剂和维生素D_3,防止骨质疏松。

(四)随访

本病根据体质及病症特点预后不同,方法不同。起病缓慢,来势轻缓者预后较好,单纯中药治疗即可缓解。起病急骤,来势凶猛者预后较差,需要中西医结合治疗方可缓解。需注意的事项:

(1)生活起居:防范寒湿,忌汗出当风,随气温变化增减衣物,预防感冒。

(2)饮食调摄:应摄入足够的热量、蛋白质和维生素,补充钙质,避免过食生冷,忌食肥甘厚味、辛辣刺激食品。

(3)精神调护:正确认识对待疾病,减轻心理精神负担,保持积极乐观的情绪。

(4)功能锻炼:锻炼形式多种多样,如做操、散步、打太极拳、练八段锦等,从小运动量开始,循序渐进,并持之以恒。

(5)姿态调护:尽量保持正常的生理姿态,在坐、立、站、行走、睡眠等方面均须注意,如避免驼背姿态、睡眠时忌用高枕等。

(胡永鹏　许新艳)

二、系统性红斑狼疮

系统性红斑狼疮(SLE)是一种系统性自身免疫病,以全身多系统多脏器受累、反复的复发与缓解、体内存在大量自身抗体为主要临床特点,如不及时治疗,会造成受累脏器的不可逆损害,最终导致患者死亡。SLE的病因复杂,与遗传、性激素、环境(如病毒与细菌感染)等多种因素有关。SLE患病率地域差异较大,31省、市、自治区SLE患病率为30~70/10万,男女患病比为1:10~12。随着SLE诊治水平的不断提高,SLE患者的生存率大幅度提高。研究显示,SLE患者5年生存率从20世纪50年代的50%~60%升高至90年代的超过90%,并在2008~2016年逐渐趋于稳定(高收入国家5年生存率为95%,中低收入国家5年生存率为92%)。SLE已由既往的急性、高致死性疾病转为慢性、可控性疾病。临床医师和患者对SLE的认知与重视度提高。科学诊疗方案的不断出现与优化发挥了重要作用。

(一)病因病机

系统性红斑狼疮属中医"阴阳毒""红蝴蝶疮""热毒发斑""日晒疮""水肿""虚劳"等范畴。本病的发生与自身体质、饮食情志、外在环境等因素有关。素体禀赋不足,肾精亏损及七情内伤、气血失和是发病的内在基础;感受外界的六淫邪毒是诱发本病的外在条件。

本病的基本病机为:机体先天肾阴亏虚导致阴虚内热,复因情志内伤、劳倦过度、外邪侵袭、阳光暴晒等扰乱气血,引动内热,化生痰瘀,热与痰、瘀胶结,变为邪毒,邪毒随经脉气血散布全身,产生复杂多变的症状。其总的病机特点为毒、瘀、虚三者相互交错、相互影响,本虚标实,本虚以肾阴亏虚为要,标实以热毒、瘀血为主。

(1)禀赋不足,真阴亏耗:肾所藏之精禀受于父母,充实于后天,若先天禀赋不足、后天不重养生则真阴亏耗,容易形成阴虚内热体质。肾阴不足、虚热内生是SLE发病的内在基础。

(2)经产胎孕,房事过度:女子月经、妊娠、哺乳、产后失血等多种生理活动均可伤及阴分。经期、产后,百脉空虚,肾水耗损,肾火妄动,外来邪毒易乘虚侵袭而发病。青年女性正值机体气血旺盛之时,阳常有余,阴常不足,所以SLE好发于青年女性。

(3)外邪侵扰,扰动内热:阴虚内热之体,感受风寒暑湿燥火热毒之邪,可从阳化热,感寒湿之邪后或扰动内热或郁而化热,以及暴晒后产生的热毒阳邪,均可损伤正气,变生痰瘀,化生邪毒,瘀毒胶结,阻塞脉络,侵袭肌肤筋骨、脏腑脉络而发病。

(4)七情过极,饮食劳役:七情过极,伤及脏腑气血,气机郁阻,久而化热,导致热毒内生,痹阻脉络,外侵肌肤,内伤脏腑而发病。饮食不节、过食辛辣肥甘厚味,使体内生热、生湿、生痰,热毒内盛或痰湿阻滞气血,机体气血运行不畅,痹阻经脉而发病。

总之,本病是素体不足加之外因诱发使机体阴阳失调,与心、脾、肾密切相关,可以累及肝、肺、脑、皮肤、肌肉、关节、营血,脏腑经络、四肢百骸,无所不及。初病在经,久病入络,脏腑损伤;轻者在表损伤皮毛,重者入里内侵脏腑,危及生命。

(二)诊断

1.临床表现

系统性红斑狼疮多数呈隐匿起病,开始仅累及1~2个系统,表现为轻度的关节炎、皮疹、隐匿性肾炎等。部分患者长期稳定在亚临床状态或轻型狼疮,少数患者可由轻型突然变为重症狼疮,更多的则由轻型逐步出现多系统损害。也有些患者起病初期就累及多个系统,甚至表现为狼疮危象。SLE的自然病程多表现为病情的加重与缓解交替。

皮肤和黏膜受累表现:特异性皮损有蝶形红斑、亚急性皮肤红斑狼疮、盘状红斑等,非特异性皮损有光过敏、脱发、口腔溃疡、皮肤紫癜、色素改变、网状青斑、雷诺现象等,少见的皮损还有狼疮性脂膜炎、深部狼疮及大疱性红斑狼疮。

骨骼和肌肉受累表现:可出现对称性的多关节疼痛肿胀,通常不引起骨质破坏。此外还可出现肌痛、肌无力、缺血性骨坏死、骨质疏松等。

血液系统受累表现:可出现贫血和/或白细胞减少和/或血小板减少,部分病人起病初期或疾病活动期伴有淋巴结肿大和/或脾肿大。

循环系统受累表现,可出现心包炎、心肌炎、心瓣膜病变、冠状动脉炎等,主要表现为胸痛、心力衰竭、心电图异常、心肌酶升高等。

呼吸系统受累表现:可出现胸膜炎、胸腔积液、肺间质病变(如狼疮性肺炎)、肺栓塞、肺出血和肺动脉高压等。

消化系统受累表现:可出现纳差、恶心、腹泻、腹水、肝大、肝功能异常及胰腺炎,少见的有肠系膜血管炎、布加综合征和蛋白丢失性肠病。

神经系统受累表现:轻者仅有偏头痛、性格改变、记忆力减退或轻度认知障碍;重者可表现为脑血管意外、昏迷、癫痫持续状态等。

泌尿系统受累表现:肾脏是SLE主要累及的靶器官,50%~70%的SLE病程中会出现临床肾脏受累,狼疮性肾炎是一种严重的并发症,是影响SLE预后的主要因素,主要表现为大量蛋白尿、管型尿、红细胞尿、白细胞尿,甚至肾衰竭。世界卫生组织将狼疮性肾炎(LN)分为六型:I型为正常或微小病变,Ⅱ型为系膜增殖性,Ⅲ型为局灶节段增殖性,Ⅳ型为弥漫增殖性,Ⅴ型为膜性,Ⅵ型为肾小球硬化性。通常I型和Ⅱ型的预后较好,Ⅳ型和Ⅵ型的预后较差。

2.辅助检查

(1)实验室检查

血常规:血常规检查可有贫血、白细胞计数减少、血小板减少,贫血多为正细胞正色素性贫血,少数为溶血性贫血,有抗红细胞性抗体,约15%患者抗人球蛋白试验(Coombs试验)阳性。白细胞多在(2.0~4.0)×10⁹/L,其中中性粒细胞或淋巴细胞降低,淋巴细胞降低与SLE的活动性有明显关系。有继发感染时,白细胞可升高,若无感染,即使高热也无白细胞升高。约1/3患者以血小板减少为首发表现,血小板减少发生率为15%~50%,其中重度血小板减少发生率为5%~10%,SLE伴血小板减少以多种自身抗体参与血小板破坏、消耗及生成障碍为主。

红细胞沉降率:在SLE活动期增快,而缓解期可降至正常。

尿常规:可有不同程度的蛋白尿、血尿和管型尿或脓尿。

生化检查:肝功能检查多为轻或中度异常,病程活动时出现,伴有丙氨酸转氨酶(ALT)和天门冬氨酸转氨酶(AST)等升高。活动期可出现白蛋白降低,球蛋白增高。大量蛋白尿会导致低蛋白血症,脂蛋白升高。部分SLE患者存在严重血脂代谢紊乱。在肾脏功能检查中尿液微量白蛋白定量检测,有助于判断和监测肾脏损害程度及预后。狼疮性肾炎患者血清尿素氮(BUN)及血清肌酐(SCr)升高。

免疫学检查。抗核抗体谱:①抗核抗体(ANA),SLE的ANA阳性率高达95%。ANA对SLE无特异性,也可见于其他结缔组织病,如皮肌炎、硬皮病、干燥综合征等。②抗双链脱氧核糖核酸抗体(抗dsDNA抗体),对SLE特异性高,阳性率为50%~80%,抗体效价与病情活动呈正相关。③抗可溶性抗原抗体(抗ENA抗体),目前检测的主要包括抗Sm抗体、抗U1RNP抗体、抗SSA/Ro抗体、抗SSB/La抗体、抗rRNP抗体、抗Scl-70抗体和抗Jo-1抗体等。抗Sm抗体特异性高,SLE病人的阳性率是20%~30%,本抗体与SLE活动性无关。多抗体阳性是系统性红斑狼疮的特点。

抗磷脂抗体:包括抗心磷脂抗体、狼疮抗凝物、假阳性的梅毒血清试验,抗心磷脂抗体与患者血栓形成、皮肤血管炎、血小板减少和习惯性流产或胎死宫内关系密切。

SLE其他自身抗体:针对红细胞膜抗原的抗体出现Coombs试验阳性,还有抗粒细胞抗体、抗血小板抗体和抗淋巴细胞抗体、抗核糖体抗体、抗核小体抗体等。约1/3的患者类风湿因子阳性。

免疫球蛋白:SLE病情活动期血中免疫球蛋白如IgG、IgA和IgM均增高,尤以IgG为著,非活动期增高不明显或不增高。

补体:SLE病情活动期有低补体血症。血清总补体(CH50)、C3含量降低,可间接反映循环免疫复合物含量增加,与病情活动有关。

(2)组织病理学检查:肾脏是系统性红斑狼疮最常累及的脏器,肾活检病理是鉴别原发性肾脏疾病与狼疮性肾炎的金指标,其病理分型对指导临床治疗方案、判断预后有重要意义。

(3)影像学检查:狼疮性肺炎胸片或肺部CT可显示双侧弥散性肺泡浸润性病灶,以双下肺野多见,慢性狼疮肺炎可表现为慢性间质性肺炎,X线特征为肺部片状浸润斑,多见于肺基底部,亦可见条索状、网状或斑点状阴影。头颅核磁共振检查对狼疮性脑病的诊断及鉴别诊断有重要意义。髋关节核磁共振检查可早期发现无菌性股骨头坏死。

诊断标准:

1997年美国风湿病学会修订版系统性红斑狼疮(SIE)诊断标准:(表3-5)

表3-5　1997年ACR修订版诊断标准

标准	定义
颧部红斑	遍及颧部的扁平或高出皮肤固定性红斑,常不累及鼻唇沟部位
盘状红斑	隆起红斑上覆有角质性鳞屑和毛囊栓塞,旧病灶可有皮肤萎缩性瘢痕
光过敏	对日光有明显的反应,引起皮疹(依据病史和/或医师观察)
口腔溃疡	口腔或鼻部无痛性溃疡
关节炎	非侵蚀性关节炎,累及≥2个周围关节,特征为关节肿、痛或渗液
浆膜腔炎	(1)胸膜炎:胸痛、胸膜摩擦音或胸膜腔渗液(或)
	(2)心包炎:心电图异常、心包摩擦音或心包渗液
肾脏疾病	(1)尿蛋白定量>0.5g/24h或尿常规蛋白>+++
	(2)管型:为红细胞、血红蛋白、颗粒、小管上皮细胞管型或混合管型
神经系统异常	(1)抽搐:非药物或代谢紊乱(如酮症酸中毒、电解质紊乱、尿毒症)所致
	(2)精神病:非药物或代谢紊乱所致
血液学异常	(1)溶血性贫血伴网织红细胞增多(或)
	(2)白细胞减少<$4×10^9$/L,至少2次(或)
	(3)淋巴细胞减少<$1.5×10^9$/L,至少2次(或)
	(4)血小板减少<$100×10^9$/L
免疫学异常	(1)抗dsDNA抗体阳性(或)
	(2)抗Sm抗体阳性
	(3)抗磷脂抗体阳性(包括抗心磷脂抗体IgG或IgM水平异常、狼疮抗凝物阳性或梅毒血清试验假阳性至少持续6月,并经梅毒螺旋体固定试验或梅毒抗体吸收试验证实)
抗核抗体	未用药物诱发"药物性狼疮"情况下,免疫荧光或相当于该法的其他试验抗核抗体滴度异常

同时或相继符合11项诊断标准中的4项及以上者,在除外感染、肿瘤和其他结缔组织病后,可诊断为SLE。

本病需要与干燥综合征、类风湿关节炎、混合型结缔组织病、白塞病等疾病相鉴别。

（三）治疗

1.中医辨证论治

急性发病期，以热毒炽盛、热郁积饮、瘀热互结、经络痹阻等实证为主。待高热退后，或用激素类药物，则渐出现阴虚内热，或气阴两虚，肝肾阴虚，发病日久，阴损及阳，出现脾肾两虚，渐至阴阳俱虚。在治疗时，注意SLE本虚标实的病性，扶正与祛邪兼顾，标本兼治。

（1）热毒血瘀证

症状：起病急骤，高热持续不退，两颧红斑或手部红斑，斑色紫红，关节肌肉酸痛，口疮，烦躁口渴，甚则神昏、咯血、尿血或便血，小便短赤，大便秘结，舌红绛，苔黄，脉洪数或弦数。

治法：清热解毒，化瘀消斑。

方药：清瘟败毒饮加减。热伤血络者，加藕节炭、白茅根、水牛角粉凉血止血。热毒甚者，重用黄连、黄柏等清热解毒。肝风内动，头痛严重者，加全蝎、蜈蚣、白蒺藜。痰热内盛，引动肝风，有癫痫样抽搐者，加钩藤、制南星、石菖蒲。神志不清，痰热闭窍者，加服安宫牛黄丸。

（2）风湿痹阻证

症状：四肢关节疼痛，或伴肿胀，或痛无定处，关节屈伸不利，周身皮疹时现，肌肉酸痛，或见发热，恶风，关节重者僵硬，舌淡红，苔白，脉滑或弦。

治法：祛风除湿，通络止痛。

方药：大秦艽汤加减。若热入营血者，加生地黄、丹皮、赤芍清热凉血；湿热偏盛者，可用宣痹汤。热痹化火伤津者，加生地黄、玄参、麦冬养阴生津。

（3）肝肾阴虚证

症状：腰膝酸软，脱发，眩晕耳鸣，乏力，口燥咽干，视物模糊，或有低热，斑疹鲜红，盗汗，五心烦热，关节肌肉隐痛，月经不调或闭经，舌红，苔少或有剥脱，脉细或细数。

治法：滋养肝肾。

方药：左归丸加减。阴虚内热者，加女贞子、旱莲草、桑葚、何首乌等养阴清热。精血亏虚，闭经者，重用熟地黄，加何首乌、当归、阿胶、鸡血藤补益精血。

（4）脾肾阳虚证

症状：面部、四肢浮肿，面色无华，畏寒肢冷，神疲乏力，腰膝酸软，腹胀满，纳少，便溏，尿少或夜尿频多，舌淡胖，苔白，脉沉细弱。

治法：温补脾肾。

方药：附子理中汤合金匮肾气丸加减。如脾虚为主，可加薏苡仁、扁豆、砂仁、草豆蔻以温阳健脾、渗湿止泻。如阳虚鼓动无力，以致血行不畅，舌质淡暗者，加红花、丹参、泽兰。恶心呕吐，二便俱少，浊毒内盛者，加大黄、芒硝、木香、厚朴，也可用大黄、附子、牡蛎等水煎灌肠。

（5）气血两虚证

症状：神疲乏力，心悸气短，健忘失眠，多梦，面色不华，肢体麻木，月经量少色淡，或闭经，舌质淡,苔薄白,脉细弱。

治法:益气养血。

方药:八珍汤加减。红细胞减少者,加鹿角片、阿胶。血小板减少者,加羊蹄根、花生衣。白细胞减少者,加黄芪、白术、女贞子。

(6)水瘀互结证

症状:面浮肢肿,久不消退或反复发作,腰部刺痛或伴反复尿中隐血,面部有色素沉着。皮肤瘀点、瘀斑,或有关节疼痛,固定不移,入夜尤甚,肢端青紫,甲床暗黑,胸胁刺痛,月经不调,纳差不欲食,口干不欲饮,尿少,舌质暗,有瘀斑,脉弦涩。

治法:活血化瘀,化气利水。

方药:桃红四物汤合五苓散加减。如皮肤斑疹鲜红,兼有鼻衄、小便黄赤、大便秘结等血热表现者,加大小蓟、藕节、白茅根、仙鹤草、紫草、槐花等。反复尿中隐血者,加茜草根、炒蒲黄等。尿蛋白增多者,加鬼箭羽、金樱子、菟丝子。

2.西医治疗

系统性红斑狼疮治疗强调个体化,通过恰当合理的治疗,病情可以达到长期缓解。糖皮质激素加免疫抑制剂依然是目前临床上主要的治疗方案。治疗原则是强调早期诊断和早期治疗,以避免或延缓不可逆的组织和脏器的病理损害。在疾病急性期应积极用药诱导缓解,尽快控制病情活动;病情缓解后,调整用药,并维持缓解治疗使其保持缓解状态。

(1)糖皮质激素:糖皮质激素是目前治疗SLE的主要手段。在诱导缓解期,可根据病情用泼尼松每日0.5~1mg/kg,病情稳定后2周或疗程8周内应缓慢减少激素用量。在病情允许的情况下,根据病情,以小于每日10mg泼尼松,小剂量长期维持。同时使用钙剂和维生素D_3,防止骨质疏松。对于存在有重要脏器急性进行性损害的SLE患者,可每日应用甲泼尼龙500~1000mg静脉滴注冲击治疗,连用3~5日为一个疗程。如病情需要,可在1~2周后重复使用,以求较快控制病情活动,达到诱导缓解。

(2)免疫抑制剂:免疫抑制剂是对机体的免疫反应具有抑制作用的药物。目前临床常用的免疫制剂有环磷酰胺、霉酚酸酯、甲氨蝶呤、来氟米特、羟氯喹等。

糖皮质激素加用免疫抑制剂,可以更有效地控制SLE的病情活动,保护重要脏器功能,减少复发,减少糖皮质激素的剂量和副作用。对于存在有重要脏器受累的SLE患者,诱导缓解期首选环磷酰胺或霉酚酸酯治疗。在缓解期维持治疗时,可延长环磷酰胺的用药间歇期至约3个月1次,维持1~2年。在应用环磷酰胺时,应密切注意血常规监测,大剂量冲击前亦需查血常规。霉酚酸酯能有效控制狼疮性肾炎的活动,其常用剂量为1~2g/d,分2次口服。羟氯喹是治疗系统性红斑狼疮的基础用药,可作为急性期的联合用药和缓解期的维持用药,每日0.2~0.4g,分2次服用。应用激素和免疫抑制剂会增加感染风险,故应密切监测。

(3)其他治疗:对于难治型重症SLE,可选择生物制剂进行治疗。目前用于临床的生物制剂主要有利妥昔单抗(抗CD20抗体)和belimumab抗体。生物制剂有望成为新的SLE诱导缓解药物。对于病情危重病例,可根据临床选择血浆置换、或静脉注射大剂量免疫球蛋白等,但尚未列入SLE诊疗常规。

（四）随访

SLE患者在日常生活中应注意避风避寒,注意保暖,预防感冒。饮食上应加强营养,多食新鲜蔬菜、水果,忌食酒类等辛辣刺激食物。平时应注意锻炼,可从小运动量开始,循序渐进,并持之以恒。避免阳光暴晒和紫外线照射。进行心理干预,帮助患者减轻精神负担,保持乐观的情绪。急性活动期要卧床休息,病情稳定的慢性患者可适当工作,但注意勿过劳。避免使用可能诱发狼疮的药物,如避孕药等。缓解期才可作防疫注射,并尽可能不用活疫苗。重视伴发病如血脂异常、糖尿病、骨质疏松等的预防和治疗。

（胡永鹏　许新艳）

第八节　神经系统疾病的诊断与治疗

一、短暂性脑缺血发作

短暂性脑缺血发作(TIA)是指伴有局灶症状的短暂的脑血液循环障碍,以反复发作的一过性头晕为主证,或失语、瘫痪及感觉障碍等,症状和体征一般在24h内消失,不留后遗症。

（一）病因病机

根据临床表现,短暂性脑缺血发作可归属于中医学"眩晕病"范畴,眩晕的发生主要与情志不遂、年老体弱、饮食不节、久病劳倦以及感受外邪等因素有关,内生风、痰、瘀、虚,导致风眩内动、清窍不宁或清阳不升,脑窍失养而突发眩晕,本病病位在脑,病变与肝、脾、肾三脏密切相关。其病性有虚、实两端,临床以虚证居多。脾胃不足,肾虚髓空,皆可导致脑窍失养而作眩,是为虚证;若痰浊上蒙清窍,或瘀血痹阻经脉,导致清窍不利而作眩,是为实证。

（二）诊断

1.临床表现

(1)颈动脉系统的TIA较椎－基底动脉系统TIA发作较少,但持续时间较久,且易引起完全性卒中。最常见的症状为单瘫、偏瘫、偏身感觉障碍、失语、单眼视力障碍等。亦可出现同向偏盲及昏厥等。

(2)椎－基底动脉系统TIA较颈动脉系统TIA多见,且发作次数也多,但时间较短。主要表现为脑干、小脑、枕叶、颞叶及脊髓近端缺血。神经缺损症状,常见为眩晕、眼震、站立或行走不稳、视物模糊或变形、视野缺损、复视、恶心或呕吐、听力下降、球麻痹、交叉性瘫痪、轻偏瘫和双侧轻度瘫痪等。少数可有意识障碍或猝倒发作。

2.辅助检查

（1）一般检查：全血细胞计数、血电解质、肾功能、血糖和血脂等实验室检查及心电图检查。

（2）影像学检查：

①头颅CT和CT灌注（CTP）：从本质上来说，TIA和脑梗死是缺血性脑损伤这一动态过程的不同阶段。

②头颅MRI：尽可能采用弥散加权磁共振（DWI）作为主要诊断技术手段，如未发现脑急性梗死证据，诊断为影像学确诊TIA。如有明确的脑急性梗死证据，则无论发作时间长短均不再诊断为TIA。

3.综合评估

本病常系脑血栓形成的先兆，颈动脉TIA发病1个月内约有半数、5年内有25%～40%患者发生完全性卒中；约1/3发作自然消失或继续发作。高龄体弱、高血压、糖尿病、心脏病等均影响预后，主要死亡原因系完全性脑卒中和心肌梗死。

本病需与癫痫发作相鉴别。

（三）治疗

1.中医辨证论治

（1）肝阳上亢

证候特点：眩晕，耳鸣，头目胀痛，急躁易怒，口苦，失眠多梦，遇烦劳郁怒而加重，甚则仆倒，颜面潮红，肢麻震颤，舌红苔黄，脉弦或数。

治法治则：平肝潜阳，清火息风。

代表方：天麻钩藤饮。药用天麻、钩藤、石决明、川牛膝、桑寄生、杜仲、栀子、黄芩、益母草、朱茯神、首乌藤等。

（2）痰湿中阻

证候特点：眩晕，头重如蒙，或伴视物旋转，胸闷恶心，呕吐痰涎，食少多寐，舌苔白腻，脉濡滑。

治法治则：化痰祛湿，健脾和胃。

代表方：半夏白术天麻汤。药用半夏、白术、天麻、橘红、茯苓、甘草、生姜、大枣等。

（3）瘀血阻窍

证候特点：眩晕，头痛，且痛有定处，兼见健忘，失眠，心悸，精神不振，耳鸣耳聋，面唇紫暗；舌暗有瘀斑，多伴见舌下脉络迂曲增粗，脉涩或细涩。

治法治则：祛瘀生新，活血通窍。

代表方：通窍活血汤。药用赤芍、川芎、桃仁、红花、麝香、老葱、鲜姜、大枣、酒等。

（4）气血亏虚

证候特点:眩晕动则加剧,劳累即发,面色白,神疲自汗,倦怠懒言,唇甲不华,发色不泽,心悸少寐,纳少腹胀;舌淡苔薄白,脉细弱。

治法治则:补益气血,调养心脾。

代表方:归脾汤。药用人参、黄芪、白术、茯神、酸枣仁、龙眼肉、木香、甘草、当归、远志、生姜、大枣等。

(5)肾精不足

证候特点:眩晕日久不愈,精神萎靡,腰酸膝软,少寐多梦,健忘,两目干涩,视力减退;或遗精滑泄,耳鸣齿摇;或颧红咽干,五心烦热,舌红少苔,脉细数;或面色白,形寒肢冷,舌淡嫩,苔白,脉沉细无力,尺脉尤甚。

治法治则:滋养肝肾,填精益髓。

代表方:左归丸。药用熟地黄、山药、山茱萸、枸杞、菟丝子、川牛膝、龟甲胶、鹿角胶等。

2.其他中医疗法

在药物治疗的同时,可以配合其他中医疗法,如针灸、耳穴贴压、拔罐、艾灸等治疗。

3.西医治疗

本病可自行缓解,治疗着重于预防复发。应调整血压,改善心功能,保持有效血液循环,纠正血液流变异常,避免颈部过度屈伸活动,并长期口服抑制血小板聚集剂,如阿司匹林0.05~0.1g,1~2/d,或潘生丁25mg,3次/d或亚磺吡唑酮,0.8g/d。

(四)随访规范

(1)督促患者按时服药治疗,定期门诊或电话随访。

(2)督促患者注意生活起居,舒畅情志,正确认识对待疾病,减轻心理精神负担,保持积极乐观的情绪。合理饮食,避免过食生冷,忌食肥甘厚味、辛辣刺激食品。适当康复功能锻炼,如做操、散步、打太极拳、练八段锦等,从小运动量开始,循序渐进,并持之以恒,避免劳累。

(金成强　刘新宇)

二、动脉粥样硬化性脑血栓形成

动脉粥样硬化性脑血栓形成是指在颅内外供应脑部的动脉血管壁发生病理性改变的基础上,在血流缓慢、血液成分改变或血黏度增加等情况下形成血栓,致使血管闭塞而言。

(一)病因病机

(1)内伤积损:随着年龄老化,正气自虚,或久病迁延,或恣情纵欲,或劳逸失度,损伤五脏之气阴,气虚则无力运血,脑脉瘀滞;阴虚则不能制阳,内风动越,突发本病。如明·李东垣《医学发明·中风有三》云:"凡人年逾四旬,多有此疾。"明·张介宾《景岳全书·非风》指出:"非风一证,即时人所谓中风证也。此证多见卒倒,卒倒多由昏愦。本皆内伤积损颓败而然,原非外感风寒所致。"

(2)情志过极:七情所伤,肝气郁结,气郁化火,或暴怒伤肝,肝阳暴张,内风动越,或心火暴甚,风火相扇,血随气逆,引起气血逆乱,上冲犯脑,血溢脉外或血瘀脑脉而发为中风,尤以暴怒引发本病者最为多见,即《素问·生气通天论》所谓"大怒则形气绝,而血菀于上,使人薄厥"。

(3)饮食不节:过食肥甘厚味醇酒,伤及脾胃,酿生痰热,痰瘀互阻,积热生风,导致脑脉瘀滞而发中风。如《素问·通评虚实论》所云"仆击、偏枯……膏粱之疾也"。近人张山雷《中风斠诠·论昏瞀猝仆之中风无一非内因之风》所谓"肥甘太过,酿痰蕴湿,积热生风,致为暴仆偏枯,猝然而发,如有物击使之仆者,故仆击而特著其病源,名以膏粱之疾"。

(4)体态肥盛:肥盛之人多气衰痰湿,易致气血郁滞,因风阳上扰而致血瘀脑脉,发为中风。如元·王履《医经溯洄集·中风论辨》所云:"凡人年逾四旬气衰之际,或因忧喜忿怒伤其气者,多由此疾,壮年之时无有也,若肥盛则兼有之。"清·沈金鳌《杂病源流犀烛·中风源流》也云:"肥人多中风……人肥则腠理致密而多郁滞,气血难以通利,故多卒中也。"

(二)诊断

1.临床表现

①一般症状:多见于中老年人,既往多有糖尿病和动脉硬化病史,常于静态发病,症状发生后一般经历进行性加重过程而达高峰,多数经数小时甚至1~3d达高峰,多意识清楚,生命体征平稳,以神经系统的局限性症状为主。

②脑梗死临床综合征:病变血管依次为颈内动脉、大脑中动脉、大脑后动脉、大脑前动脉和椎-基底动脉。

颈内动脉系统病变:以偏瘫、偏身感觉障碍、偏盲三偏征和精神症状多见,主侧半病变尚有不同程度的失语、失用和失认,还出现病灶侧的原发性视神经萎缩,出现特征性的病侧眼失明伴对侧偏瘫称黑蒙交叉性麻痹,Horner症,动眼神经麻痹和视网膜动脉压下降。如颅外段动脉闭塞时,颈动脉可有触痛,呈条索状,搏动减退或消失,颈部可听到异常血管杂音。

大脑中动脉病变:最为常见。主干闭塞时有三偏征,主侧半球病变时尚有失语。中动脉表浅分支前中央动脉闭塞时可有对侧面、舌肌无力,主侧受累时有运动性失语;中央动脉闭塞时可出现对侧上肢单瘫或不完全性偏瘫和轻度感觉障碍;顶后、角回或颞后感觉性失语和失用。豆纹动脉外侧支闭塞时可有对侧偏瘫。

大脑前动脉病变:由于前交通动脉提供侧支循环,近端阻塞时可无症状;周围支受累时,常侵犯额叶内侧面,瘫痪以下肢为重,可伴有下肢的皮质性感觉障碍及排尿障碍;深穿支阻塞,影响内囊前支,常出现对介中枢性面舌瘫及上肢轻瘫。双侧大脑前动脉闭塞时可出现精神症状伴有双侧瘫痪。

椎-基底动脉系统病变:

①小脑后下动脉(Wallenberg)综合征:引起延髓背外侧部梗死,出现眩晕、眼球震颤,病灶侧舌咽、迷走神经麻痹,小脑性共济失调及Hroner症,病灶侧面部对侧躯体、肢体感觉减退或消失。

②旁正中央动脉:甚罕见,病灶侧舌肌麻痹,对侧偏瘫。

③小脑前下动脉:眩晕、眼球震颤,两眼球向病灶对侧凝视,病灶侧耳鸣、耳聋,Horner症及小

脑性共济失调,病灶侧面部和对侧肢体感觉减退或消失。

④基底动脉:高热、昏迷、针尖样瞳孔、四肢软瘫及延髓麻痹。急性完全性闭塞时可迅速危及病人生命,个别病人表现为闭锁综合征。

⑤大脑后动脉:表现为枕顶叶综合征,以偏盲和一过性视力障碍如黑蒙等多见,此外还可有体象障碍、失认、失用等。如侵及深穿支可伴有丘脑综合征,有偏身感觉障碍及感觉异常以及锥体外系等症状。

⑥基底动脉供应桥脑分支,可出现下列综合征:

桥脑旁正中综合征(Foville综合征):病灶侧外展不能,两眼球向病灶对侧凝视,对侧偏瘫。

桥脑腹外综合征(Millard-Gubler综合征):病灶侧周围性面瘫及外直肌麻痹,伴病灶对侧偏瘫,可有两眼向病灶侧凝视不能。

桥脑被盖综合征(Raymond-Cestan综合征):病灶侧有不自主运动及小脑体征,对侧肢体及轻瘫及感觉障碍,眼球向病灶侧凝视不能。

2.辅助检查

(1)实验室检查:血液常规和生化检查。

(2)影像学检查:

①头颅CT检查:发病24~48h后梗死区呈边界不清的低密度灶;2周后可呈等密度灶;5周后,梗死灶为边缘清楚的持久性低密度灶。

②头颅MRI:一般发病6~12h后,则可显示T_1低信号、T_2高信号的梗死灶,并能发现CT不能显示的小病灶。

3.综合评估

凡病情和动脉硬化轻,侧支循环较佳者,治疗后多数恢复较好,少数常遗留有不同程度的后遗症。年老体弱、严重糖尿病、有昏迷及并发症或反复发作者预后不佳。

本病需与颅内占位病变相鉴别。

(三)治疗

1.中医辨证论治

(1)风阳上扰

证候特点:半身不遂,肌肤不仁,口舌歪斜,言语謇涩,或舌强不语,急躁易怒,头痛,眩晕,面红目赤,口苦咽干,尿赤,便干,舌红少苔或苔黄,脉弦数。

治法治则:清肝泻火,息风潜阳。

代表方:天麻钩藤饮。药用天麻、钩藤、生石决明、川牛膝、益母草、黄芩、栀子、杜仲、桑寄生、朱茯神、首乌藤等。

(2)风痰阻络

证候特点:肌肤不仁,甚则半身不遂,口舌歪斜,言语不利;或謇涩或不语,头晕目眩,舌质暗淡,舌苔白腻,脉弦滑。

治法治则:息风化痰,活血通络。

代表方:半夏白术天麻汤。药用天麻、半夏、橘红、茯苓、甘草、白术、生姜、大枣等。

(3)痰热腑实

证候特点:半身不遂,肌肤不仁,口舌歪斜,言语不利;或言语謇涩,头晕目眩,吐痰或痰多,腹胀、便干或便秘,舌质暗红或暗淡,苔黄或黄腻,脉弦滑或兼数。

治法治则:清热化痰,通腑泻浊。

代表方:星蒌承气汤。药用胆南星、全瓜蒌、生大黄、芒硝等。若痰涎较多,可合用竹沥汤,即竹沥、生葛汁、生姜汁相合。

(4)气虚血瘀

证候特点:半身不遂,肌肤不仁,口舌歪斜,言语不利;或謇涩或不语,面色无华,气短乏力,口角流涎,自汗,心悸,便溏,手足或偏身肿胀,舌质暗淡或瘀斑,舌苔薄白或腻,脉沉细、细缓或细弦。

治法治则:益气扶正,活血化瘀。

代表方:补阳还五汤。药用生黄芪、当归尾、赤芍、川芎、桃仁、红花、地龙等,且重用生黄芪。

(5)阴虚风动

证候特点:半身不遂,一侧手足沉重麻木,口舌歪斜,舌强语謇,平素头晕头痛,耳鸣目眩,双目干涩,腰酸腿软,急躁易怒,少眠多梦,舌质红绛或暗红,少苔或无苔,脉细弦或细弦数。

治法治则:滋养肝肾,潜阳息风。

代表方:镇肝息风汤。药用生龙骨、生牡蛎、代赭石、白芍、天冬、玄参、龟甲、怀牛膝、川楝子、茵陈、麦芽、甘草等。

2.其他中医疗法

在药物治疗的同时,可以配合其他中医疗法,如针灸、耳穴贴压、拔罐、艾灸、理疗、体疗等治疗。

3.西医治疗

(1)急性期:以尽早改善脑缺血区的血液循环,促进神经功能恢复。

缓解脑水肿:梗死区较大严重患者,可使用脱水剂或利尿剂,但量不宜过大,时间不宜过长,以防脱水过度导致血容量不足和电解质紊乱等。

改善微循环:可用低分子右旋糖苷,能降低血黏度和改善微循环;500ml一次静滴每日一次,8～10d为一疗程。也可以用706代血浆用法相同。

稀释血液:①等容量血液稀释疗法,通过静脉放血,同时予置换等量液体。②高容量血液稀释疗法,静脉注射不含血液的液体以达到扩容目的。

溶栓:①链激酶。初次剂量为50万～100万U,加入100ml生理盐水内,静脉半小时滴完,维持量为60万U,溶于250～500ml葡萄糖液内静脉6h滴完,4次/d,24h内维持用药,直到病情不再发展为止,但一般不超过7d。②尿激酶:第一天用1万～3万U,分2～3次加入葡萄糖液内静滴,

1～2周为一疗程。用药期注意出血倾向,1～2年内用此药者不宜再用。有出血素质、低纤维蛋白原血症、败血症、空洞型肺结核、严重肝病、心内膜炎及近期内有出血者忌用。应用链激酶时应做过敏试验。

抗凝:用以防止血栓扩延和新的血栓发生。用药期间也须严密注意出血倾向,出血性疾病、活动性溃疡、严重肝肾疾病、感染性血栓及高龄者忌用。①肝素:12500～25000U,溶于10%葡萄糖液500～1000ml内,静滴1～2d,以后根据病情掌握使用。②双香豆素:同时口服,第一日200～300mg,以后维持量为50～100mg/d,治疗天数以病情而定。③新抗凝:口服,第一日20mg,第二日16mg,以后用4～8mg/d维持量。此外,临床上还有用蛇毒制剂、藻酸双酯钠的。

扩张血管:一般认为血管扩张剂效果不肯定,对有颅内压增高的严重患者,有时可加重病情,故早期多不主张使用。常用的药物有:罂粟碱30mg,口服或肌注,2～3次/d,或60～90mg加入5%葡萄糖500ml内,静滴,1次/d。还可应用环扁桃酯、己酮可可碱、倍他定等。也可使用钙离子拮抗剂,以防止继发性血管痉挛,如尼莫地平40mg,3次/d;西比灵5～10mg。1次/晚。

其他:除上述治疗原则外,本病还可使用高压氧疗法,体外反搏疗法和光量子血液疗法等。后者将自体血液100～200ml,经过紫外线照射和充氧后回输给自身,5～7d一次,5～7次为一疗程。

在治疗过程中,将血压维持适当水平,不宜偏低。对瘫痪肢体,应早期进行被肢活动及按摩,以促进功能恢复,并防止肢体挛缩畸形。

(2)恢复期:继续加强瘫痪肢体功能锻炼和言语功能训练,除药物外,可配合使用理疗、康复运动体疗和针灸等。

此外,可长期服用抗血小板聚集剂,如潘生丁或阿司匹林等,有助于防止复发。

(四)随访规范

(1)督促患者按时服药治疗,定期门诊或电话随访。

(2)督促患者注意生活起居;舒畅情志,正确认识,对待疾病,减轻心理精神负担,保持积极乐观的情绪;合理饮食,避免过食生冷,忌食肥甘厚味、辛辣刺激食品;适当康复功能锻炼,如打太极拳、练八段锦等体操,从小运动量开始,循序渐进,并持之以恒,避免劳累。

(金成强　刘新宇)

三、脑栓塞

脑动脉栓塞后,由其供应的脑组织发生缺血、缺氧、水肿和坏死。如缺血梗塞区中伴有点状出血时,称为出血性或红色梗塞,否则称为缺血或白色梗塞。梗塞后8h脑组织灰白质界线不清,梗塞区脑组织水肿,随后软化和坏死,约1月左右液化的脑组织被吸收,并成胶质疤痕或空洞。由于小栓子引起的脑血管痉挛,大栓子形成的广泛脑水肿、颅内压增高,甚至可形成脑疝。此外炎性栓子还可引起脑脓肿等。

（一）病因病机

根据临床表现,脑栓塞归属于中医学"中风"范畴,中风的主要病机概而论之,有风、火(热)、痰、瘀、虚五端,在一定条件下相互影响,相互转化,引起内风旋动,气血逆乱,横窜经脉,直冲犯脑,导致血瘀脑脉或血溢脉外而发中风。主要因内伤积损、情志异常、饮食不节、体态肥盛等,或气血郁滞,或风阳上扰,或气虚痰湿致血瘀脑脉,发为中风。本病的病变部位在脑,涉及心、肝、脾、肾等多个脏腑。中风见半身不遂、口舌歪斜、肌肤不仁为主症,甚则突然昏仆、不省人事为主要表现。

（二）诊断

1.临床表现

本病的临床表现的轻重与栓子的大小、数量、部位、心功能状况等因素有关。发病急骤,症状多在数分钟或短时间内达到高峰。部分患者可有意识障碍,较大栓塞或多发性栓塞时患者可迅速进入昏迷和出现颅内压增高症状。局部神经缺失症状取决于栓塞的动脉,多为偏瘫或单瘫、偏身感觉缺失、偏盲及抽搐等。主侧半球病变时可出现失语、失用等。多数可有原发病的症状。脑脊液除压力增高外多正常,但出血性梗塞或细菌性栓子引起脑部感染时脑脊液可含红血球或呈炎性改变,蛋白亦可增高。

2.辅助检查

（1）实验室检查:血液常规和生化等检查。

（2）影像学检查:

头颅CT:一般于24~48h后可见低密度区,病程中应注意有无出血,定期复查。

头颅MRI:病灶区呈长T_1、长T_2信号。

脑血管造影检查（DSA）:DSA是目前最准确的脑血管检查方法,分辨率最高,是诊断脑血管疾病的"金标准"。缺点是需要进行动脉插管,有微小创伤。在临床实践中,如果通过彩超、MRA或CTA检查,考虑有脑血管疾病的情况,特别是需要进一步介入治疗的时候,需要通过DSA检查,最后明确诊断。

3.综合评估

与病人年龄、栓子部位、大小和数量以及心血管系统功能状况有关。轻者几天后症状减轻并逐渐恢复。如起病后症状继续发展,瘫痪加重和昏迷较深者预后不良,多死于脑疝、心肺梗死或心力衰竭。

本病需与高血压、脑出血进行鉴别。

（三）治疗

1.中医辨证论治

（1）中风（中经络）

①风阳上扰

证候特点:半身不遂,肌肤不仁,口舌歪斜;言语謇涩,或舌强不语;急躁易怒,头痛,眩晕,面红目赤,口苦咽干,尿赤,便干,舌红少苔或苔黄,脉弦数。

治法治则:清肝泻火,息风潜阳。

代表方:天麻钩藤饮。药用天麻、钩藤、生石决明、川牛膝、益母草、黄芩、栀子、杜仲、桑寄生、朱茯神、首乌藤等。

②风痰阻络

证候特点:肌肤不仁,甚则半身不遂,口舌歪斜,言语不利;或謇涩或不语,头晕目眩,舌质暗淡,舌苔白腻,脉弦滑。

治法治则:息风化痰,活血通络。

代表方:半夏白术天麻汤。药用天麻、半夏、橘红、茯苓、甘草、白术、生姜、大枣等。

③痰热腑实

证候特点:半身不遂,肌肤不仁,口舌歪斜,言语不利;或言语謇涩,头晕目眩,吐痰或痰多,腹胀、便干或便秘,舌质暗红或暗淡,苔黄或黄腻,脉弦滑或兼数。

治法治则:清热化痰,通腑泻浊。

代表方:星蒌承气汤。药用胆南星、全瓜蒌、生大黄、芒硝等。若痰涎较多,可合用竹沥汤,即竹沥、生葛汁、生姜汁相合。

④气虚血瘀

证候特点:半身不遂,肌肤不仁,口舌歪斜,言语不利;或謇涩或不语,面色无华,气短乏力,口角流涎,自汗,心悸,便溏,手足或偏身肿胀,舌质暗淡或瘀斑,舌苔薄白或腻,脉沉细、细缓或细弦。

治法治则:益气扶正,活血化瘀。

代表方:补阳还五汤。药用生黄芪、当归尾、赤芍、川芎、桃仁、红花、地龙等,且重用生黄芪。

⑤阴虚风动

证候特点:半身不遂,一侧手足沉重麻木,口舌歪斜,舌强语謇,平素头晕头痛,耳鸣目眩,双目干涩,腰酸腿软,急躁易怒,少眠多梦,舌质红绛或暗红,少苔或无苔,脉细弦或细弦数。

治法治则:滋养肝肾,潜阳息风。

代表方:镇肝息风汤。药用生龙骨、生牡蛎、代赭石、白芍、天冬、玄参、龟甲、怀牛膝、川楝子、茵陈、麦芽、甘草等。

(2)中风(中脏腑)

①阳闭

证候特点:突然昏仆,不省人事,牙关紧闭,口噤不开,两手握固,大小便闭,肢体强痉,兼有面赤身热,气粗口臭,躁扰不宁,舌苔黄腻,脉弦滑而数。

治法治则:清热化痰,开窍醒神。

代表方:羚羊角汤合用安宫牛黄丸。羚羊角汤由羚羊角粉、菊花、夏枯草、蝉衣、柴胡、薄荷、生石决明、龟甲、白芍、生地黄、丹皮、大枣等组成,合用安宫牛黄丸辛凉开窍醒脑。若痰盛神昏者,可合用至宝丹或清宫汤;若热闭神昏兼有抽搐者,可加全蝎、蜈蚣,或合用紫雪丹。临床还可选用清开灵注射液,或醒脑静注射液静脉滴注。

②阴闭

证候特点:突然昏倒,不省人事;牙关紧闭,口噤不开,两手握固,大小便闭,肢体强痉,面白唇暗,四肢不温,静卧不烦,舌苔白腻,脉沉滑。

治法治则:温阳化痰,开窍醒神。

代表方:涤痰汤合用苏合香丸。涤痰汤由制胆南星、制半夏、橘红、枳实、茯苓、石菖蒲、竹茹、人参、甘草、生姜、大枣等组成,合用苏合香丸。若四肢厥冷者,加桂枝,若兼风象,加天麻、钩藤;若见戴阳,乃属病情恶化,宜急进参附汤、白通加猪胆汁汤鼻饲,或参附注射液静脉滴注。

③脱证

证候特点:突然昏仆,不省人事,目合口张,鼻鼾息微,手撒遗尿,汗多不止,四肢冰冷,舌痿,脉微欲绝。

治法治则:回阳固脱。

代表方:参附汤。药用人参、附子、生姜等。若汗出不止者,可加炙黄芪、生龙骨、煅牡蛎、山茱萸、醋五味子,阳气恢复后,如又见面赤足冷、虚烦不安、脉极弱或突然脉大无根,是由于真阴亏损,阳无所附而出现虚阳上浮欲脱之证,可用地黄饮子,或参附注射液或生脉注射液静脉滴注。

2.其他中医疗法

在药物治疗的同时,可以配合其他中医疗法,如针灸、耳穴贴压、拔罐、艾灸、理疗及康复体疗等治疗。

3.西医治疗

(1)治疗原发病,防止再发生栓塞。当有心衰时应及时引正心衰,改善心功能,气栓时取头低侧卧位和高压氧疗法。脂肪栓塞可缓慢静注20%去氧胆酸钠5～10ml,1次,2h,或缓慢静滴5%酒精葡萄糖液250～500ml,1次/d。细菌性栓塞可选用抗生素等治疗。

(2)其他治疗:基本同脑血栓形成,但输液速度放慢,防止心脏负荷过重引起或加重心衰。脱水剂用量宜少,以利尿剂为主。也可使用颈交感神经封闭疗法,有助于解除由栓子刺激所致的反射性脑血管痉挛,1次/d,10d为一疗程。

(四)随访规范

(1)督促患者规律用药治疗,定期门诊复查。

(2)督促患者注意生活起居;舒畅情志,正确认识,对待疾病,减轻心理精神负担,保持积极乐观的情绪,合理饮食,避免过食生冷,忌食肥甘厚味、辛辣刺激食品,适当康复功能锻炼,从小运动量开始,循序渐进,并持之以恒;避免劳累。

(金成强　刘新宇)

四、脑出血

脑出血系指脑实质内的血管破裂引起大块性出血所言,约80%发生于大脑半球,以底节区为主,其余20%发生于脑干和小脑。

（一）病因病机

根据临床表现,脑出血亦归属于中医学"中风"范畴,其病机主要为内伤积损、情志过极、饮食不节、体态肥盛等,肝阳暴亢,心火暴甚,风火相扇,血随气逆,引起内风旋动,气血逆乱,横窜经脉,上冲犯脑,血溢脉外,发为中风。

（二）诊断

1.临床诊断

本病多见于高血压病史和50岁以上的中老年人。多在情绪激动、劳动或活动以及暴冷时发病,少数可在休息或睡眠中发生。寒冷季节多发。

2.辅助检查

头颅CT:是脑出血最有效最迅速的确诊方法,在24h内,出血灶为高密度影,边界清楚。48h后,高密度出血灶,周围伴低密度水肿带,随后提示出血灶从周边开始,其密度逐渐减低。最后,当血肿完全液化成为经腔时,病灶由高密度影变为低密度影。

头颅MR:可以发现头颅CT扫描不能发现的病灶及协助鉴别。

诊断,如脑干和小脑的极少量出血,但不作为脑出血的首选早期检查手段。

脑血管造影:CT和MRI检查怀疑有血管异常时,应进行脑血管造影检查。脑血管造影可以清楚地显示异常血管,如发现血管畸形者,当时可进行栓塞治疗。

3.综合评估

评估因素有:

（1）血肿较大,严重脑组织破坏,且引起持续颅内增高者,预后不良。血肿破入脑室者其预后更严重。

（2）意识障碍明显者。

（3）并发上消化道出血者。

（4）瞳孔一侧散大者（脑疝形成者）。

（5）高烧。

（6）七十岁以上高龄者。

（7）并发呼吸道感染者。

（8）复发出血。

（9）血压过高或过低。

心功能不全。出血量较少且部位较浅者,一般一周后血肿开始自然溶解,血块逐渐被吸收,脑水肿和颅内压增高现象逐渐减轻,病人意识也逐渐清醒,最终少数病人康复较好,多数病人则遗留不同程度偏瘫和失语等。

本病需与蛛网膜下腔出血及脑梗塞相鉴别。

（三）治疗

1.中医辨证论治

（1）中风（中经络）

①风阳上扰

证候特点：半身不遂，肌肤不仁，口舌歪斜，言语謇涩；或舌强不语，急躁易怒，头痛，眩晕，面红目赤，口苦咽干，尿赤，便干，舌红少苔或苔黄，脉弦数。

治法治则：清肝泻火，息风潜阳。

代表方：天麻钩藤饮。药用天麻、钩藤、生石决明、川牛膝、益母草、黄芩、栀子、杜仲、桑寄生、朱茯神、首乌藤等。

②风痰阻络

证候特点：肌肤不仁，甚则半身不遂，口舌歪斜，言语不利；或謇涩或不语，头晕目眩，舌质暗淡，舌苔白腻，脉弦滑。

治法治则：息风化痰，活血通络。

代表方：半夏白术天麻汤。用天麻、半夏、橘红、茯苓、甘草、白术、生姜、大枣等。

③痰热腑实

证候特点：半身不遂，肌肤不仁，口舌歪斜，言语不利；或言语謇涩，头晕目眩，吐痰或痰多，腹胀、便干或便秘，舌质暗红或暗淡，苔黄或黄腻，脉弦滑或兼数。

治法治则：清热化痰，通腑泻浊。

代表方：星蒌承气汤。药用胆南星、全瓜蒌、生大黄、芒硝等。若痰涎较多，可合用竹沥汤，即竹沥、生葛汁、生姜汁相合。

④气虚血瘀

证候特点：半身不遂，肌肤不仁，口舌歪斜，言语不利；或謇涩或不语，面色无华，气短乏力；口角流涎，自汗，心悸，便溏，手足或偏身肿胀，舌质暗淡或瘀斑，舌苔薄白或腻，脉沉细、细缓或细弦。

治法治则：益气扶正，活血化瘀。

代表方：补阳还五汤。药用生黄芪、当归尾、赤芍、川芎、桃仁、红花、地龙等，且重用生黄芪。

⑤阴虚风动

证候特点：半身不遂，一侧手足沉重麻木，口舌歪斜，舌强语謇，平素头晕头痛，耳鸣目眩，双目干涩，腰酸腿软，急躁易怒，少眠多梦，舌质红绛或暗红，少苔或无苔，脉细弦或细弦数。

治法治则：滋养肝肾，潜阳息风。

代表方：镇肝息风汤。药用生龙骨、生牡蛎、代赭石、白芍、天冬、玄参、龟甲、怀牛膝、川楝子、茵陈、麦芽、甘草等。

（2）中风（中脏腑）

①阳闭

证候特点：突然昏仆，不省人事，牙关紧闭，口噤不开，两手握固，大小便闭，肢体强痉，兼有面赤身热，气粗口臭，躁扰不宁；舌苔黄腻，脉弦滑而数。

治法治则：清热化痰，开窍醒神。

代表方：羚羊角汤合用安宫牛黄丸。羚羊角汤由羚羊角粉、菊花、夏枯草、蝉衣、柴胡、薄荷、生石决明、龟甲、白芍、生地黄、丹皮、大枣等组成，合用安宫牛黄丸辛凉开窍醒脑。若痰盛神昏者，可合用至宝丹或清宫汤；若热闭神昏兼有抽搐者，可加全蝎、蜈蚣，或合用紫雪丹。临床还可选用清开灵注射液或醒脑静注射液静脉滴注。

②阴闭

证候特点：突然昏倒，不省人事，牙关紧闭，口噤不开，两手握固，大小便闭，肢体强痉，面白唇暗，四肢不温，静卧不烦；舌苔白腻，脉沉滑。

治法治则：温阳化痰，开窍醒神。

代表方：涤痰汤合用苏合香丸。涤痰汤由制胆南星、制半夏、橘红、枳实、茯苓、石菖蒲、竹茹、人参、甘草、生姜、大枣等组成，合用苏合香丸。若四肢厥冷者，加桂枝；若兼风象，加天麻、钩藤；若见戴阳，乃属病情恶化，宜急进参附汤、白通加猪胆汁汤鼻饲，或参附注射液静脉滴注。

③脱证

证候特点：突然昏仆，不省人事，目合口张，鼻鼾息微，手撒遗尿，汗多不止，四肢冰冷，舌痿，脉微欲绝。

治法治则：回阳固脱。

代表方：参附汤。药用人参、附子、生姜等。若汗出不止者，可加炙黄芪、生龙骨、煅牡蛎、山茱萸、醋五味子。阳气恢复后，如又见面赤足冷、虚烦不安、脉极弱或突然脉大无根，是由于真阴亏损，阳无所附而出现虚阳上浮欲脱之证，可用地黄饮子，或参附注射液或生脉注射液静脉滴注。

2.其他中医疗法

在药物治疗的同时，可以配合其他中医疗法，如针灸、耳穴贴压、拔罐、艾灸、理疗及康复体疗等治疗。

3.西医治疗

（1）急性期

一般治疗：①安静卧床，床头抬高，保持呼吸道通畅，定时翻身，拍背，防止肺炎、褥疮。②对烦躁不安者或癫痫者，应用镇静、止痉和止痛药。③头部降温，用冰帽或冰水以降低脑部温度，降低颅内新陈代谢，有利于减轻脑水肿及颅内高压。

调整血压：血压升高者，可肌注利血平1mg，必要时可重复应用，如清醒或鼻饲者可口服复方降压片1~2片，2~3次/d，血压维持在20.0～21.3/12.0～13.3kPa为宜。如血压过低（10.97/7.98kPa以下时），应及时找出原因，如酸中毒、失水、消化道出血、心源性或感染性休克等，及时加以纠正，并选用多巴胺、阿拉明等升压药物及时升高血压。必要时可输新鲜血,但不宜在短时间内把血压降得过快、过多,以免影响脑血循环。

降低颅内压:脑出血后且有脑水肿,其中约有2/3发生颅内压增高,使脑静脉回流受阻,脑动脉阻力增加,脑血流量减少,使脑组织缺血、缺氧继续恶化而导致脑疝形成或脑干功能严重受损。因此,积极降低颅内压,阻断上述病理过程极为重要。可选用下列药物:①脱水剂:20%甘露醇或25%山梨醇250ml,于30min内静滴完毕,依照病情6~8h,1次,7~15d为一疗程。②利尿剂。速尿40~60mg,溶于50%葡萄糖液20~40ml静注;也可用利尿酸钠25mg静注;6~8h一次,最好与脱水剂在同一天内定时交错使用,以防止脱水剂停用后的"反跳"现象,使颅内压又有增高。③也可用10%甘油溶液250~500ml静滴,1~2次/日,5~10d为一疗程。④激素应权衡利弊,酌情应用,且以急性期内短期应用为宜。地塞米松为首选药,其特点是钠、水潴留作用甚微,脱水作用温和而持久,一般没有"反跳"现象。每日可用20~60mg,分2~4次静注。

注意热量补充和水、电解质及酸碱平衡。昏迷病人,消化道出血或严重呕吐病人可先禁食1~3d,并从静脉内补充营养和水分,每日总输液量以1500~2500ml为宜,每日补充钾盐3~4g,应经常检查电解质及血气分析,以便采取针对性治疗。如无消化道出血或呕吐者可酌情早期开始鼻饲疗法,同时减少输液。必要时可输全血或血浆及白蛋白等胶体液。

防治并发症:保持呼吸道通畅,防止吸入性肺炎或窒息,必要时给氧并吸痰,注意定时翻身、拍背,如呼吸道分泌物过多影响呼吸时应行气管切开。如有呼吸道感染时,及时使用抗生素。防止褥疮和尿路感染。尿潴留者可导尿或留置导尿管,并用1:5000呋喃西林液500ml冲洗膀胱,每日2次。呃逆者可一次肌注灭吐灵2mg或用筷子或压舌板直接压迫咽后壁30~50s。如有消化道出血时,可早期下胃管引流胃内容物,灌入止血药物,亦可用冰盐水500ml加入去甲肾上腺素8~16mg,注入胃内,也可使用甲氰咪哌0.4~0.6g静脉滴注,每日一次,或选用其他抗纤溶止血剂等应用。

(2)恢复期

治疗的主要目的:促进瘫痪肢体和语言障碍的功能恢复,改善脑功能,减少后遗症以及预防复发。

防止血压过高和情绪激动,避免再次出血。生活要规律,饮食要适度,大便不宜干结。

功能锻炼:轻度脑出血或重症者病情好转后,应及时进行瘫痪肢体的被动活动和按摩,每日2~3次,每次15min左右,活动量应由小到大,由卧床活动,逐步坐起、站立及扶持行走。对语言障碍,要练习发音及讲话。当肌力恢复到一定程度时,可进行生活功能及职业功能的练习,以逐步恢复生活能力及劳动能力。

药物治疗:可选用促进神经代谢药物,如脑复康、胞二磷胆碱、脑活素、r-氨酪酸、辅酶Q10、维生素B类、维生素E及扩张血管药物等。

(四)随访规范

(1)督促患者规律用药治疗,定期门诊复查。

(2)督促患者注意生活起居。舒畅情志,正确认识,对待疾病,减轻心理精神负担,保持积极乐观的情绪;合理饮食,避免过食生冷,忌食肥甘厚味、辛辣刺激食品,适当康复功能锻炼,从小运动量开始,循序渐进,并持之以恒,避免劳累。

(金成强 刘新宇)

第四章　中医外科

第一节　疖

疖是指发生在肌肤浅表部位、范围较小的急性化脓性疾病。其临床特点是色红、灼热、疼痛突起,根浅,肿势限局,范围多小于3cm,易脓、易溃、易敛。根据病因、证候不同,又可分有头疖、无头疖、蝼蛄疖、疖病等。疖名首出《肘后备急方》。《诸病源候论·小儿杂病诸候·疖候》曰:"肿结长一寸至二寸,名之为疖。亦如痈热痛,久则脓溃,捻脓血尽便瘥。亦是风寒之气客于皮肤,血气壅结所成。"首次指出了疖肿出脓即愈的特点,并阐述了疖的形成原因。本病相当于西医学的疖、头皮穿凿性脓肿、疖病等。

（一）病因病机

疖常因内郁湿火,外感风邪,两相搏结,蕴阻肌肤所致,或夏秋季节感受暑湿热毒而生;或因天气闷热,汗出不畅,暑湿蕴蒸肌肤,引起痱子,复经搔抓,破伤染毒而成。儿童头部疖肿若处理不当、疮口过小引起脓毒滞留,或搔抓染毒,导致脓毒旁窜,在头顶皮肉较薄处易蔓延、窜空而成蝼蛄疖。若伴消渴或习惯性便秘等慢性疾病者,阴虚内热,或脾虚便溏,更易染毒发病,并可反复发作,缠绵难愈,发为疖病。西医学认为,疖是单个毛囊及其所属皮脂腺或汗腺的急性化脓性炎症,常扩展到皮下组织,常见的致病菌为金黄色葡萄球菌或白色葡萄球菌。

（二）诊断

1.临床表现

局部皮肤红肿疼痛,可伴有发热、口干、便秘、苔黄、脉数等症状。

（1）有头疖:患处皮肤上有一红色结块,范围小于3cm,灼热疼痛,突起,根浅,中心有一脓头,出脓即愈。

（2）无头疖:皮肤上有一红色结块,范围小于3cm,无脓头,表面灼热,触之疼痛,2～3d化脓,溃后多迅速愈合。

（3）蝼蛄疖：多发于儿童头部。临床常见两种类型：一种是坚硬型，疮形肿势虽小，但根脚坚硬，溃破出脓而坚硬不退，疮口愈合后还会复发，常为一处未愈，他处又生；一种是多发型，疮大如梅李，相联三五枚，溃破脓出而不易愈合，日久头皮窜空，如蝼蛄串穴之状。不论何型，局部皮厚且硬者较重，皮薄成空壳者较轻。若无适当治疗则迁延日久，可损及颅骨，如以探针或药线探之，可触及粗糙的骨质，必待死骨脱出，方能收口。

（4）疖病：好发于项后发际、背部、臀部。几个到几十个，反复发作，缠绵不愈。也可在身体各处散发疖肿，一处将愈，他处续发，或间隔周余、月余再发。患消渴病、习惯性便秘或营养不良者易患本病。

2.辅助检查

必要时可进行血常规、血糖、免疫功能等方面的检查。

本病需与痈、颜面疗疮、囊肿型痤疮等疾病相鉴别。

（三）治疗

1.中医辨证论治

（1）热毒蕴结证

证候特点：好发于项后发际、背部、臀部。轻者疖肿只有一二个，多则可散发全身，或簇集一处，或此愈彼起，伴发热、口渴、溲赤、便秘，舌苔黄，脉数。

治法治则：清热解毒。

推荐方药：五味消毒饮加减。常用金银花、野菊花、紫背天葵、紫花地丁、蒲公英。热毒盛者，加黄连、栀子；大便秘结者，加生大黄；疖肿难化，加僵蚕、浙贝母。

中成药治疗：银翘解毒丸、黄连解毒丸、六应丸或六神丸等。

（2）暑热浸淫证

证候特点：发于夏秋季节，以小儿及产妇多见。局部皮肤红肿结块，灼热疼痛，根脚很浅，范围局限；可伴发热、口干、便秘、溲赤等，舌苔薄腻，脉滑数。

治法治则：清暑化湿解毒。

推荐方药：清暑汤加减。常用连翘、天花粉、赤芍、滑石、车前子、金银花、泽泻等。疖在头面部，加野菊花、防风；疖在身体下部，加黄柏、苍术；大便秘结者，加生大黄、枳实。

中成药治疗：六应丸或六神丸，成人每次10粒，每日3次，吞服；儿童减半量；婴儿服1/3量。

（3）体虚毒恋，阴虚内热证

证候特点：疖肿常此愈彼起，不断发生。或散发全身各处，或固定一处，疖肿较大，易转变成有头疽；常伴口干唇燥，舌质红，苔薄，脉细数。

治法治则：养阴清热解毒。

推荐方药：仙方活命饮合增液汤加减。常用白芷、贝母、赤芍、当归、皂角刺、天花粉、乳香、没药、金银花、麦冬、玄参、五味子等。口干唇燥者，加芦根。

中成药治疗：六应丸或六神丸，成人每次10粒，每日3次，吞服；儿童减半量；婴儿服1/3量。

（4）体虚毒恋，脾胃虚弱证

证候特点：疖肿泛发全身各处，成脓、收口时间均较长，脓水稀薄；常伴面色萎黄，神疲乏力，纳少便溏，舌质淡或边有齿痕，苔薄，脉濡。

治法治则：健脾和胃，清化湿热。

推荐方药：五神汤合参苓白术散加减。常用茯苓、车前子、金银花、紫花地丁、白扁豆、白术、茯苓、桔梗、人参、砂仁、山药、薏苡仁等。脓成溃迟，加皂角刺、川芎。

中成药治疗：参苓白术散、健脾丸、二陈丸等。

2.其他中医疗法

初起小者用千捶膏盖贴或三黄洗剂外搽。大者用金黄散或玉露散，以金银花露或菊花露调成糊状敷于患处，或紫金锭水调外敷；也可用鲜野菊花叶、蒲公英、芙蓉叶、龙葵、败酱草、丝瓜叶取其一种，洗净捣烂敷于患处，每天1～2次，或水煎每日外洗2次。脓尽用生肌散、白玉膏收口。

3.西医治疗

（1）使用有效抗生素治疗。如有糖尿病者，必须口服降血糖药物或注射胰岛素控制血糖。

（2）脓成宜切开排脓，深者可用药线引流。

（3）蝼蛄疖宜做十字形切开，如遇出血，可用棉垫加多头带缚扎以压迫止血。若有死骨，待松动时用镊子钳出。可配合垫棉法，使皮肉粘连而愈合。

（四）随访

（1）督促患者按时服药治疗，定期电话或上门随访。

（2）督促患者注意个人卫生，勤洗澡，勤理发，勤修指甲，勤换衣服，少食辛辣炙煿助火之物及肥甘厚腻之品，患疖时忌食鱼腥发物，保持大便通畅。

（3）患消渴病等应及时治疗。体虚者应积极锻炼身体，增强体质。

（金成强　郭姗姗）

第二节　疔　疮

疔疮是一种发病迅速，易于变化而危险性较大的急性化脓性疾病。多发于颜面和手足等处。其临床特点是疮形虽小，但根脚坚硬，有如钉丁之状，病情变化迅速，容易造成毒邪走散。如果处理不当，发于颜面部的疔疮很容易走黄而有生命危险；发于手足部的疔疮则易损筋伤骨而影响肢体功能。早在《素问·生气通天论》中就有"高粱之变，足生大丁"的记载。《外科正宗·疔疮论》曰："夫疔疮者，乃外科迅速之病也。有朝发夕死，随发随死，有三日五日而不死，一月半月而终死。"故民间有"走马看疔疮"之说，以喻治疗疔疮须速不可误。本病相当于西医学的疖、痈、气性坏疽、皮肤炭疽及急性淋巴管炎等。疔疮的范围很广,名称繁多,证因各异。根据发病部位和性质不同,分颜面部疔疮、手足部疔疮、红丝疔、烂疔、疫疔。

一、颜面部疔疮

颜面部疔疮是指发生于颜面部的急性化脓性疾病。其临床特点为发于颜面部,病变迅速,疮形如粟,坚硬根深,状如钉丁,全身热毒症状明显,易成走黄之变。由于发病部位不同,名称各异,如疔疮生于眉心者,叫眉心疔,又称印堂疔;生于两眉棱者,称眉棱疔;生于眼泡者,称眼泡疔;生于颧部者,称颧疔;生于人中者,称人中疔;生于人中两旁者,称虎须疔;生于口角者,称锁口疔等等。名称虽繁,但其病因、辨证论治基本相同。本病相当于西医学的颜面部疖、痈。

(一)病因病机

本病多因火热之毒为患。其毒或从内发,如恣食膏粱厚味、醇酒辛辣炙煿之品,脏腑蕴热内生;或从外受,如感受风热火毒,或皮肤破损染毒。火热之毒蕴蒸肌肤,以致气血凝滞,火毒结聚,热胜肉腐而成。若火毒炽盛,内燔营血,则成走黄重证。

(二)诊断

1.临床表现

多发于额前、颧、颊、鼻、口唇等部。

(1)初期:在颜面部某处皮肤上忽起一粟米样脓头,或痒或麻,逐渐红肿热痛,肿势范围虽然只有3～6cm,但根深坚硬,如钉丁之状,重者有恶寒发热等全身症状。

(2)中期:第5～7日,肿势逐渐增大,四周浸润明显,疼痛加剧,脓头破溃。伴有发热口渴、便干溲赤等全身症状。

(3)后期:第7～10日,肿势局限,顶高根软溃脓,脓栓(疔根)随脓外出,肿消痛止,身热减退。一般10～14d可痊愈。若处理不当,或妄加挤压,或不慎碰伤,或过早切开等,可引起疔疮顶陷,色黑无脓,四周皮肤暗红,肿势扩散,失去护场,以致头面、耳、项俱肿,并伴有壮热烦躁、神昏谵语、舌质红绛、苔黄糙、脉象洪数等,此乃疔毒走散,发为"走黄"之象。

2.辅助检查

血常规示白细胞总数及中性粒细胞比例明显增高;必要时应做脓液或血液细菌培养加药敏试验。

本病需与疖、有头疽等疾病相鉴别。

(三)治疗

以清热解毒为大法,火毒炽盛证宜凉血清热解毒。外治根据初起、成脓、溃后,分别采用箍毒消肿、切开排脓、提脓祛腐、生肌收口治疗,切忌早期切开引流。

1.中医辨证论治

(1)热毒蕴结证

证候特点:红肿高突,根脚收束,伴发热,头痛,舌红,苔黄,脉数。

治法治则:清热解毒。

推荐方药:五味消毒饮、黄连解毒汤加减。常用金银花、野菊花、紫背天葵、紫花地丁、黄连、黄芩、黄柏、栀子等。毒盛肿甚者,加大青叶,重用黄连;壮热口渴者,加竹叶、石膏、知母。

(2)火毒炽盛证

证候特点:疮形平塌,肿势散漫,皮色紫暗,焮热疼痛;伴高热,头痛,烦渴,呕恶,溲赤,便秘,舌红,苔黄腻,脉洪数。

治法治则:凉血清热解毒。

推荐方药:犀角地黄汤、黄连解毒汤、五味消毒饮加减。常用水牛角、牡丹皮、生地黄、黄连、黄芩、黄柏、栀子等。痛甚,加乳香、没药;不易出脓者,加皂角刺;便秘者,加生大黄。

2.中医外治疗法

(1)初起:宜箍毒消肿,用金黄散、玉露散以金银花露或水调成糊状围敷,或千捶膏盖贴,或六神丸、紫金锭研碎,水调外敷。

(2)脓成:宜提脓祛腐,用九一丹、八二丹撒于疮顶部,再用玉露膏或千捶膏敷贴。若脓出不畅,用药线引流;若脓已成熟,中央已软有波动感时,可切开排脓。

(3)溃后:宜提脓祛腐,生肌收口。疮口掺九一丹,外敷金黄膏;脓尽改用生肌散、太乙膏或红油膏盖贴。

3.其他中医疗法

中成药:蟾酥丸,3~5粒,吞服,儿童减半。犀黄丸,每次3g,每日2次。

4.西医治疗

必要时可应用抗生素,并配合支持疗法。

(四)随访

(1)督促患者按时服药治疗,定期电话或上门随访。

(2)忌内服发散药。忌灸法,忌早期切开及针挑,忌挤脓,以免疔毒走散入血。

(3)平素不要过食膏粱厚味,患疔后忌烟酒及辛辣、鱼腥发物。

(金成强 郭姗姗)

二、手足部疔疮

手足部疔疮是发生在手足部的急性化脓性疾病。其特点是手部发病多于足部,发病较急,初起无头,红肿热痛明显,易损筋伤骨,影响手足功能。本病因发病部位及形态、预后的不同而有多种命名,如生在指头顶端的,称蛇头疔;生于指甲缘的,形如蛇眼,称蛇眼疔;脓积于甲下,痛胀难忍,称代指;生于甲后的,称蛇背疔;生于手指螺纹的,称螺疔;生于手指指节间的,称蛀节疔;若一指通肿、色紫,指微屈而难伸,形如泥鳅,称泥鳅疔;生于指中节前,肿如鱼肚、蛇肚的,称鱼肚疔或蛇腹疔;生于手掌心的,形如盘中托珠之状,称托盘疔;生于足掌心的,称足底疔;生于涌泉穴者,称涌泉疔等等。临床比较常见的有蛇眼疔、蛇头疔、蛇腹疔、托盘疔、足底疔等。本病相当于西医学的甲沟炎、化脓性指头炎、化脓性腱鞘炎、掌中间隙感染、足底皮下脓肿等病。

(一)病因病机

内因脏腑火毒炽盛,外因手足部外伤染毒,如针尖、竹、木、鱼骨等刺伤或修甲时刺破皮肤,或昆虫咬伤等。托盘疔还可由手少阴心经、手厥阴心包经火毒炽盛为患;足底疔多由湿热下注引起。最终可致火毒之邪阻塞经络,气血凝滞,热胜肉腐,甚则损筋伤骨。

(二)诊断

1.临床表现

手足部疔疮发病部位多有受伤史。

(1)蛇眼疔:初起时多局限于指甲一侧边缘的近端,有轻微的红肿疼痛,2～3d成脓,可在指甲背面透现一点黄色或灰白色,或整个甲身内有脓液。待出脓后即肿退痛除,迅速愈合;严重者脓出不畅,甲下溃空或有胬肉突出,甚至指(趾)甲脱落。

(2)蛇头疔:初起指端麻痒而痛,继而刺痛,灼热肿胀,色红不明显,肿势逐渐扩大。中期肿势更大,手指末节呈蛇头状肿胀。酿脓时有剧烈的跳痛,患肢下垂时疼痛更甚,局部触痛明显。10d左右成脓,此时多伴阵发性啄痛,常影响食欲和睡眠。伴有恶寒发热、头痛、全身不适等症状。后期一般脓出肿退痛止,趋向痊愈。若未及时处理,任其自溃,溃后脓水臭秽,经久不愈,余肿不消,或胬肉突出者,多是损筋伤骨的征象。

(3)蛇肚疔:发于指腹部,整个患指红肿疼痛,呈圆柱状,形似小红萝卜,关节轻度屈曲,不能伸展,若强行扳直,即觉剧痛。诸症逐渐加重,7～10d成脓。因指腹皮肤厚韧,不易测出波动感,也难自溃。溃后脓出黄稠,逐渐肿退痛止,2周左右痊愈;若损伤筋脉,则愈合缓慢,常影响手指的屈伸。

(4)托盘疔:初起整个手掌肿胀高突,失去正常的掌心凹陷或稍凸出,手背肿势通常更为明显,甚则延及手臂,疼痛剧烈,或伴发红丝疔。伴有恶寒发热、头痛、纳呆等全身症状。2周左右成脓,因手掌皮肤坚韧,虽内已化脓,但不易向外透出,可向周围蔓延,损伤筋骨,影响屈伸功能,或并发疔疮走黄。若溃后脓出,肿退痛减,全身症状亦随之消失,再过7～10d愈合。

(5)足底疔:初起足底部疼痛,不能着地,按之坚硬。3～5日后有啄痛,修去老皮后可见到白色脓点。重者肿势蔓延到足背,痛连小腿,不能行走,伴有恶寒发热、头痛、纳呆等。溃后流出黄稠脓液,肿消痛止,全身症状也随之消失。辨别手指部有脓无脓,除依据一般化脓日期及触诊外,可采用透光法。辨别有无死骨,可用药线或探针深入疮孔,如触及粗糙的骨质,是为损骨。辨别有无伤筋,可观察手指屈伸功能。

2.辅助检查

血常规示白细胞总数及中性粒细胞比例增高。必要时做脓液细菌培养加药敏试验。X线摄片可确定有无骨质破坏。

本病需与手发背、足发背等疾病相鉴别。

（三）治疗

以清热解毒为主，临证根据发病部位不同及病变发展不同阶段特征，施治应有所侧重。发于下肢者应清热利湿。脓成后应尽早切开排脓；愈后须加强关节功能锻炼。

1.中医辨证论治

（1）火毒凝结证

证候特点：局部红肿热痛，麻痒相兼，伴畏寒发热，舌质红，苔黄，脉数。

治法治则：清热解毒。

推荐方药：五味消毒饮、黄连解毒汤加减。常用金银花、野菊花、紫背天葵、紫花地丁、黄连、黄芩、黄柏、栀子等。

（2）热胜肉腐证

证候特点：红肿明显，疼痛剧烈，痛如鸡啄，溃后脓出，肿痛消退；若溃后脓泄不畅，则肿痛不退，胬肉外突，甚者损筋蚀骨；舌质红，苔黄，脉数。

治法治则：清热透脓托毒。

推荐方药：五味消毒饮合透脓散加减。常用金银花、野菊花、紫背天葵、紫花地丁、黄连、黄芩、栀子、赤芍、皂角刺、白芷等。

③湿热下注证

证候特点：足底部红肿热痛。伴恶寒，发热，头痛，纳呆，舌质红，苔黄腻，脉滑数。

治法治则：清热解毒利湿。

推荐方药：五神汤合萆薢渗湿汤加减。常用金银花、野菊花、紫背天葵、紫花地丁、牛膝、萆薢、土茯苓、薏苡仁等。

2.其他中医疗法

（1）初期：金黄膏或玉露膏外敷。蛇眼疔也可用10%黄柏溶液湿敷。

（2）溃脓期：脓成应及早切开排脓，一般应尽可能循经直开。蛇眼疔宜沿甲旁0.2cm挑开引流。蛇头疔宜在指掌面一侧做纵形切口，务必引流通畅，必要时可对口引流，不可在指掌面正中切开。蛇肚疔宜在手指侧面做纵形切口，切口长度不得超过上下指关节面。托盘疔应依掌横纹切开，切口应够大，保持引流通畅，手掌处显有白点者，应先剪去厚皮，再挑破脓头。注意不要因手背肿胀较手掌为甚而误认为脓腔在手背部而妄行切开。甲下溃空者须拔甲，拔甲后敷以红油膏纱布包扎。

（3）收口期：脓尽用生肌散、白玉膏外敷。若胬肉高突，修剪胬肉后，用平胬丹或枯矾粉外敷；若已损骨，久不收口者，可用2%～10%黄柏溶液浸泡患指，每天1～2次，每次10～20min。有死骨存在可用七三丹提脓祛腐，待死骨松动时用血管钳或镊子钳出死骨。筋脉受损导致手指屈伸障碍者，待伤口愈合后，用桂枝、桑枝、红花、丝瓜络、伸筋草等煎汤熏洗，并加强患指屈伸功能锻炼。

3.西医治疗

（1）选用合适抗生素治疗。

(2)脓成应及早切开排脓,一般应尽可能循经直开。蛇眼疔宜沿甲旁0.2cm挑开引流。蛇头疔宜在指掌面一侧做纵形切口,务必引流通畅,必要时可对口引流,不可在指掌面正中切开;蛇肚疔宜在手指侧面做纵形切口,切口长度不得超过上下指关节面。托盘疔应依掌横纹切开,切口应够大,保持引流通畅,手掌处显有白点者,应先剪去厚皮,再挑破脓头。注意不要因手背肿胀较手掌为甚而误认为脓腔在手背部而妄行切开。甲下溃空者须拔甲,拔甲后敷以红油膏纱布包扎。

(四)随访

(1)督促患者按时服药治疗,定期电话或上门随访。

(2)注意劳动保护,防止手足皮肤损伤。手部疔疮忌持重物或剧烈活动,以三角巾悬吊固定。生于手掌部者宜手掌向下,使脓液容易流出。足部疔疮宜抬高患肢,尽量少行走。

(3)愈后影响手指屈伸功能者,宜加强功能锻炼。

(4)其他参照"颜面部疔疮"。

(金成强　郭姗姗)

第三节　痈

痈者,壅也,是指气血被邪毒壅聚而发生的化脓性疾病。在中医文献中痈有"内痈""外痈"之分。内痈是指生于脏腑间的化脓性疾患,其在内科学中有专门论述,本节只论述外痈。外痈是指发生于体表皮肉之间的急性化脓性疾病。本病相当于西医学的皮肤浅表脓肿、急性化脓性淋巴结炎等。中医文献中,有很多关于痈的记载,如《景岳全书·外科钤·论证》中记载:"痈者,热壅于外,阳毒之气,其肿高,其色赤,其痛甚,其皮薄而泽,其脓易化,其口易敛,其来速者,其愈亦速。"《灵枢·痈疽》中记载:"营气不从,逆于肉理,乃生痈肿""热胜则肉腐,肉腐则为脓,然不能陷,骨髓不为焦枯,五脏不为伤,故命曰痈。"这些记载详细地论述了痈的病因病机、临床表现及转归预后。总的来说,痈为外感六淫邪毒,皮肤受外来伤害感染毒邪或过食膏粱厚味致使营卫不和、气血凝滞、经络壅遏、化火成毒而成。其特点是局部光软无头,红肿疼痛(少数初起皮色不变),结块范围多在6～9cm,发病迅速,易肿、易脓、易溃、易敛,或伴有恶寒、发热、口渴等全身症状,一般不会损伤筋骨,也不易造成内陷。一般的痈发无定处,随处可生。因发病部位不同而名称繁多,包括:生于颈部的颈痈,生于腋下的腋痈,生于肘部的肘痈,生于胯腹部的胯腹痈,生于委中穴的委中毒,生于脐部的脐痈等。上述疾病除具有一般痈的共性外,又各有其特点,故分别论述。

一、颈痈

颈痈是发生在颈部两侧的急性化脓性疾病。俗名痰毒,又称时毒。其临床特点是多见于儿童,冬春易发,初起时局部肿胀、灼热、疼痛而皮色不变,结块边界清楚,具有明显的风温外感症状。本病相当于西医学的颈部急性化脓性淋巴结炎。

(一)病因病机

关于颈痈的病因病机,《疡科心得集·辨颈痈锁喉痈论》中有较为详细的论述,如:"颈痈生于颈之两旁,多因风温痰热而发,盖风温外袭,必鼓动其肝木,而相火亦因之俱动,相火上逆,脾中痰热随之。颈为少阳络脉循行之地,其循行之邪至此而结,故发痈也。"故本病的发生多由外感风温、风热之邪,内伤情志,气郁化火,以致外邪内热夹痰蕴结于少阳、阳明经络,气血凝滞,热胜肉腐而成,或因患乳蛾、口疳、龋齿或头面疮疖,毒邪流窜至颈部而成。

(二)诊断

1.临床表现

多见于儿童,冬春季易发。发病前多有乳蛾、口疳、龋齿或头面疮疖,或附近有皮肤黏膜破伤病史。多生于颈旁两侧,也可发生于耳后、颌下、颏下。初起结块形如鸡卵,皮色不变,肿胀,灼热,疼痛,活动度不大,逐渐漫肿坚实,焮热疼痛。伴有寒热、头痛、项强等症状。若4~5日后发热不退,皮色渐红,肿势高突,疼痛加剧如鸡啄,伴口干、便秘、溲赤等症状,是欲成脓。至7~10日按之中软而有波动感者,为脓已成。溃后脓出黄白稠厚,肿退痛减,10~14日可以愈合。若火毒炽盛或素体虚弱,病变可向对侧蔓延,或压迫结喉,形成锁喉痈,甚则危及生命。部分病例因大量使用抗生素或苦寒药物治疗,形成慢性迁延性炎症者,结块质地较坚硬,需1~2个月后才能消散,如不能控制病情也会再次出现红肿热痛而化脓。

2.辅助检查

血常规示白细胞总数及中性粒细胞比例可增高。

本病需与疟腮、瘰核等疾病相鉴别。

(三)治疗

宜散风清热、解毒化痰,以达到消肿止痛的目的。

1.中医辨证论治

风热痰毒证:

证候特点:颈旁结块,初起色白濡肿,形如鸡卵,灼热疼痛,逐渐红肿化脓;伴有恶寒发热,头痛,项强,咽痛,口干,溲赤,便秘。苔薄腻,脉滑数。

治法治则:散风清热,化痰消肿。

推荐方药:牛蒡解肌汤或银翘散加减。常用牛蒡子、薄荷、连翘、夏枯草、栀子、金银花、桔梗、柴胡、黄芩、川贝母等。成脓时加皂角刺等。

2.其他中医疗法

参见"痈"。

3.西医治疗

(1)抗生素治疗。

(2)脓成切开时宜循经直开,低位引流,切口够大。若有袋脓应及时扩创,疮口将敛时需应用垫棉压迫,紧压疮口,以加速愈合。对溃膜成漏者应进行手术治疗。

(四)随访

(1)督促患者按时服药治疗,定期电话或上门随访。

(2)督促患者经常保持局部皮肤清洁。

(3)平素少食辛辣炙煿助火之物及肥甘厚腻之品,患病时忌烟酒及辛辣、鱼腥发物。

(4)有全身症状者宜静卧休息,并减少患部活动。

(金成强　郭姗姗)

二、腋痈

腋痈是发生于腋窝的急性化脓性疾病。又名夹肢痈。其临床特点是腋下暴肿、灼热、疼痛而皮色不变,发热恶寒,上肢活动不利,约2周成脓,溃后容易形成袋脓。本病相当于西医学的腋部急性化脓性淋巴结炎。

(一)病因病机

腋痈常由上肢皮肤破损染毒,或有疮疡等病灶,毒邪循经流窜至腋部所致,或因肝脾郁热,兼愤怒气郁,导致气滞血壅,经脉阻滞而成。

(二)诊断

1.临床表现

发病前多有手部或臂部皮肤皲裂、破损或疮疡等病史。初起多见腋部肿胀,皮色不变,灼热疼痛,同时上肢活动不利,伴有恶寒发热、纳呆等症状。若疼痛日增,寒热不退,势在酿脓。经10~14d肿块中间变软,皮色转红,按之波动感明显,为脓已成,应切开排脓。若流出的脓液稠厚,肿消痛止,则疮口容易收敛;若切开或溃后脓流不尽,肿势不退,多因切口太小,或因任其自溃而疮口过小,或因疮口位置偏高,导致袋脓。此时需及时扩创,否则可迁延日久,难以收口。

2.辅助检查

血常规示白细胞总数及中性粒细胞比例增高。

本病需与腋疽相鉴别。

(三)治疗

内治以清肝解郁、消肿化毒为主。外治注意低位引流,必要时加用垫棉法,以促进早日愈合。

1.中医辨证论治

肝郁痰火证:

证候特点:腋部肿胀热痛;伴有发热,头痛,胸胁牵痛;舌质红,苔黄,脉弦数。

治法治则:清肝解郁,消肿化毒。

推荐方药:柴胡清肝汤加减。常用生地黄、当归、白芍、柴胡、黄芩、栀子、天花粉、金银花、连翘、甘草、牛蒡子等。脓成加皂角刺等。

2.其他中医疗法

参照"痈"。

3.西医治疗

(1)抗生素治疗。

(2)脓成切开时宜循经直开,低位引流,切口够大。若有袋脓应及时扩创,疮口将敛时需应用垫棉压迫,紧压疮口,以加速愈合。

（四）随访

(1)参照"颈痈"。

(2)疮口收敛后应加强上肢功能锻炼。

（金成强　郭姗姗）

三、脐痈

脐痈是生于脐部的急性化脓性疾病。其临床特点是初起脐部微肿,渐大如瓜,溃后脓稠无臭则易敛,脓水臭秽则成漏。本病相当于西医学的脐炎,或卵黄管残留、脐尿管异常继发感染。

（一）病因病机

脐痈多先有脐部湿疮出水,复因搔抓染毒,或先天脐部发育不良,又有心脾湿热,下移于小肠,致使火毒结聚脐部,血凝毒滞而成。若日久不愈可致心脾两伤,气血耗损,余毒难尽而成脐漏。

（二）诊断

1.临床表现

发病前往往有脐孔湿疮病史,或脐孔曾有排出尿液或粪便史。初起脐部微痛微肿,皮色或红或白,渐渐肿大如瓜,或高突如铃,根盘较大,触痛明显,或绕脐而生。酿脓时可伴有恶寒发热等全身症状。溃后若脓水稠厚无臭味者易敛;若脓出臭秽,或夹有粪块物质,脐孔正中下方触及条状硬结者,往往形成脐漏,日久不易收口。

2.辅助检查

对久不收口者应做瘘管造影以明确诊断。

本病需与脐风相鉴别。

（三）治疗

以清火利湿解毒为主。对溃膜成漏者应进行手术治疗。

1.中医辨证论治

（1）湿热火毒证

证候特点：脐部红肿高突，灼热疼痛；伴恶寒发热，纳呆口苦；舌苔薄黄，脉滑数。

治法治则：清火利湿解毒。

推荐方药：黄连解毒汤合四苓散加减。常用黄连、黄柏、栀子、茯苓、泽泻、生地黄、赤芍、甘草等。脓成或溃脓不畅，加皂角刺、生黄芪；热毒炽盛者，加败酱草、红藤；脐周肿痒，加苦参、白鲜皮。

（2）脾气虚弱证

证候特点：溃后脓出臭秽，或夹有粪汁，或排出尿液，或脐部胬肉外翻，久不收敛；伴面色萎黄，肢软乏力，纳呆，便溏，舌苔薄，脉濡。

治法治则：健脾益气托毒。

推荐方药：四君子汤合托里透脓汤加减。常用人参、茯苓、白术、甘草、黄芪、当归、皂角刺等。

2.其他中医疗法

（1）参照"痈"。

（2）成漏者疮口中可插入七三丹药线提脓，待脓腐脱尽后加用垫棉法。

（3）对反复发作，或久不收口而成漏者，可行手术治疗。

3.西医治疗

（1）抗生素治疗。

（2）脓成切开时宜循经直开，低位引流，切口够大。若有袋脓应及时扩创，疮口将敛时需应用垫棉压迫，紧压疮口，以加速愈合。对溃膜成漏者应进行手术治疗。

（四）随访

（1）参照"颈痈"。

（2）保持脐部清洁、干燥，勿用手抠挖、搔抓。

（3）积极治疗脐部先天性疾病。

（金成强　郭姗姗）

四、乳　痈

乳痈是发生在乳房部的最常见的急性化脓性疾病。其临床特点是乳房结块，红肿热痛，溃后脓出稠厚，伴恶寒发热等全身症状。好发于产后1个月以内的哺乳妇女，尤以初产妇为多见。发生于哺乳期的称"外吹乳痈"，占到全部乳痈病例的90%以上；发生于怀孕期（妊娠期）的称"内吹乳痈"；不论男女老幼，在非哺乳期和非妊娠期发生的称为"不乳儿乳痈"，临床少见。乳痈之名首见于晋代皇甫谧的《针灸甲乙经·卷十二·妇人杂病》："乳痈有热，三里主之。"古代文献中有称"妒乳""吹乳""乳毒"等。本病相当于西医学的急性化脓性乳腺炎。

（一）病因病机

外吹乳痈总因肝郁胃热，或夹风热毒邪侵袭，引起乳汁瘀积，乳络闭阻，气血瘀滞，热盛肉腐而成脓。内吹乳痈多由妊娠期胎气上冲，结于阳明胃络而成，色红者多热，色白者气郁兼胎旺。

（1）肝胃蕴热：乳头属肝，乳房属胃。新产伤血，肝失所养，若愤怒郁闷，肝气不舒，则肝之疏泄失畅，乳汁分泌或排出失调，或饮食不节，胃中积热，或肝气犯胃，肝胃失和，郁热阻滞乳络，均可导致乳汁瘀积，气血瘀滞，热盛肉腐。

（2）乳汁瘀积：因乳头破碎，怕痛拒哺，或乳头内陷等先天畸形，妨碍乳汁排出，或乳汁多而少饮，或初产妇乳络不畅，或断乳不当，均可引起乳汁瘀滞不得出，宿乳蓄积，化热酿脓。

（3）外邪侵袭：新产体虚，腠理疏松，哺乳露胸，感受风邪，或乳头破碎，外邪乘隙而入，或乳儿含乳而睡，口中热气从乳窍吹入，导致邪热蕴结于肝胃之经，闭阻乳络，热盛肉腐。西医学认为，本病多因产后乳汁瘀积，或乳头破损，细菌沿淋巴管、乳管侵入乳房，继发感染而成。其致病菌多为金黄色葡萄球菌。

（二）诊断

1.临床表现

本病多见于产后未满月的哺乳期妇女，尤其是初产妇。初起乳房局部肿胀疼痛，乳汁排出不畅，或有结块。伴恶寒发热、头痛骨楚、或胸闷不舒、纳少泛恶、大便干结等。成脓期乳房结块逐渐增大，疼痛加重，或焮红灼热，同侧腋窝淋巴结肿大压痛。伴壮热不退，口渴喜饮，便秘溲赤。7～10d成脓。若初起大量使用抗生素或过用寒凉中药，导致乳房局部结块质硬，迁延数月难消。部分僵块也可再次染毒酿脓。若邪热怒张则可发展为乳发、乳疽，甚至出现热毒内攻脏腑的危象；若脓出肿痛不减，身热不退，可能形成袋脓，或脓液旁侵形成传囊乳痈；若乳汁从疮口溢出，或疮口脓水淋漓，久难收口，则为乳漏。均为乳痈之变证。

2.辅助检查

血常规、C反应蛋白（CRP）、脓液培养等检查有助于明确病情。B超检查有助于确定脓肿形成与否和脓肿的位置、数目和范围。

本病需与粉刺性乳痈、炎性乳腺癌相鉴别。

（三）治疗

强调及早处理，以消为贵。注重疏络通乳，避免过用寒凉药物。积极配合使用多种外治法。

1.中医辨证论治

（1）肝胃郁热证

证候特点：乳房肿胀疼痛，结块或有或无，皮色不变或微红，排乳不畅，伴恶寒发热，头痛骨楚，胸闷呕恶，纳谷不馨，大便干结等，舌质红，苔薄白或薄黄，脉浮数或弦数。

治法治则：疏肝清胃，通乳消肿。

推荐方药:瓜蒌牛蒡汤加减。常用瓜蒌仁、牛蒡子、天花粉、黄芩、陈皮、栀子、连翘、皂角刺、金银花、青皮、柴胡、生甘草等。乳汁壅滞者,加鹿角霜、漏芦、王不留行、路路通等通络下乳;恶露未净者,加当归、益母草等养血活血。

(2)热毒炽盛证

证候特点:乳房肿痛加重,结块增大,皮肤焮红灼热,继之结块中软应指,或脓出不畅,红肿热痛不消,伴壮热不退,口渴喜饮,便秘溲赤,舌质红,苔黄腻,脉洪数。

治法治则:清热解毒,托里透脓。

推荐方药:五味消毒饮合透脓散加减。常用金银花、野菊花、紫花地丁、蒲公英、当归、生黄芪、皂角刺、连翘、白芷、天花粉、陈皮。热甚者,加生石膏、知母清热除烦。

(3)正虚邪滞证

证候特点:溃后乳房肿痛减轻,脓液清稀,淋漓不尽,日久不愈,或乳汁从疮口溢出,伴面色少华,神疲乏力,或低热不退,纳谷不馨,舌质淡,苔薄,脉细。

治法治则:益气和营,托毒生肌。

推荐方药:托里消毒散加减。常用党参、川芎、当归、白芍、白术、金银花、茯苓、白芷、皂角刺、甘草、桔梗、黄芪。漏乳者,加山楂、麦芽回乳。

(4)气血凝滞证

证候特点:乳房结块质硬,微痛不热,皮色不变或暗红,日久不消,舌质正常或瘀暗,苔薄白,脉弦涩。

治法治则:疏肝活血,温阳散结。

推荐方药:四逆散加鹿角片、桃仁、丹参等。常用柴胡、赤芍、鹿角片、桃仁、制香附、丹参、益母草、路路通、甘草等。

2.其他中医疗法

(1)初起:因乳汁瘀积而局部肿痛者可予手法按摩。皮肤红热明显者,可用金黄散或玉露散或双柏散,加冷开水或金银花露调敷;或鲜菊花叶、鲜蒲公英、仙人掌单味适量捣烂外敷;或金黄膏或玉露膏外敷。皮色微红或不红者,用冲和膏外敷。

(2)成脓:宜切开排脓。脓肿在乳房部做放射状切口或循皮纹切开;乳晕部脓肿宜在乳晕旁做弧形切口;乳房后位脓肿宜在乳房下方皱折部做弧形切口。

(3)溃后:用药线蘸八二丹或九一丹引流,外敷金黄膏;脓腔较大者可用红油膏纱布蘸八二丹或九一丹填塞;待脓净流出黄稠滋水,改用生肌散、红油膏或白玉膏盖贴。可配合垫棉法加快愈合。

(4)袋脓或乳汁从疮口溢出可加用垫棉法。若失败则做扩创引流。

(5)传囊:若红肿疼痛明显则按初起处理;若局部已成脓,宜再做一辅助切口引流或用拖线法。

(6)针灸疗法:适用于乳痈初起。选取肩井、膻中、足三里、列缺、膈腧、血海等穴,泻法

15mim,每日1次。

(7)回乳:先减少哺乳次数,以减少乳汁分泌,再用麦芽、山楂各60g,或生枇杷叶15g(包)煎汤代茶,外敷皮硝。

3.西医治疗

出现热毒内攻脏腑危象时须加用抗生素。

(四)随访

(1)督促患者按时服药治疗,定期电话或上门随访。

(2)及早纠正乳头内陷。妊娠后期常用温水清洗乳头,或用75%酒精擦洗。及时治疗乳头破碎及身体其他部位的化脓性疾病。

(3)培养良好的哺乳习惯,注意乳头和乳儿口腔的清洁,每次哺乳后排空乳汁,防止瘀积。

(4)忌食辛辣炙煿之品,不过食膏粱厚味。

(5)保持心情舒畅,起居适宜。

(6)高热时要卧床休息,必要时物理降温。若体温超过38.0℃,或乳汁色黄,应停止哺乳,但须用吸奶器吸尽乳汁或手法推拿排空乳汁。

(7)患乳用三角巾或乳罩托起,减少疼痛,防止袋脓。脓水淋漓或乳汁较多浸渍皮肤者,应及时换药清洁。有皮肤过敏时,注意更换外用药或胶布。

(王世彪)

第四节 丹 毒

丹毒是患部皮肤突然发红成片、色如涂丹的急性感染性疾病。本病发无定处,根据其发病部位的不同又有不同的病名。如生于躯干部者,称内发丹毒;发于头面部者,称抱头火丹;发于小腿足部者,称流火;新生儿多生于臀部,称赤游丹毒。本病西医学也称丹毒。其临床特点是病起突然,恶寒发热,局部皮肤忽然变赤,色如丹涂脂染,焮热肿胀,边界清楚,迅速扩大,数日内可逐渐痊愈,但容易复发。《素问·至真要大论》云:"少阳司天,客胜则丹胗外发,及为丹熛疮疡……"《诸病源候论·丹毒病诸候》云:"丹者,人身忽然焮赤,如丹涂之状,故谓之丹。或发手足,或发腹上,如手掌大,皆风热恶毒所为。重者,亦有疽之类,不急治,则痛不可堪,久乃坏烂。"本病相当于西医学的急性淋巴管炎。

(一)病因病机

本病总由血热火毒为患。素体血分有热,或在肌肤破损处(如鼻腔黏膜、耳道皮肤或头皮等破伤,脚湿气糜烂、毒虫咬伤、臁疮等)有湿热火毒之邪乘隙侵入,郁阻肌肤而发。凡发于头面部者,多夹风热;发于胸腹腰胯部者,多夹肝脾郁火;发于下肢者,多夹湿热;发于新生儿者,多由胎热火毒所致。西医学认为,本病是由溶血性链球菌从皮肤或黏膜的细微破损处侵入皮内网状淋巴管所引起的急性炎症性疾病。

(二)诊断

1.临床表现

多发于小腿、颜面部。发病前多有皮肤或黏膜破损史。发病急骤,初起往往先有恶寒发热、头痛骨楚、胃纳不香、便秘溲赤、苔薄白或薄黄、舌质红、脉洪数或滑数等全身症状。继则局部皮肤见小片红斑,迅速蔓延成大片鲜红斑,边界清楚,略高出皮肤表面,压之皮肤红色减退,放手后立即恢复。若因热毒炽盛而显现紫斑时,则压之不褪色。患部皮肤肿胀,表面紧张光亮,摸之灼手,触痛明显。一般预后良好,经5~6d后消退,皮色由鲜红转为暗红及棕黄色,脱屑而愈。病情严重者,红肿处可伴发紫癜、瘀点、瘀斑、水疱或血疱,偶有化脓或皮肤坏死。亦有一边消退,一边发展,连续不断,缠绵数周者。患处附近臖核可发生肿大疼痛。抱头火丹如由于鼻部破损引起者,先发于鼻额,再见两眼睑肿胀不能开视;如由于耳部破损引起者,先肿于耳之上下前后,再肿及头角;如由于头皮破损引起者,先肿于头额,次肿及项部。流火多由趾间皮肤破损引起,先肿于小腿,也可延及大腿,愈后容易复发,常因反复发作,下肢皮肤肿胀、粗糙增厚而形成大脚风。新生儿赤游丹毒常游走不定,多有皮肤坏死,全身症状严重。本病若出现红肿斑片由四肢或头面向胸腹蔓延者,属逆证。新生儿及年老体弱者,若火毒炽盛易导致毒邪内攻,出现壮热烦躁、神昏谵语、恶心呕吐等全身症状,甚则危及生命。

2.辅助检查

血常规示白细胞总数及中性粒细胞比例明显增高。

本病需与发、接触性皮炎、类丹毒等相鉴别。

(三)治疗

治疗以凉血清热、解毒化瘀为主。发于头面者,须兼散风清火;发于胸腹腰胯者,须兼清肝泻脾;发于下肢者,须兼利湿清热。在内治的同时结合外敷、熏洗、砭镰等外治法,能提高疗效、缩短疗程、减少复发。若出现毒邪内攻之证,须中西医综合救治。

1.中医辨证论治

(1)风热毒蕴证

证候特点:发于头面部,皮肤掀红灼热,肿胀疼痛,甚则发生水疱,眼胞肿胀难睁,伴恶寒,发热,头痛,舌质红,苔薄黄,脉浮数。

治法治则:疏风清热解毒。

推荐方药:普济消毒饮加减。常用黄芩、黄连、陈皮、甘草、玄参、柴胡、桔梗、连翘、板蓝根、马勃、牛蒡子、薄荷、僵蚕、升麻。大便干结者,加生大黄、芒硝;咽痛者,加生地黄。

(2)肝脾湿火证

证候特点:发于胸腹腰胯部,皮肤红肿蔓延,摸之灼手,肿胀疼痛,伴口干且苦,舌红,苔黄腻,脉弦滑数。

治法治则:清肝泻火利湿。

推荐方药:柴胡清肝汤、龙胆泻肝汤或化斑解毒汤加减。常用川芎、当归、白芍、生地黄、柴胡、黄芩、栀子、天花粉、防风、牛蒡子、连翘、甘草、龙胆草、泽泻、木通、车前子、玄参、知母、石膏、黄连、升麻。

(3)湿热毒蕴证

证候特点:发于下肢,局部红赤肿胀、灼热疼痛,或见水疱、紫斑,甚至结毒化脓或皮肤坏死,或反复发作,可形成大脚风,伴发热,胃纳不香,舌红,苔黄腻,脉滑数。

治法治则:利湿清热解毒。

推荐方药:五神汤合草薢渗湿汤加减。常用茯苓、车前子、金银花、牛膝、紫花地丁、草薢、薏苡仁、土茯苓、滑石、鱼腥草、牡丹皮、泽泻、通草、防风、黄柏、蝉蜕。肿胀甚者,或形成大脚风者,加防己、赤小豆、丝瓜络、鸡血藤等。

(4)胎火蕴毒证

证候特点:发生于新生儿,多见于臀部,局部红肿灼热,常呈游走性;或伴壮热烦躁,甚则神昏谵语、呕吐。

治法治则:凉血清热解毒。

推荐方药:犀角地黄汤合黄连解毒汤加减。常用水牛角、生地黄、芍药、牡丹皮、黄连、黄柏、黄芩、栀子。壮热烦躁,甚则神昏谵语者,加服安宫牛黄丸或紫雪丹,舌绛苔光者,加玄参、麦冬、石斛等。

2.其他中医疗法

(1)外敷法:用玉露散或金黄散,以冷开水或鲜丝瓜叶捣汁或金银花露调敷。或用鲜荷花叶、鲜蒲公英、鲜地丁全草、鲜马齿苋、鲜冬青树叶等捣烂湿敷。干后调换,或以冷开水时时湿润。

(2)砭镰法:患处消毒后,用七星针或三棱针叩刺患部皮肤,放血泄毒。此法只适用于下肢复发性丹毒,禁用于赤游丹毒、抱头火丹患者。此外,若流火结毒成脓者,可在坏死部位做小切口引流,掺九一丹,外敷红油膏。

3.西医治疗

可根据病情选用抗生素治疗。

(四)随访

(1)督促患者按时服药治疗,定期电话或上门随访。

(2)督促患者应卧床休息,多饮水,床边隔离。

(3)流火患者应抬高患肢30°～40°。

(4)有肌肤破损者应及时治疗,以免感染毒邪而发病。因脚湿气导致下肢复发性丹毒患者应彻底治愈脚湿气,可减少复发。

(金成强 郭姗姗)

第五节 有头疽

有头疽是发生于肌肤间的急性化脓性疾病。其临床特点是初起皮肤上即有粟粒样脓头,焮热红肿胀痛,迅速向深部及周围扩散,脓头相继增多,溃烂后状如莲蓬、蜂窝,范围常超过9cm,大者可在30cm以上。好发于项后、背部等皮肤厚韧之处,多见于中老年人及消渴病患者,并容易发生内陷。有头疽在古代文献中常以疽和发共同命名,根据发病部位不同有多种病名。如生在头顶部的称百会疽;生于鬓角者,称鬓疽;生于项部者,名脑疽,又名对口疮、对口发;有头疽发于脊背部正中者,称为背疽,又名发背;生于背部两侧的称搭手,又分上搭手、中搭手、下搭手等;生于少腹部者,名少腹疽;生于四肢部者,名太阴疽、石榴疽、臀疽、腿疽等。根据发病原因不同亦有多种病名。如过饮药酒兼厚味积毒蕴发者,称酒毒发;湿痰郁结而成者,称痰注发。还有以形状命名者,如莲子发、蜂窝发等;以穴位命名者,如百会疽、膻中疽、中脘疽等。然其病因病机、临床表现和治疗方法基本相似,故并作有头疽论述。本病相当于西医学的痈。

(一)病因病机

(1)外感风温、湿热,邪毒凝聚肌表,以致气血运行失常而成。

(2)情志内伤,恼怒伤肝,思虑伤脾,肝脾郁结,气郁化火;或劳伤虚损,恣欲伤肾,劳伤精气,肾水亏损,相火炽盛;或恣食膏粱厚味,脾胃运化失常,湿热火毒内生。以上均能导致脏腑蕴毒而发。本病总由外感风温、湿热,内有脏腑蕴毒,内外邪毒互相搏结,凝聚肌肤,以致营卫不和,气血凝滞,经络阻隔而成。素体虚弱时更易发生,如消渴病患者常易并发本病。若阴虚之体,水亏火炽,则热毒蕴结更甚;若气血虚弱之体,正虚毒滞难化,不能透毒外出。此二者均可使病情加剧,甚至发生疽毒内陷。西医学认为,本病是由金黄色葡萄球菌感染引起的多个相邻的毛囊及其所属皮脂腺或汗腺的急性化脓性疾病。

(二)诊断

1.临床表现

凡在皮肤坚韧、肌肉丰厚之处均可发生,以项、背部为多见。好发于成年人,以中老年人居多。《疡科心得集·辨脑疽对口论》中载本病"初起形色俱不正,寒热不加重,身虽发热,面色形寒,疮不高肿,根盘平塌,散漫不收"。初期局部红肿结块,肿块上有粟粒状脓头,作痒作痛,逐渐向周围和深部扩散,脓头增多,色红、灼热、疼痛。伴有恶寒发热、头痛、食欲不振、舌苔白腻或黄腻、脉多滑数或洪数等明显的全身症状。此为一候。溃脓期疮面腐烂形似蜂窝,肿势范围大小不一,常超过10cm,甚至大逾盈尺;伴高热口渴,便秘溲赤。如脓液畅泄,腐肉逐渐脱落,红肿热痛随之减轻,全身症状也渐减或消失。此为二至三候,病变范围大者往往需3~4周。收口期脓腐渐尽,新肉生长,肉色红活,逐渐收口而愈。亦有少数病例腐肉虽脱,但新肉生长迟缓。此为四候,常需1~3周。一般而言,发于项背部的病情较重,不易透脓,内陷变证多见,发于四肢部的病情较轻,容易透脓,内陷变证少见。但病情的轻重、顺逆、是否内陷,与热毒的轻重、气血的盛衰、患者年龄的大小等均有密切关系。若兼见神昏谵语、气息急促、恶心呕吐、腰痛、尿少、尿赤、发斑等严重全身症状者,为合并内陷。体虚或消渴病患者容易并发内陷。

2.辅助检查

血常规示白细胞总数及中性粒细胞比例明显升高。脓液培养多见金黄色葡萄球菌生长。消渴病患者血糖水平升高。

本病需与发际疮、脂瘤染毒相鉴别。

(三)治疗

应明辨虚实,分证论治,谨防疽毒内陷。积极治疗消渴等病,必要时配合西医西药治疗。

1.中医辨证论治

(1)火毒凝结证

证候特点:多见于壮年正实邪盛者。局部红肿高突,灼热疼痛,根脚收束,迅速化脓脱腐,脓出黄稠,伴发热,口渴,尿赤,舌苔黄,脉数有力。

治法治则:清热泻火,和营托毒。

推荐方药:黄连解毒汤合仙方活命饮加减。常用黄连、黄芩、黄柏、栀子、白芷、贝母、防风、赤芍、当归尾、甘草、皂角刺、天花粉、乳香、没药、金银花、陈皮。恶寒发热者,加荆芥、防风;便秘者,加生大黄、枳实;溲赤者,加萆薢、车前子。

(2)湿热壅滞证

证候特点:局部症状与火毒凝结证相同,伴全身壮热,朝轻暮重,胸闷呕恶,舌苔白腻或黄腻,脉濡数。

治法治则:清热化湿,和营托毒。

推荐方药:仙方活命饮加减。常用白芷、贝母、防风、赤芍、当归尾、甘草、皂角刺、天花粉、乳香、没药、金银花、陈皮。胸闷呕恶者,加藿香、佩兰、厚朴。

(3)阴虚火炽证

证候特点:多见于消渴病患者。肿势平塌,根脚散漫,皮色紫滞,脓腐难化,脓水稀少或带血水,疼痛明显,伴发热烦躁,口干唇燥,饮食少思,大便燥结,小便短赤,舌质红,苔黄燥,脉细弦数。

治法治则:滋阴生津,清热托毒。

推荐方药:竹叶黄芪汤加减。常用淡竹叶、生地黄、黄芪、麦冬、当归、川芎、黄芩、甘草、芍药、人参、半夏、生石膏。初起加天花粉、金银花、连翘;中期加皂角刺;溃后加西洋参。

(4)气虚毒滞证

证候特点:多见于年迈体虚、气血不足患者。肿势平塌,根脚散漫,皮色灰暗不泽,化脓迟缓,腐肉难脱,脓液稀少,色带灰绿,闷肿胀痛,容易形成空腔,伴高热,或身热不扬,小便频数,口渴喜热饮,精神萎靡,面色少华,舌质淡红,苔白或微黄,脉数无力。

治法治则:扶正托毒。

推荐方药:八珍汤合仙方活命饮加减。常用人参、白术、茯苓、当归、川芎、白芍、熟地黄、甘草、白芷、贝母、防风、赤芍、皂角刺、天花粉、乳香、没药、金银花、陈皮。

2.其他中医疗法

(1)初起未溃:患部红肿,脓头尚未溃破,属火毒凝结证或湿热壅滞证,用金黄膏或千捶膏外敷;阴虚火炽证或气虚毒滞证用冲和膏外敷。

(2)酿脓期:以八二丹掺疮口;如脓水稀薄而带灰绿色者,改用七三丹,外敷金黄膏。待脓腐大部脱落,疮面渐洁,改掺九一丹,外敷红油膏。若脓腐阻塞疮口,脓液蓄积,引流不畅者,可用五五丹药线或八二丹药线多枚分别插入疮口,蚀脓引流;或用棉球蘸五五丹或八二丹,松松填于脓腔以祛腐。若查疮肿有明显波动感,可采用手术扩创排毒,行十或双十字形切开,务求脓泄畅达。如大块坏死组织一时难脱,可分次祛除,以不出血为度。切开时应注意尽量保留皮肤,以减少愈合后瘢痕形成。

(3)收口期:疮面脓腐已净,新肉渐生,以生肌散掺疮口,外敷白玉膏。若疮口有空腔,皮肤与新肉一时不能黏合者,可用垫棉法加压包扎。

(4)后期:腐肉已脱,但脓水较多,可用垫棉法加压,一则可防止袋脓的发生;二则可使皮肉黏合,促进疮口愈合。但需要注意的是,初起脓栓未松动时,不可强行剥出,以防止毒邪扩散;后期毒邪未尽应慎用垫棉法,勿使毒邪不得外泄反陷入里。

3.西医治疗

①服降血糖药以控制糖尿病患者的血糖水平,必要时可用胰岛素制剂,以达到快速控制血糖的目的。

②可根据病情及脓液培养的结果选用抗生素治疗。

(四)随访

(1)督促患者按时服药治疗,定期电话或上门随访。

(2)督促患者注意个人卫生,患病后经常保持疮周皮肤清洁,可用2%～10%黄柏溶液或生理盐水洗涤拭净,以免脓水浸淫。

(3)切忌挤压,患在项部者可用四头带包扎;若患在背部者,睡时宜侧卧;患在上肢者宜用三角巾悬吊;在下肢者宜抬高患肢,减少活动。

(4)初起时饮食宜清淡,忌食辛辣、鱼腥等发物;伴消渴者予消渴病人的饮食;高热时应卧床休息,并多饮开水。

(5)严密观察病情,防止内陷发生。

(金成强　郭姗姗)

第六节 褥 疮

久病卧床,压迫成疮,称为褥疮,亦称席疮。《外科启玄》中有"席疮乃久病着床之人挨擦磨破而成"的记载。其临床特点是多见于半身不遂、瘫痪、久病重病长期卧床不起的病人;好发于易受压和摩擦的部位,如骶尾部、髋部、背部、足跟部、枕部,局部皮肉腐烂流脓,经久不愈。本病西医学亦称褥疮。

(一)病因病机

褥疮多由久病气血虚弱,长期受压和摩擦部位气虚血瘀、肌肤失养、皮肉坏死而成,易于染毒。西医学认为,本病是由于长期卧床,骨突部位受压形成的神经营养性溃疡。

(二)诊断

1.临床表现

初起受压部位皮肤出现暗红,渐趋暗紫,可出现水疱,继之色黑,痛或不痛,疮周肿势平坦散漫;可发生皮肤坏死,液化溃烂,脓液臭秽,范围扩大,腐肉脱落,形成溃疡,深及筋膜、肌肉、骨膜。若疮面腐肉渐脱,新肉生长,色泽鲜红,疮周皮肉生长较快者,褥疮可愈合。若腐烂蔓延不止,溃疡日渐扩大,肿势继续发展,溃疡出现绿色脓水,腥臭稀薄,或如粉浆污水,伴体虚形瘦者,则褥疮迁延难愈,甚至出现脓毒走窜、内传脏腑之重症,预后较差。

2.辅助检查

创面脓液细菌培养及药敏试验有助于指导治疗。

本病需与脓肿、痈相鉴别。

(三)治疗

外治为主,配合内治,积极治疗全身疾病。

1.中医辨证论治

(1)气滞血瘀证

证候特点:局部皮肤出现红斑,继而紫暗红肿或有破溃,舌边有瘀斑,苔薄,脉弦。

治法治则:理气活血。

推荐方药:血府逐瘀汤加减。常用当归、生地黄、桃仁、红花、枳壳、赤芍、柴胡、甘草、桔梗、川芎、牛膝。

(2)蕴毒腐溃证

证候特点:褥疮溃烂,腐肉及脓水较多,或有恶臭,重者溃烂可深及筋骨,四周漫肿,伴有发热或低热,精神萎靡,不思饮食,舌红苔少,脉细数。

治法治则:益气养阴,理气托毒。

推荐方药:生脉散、透脓散加减。常用麦冬、五味子、人参、当归、生黄芪、川芎、皂角刺。

(3)气血两虚证

证候特点:疮面腐肉难脱,或腐肉虽脱但疮色淡,愈合缓慢,伴有面色无华,神疲乏力,纳差食少,舌淡苔少,脉沉细无力。

治法治则:补气养血,托毒生肌。

推荐方药:托里消毒散加减。常用人参、川芎、当归、白芍、白术、金银花、茯苓、白芷、皂角刺、甘草、桔梗、黄芪。

2.其他中医疗法

(1)初起局部按摩,外擦红灵酒或红花酊或外撒滑石粉。或用红外线、频谱仪照射,每日2次。

(2)溃烂后清除坏死组织,腐烂处用九一丹或红油膏纱条外敷;脓水较多时,可用蒲公英、地丁、马齿苋各30g,水煎溶液湿敷或淋洗。

(3)疮口脓腐脱净,改用生肌散、生肌玉红膏,必要时加用垫棉法。

3.西医治疗

清创治疗,可依据创面脓液细菌培养及药敏试验选用抗生素治疗,手术治疗。

(四)随访

(1)督促患者按时服药治疗,定期电话或上门随访。

(2)加强护理,重在预防。

(3)对长期卧床病人应定时翻身,易受压部位应保持皮肤干燥,床褥平整柔软,或用气垫床,或用50%酒精擦洗,或滑石粉外搽。

(4)发现受压部位皮肤颜色变暗应及时处理。

(5)加强饮食营养,积极治疗全身疾病。

(金成强　郭姗姗)

第七节　肉　瘿

肉瘿是指瘿病中结喉肿块较局限而柔韧者。其临床特点是颈前喉结一侧或两侧结块,柔韧而圆,如肉之团,随吞咽动作而上下移动,发展缓慢。好发于中青年女性。本病相当于西医学的甲状腺腺瘤。

（一）**病因病机**

由于忧思郁怒，气滞、痰浊、瘀血凝结而成。情志抑郁，肝失条达，气滞血瘀；或忧思郁怒，肝旺侮土，脾失运化，痰湿内蕴。气滞、湿痰、瘀血随经络而行，留注于结喉，聚而成形，乃成肉瘿。西医学对本病的病因认识尚不清楚，可能与碘代谢变化、女性激素、地理环境及家族遗传有关。

（二）**诊断**

1.临床表现

多见于20～40岁女性。在结喉一侧或双侧有单个肿块，呈半圆形，表面光滑，可随吞咽动作上下移动，按之不痛，生长缓慢，一般无明显全身症状。若肿物突然增大，并出现局部疼痛，常因腺瘤囊内出血所致。部分患者可伴有急躁、心悸、脉数消瘦、乏力等甲状腺功能亢进（甲亢）征象。少数患者可发生癌变。

2.辅助检查

B超检查显示甲状腺内有实质性肿块，或有液性暗区，边界清楚，有包膜，多为单个。若为高功能自主性腺瘤，同位素扫描为热结节，伴有FT3、FT4升高。

本病需与甲状舌骨囊肿相鉴别。

（三）**治疗**

多采用内治法，以理气解郁、化痰软坚为主。必要时可手术。

1.中医辨证论治

(1)气滞痰凝证

证候特点：颈前结喉一侧或两侧肿块，呈圆形或卵圆形，质地柔韧，一般无明显全身症状，如肿块过大可有呼吸不畅或吞咽不利，苔薄腻，脉弦滑。

治法治则：理气解郁，化痰软坚。

推荐方药：逍遥散合海藻玉壶汤加减。常用海藻、陈皮、贝母、连翘、昆布、半夏、青皮、川芎、当归、海带、夏枯草、黄药子、三棱、莪术等。

(2)气阴两虚证

证候特点：颈部结喉处肿块，质地柔韧；伴有急躁易怒、汗出心悸、失眠多梦、消谷善饥、形体消瘦、月经不调、手部震颤等，舌红，苔薄，脉弦。

治法治则：益气养阴，软坚散结。

推荐方药：生脉散合消瘰丸加减。常用党参、麦冬、五味子、玄参、贝母、牡蛎、白芍、当归、陈皮、龟板、鳖甲、莪术、夏枯草。失眠者，加茯神、珍珠母等镇心安神；急躁、手抖者，加生石决明、钩藤等平肝息风。

2.其他中医疗法

阳和解凝膏掺黑退消或桂麝散外敷。

3.西医治疗

结节较大，内服药治疗3个月以上无改善者，或伴有甲亢，或近期肿块增大较快，有恶变倾向者,应考虑手术治疗。囊内出血者可在B超引导下行穿刺抽吸治疗。

(四)随访

(1)督促患者按时服药治疗,定期电话或上门随访。

(2)保持心情舒畅,避免忧思郁怒。

(3)注意观察肿物大小和质地变化,如短期甲状腺结节明显增大,除外囊内出血后,应警惕癌变。

(金成强　郭姗姗)

第八节　筋　瘤

筋瘤是以筋脉色紫,盘曲突起,状如蚯蚓,形成团块为主要表现的浅表静脉病变。《外科正宗·瘿瘤论》云:"筋瘤者,坚而色紫,垒垒青筋,盘曲甚者,结若蚯蚓。"本病好发于下肢,相当于西医学的下肢静脉曲张。

(一)病因病机

由于长期从事站立负重工作,劳倦伤气,或多次妊娠,气滞血瘀,血壅于下,结成筋瘤;或骤受风寒或涉水淋雨,寒湿侵袭,凝结筋脉,筋挛血瘀,成块成瘤;或因外伤筋脉,瘀血凝滞,阻滞筋脉络道而成。西医学认为,下肢静脉曲张是由于静脉瓣膜关闭功能不全、静脉壁薄弱及浅静脉内压力持续升高所引起。

(二)诊断

1.临床表现

好发于长久站立工作者或怀孕的妇女,多见于下肢。早期感觉患肢坠胀不适和疼痛,站立时明显,行走或平卧时消失。患肢浅静脉逐渐怒张,小腿静脉盘曲如条索状,色带青紫,甚则状如蚯蚓,瘤体质地柔软,抬高患肢或向远心方向挤压可缩小,但患肢下垂放手顷刻充盈回复。大隐静脉瓣膜功能试验和深静脉通畅试验有助于判断疾病的性质,并能指导治疗。出现条索状红肿、灼热、压痛等症多为伴发青蛇毒,经治疗后则条索状肿胀较为坚韧。瘤体如被碰破,流出大量瘀血,经压迫或缝扎后方能止血。病程久者皮肤萎缩,颜色褐黑,易伴发湿疮和臁疮。

2.辅助检查

彩色多普勒超声检查及下肢静脉顺行或逆行造影检查,可显示静脉是否通畅、静脉瓣膜的功能是否正常及是否存在静脉血液的倒流。

本病需与血瘤相鉴别。

（三）治疗

1.中医辨证论治

（1）劳倦伤气证

证候特点：久站久行或劳累时瘤体增大，下坠不适感加重，常伴气短乏力，脘腹坠胀，腰酸，舌淡，苔薄白，脉细缓无力。

治法治则：补中益气，活血舒筋。

推荐方药：补中益气汤加减。常用白术、陈皮、升麻、柴胡、党参、当归、台乌药、忍冬藤、丹参、黄柏、车前子等。

（2）寒湿凝筋证

证候特点：瘤色紫暗，喜暖，下肢轻度肿胀；伴形寒肢冷，口淡不渴，小便清长，舌淡暗，苔白腻，脉弦细。

治法治则：暖肝散寒，益气通脉。

推荐方药：暖肝煎合当归四逆汤加减。常用当归、小茴香、乌药、沉香、茯苓、桂枝、白芍、细辛、川芎、黄芪等。

（3）外伤瘀滞证

证候特点：青筋盘曲，状如蚯蚓，表面色青紫，患肢肿胀疼痛，舌有瘀点，脉细涩。

治法治则：活血化瘀，和营消肿。

推荐方药：活血散瘀汤加减。常用当归、赤芍、地龙、川芎、桃仁、怀牛膝、枳壳、丹参等。

（4）火盛血燥证

证候特点：下肢青筋盘曲，瘤体灼热，伴五心烦热，口干；舌红，苔黄，脉细数。

治法治则：清肝泻火，养血生津。

推荐方药：清肝芦荟丸加减。常用当归、生地黄、芍药、川芎、丹参、芦荟、黄连、枳壳、牛膝、忍冬藤等。出现局部红肿灼热硬结者，加蒲公英、黄柏、金银花等清热解毒；肢体肿胀者，可加泽兰、防己等利湿消肿。

2.其他中医疗法

患肢穿医用弹力袜或用弹力绷带包扎，有助于使瘤体缩小或停止发展。并发青蛇毒、湿疮、臁疮者，可参考有关章节治疗。

3.西医治疗

（1）手术疗法：凡是诊断明确的筋瘤，无手术禁忌证者，都可手术治疗。一般行大隐或小隐静脉高位结扎、主干静脉剥脱及曲张静脉切除术，有条件者可选用经皮腔内激光电凝术或透光旋切术等微创治疗方法。

（2）硬化剂注射疗法：适用于程度较轻的单纯性下肢静脉曲张，亦可作为手术的辅助疗法，处理残留或复发的曲张静脉。

（四）随访

（1）督促患者按时服药治疗，定期电话或上门随访。

（2）长期站立工作或分娩后，适当加强下肢锻炼，配合按摩等以促进气血流通，改善症状。

（3）患筋瘤者穿医用弹力袜或用弹力绷带包扎，防止外伤；并发湿疮者应积极治疗，避免搔抓感染。

（金成强 郭姗姗）

第九节 乳 癖

乳癖是乳腺组织的既非炎症也非肿瘤的良性增生性疾病。其临床特点是单侧或双侧乳房疼痛并出现肿块，乳痛和肿块与月经周期及情志变化密切相关。乳房肿块大小不等，形态不一，边界不清，质地不硬，活动度好。本病好发于25～45岁的中青年妇女，其发病率约占乳房疾病的75%，是临床上最常见的乳房疾病。历代文献中有"乳癖""乳中结核""乳痞"等病名。明代龚居中在《外科活人定本·卷之二》中指出："乳癖，此症生于正乳之上，乃厥阴，阳明经之所属也……何谓之癖，若硬而不痛，如顽核之类。"首次将乳癖定义为乳房肿块。《医宗金鉴·外科心法要诀·胸乳部》称之为乳中结核，并阐述了其辨证论治，曰："初起气实者宜清肝解郁汤，气虚者宜香贝养荣汤。若郁结伤脾，食少不寐者，服归脾汤，外俱用木香饼灸法消之甚效。"本病相当于西医学的乳腺增生病。有研究发现，本病有一定的癌变倾向，尤其是有乳癌家族史的患者更应引起重视。

（一）病因病机

（1）由于情志不遂，久郁伤肝，或受到精神刺激，急躁易怒，导致肝气郁结，气机阻滞于乳房，经脉阻塞不通，不通则痛，引起乳房疼痛；肝气郁久化热，热灼津液为痰，气滞、痰凝、血瘀，即可形成乳房肿块。

（2）因肝肾不足，冲任失调，使气血瘀滞；或脾肾阳虚，痰湿内结，经脉阻塞而致乳房结块、疼痛、月经不调。

（二）诊断

1.临床表现

发病年龄多在25～45岁。城市妇女的发病率高于农村妇女。社会经济地位高或受教育程度高、月经初潮年龄早、低孕产状况、初次怀孕年龄大、未哺乳和绝经迟的妇女为本病的高发人群。乳房疼痛以胀痛为主，可有刺痛或牵拉痛。疼痛常在月经前加剧，经后疼痛减轻，或疼痛随情绪波动而变化，痛甚者不可触碰，行走或活动时也有乳痛。乳痛主要以乳房肿块处为甚，常涉及胸胁部或肩背部。有些患者还可伴有乳头疼痛和作痒,乳痛重者影响工作或生活。乳房肿块可发生于单侧或双侧,大多位于乳房的外上象限,也可见于其他象限。肿块的质地中等或硬韧,表面光滑或呈颗粒状,活动度好,大多伴有压痛。肿块的大小不一,直径一般在1~2cm,大者可超过3cm。肿块的形态常可分为以下数种类型:①片块型。肿块呈厚薄不等的片块状、圆盘状或长圆形,数目不一,质地中等或有韧性,边界清,活动度良好。②结节型。肿块呈扁平或串珠状结节,形态不规则,边界欠清,质地中等或偏硬,活动度好。亦可见肿块呈米粒或砂粒样结节。③混合型。有结节、条索、片块、砂粒样等多种形态肿块混合存在者。④弥漫型。肿块分布超过乳房3个象限以上者。乳房肿块可于经前期增大变硬,经后稍见缩小变软。个别患者可伴有乳头溢液,呈白色或黄绿色,或呈浆液状。乳房疼痛和乳房肿块可同时出现,也可先后出现,或以乳痛为主,或以乳房肿块为主。患者常伴有月经失调、心烦易怒等症状。

2.辅助检查

乳房超声检查、钼靶X线摄片有助于诊断和鉴别诊断。对于肿块较硬或较大者,可考虑做组织病理学检查。

本病需与乳岩相鉴别。

(三)治疗

止痛与消块是治疗本病之要点。根据具体情况进行辨证论治。对于长期服药而肿块不消反而增大,且质地较硬,边缘不清,疑有恶变者,应手术切除。

1.中医辨证论治

(1)肝郁痰凝证

证候特点:多见于青壮年妇女,乳房肿块,质韧不坚,胀痛或刺痛,症状随喜怒消长,伴有胸闷胁胀,善郁易怒,失眠多梦,心烦口苦,苔薄黄,脉弦滑。

治法治则:疏肝解郁,化痰散结。

推荐方药:逍遥蒌贝散加减。常用柴胡、郁金、当归、白芍、茯苓、瓜蒌、半夏、贝母等。乳房胀痛明显者,加延胡索、川楝子、八月札;心烦易怒者,加栀子、牡丹皮、黄芩等。

(2)冲任失调证

证候特点:多见于中年妇女,乳房肿块月经前加重,经后减缓,乳房疼痛较轻或无疼痛,伴有腰酸乏力,神疲倦怠,月经失调,量少色淡,或闭经,舌淡,苔白,脉沉细。

治法治则:调摄冲任,和营散结。

推荐方药:二仙汤合四物汤加减。常用淫羊藿、仙茅、当归、知母、丹参、象贝、半夏、夏枯草、香附、郁金等。肿块较硬者,加生牡蛎、海藻、莪术等;伴有乳头溢液者,加白花蛇舌草、黄芩、蒲公英等;月经不调、腰膝酸软者,加菟丝子、女贞子、益母草等。

2.其他中医疗法

(1)阳和解凝膏掺黑退消或桂麝散盖贴;或用大黄粉以醋调敷。过敏者忌用。

(2)针灸疗法:常用穴位有乳根、膺窗、膻中、期门、内关等,以开郁结、调气血、止疼痛等。

（3）按摩疗法：按揉行间达太冲；或自乳头向下直接按推至期门穴36次，并压期门穴上轻揉72次。

3.西医治疗

质地较硬，边缘不清，疑有恶变者，手术切除治疗。

（四）随访

（1）督促患者按时服药治疗，定期电话或上门随访。

（2）应保持心情舒畅，情绪稳定。

（3）应适当控制脂肪类食物的摄入。

（4）及时治疗月经失调等妇科疾患和其他内分泌疾病。

（5）对发病高危人群要重视定期检查。

（金成强 郭姗姗）

第十节 乳 核

乳核是指乳腺小叶内纤维组织和腺上皮的良性肿瘤。其临床特点是好发于20～25岁青年妇女，乳中结核，形如丸卵，边界清楚，表面光滑，推之活动。历代文献将本病归属"乳痞""乳中结核"等范畴。本病相当于西医学的乳腺纤维腺瘤。

（一）病因病机

情志内伤，肝气郁结，或忧思伤脾，运化失司，痰湿内生，气滞痰凝；或冲任失调，气滞血瘀痰凝，积聚于乳房胃络而成。

（二）诊断

1.临床表现

多发于20～25岁女性，其次是15～20岁和25～30岁女性。肿块常单个发生，或可见多个在单侧或双侧乳房内同时或先后出现。肿块形状呈圆形或椭圆形，大小不一，边界清楚，质地坚实，表面光滑，与周围组织无粘连，活动度大，触诊常有滑脱感。肿块一般无疼痛感，少数可有轻微胀痛，但与月经无关。一般生长缓慢，妊娠期可迅速增大，应排除恶变可能。

2.辅助检查

超声检查可见肿块边界清楚和完整，有一层光滑的包膜，内部回声分布均匀，后方回声多数增强。钼靶X线摄片可见边缘整齐的圆形或椭圆形致密肿块影，边缘清楚，四周可见透亮带，偶见规整粗大的钙化点。

本病需与乳岩、乳癖相鉴别。

(三)治疗

对单发纤维腺瘤的治疗以手术切除为宜,对多发或复发性纤维腺瘤可用中药治疗,以达到控制肿瘤生长、减少复发,甚至消除肿块的作用。

1.中医辨证论治

(1)肝气郁结证

证候特点:肿块较小,发展缓慢,不红不热,不觉疼痛,推之可移,伴胸闷,喜叹息,苔薄白,脉弦。

治法治则:疏肝解郁,化痰散结。

推荐方药:逍遥散加减。常用柴胡、当归、白芍、郁金、瓜蒌、半夏、贝母等。肿块坚韧者,加三棱、莪术、生牡蛎、石见穿等。

(2)血瘀痰凝证

证候特点:肿块较大,坚硬木实,重坠不适,伴胸胁牵痛,烦闷急躁,或月经不调、痛经等症;舌质暗红,苔薄腻,脉弦滑或弦细。

治法治则:疏肝活血,化痰散结。

推荐方药:逍遥散合桃红四物汤加山慈菇、海藻。常用柴胡、白芍、半夏、郁金、香附、当归、桃仁、丹参、川芎、山慈菇、海藻等。月经不调者,加仙茅、淫羊藿等。

2.其他中医疗法

阳和解凝膏掺黑退消外贴,每周换药1次。

3.西医治疗

肿块较大者或短期内肿块增长较快者应行手术切除,术后均须做病理检查,有条件应及时做术中冰冻切片检查。

(四)随访

(1)督促患者按时服药治疗,定期电话或上门随访。

(2)调摄情志,避免郁怒。

(3)定期检查,发现肿块及时诊治。

(4)适当控制厚味炙煿食物。

(金成强　郭姗姗)

第十一节 乳 岩

乳岩是指发生在乳房部的恶性肿瘤,包括西医学的乳腺癌、乳腺肉瘤、恶性叶状肿瘤等。本节主要论述乳腺癌。其临床特点是乳房肿块质地坚硬,凹凸不平,边界不清,推之不移,按之不痛,或乳头溢血,晚期可见溃烂凸如泛莲或菜花,是女性最常见的恶性肿瘤之一。乳岩在中医文献中又称为"石痈""妒乳""乳中结核"等。最早描述本病的记载见于《肘后备急方·治痈疽妒乳诸毒肿方》。《外科正宗·乳痈论》的论述较为全面,指出乳岩的病因乃"忧郁伤肝,思虑伤脾,积想在心,所愿不得志者,致经络痞涩"。

(一)病因病机

(1)情志失调:女子以肝为先天,肝主疏泄,性喜条达而恶抑郁,肝属木,克脾土。情志不畅,所愿不遂,肝失条达,气机不畅,气郁则瘀,肝郁克犯脾土,运化失职则痰浊内生,肝脾两伤,经络阻塞,痰瘀互结于乳房而发病。

(2)饮食失节:久嗜厚味炙煿则湿热蕴结脾胃,化生痰浊,随气流窜,结于乳中,阻塞经络,气血不行,日久成岩。

(3)冲任不调:冲为血海,任主胞胎,冲任之脉隶属于肝肾。冲任失调则气血失和,月经不行,气郁血瘀,阻塞经络,结于乳中而成乳岩。乳岩多发于绝经期前后,故与冲任失调有密切关系。此外,在经气虚弱的情况下,感受毒邪之气,阻塞经络,气滞血瘀,日久停痰结瘀,亦可导致乳岩。总之,乳岩的发病是情志失调、饮食失节、冲任不调或先天禀赋不足引起机体阴阳平衡失调、脏腑失和所致。未曾生育或哺乳的妇女,月经初潮早或绝经晚的妇女,以及有乳腺癌家族史的妇女,乳腺癌的发病率相对较高。男性乳腺癌较少发生。

(二)诊断

1.临床表现

发病年龄一般在40～60岁,绝经期妇女发病率相对较高。乳腺癌可分为一般类型乳腺癌及特殊类型乳腺癌。

一般类型乳腺癌:常为乳房内触及无痛性肿块,边界不清,质地坚硬,表面不光滑,不易推动,常与皮肤粘连而呈现酒窝症,个别可伴乳头血性或水样溢液。后期随着癌肿逐渐增大,产生不同程度疼痛,皮肤可呈橘皮样水肿、变色;病变周围可出现散在的小肿块,状如堆栗;乳头内缩或抬高,偶可见到皮肤溃疡。晚期出现乳房肿块溃烂,疮口边缘不整齐,中央凹陷似岩穴,有时外翻似菜花,时渗紫红色血水,恶臭难闻。癌肿转移至腋下及锁骨上时,可触及散在、质硬无痛的瘰核,以后渐大,互相粘连,融合成团。逐渐出现形体消瘦、面色苍白、憔悴等恶病质貌。

特殊类型乳腺癌：

(1)炎性癌：临床少见，多发于青年妇女，半数发生在妊娠或哺乳期。起病急骤，乳房迅速增大，皮肤肿胀，色红或紫红，发热，但无明显的肿块。转移甚广，对侧乳房往往不久即被侵及，并很早出现腋窝部、锁骨上淋巴结肿大。本病恶性程度极高，病程较短，常于1年内死亡。

(2)湿疹样癌：临床较少见，其发病占女性乳腺癌的0.7%～3%。早期临床表现似慢性湿疮，乳头和乳晕的皮肤发红，轻度糜烂，有浆液渗出，有时覆盖着黄褐色的鳞屑状痂皮。病变的皮肤甚硬，与周围分界清楚。多数患者感到奇痒，或有轻微灼痛。中期为数年后病变蔓延到乳晕以外皮肤，色紫而硬，乳头凹陷。后期表现为溃后易于出血，逐渐乳头蚀落，疮口凹陷，边缘坚硬，乳房内也可出现坚硬的肿块。

2.辅助检查

超声检查、钼靶X线摄片和磁共振等影像学检查是诊断乳腺癌的重要参考。典型的乳腺癌影像在超声检查可见实质性占位病变，形状不规则，边缘不齐，光点不均匀，血流丰富；钼靶摄片可见病变部位致密的肿块影，形态不规则，边缘呈现毛刺状或结节状，密度不均匀，或有不规则簇状钙化影；磁共振检查除观察肿块形态外，造影剂的使用更增加了影像诊断的准确性。病理检查是乳腺癌最终确诊的依据。

本病需与乳癖、乳核、乳痨相鉴别。

(三)治疗

早期诊断是乳岩治疗的关键，原则上以手术治疗为主。中医药治疗是乳腺癌综合治疗的重要部分，对晚期患者，特别是手术后患者有良好的调治作用，对放化疗有减毒增效作用，可提高病人生存质量，或延长生存期。

1.中医辨证论治

(1)肝郁痰凝证

证候特点：乳房部肿块皮色不变，质硬而边界不清，情志抑郁，或性情急躁，胸闷胁胀，或伴经前乳房作胀或少腹作胀，苔薄，脉弦。

治法治则：疏肝解郁，化痰散结。

推荐方药：神效瓜蒌散合开郁散加减。常用瓜蒌、当归、白芍、柴胡、白术、茯苓、郁金、香附等。疼痛明显者，加乳香、没药。

(2)冲任失调证

证候特点：乳房结块坚硬，经期紊乱，素有经前期乳房胀痛，或婚后从未生育，或有多次流产史，舌淡，苔薄，脉弦细。

治法治则：调摄冲任，理气散结。

推荐方药：二仙汤合开郁散加减。常用仙茅、淫羊藿、知母、黄柏、白术、茯苓、柴胡等。月经紊乱者，加当归、丹参、香附、郁金等；肿块坚硬者，加莪术、石见穿、蜂房、半枝莲等。

(3)正虚毒盛证

证候特点:乳房肿块扩大,溃后愈坚,渗流血水,不痛或剧痛,精神萎靡,面色晦暗或苍白,饮食少进,心悸失眠,舌紫或有瘀斑,苔黄,脉弱无力。

治法治则:调补气血,清热解毒。

推荐方药:八珍汤加减。常用黄芪、白术、茯苓、当归、熟地黄、白芍、甘草等,酌加半枝莲、白花蛇舌草、石见穿等清热解毒之品。肿块溃破出血者,加茜草、仙鹤草等;心悸失眠者,加五味子、川芎、麦冬、灵芝等。

(4)气血两亏证

证候特点:多见于癌肿晚期或手术、放化疗后,病人形体消瘦,面色萎黄或白,头晕目眩,神倦乏力,少气懒言,术后切口皮瓣坏死糜烂,时流渗液,皮肤灰白,腐肉色暗不鲜,舌质淡,苔薄白,脉沉细。

治法治则:补益气血,宁心安神。

推荐方药:人参养荣汤加味。常用人参、黄芪、白术、白芍、当归、熟地黄、远志、五味子等,酌加半枝莲、龙葵、白花蛇舌草等清热解毒之品。

(5)脾虚胃弱证

证候特点:手术或放化疗后食欲不振,神疲肢软,恶心欲呕,肢肿倦怠,舌淡,苔薄,脉细弱。

治法治则:健脾和胃。

推荐方药:参苓白术散或理中汤加减。常用黄芪、党参、白术、茯苓、干姜、甘草等。恶心呕吐者,加半夏、竹茹;胃脘胀满者,加八月札、莱菔子;便溏者,加薏苡仁、淮山药等。除以上几种常见类型外,还可见到放化疗后胃阴虚,出现口腔糜烂、牙龈出血等症者,治宜清养胃阴,方用益胃汤加减。

2.其他中医疗法

适用于有手术禁忌证,或已远处广泛转移,不适宜手术者。初起用阿魏消痞膏外贴;溃后用海浮散或红油膏外敷;坏死组织脱落后改用生肌玉红膏、生肌散外敷。

3.西医治疗

(1)手术、化疗、放疗:手术仍是乳腺癌治疗的首选方法,近年来手术范围渐趋缩小,辅助采用化疗、放疗可进一步提高疗效。正确掌握适应证、合理治疗依然十分重要。

(2)内分泌治疗和靶向治疗:分别适用于ER、PR阳性和Her-2阳性患者。前者主要有雌激素拮抗剂、芳香化酶抑制剂、LH-RH类似物等;后者目前主要采用曲妥珠单抗治疗。

(四)随访

(1)督促患者按时服药治疗,定期电话或上门随访。

(2)普及防癌知识宣传,推广和普及乳房自我检查。

(3)重视乳腺癌高危人群的定期检查。

(4)积极治疗乳腺良性疾病。

(金成强　郭姗姗)

第十二节 痔

痔是直肠末端黏膜下和肛管皮肤下的静脉丛发生扩大、曲张所形成的柔软静脉团,又称痔疮、痔核。以便血、脱出、肿痛为临床特点。男女老幼皆可发病,据国内流行病学调查显示,痔的发病率占肛肠疾病的87%,居首位,故古有"十人九痔"之说,且多见于20岁以上的成年人。根据其发病部位的不同,临床上可分内痔、外痔和混合痔。

一、内痔

生于肛门齿线以上,直肠末端黏膜下的静脉丛扩大、曲张所形成的柔软静脉团称为内痔,现代认为内痔是盆底动力学改变、Treits 肌退行变性和肛垫内动静脉吻合调节障碍导致的肛垫肥大或脱垂。内痔是肛门直肠最常见的疾病,好发于截石位的3、7、11点处,通常又称为母痔,其余部位发生的内痔则称为子痔。其主要临床表现是便血、痔核脱出及肛门不适感。

(一)病因病机

中医学认为,本病的发生多因脏腑本虚,兼因久坐久立,负重远行,或长期便秘,或泻痢日久,或临厕久蹲,或饮食不节,过食辛辣醇酒厚味,都可导致脏腑功能失调,风湿燥热下迫大肠,瘀阻魄门,瘀血浊气结滞不散,筋脉懈纵而成痔。日久气虚,中气下陷,不能摄纳则痔核脱出。

(1)风伤肠络:风善行而数变,又多夹热,风热伤于肠络,导致血不循经而溢于脉外,所下之血色泽鲜红,下血暴急呈喷射状。

(2)湿热下注:多因饮食不节,恣食生冷、肥甘,伤及脾胃而滋生内湿。湿与热结,下迫大肠,导致肛门部气血纵横、经络交错而生内痔。热盛则迫血妄行,血不循经,则血下溢而便血;湿热下注大肠,肠道气机不畅,经络阻滞,则肛门内有块物脱出。

(3)气滞血瘀:气为血之帅,气行则血行,气滞则血瘀。热结肠燥,气机阻滞而运行不畅,气滞则血瘀阻于肛门,故肛门内块物脱出,坠胀疼痛,气机不畅,统摄无力,则血不循经,导致血栓形成。

(4)脾虚气陷:老人气虚,或妇人生育过多,及小儿久泻久痢,导致脾胃功能失常,脾虚气陷,中气不足,无力摄纳,导致痔核脱出不得回纳。气虚则无以生化,无力摄血,气虚则血虚,导致气血两虚,故下血量多而色淡。西医学对痔的病因病机的认识尚无定论,目前较为认同的是"静脉曲张""血管增生""肛垫下移"三种学说。

(二)诊断

1.临床表现

初期常以无痛性便血为主要症状,血液与大便不相混合,多在排便时出现手纸带血、滴血或射血。出血呈间歇性,饮酒、过劳、便秘、腹泻等诱因常使症状加重,出血严重者可出现继发性贫血。随着痔核增大,在排便时可脱出,若不及时回纳可形成内痔嵌顿。患者常伴有大便秘结,内痔持续脱出时有分泌物溢出,并可有肛门坠胀感。

2.指诊

可触及柔软、表面光滑、无压痛的黏膜隆起,窥肛镜下见齿线上黏膜呈半球状隆起,色暗紫或深红,表面可有糜烂或出血点。血常规检查白细胞总数及中性粒细胞比例一般无明显变化。长期便血不及时治疗,可引起红细胞及血红蛋白下降,甚至贫血。

3.综合评估

由于病程的长短及病情轻重不同,可分为四期。

Ⅰ期内痔:痔核较小,不脱出,以便血为主。

Ⅱ期内痔:痔核较大,大便时可脱出肛外,便后自行回纳,便血或多或少。

Ⅲ期内痔:痔核更大,大便时痔核脱出肛外,甚至行走、咳嗽、喷嚏、站立时也会脱出,不能自行回纳,须用手推回,或平卧、热敷后才能回纳;便血不多或不出血。

Ⅳ期内痔:痔核脱出,不能及时回纳,嵌顿于外,因充血、水肿和血栓形成,以致肿痛、糜烂和坏死,即嵌顿性内痔。

本病需与直肠息肉、肛乳头肥、肛裂、直肠脱垂及直肠癌相鉴别。

(三)治疗

1.中医辨证论治

多适用于Ⅰ、Ⅱ期内痔,或内痔嵌顿伴有继发感染,或年老体弱者发病,或内痔兼有其他严重慢性疾病不宜手术治疗者。

(1)风伤肠络证

证候特点:大便带血、滴血或喷射状出血,血色鲜红,或有肛门瘙痒等;舌质红,苔薄白或薄黄,脉浮数。

治法治则:清热凉血祛风。

推荐方药:凉血地黄汤加减。常用生地黄、当归尾、槐角、地榆、黄芩、黄连、升麻、荆芥、赤芍、枳壳、天花粉、生甘草、连翘。大便秘结者加火麻仁、大黄等。

(2)湿热下注证

证候特点:便血色鲜,量较多,肛内肿物外脱,可自行回缩,肛门灼热,舌质红,苔黄腻,脉弦数。

治法治则:清热利湿止血。

推荐方药:脏连丸加减。常用黄连、猪大肠。出血量多者,加地榆炭、仙鹤草等;灼热较甚者,加白头翁、秦皮等。

(3)气滞血瘀证

证候特点:肛内肿物脱出,甚或嵌顿,肛管紧缩,坠胀疼痛,甚则肛缘水肿、血栓形成,触痛明显,舌质红或暗红,苔白或黄,脉弦细涩。

治法治则:清热利湿,祛风活血。

推荐方药:止痛如神汤加减。常用秦艽、桃仁、皂角子、苍术、防风、黄柏、当归尾、泽泻、槟榔、熟大黄。肿物紫暗明显者,加红花、牡丹皮;肿物淡红光亮者,加龙胆草、木通等。

(4)脾虚气陷证

证候特点:肛门松弛,痔核脱出须手法复位。便血色鲜或淡,面白少华,神疲乏力,少气懒言,纳少便溏,舌质淡,边有齿痕,苔薄白,脉弱。

治法治则:补中益气。

推荐方药:补中益气汤加减。常用黄芪、人参、白术、当归、炙甘草、升麻、柴胡、陈皮。大便稍干者加肉苁蓉、火麻仁;贫血较甚时合四物汤。常用中成药有槐角丸、地榆丸、脏连丸、补中益气丸等,临床上根据辨证选择应用。

2.其他中医疗法

适用于各期内痔及术后。

(1)熏洗法:以药物加水煮沸,先熏后洗,或用毛巾蘸药液趁热湿敷患处,冷则更换。具有活血止痛、收敛消肿等作用。常用五倍子汤、苦参汤等。

(2)外敷法:将药物敷于患处。具有消肿止痛、收敛止血、祛腐生肌等作用。根据不同病情可选用油膏或散剂,如九华膏、黄连膏、消痔膏(散)、五倍子散等。

(3)塞药法:将药物制成栓剂,塞入肛内。具有消肿、止痛、止血作用。如痔疮栓等。

(4)挑治法:适用于内痔出血。其机理是疏通经络,调理气血,促使肿消痛减。常用穴位有肾腧、大肠腧、长强、上髎、中髎、次髎、下髎等,一般挑治1次即可见效,必要时可隔10日再挑治1次。

(5)枯痔法:即以药物如枯痔散、灰皂散敷于Ⅱ、Ⅲ期脱出肛外的内痔痔核的表面,具有强腐蚀作用,能使痔核干枯坏死,达到痔核脱落痊愈的目的。此法目前已少采用。

3.西医治疗

(1)注射疗法,是目前治疗内痔的常用方法,按其所起的作用不同,分硬化萎缩和坏死枯脱两种方法。由于坏死枯脱疗法术后常有大出血、感染、直肠狭窄等并发症,故目前国内外普遍应用的都是硬化萎缩疗法。

适应证:Ⅰ、Ⅱ、Ⅲ期内痔;内痔兼有贫血者;混合痔的内痔部分。

禁忌证:Ⅳ期内痔、外痔;内痔伴肛门周围急、慢性炎症或腹泻;内痔伴有严重肺结核或高血压、肝、肾疾病及血液病患者;因腹腔肿瘤引起的内痔和妊娠期妇女。

常用药物:消痔灵注射液等。

操作方法:腰腧穴麻醉或局部麻醉后取侧卧位或截石位,肛门部常规消毒,在肛镜直视下局部常规再次消毒,以10mL针管(5号针头)抽取1:1浓度(即消痔灵注射液用1%利多卡因液稀释1倍)消痔灵注射液10mL,于痔核上距齿线0.5cm处的黏膜下层,针头斜向15°进行注射,每个痔核注射1~3mL,注入药量多少的标志以痔核弥漫肿胀为度,总量不超过30mL。注射完毕,术者用食指轻轻按摩注射部分,使药液扩散,防止硬节形成。肛管内放入凡士林纱条,外盖纱布,胶布固定。

注意事项:注射时必须注意严格消毒,每次注射都须再次消毒;必须用5号针头进行注射,否则针孔大,易出血;进针后应先做回血试验,注射药液宜缓缓进行;进针的针头勿向痔核内各方向乱刺,以免过多损伤痔内血管而引起出血,致使痔核肿大,增加局部的液体渗出,延长痔核的枯脱时间;注意勿使药液注入外痔区,或注射位置过低而使药液向肛管扩散,造成肛门周围水肿和疼痛;操作时应先注射小的痔核,再注射大的痔核,以免小痔核被大痔核挤压、遮盖,从而增加操作的困难。

(2)结扎疗法:结扎疗法是以丝线缠扎痔核根部,使痔核坏死脱落,遗留创面修复自愈。是治疗内痔最广泛使用的方法之一。临床上常用的有单纯结扎法、贯穿结扎法和胶圈套扎法。

①单纯结扎法

适应证:Ⅰ、Ⅱ期内痔。

禁忌证:肛门周围有急性脓肿或湿疮者;内痔伴有痢疾或腹泻者;因腹腔肿瘤引起的内痔;内痔伴有严重肺结核、高血压及肝、肾脏疾病或血液病的患者;临产期孕妇。

术前准备:用等渗盐水或1%软皂水300mL做清洁灌肠,如在门诊手术者,嘱先排空大便;肛门周围剃毛,并用1:5000高锰酸钾溶液冲洗、拭净。操作方法:患者取侧卧位(患侧在下)或截石位,尽量暴露臀部,局部或腰腧麻醉后肛管及直肠下段常规消毒,再用双手示指扩肛,使痔核暴露;用弯血管钳夹住痔核基底部,用左手向肛外同一方向牵引,并在齿线下方剪一小口,用10号丝线在止血钳下方剪口处结扎,同法处理其他部位的痔。术后肛内纳入痔疮栓一枚或九华膏、红油膏适量,纱布覆盖,胶布固定。

②贯穿结扎法

适应证:Ⅱ、Ⅲ期内痔,对纤维型内痔更为适宜。

禁忌证:同单纯结扎法。

术前准备:同单纯结扎法。

操作方法:基本同单纯结扎法。用弯血管钳夹住痔核基底部,用左手向肛外同一方向牵引,右手用持针钳夹住已穿有丝线的缝针,将双线从痔核基底部中央稍偏上穿过;将已贯穿痔核的双线交叉放置,并用剪刀沿齿线剪一浅表裂缝,再分端进行"8"字形结扎或做"回"字形结扎;结扎完毕后,用弯血管钳挤压被结扎的痔核,也可在被结扎的痔核内注射6%明矾溶液,以加速痔核坏死;最后将存留在肛外的线端剪去,再将痔核送回肛内,术后肛内纳入痔疮栓一枚或挤入九华膏、红油膏适量,纱布覆盖,胶布固定。环形内痔采取分段结扎,先将环形内痔划分为几个痔块,在所划分的痔块的一侧用两把止血钳夹起黏膜,于中间剪开,同法处理痔块的对侧。然后用止血钳将痔块基底夹住,同时去掉痔块两侧的止血钳,于齿线附近剪开一小口,用圆针丝线贯穿"8"字结扎。同法处理其他痔块。

注意事项:结扎内痔时,宜先扎小的痔核,后扎大的痔核;缝针穿过痔核基底部时,不可穿入肌层,否则结扎后可引起肌层坏死或并发肛门直肠周围脓肿;结扎术后当天不要解大便,若便后痔核脱出,应立即将痔核送回肛内,以免发生水肿,加剧疼痛反应;在结扎后的7~9d为痔核脱落阶段,嘱患者减少行动,大便时不宜用力努挣,以避免术后大出血。

③胶圈套扎法:本法是通过器械将小乳胶圈套入痔核根部,利用胶圈较强的弹性阻止血液循环,促使痔核缺血、坏死、脱落,从而治愈内痔。

适应证:Ⅱ、Ⅲ期内痔及混合痔的内痔部分。

禁忌证:同单纯结扎法。

应用器械:斜面肛门镜,组织钳,胶圈套扎器。

操作方法:让患者排便后取膝胸位或侧卧位。先做直肠指诊,以排除其他病变;插入肛门镜,检查痔核位置及数目,选定套扎部位;使用长棉签清洁套扎部位,常规消毒手术野,充分暴露痔核区,由助手固定肛门镜,术者左手持套扎器套住痔核,右手持组织钳,经套扎圈钳夹痔核根部,将痔核牵拉入套扎器内,按压套扎器柄,使套圈的外套向痔核根部移动。将胶圈推出扎到痔核根部,然后松开组织钳,与套扎器一并取出,最后退出肛门镜。术后处理同单纯结扎法。

另外,痔的治疗还有坏死枯脱注射法、插药疗法(即枯痔钉疗法)、铜离子电化学疗法、低温电凝技术、痔环切术、痔上黏膜环切术(即PPH术)、痔动脉结扎术(即HAL术)、痔上黏膜选择性切除术(即TST术)、重度环形混合痔的分段结扎、括约肌松解术等。

(3)术后常见反应及处理方法

①疼痛:术后用0.75%罗哌卡因5mL+生理盐水5mL+亚甲蓝注射液2mL,在肛周皮下点状注射;或肛内纳入吲哚美辛栓(消炎痛栓)1枚。

②小便困难:应消除患者精神紧张;下腹部热敷或针刺三阴交、关元、中极等穴,留针15~30min;或用1%利多卡因10mL长强穴封闭;因肛门敷料过多或压迫过紧引起者,可适当放松敷料;必要时采用导尿术。

③出血:内痔结扎不牢而脱落,或内痔枯萎脱落时可出现创面出血,甚至小动脉出血。对于创面渗血,可用凡士林纱条填塞压迫,或用桃花散外敷;至于小动脉出血,必须显露出血点,进行缝合结扎,以彻底止血;如出血过多,面色苍白,血压下降者,给予快速补液、输血、抗休克治疗。

④发热:一般因组织坏死、吸收而引起的发热不超过38℃,除加强观察外,不需特殊处理。局部感染引起的可应用清热解毒药或抗生素等。

⑤水肿:以芒硝30g煎水熏洗,每日1~2次,或用五倍子汤或苦参汤熏洗,再外敷消痔膏,也可用热水袋外敷。

(四)随访

(1)督促患者按时服药治疗,定期电话或上门随访。

(2)养成每天定时排便的良好习惯,防止便秘,蹲厕时间不宜过长,以免肛门部瘀血。

(3)注意饮食调和,多喝开水,多食蔬菜,少食辛辣刺激食物。

(4)避免久坐久立,进行适当的活动或定时做肛门括约肌运动。

(5)发生内痔应及时治疗,防止进一步发展。

(金成强　郭姗姗)

二、外痔

外痔是指发生于肛管齿线之下的痔。多由肛缘皮肤感染,或痔外静脉丛破裂出血,或反复感染、结缔组织增生,或痔外静脉丛扩大曲张而成。其特点是自觉肛门坠胀、疼痛,有异物感。由于临床症状、病理特点及其过程不同,可分为炎性外痔、血栓性外痔、结缔组织性外痔、静脉曲张性外痔四种。

(一)炎性外痔

1.病因病机

饮食不节,醉饱无时,恣食肥腻,过食辛辣,内蕴热毒,外伤风湿或破损染毒,以致气血、湿热结聚肛门,充突为痔。

2.诊断

多因过食辛辣、饮烈性酒、腹泻、便秘、手术等因素而诱发。起病时肛缘皮肤突然肿胀疼痛,伴肛门异物感,排便、坐位、行走甚至咳嗽等动作时均可加重疼痛。检查可见肛缘皮肤肿胀明显、光亮、色淡红或淡白,触痛明显,内无硬结。

本病需与血栓性外痔、结缔组织性外痔相鉴别。

3.治疗

早期以清热解毒消肿为主,内治、外治相结合。

(1)中医辨证论治

湿热蕴结证

证候特点:肛缘肿物肿胀、疼痛,咳嗽、行走、坐位均可使疼痛加重;便干,溲赤,舌质红,苔薄黄或黄腻,脉滑数或浮数。

治法治则:清热、祛风、利湿。

推荐方药:止痛如神汤加减。常用秦艽、桃仁、皂角子、苍术、防风、黄柏、当归尾、泽泻、槟榔、熟大黄。便秘者加大黄、槟榔等;溲赤者加木通、滑石等。

(2)其他中医疗法

①熏洗法:以药物加水煮沸,先熏后洗,或用毛巾蘸药液趁热湿敷患处,冷则更换。具有活血止痛、收敛消肿等作用。常用药物如五倍子汤、苦参汤等。

②外敷法:将药物敷于患处。具有消肿止痛、收敛止血、祛腐生肌等作用。常用药物如九华膏、黄连膏、消痔膏(散)等。

(3)西医治疗

①远红外、微波或超短波治疗。

②外痔反复发炎或痔体较大影响行走者,可考虑手术治疗,可采用外痔切除术。

适应证:外痔反复发炎,痔体较大影响行走者。

操作方法:取截石位或侧卧位,局麻或腰腧麻醉,局部常规消毒,用组织钳提起外痔组织,以剪刀环绕其痔根四周,做一梭形切口,切口上端向肛管,将痔体括约肌浅面分离,切除痔组织,结扎出血点,修剪皮缘,外敷桃花散或云南白药,凡士林纱条敷盖,无菌纱布包扎。每次便后用苦参汤或五倍子汤坐浴,伤面外敷红油膏或黄连膏,直至痊愈。

4.随访

(1)督促患者按时治疗,定期电话或上门随访。

(2)养成每天定时排便的良好习惯,防止便秘,蹲厕时间不宜过长。

(3)注意饮食清淡,多饮水,多食蔬菜,少食辛辣刺激食物。

(4)避免久坐久立,避免搔抓,注意肛周卫生,多做肛门括约肌运动。

(5)应及时治疗,防止进一步发展。

(二)血栓性外痔

血栓性外痔是指痔外静脉破裂出血,血液凝结于皮下,血栓形成而致的圆形肿物。其特点是肛门部突然剧烈疼痛,并有暗紫色肿块。

1.病因病机

由于内热血燥,或便时努挣,或用力负重,致使肛缘皮下的痔外静脉破裂,血溢脉外,瘀积皮下而致血栓形成。

2.诊断

好发于干燥季节,患者以中年男子占多数,病前有便秘、饮酒或用力负重等诱因。起病时肛门部突然剧烈疼痛,肛门缘截石位3点、9点处可见暗紫色圆球形肿块,排便、坐下、走路甚至咳嗽等动作均可加重疼痛。检查可见肛缘皮肤表面隆起一暗紫色圆形结节,界限清楚,质地韧,可移动,触痛明显。

本病需与Ⅳ期内痔(嵌顿性内痔)、静脉曲张性外痔相鉴别。

3.治疗

血栓较小者可给予外治疗法,佐以内治;血栓较大者可手术剥离治疗。

(1)中医辨证论治

血热瘀阻证:

证候特点:肛缘肿物突起,肿痛剧烈难忍,肛门坠胀疼痛,局部可触及硬结节,其色暗紫,伴便秘,口渴,烦热,舌紫,苔淡黄,脉弦涩。

治法治则:清热凉血,消肿止痛。

推荐方药:凉血地黄汤加减。常用生地黄、当归尾、槐角、地榆、黄芩、黄连、升麻、荆芥、赤芍、枳壳、天花粉、生甘草。肿块较硬时可加桃仁、红花;便秘时加大黄、枳壳。

(2)其他中医疗法

①熏洗法:同炎性外痔。

②外敷法:同炎性外痔。

(3)西医治疗

可采用血栓剥离术,具体方法为:

适应证:血栓性外痔较大,血块不易吸收,炎症水肿局限者。

操作方法:取侧卧位,病侧在下方,局部常规消毒。局麻后在肿块中央做放射状或梭形切口,用止血钳将血块分离并摘除,然后修剪伤口两侧皮瓣,使创口引流通畅,术后用凡士林纱条嵌入创口,外盖无菌纱布,胶布固定。每次便后坐浴并常规换药,直至痊愈。

4.随访

(1)督促患者按时治疗,定期电话或上门随访。

(2)养成每天定时排便的良好习惯,防止便秘,蹲厕时间不宜过长。

(3)注意饮食清淡,多饮水,少食辛辣刺激食物。

(4)避免久坐久立,痔核较大伴疼痛剧烈时建议尽快手术治疗。

(三)结缔组织性外痔

结缔组织性外痔是由急、慢性炎症反复刺激,使肛缘的皮肤增生、肥大而成,痔内无曲张静脉丛。肛门异物感为其主要症状。

1.病因病机

炎性外痔、血栓性外痔、陈旧性肛裂、湿疹等反复发作,或内痔反复脱垂或妊娠分娩,负重努挣,导致邪毒外侵,湿热下注,使局部气血运行不畅,筋脉阻滞,瘀结不散,日久结缔组织增生肥大,结为皮赘。

2.诊断

肛门边缘处赘生皮瓣,逐渐增大,质地柔软,一般无疼痛,不出血,仅觉肛门有异物感,偶有染毒而肿胀时才觉疼痛,肿胀消失后赘皮依然存在。若发生于截石位6点、12点处的外痔,常由肛裂引起;若发生于3点、7点、11点处的外痔,多伴有内痔;若呈环状或花冠状的,多发生于经产妇。

本病需与血栓性外痔、静脉曲张性外痔相鉴别。

3.治疗

无临床症状者不需要内治与外治,只有反复发炎、肿胀明显时才考虑手术治疗。当外痔染毒发炎肿痛时,可外用熏洗法,如苦参汤;或外敷消痔膏、黄连膏等。参见炎性外痔外治法。对反复发生炎症或赘皮较大,影响清洁卫生者,可考虑手术治疗。外痔切除术操作方法参见炎性外痔。

4.随访

(1)督促患者按时用药治疗,定期电话或上门随访。

(2)养成每天定时排便的良好习惯,防止便秘。

(3)注意饮食清淡,少食辛辣刺激食物。

(4)避免搔抓,注意局部卫生清洁,若合并感染等因素,参照炎性外痔进一步处置。

(四)静脉曲张性外痔

静脉曲张性外痔是痔外静脉丛发生扩大、曲张,在肛缘形成圆形或椭圆形的柔软团块。以坠胀不适感为主要表现。

1.病因病机

多因Ⅱ、Ⅲ期内痔反复脱出,或妊娠分娩,负重努挣,腹压增加,致使筋脉横解,瘀结不散而成。若湿与热结,聚于肛门,则肿胀疼痛。

2.诊断

发生于肛管齿线以下,局部有圆形或椭圆形肿物,触之柔软,平时不明显,在排便或下蹲等腹压增加时肿物体积增大,并呈暗紫色,便后或经按摩后肿物体积缩小变软。一般无疼痛,仅有坠胀不适感。若便后肿物不缩小,可致周围组织水肿而引起疼痛。有静脉曲张性外痔的患者多伴有内痔。

本病需与血栓性外痔、结缔组织性外痔相鉴别。

3.治疗

无临床症状者不需要内治与外治。若破损染毒、继发感染者可考虑对症治疗。

(1)中医辨证论治

湿热下注证:

证候特点:便后肛门缘肿物隆起不缩小,坠胀感明显,甚则灼热疼痛或有滋水,便干,溲赤,舌红,苔黄腻,脉滑数。

治法治则:清热利湿,活血散瘀。

推荐方药:萆薢化毒汤合活血散瘀汤加减。常用萆薢、当归尾、牡丹皮、牛膝、防己、木瓜、薏苡仁、秦艽、赤芍、桃仁、大黄、川芎、苏木、枳壳、瓜蒌仁、槟榔。

(2)其他中医疗法

肿胀明显时可用苦参汤熏洗,黄连膏外敷。参见炎性外痔外治法。

(3)西医治疗

彻底治疗应做静脉丛剥离切除术。

①适应证:单纯性静脉曲张性外痔;静脉曲张性混合痔的外痔部分。

②操作方法:取截石位或侧卧位,局麻或腰腧麻醉,局部常规消毒,用组织钳提起外痔组织,以剪刀环绕其痔根四周做一棱形切口,切口上端必须指向肛门中心呈放射状,再用剪刀分离皮下曲张的静脉丛,将皮肤连同皮下组织一并切除。术后用凡士林纱条填嵌创面引流。每次便后用苦参汤或五倍子汤坐浴,伤面外敷红油膏或黄连膏,无菌纱布包扎至痊愈。

4.随访

(1)督促患者按时用药治疗,定期电话或上门随访。

(2)养成每天定时排便的良好习惯,防止便秘,蹲厕时间不宜过长。

(3)注意饮食清淡,少食辛辣刺激食物。

(4)避免搔抓,注意局部卫生清洁,若破损感染可参照炎性外痔处置。

(五)混合痔

混合痔是指内、外痔静脉丛曲张,相互沟通吻合,使内痔部分和外痔部分形成一整体者。临床表现具有内痔、外痔的双重症状。

1.病因病机

多因Ⅱ、Ⅲ期内痔反复脱出，或妊娠分娩，负重努挣，腹压增加，致使筋脉横解，瘀结不散而成。

2.诊断

大便时滴血或射血，量或多或少，色鲜，便时常有肿物脱出，能自行回纳或须用手法复位，若合并染毒则可发生嵌顿肿痛。检查可见多发生于肛门截石位3点、7点、11点位处，以11点处最多见，内、外痔相连，无明显分界。

3.治疗

（1）中医辨证论治

参见内痔辨证论治。

（2）其他中医疗法

参见内、外痔外治法。

（3）西医治疗

必要时可选用外痔剥离、内痔结扎术、混合痔外剥内扎术。

操作方法：取侧卧位或截石位，局部常规消毒，局部浸润麻醉或腰腧穴麻醉。将混合痔充分暴露，在其外痔部分做"V"字形皮肤切口，用剪刀锐性剥离外痔皮下静脉丛至齿线处。然后用弯形血管钳夹住被剥离的外痔静脉丛和内痔基底部，在内痔基底正中用圆针粗丝线贯穿做"8"字形结扎，距结扎线1cm处剪去"V"字形皮肤切口内的皮肤及静脉丛，使其在肛门部呈一放射状伤口。同法处理其他痔核后，创面用红油膏纱布掺桃花散或云南白药引流，外用纱布敷盖，胶布固定。术后当天限制大便，每次便后用苦参汤或五倍子汤或温开水坐浴，纳入痔疮栓一枚，外敷黄连膏，直至痊愈。若混合痔的外痔静脉丛不很明显，可在外痔中间做一放射状切口，然后用剪刀锐性剥离静脉丛，修剪两侧皮瓣，使之成一小"V"字形切口。外痔剥离时要选好切口，照顾外痔部分与整体的关系，手术中注意保留适当的黏膜和皮肤，以防术后肛门直肠狭窄。术后处理参见内痔贯穿结扎法。

4.随访

（1）督促患者按时服药治疗，定期电话或上门随访。

（2）保持大便通畅，养成每天定时排便的习惯，蹲厕时间不宜过长，避免久坐久立，负重远行。

（3）保持肛门局部清洁卫生，防止便秘或腹泻的发生。

（4）饮食宜清淡，多喝开水，多食蔬菜水果，忌食辛辣刺激性食物。

（5）进行适当的活动和肛门功能锻炼。有痔核脱出时应及时复位，可用热敷、卧床休息、外涂润滑剂、提肛等方法。便血量较多时应停止排便，可用棉球填塞压迫止血，出血不止或复位困难者应及时到医院诊治。

（金成强　郭姗姗）

第十三节　单纯性肛瘘

单纯性肛瘘是指直肠或肛管与肛门周围皮肤相通所形成的异常通道,也称为肛管直肠瘘,简称肛瘘。古代文献又称痔漏、漏疮、穿肠漏等。一般有原发性内口、瘘管和继发性外口三部分等,也有仅具内口或外口者。内口为原发性,绝大多数在肛管齿线处的肛窦内;外口是继发的,在肛门周围皮肤上,常不止一个。肛瘘多是肛痈的后遗症。临床上分为化脓性或结核性两类。其临床特点是以局部反复流脓、疼痛、瘙痒为主要症状,并可触及或探及瘘管通向肛门或直肠。发病率在肛肠疾病中仅次于痔,在中国占肛肠病发病人数的1.67% ~ 3.6%,发病高峰年龄在20 ~ 40岁,婴幼儿发病亦不少见。男性多于女性,男女之比为(5 ~ 6):1。

(一)病因病机

肛痈溃后,余毒未尽,流连肉腠,疮口不合,日久成漏;或因肺脾两虚,气血不足,以及虚劳久嗽,肺肾阴虚,湿热乘虚流注肛门,久则穿肠透穴为瘘。

(1)湿热蕴阻:肛痈溃后,湿热未清,蕴结不散,流连肉腠而为瘘患。

(2)正虚邪恋:病久正虚,不能托毒外出,湿热留恋,久不收口,形成瘘患。

(3)阴液亏虚:肺脾肾三阴亏损,邪乘下位,郁久肉腐化脓,溃破成瘘。

西医学认为,肛瘘和肛门直肠周围脓肿为肛周间隙化脓性感染的两个病理阶段,急性期为肛门直肠周围脓肿,慢性期为肛瘘。肛瘘多为一般化脓性感染所致,少数为特异性,如结核、克罗恩病等。

(二)诊断

1.临床表现

本病不论性别、年龄及体质的强弱均可发生,但以成年人为多见。通常有肛痈反复发作史,并有自行溃破或曾切开引流的病史。①流脓:流脓不止、久不收口为本病的特征。一般新形成的肛瘘流脓较多,有粪臭味,色黄而稠,久之则脓水逐渐减少,时有时无;若过于疲劳或嗜食辛辣刺激性食物时,则脓水增多;若内、外口及漏管较粗大时,可有少量粪便和气体从外口流出;若突然感觉肛门部肿胀疼痛者,常常表示有急性感染或有新的支管形成。②疼痛:当瘘管通畅时,一般不觉疼痛,而仅有局部坠胀不适感。若外口自行闭合,脓液积聚,可出现局部皮肤发红、肿胀、疼痛,严重的或有寒热;若溃破后脓水流出,症状可迅速减轻或消失。③瘙痒:由于脓液不断刺激肛门周围皮肤,可引起瘙痒,有时可伴发肛周湿疮。

2.专科检查

(1)肛门视诊:可见外口,外口凸起较小者多为化脓性;外口较大,凹陷,周围皮肤暗紫,皮下有穿凿性者,应考虑复杂性或结核性肛漏。低位肛漏可在肛周皮下触及索条状物通向肛内,用力按压常有脓液从外口溢出。高位或结核性者一般不易触及。

（2）直肠指检：在肛管的后侧、齿线附近摸到中心凹陷的小硬结，有轻微压痛，往往是肛漏的原发性内口。

3.辅助检查

①碘化油造影检查：通过X线碘化油管道造影检查，可显示漏管走行、深浅、有无分支、与直肠是否相通及与直肠周围脏器的关系等。②亚甲蓝染色检查：通过从外口注入亚甲蓝稀释液，一方面可观察到直肠腔内有无亚甲蓝染色，确定是否有内口及内口的位置；另一方面根据注入的液体量可观察管道的长度及管腔的大小。③直肠腔内超声检查可以发现条索状管道及内口的位置，为手术提供依据。

4.综合评估

（1）单纯性肛瘘：凡是只有一个外口、一条管道、一个内口的，都可以称为单纯性肛瘘，或称为完全漏，又称内外漏；若只有外口下连漏管而无内口者，称为单口外漏，又称外盲漏；若只有内口与漏管相通而无外口的，称为单口内漏，又称内盲漏。

（2）复杂性肛瘘：是指在肛门内、外有3个或以上的开口，或有2条以上管道的肛瘘。若管道绕肛门而生，形如马蹄者，称为马蹄形肛瘘。1975年全国首届肛肠学术会议制订了肛瘘的统一分类标准，以外括约肌深部画线为标志，漏管经过此线以上者为高位，在此线以下者为低位，其分类如下：低位单纯性肛瘘，只有1个漏管，并通过外括约肌深层以下，内口在肛窦附近。低位复杂性肛瘘，漏管在外括约肌深层以下，有2个以上外口，或2条以上管道，内口在肛窦部位。高位单纯性肛瘘，仅有1条管道，漏管穿过外括约肌深层以上，内口位于肛窦部位。高位复杂性肛瘘：有2个以上外口及管道有分支窦道，其主管道通过外括约肌深层以上，有1个或2个以上内口者。

本病需与肛门部化脓性汗腺炎、骶前畸胎瘤溃疡相鉴别。

（三）治疗

一般以手术治疗为主，内治法多用于手术前后以增强体质，减轻症状，控制炎症发展。

1.中医辨证论治

（1）湿热下注证

证候特点：肛周经常流脓液，脓质稠厚，肛门胀痛，局部灼热，肛周有溃口，按之有索状物通向肛内，舌红，苔黄腻，脉弦或滑。

治法治则：清热利湿。

推荐方药：二妙丸合萆薢渗湿汤加减。常用萆薢、苍术、黄柏、茯苓、薏苡仁、牡丹皮、泽泻、滑石、通草。

（2）正虚邪恋证

证候特点：肛周流脓液，质地稀薄，肛门隐隐作痛，外口皮色暗淡，漏口时溃时愈；肛周有溃口，按之质较硬，或有脓液从溃口流出，且多有索状物通向肛内；伴神疲乏力，舌淡，苔薄，脉濡。

治法治则：托里透毒。

推荐方药:托里消毒散加减。常用人参、当归、川芎、白芍、白术、金银花、茯苓、白芷、皂角刺、甘草、桔梗、黄芪。

(3)阴液亏损证

证候特点:肛周溃口,外口凹陷,漏管潜行,局部常无硬索状物可扪及,脓出稀薄;可伴有潮热盗汗,心烦口干,舌红,少苔,脉细数。

治法治则:养阴清热。

推荐方药:青蒿鳖甲汤加减。常用青蒿、鳖甲、知母、生地黄、牡丹皮。肺虚者加沙参、麦冬;脾虚者加白术、山药。

2.西医治疗

(1)手术疗法

① 挂线疗法

此法早在明代就已采用。《古今医统》中说:"药线日下,肠肌随长,僻处即补,水逐线流,未穿疮孔,鹅管内消。"简要叙述了本疗法具有简便、经济、肛门功能影响小、瘢痕小、引流通畅等优点。其机理在于利用结扎线的机械作用,一方面以其紧缚所产生的压力或收缩力,缓慢勒开管道,给断端以生长并和周围组织产生炎症粘连的机会,从而防止了肛管直肠环突然断裂回缩而引起肛门失禁的发生;另一方面结扎线又起到一个引流作用。目前多以橡皮筋代替丝线,可缩短疗程,减轻术后疼痛。

适应证:适用于距离肛门4cm以内,有内、外口的低位肛漏;亦作为复杂性肛漏切开疗法或切除疗法的辅助方法。

禁忌证:肛门周围有皮肤病者;漏管仍有酿脓现象存在者;有严重的肺结核病、梅毒等或极度虚弱者;有癌变者。

操作方法:腰腧穴麻醉或局部浸润麻醉,取俯卧位或截石位。常规消毒,先在球头探针尾端缚扎一橡皮筋,再将探针从漏管外口轻轻地向内探入,将食指伸入肛管协助探针,在肛管齿线附近找到内口,并由内口将探针探出后,将探针弯曲,从肛门口拉出,使橡皮筋经过漏管外口进入漏管。由内口拉出后,提起橡皮筋,切开漏管内、外口之间的皮肤及皮下组织,拉紧橡皮筋,紧贴皮下切口用止血钳夹住,在止血钳下方用粗丝线收紧橡皮筋并双重结扎之,然后在结扎线外1.5cm处剪去多余的橡皮筋。松开止血钳,用红油膏纱布条填塞伤口压迫止血,外垫纱布,宽胶布固定,若以药线挂线,则将药线收紧后打一二扣活结,以备以后紧线;也可将药线的一端穿入另一段药线内,由肛门牵出,使线在漏管周围成为双股线,然后收紧,打一活结,隔1~2d紧线1次,直至挂线脱落。

②切开疗法

适应证:低位单纯性肛瘘和低位复杂性肛瘘;对高位肛瘘切开时,必须配合挂线疗法,以免造成肛门失禁。

禁忌证:同挂线疗法。

操作方法:腰腧穴麻醉或局部浸润麻醉,取俯卧位或截石位。常规消毒后,先在肛门内塞入一块盐水纱布,再用钝头针头注射器由漏管外口注入1%亚甲蓝或龙胆紫溶液,如纱布染有颜色,则可有助于寻找内口,也便于在手术时辨认漏管走向。将有槽探针从漏管外口轻轻插入,然后沿探针走行切开皮肤和皮下组织及漏管外壁,使漏管部分敞开,再将有槽探针插入漏管残余部分。同样方法切开探针的表面组织,直到整个漏管完全切开为止。漏管全部敞开后用刮匙将漏管壁上染蓝色的坏死组织和肉芽组织刮除,修剪创口两侧的皮肤和皮下组织,形成一口宽底小的创面,使引流通畅。仔细止血,创面填塞红油膏纱布条,外垫纱布,宽胶布压迫固定。

(2)手术时注意事项

①探针由外口探入时不能使用暴力,以免造成假道。

②如瘘管在肛管直肠环下方通过,可以一次全部切开漏管。如瘘管通过肛管直肠环的上方,必须加用挂线疗法,即先切开外括约肌皮下部浅部及其下方的瘘管,然后用橡皮筋由剩余的管道口通入,由内口引出,缚在肛管直肠环上,这样可避免由一次切断肛管直肠环而造成失禁。如肛管直肠环已纤维化者,也可一次全部切开而无须挂线。

③瘘管若在外括约肌深、浅两层之间通过者,该处肌肉未形成纤维化时,不能同时切断两处外括约肌。在切断外括约肌时要与肌纤维成直角,不能斜角切断。

④高位肛瘘通过肛尾韧带时可以做纵行切开,不能横行切断肛尾韧带,以免造成肛门向前移位。

(3)术后处理

①术后须保持大便通畅,必要时可给予润下剂。

②术后疼痛者可给予止痛剂或采用耳针疗法。

③每天便后用苦参汤或1:5000高锰酸钾溶液坐浴、换药。

④一般挂线后橡皮筋在7d左右可以脱落,若10d以后不脱落,可以剪开;若结扎橡皮筋较松,需要再紧线1次,直至脱落。

⑤伤口必须从基底部开始生长,防止表面过早粘连封口,形成假愈合。

⑥管道切开或挂开后,改用生肌散纱条或生肌玉红膏纱条换药至收口。

⑦肛瘘在切开或挂开后可有少量脓水流出,四周肿胀逐渐消散。如仍有较多脓水,应检查有无支管或残留的管道。

⑧如有局部感染,应及时予以治疗。

(四)随访

(1)督促患者按时服药治疗,定期电话或上门随访。

(2)经常保持肛门清洁,养成良好的卫生习惯。

(3)发现肛痈,宜早期治疗,可以防止后遗肛漏。

(4)肛瘘患者应及早治疗,避免外口堵塞而引起脓液积聚,排泄不畅,引发新的支管。

(金成强 郭姗姗)

第十四节 肛 裂

肛管皮肤全层裂开并形成感染性溃疡者称为肛裂。中医学将本病称为"钩肠痔""裂痔""裂肛痔""脉痔"等。如《外科大成·痔疮》云："钩肠痔,肛门内外有痔,折缝破裂,便如羊粪,粪后出血,秽臭大痛……"其临床特点是肛门周期性疼痛、出血、便秘。多见于20～40岁的青壮年,好发于截石位6点、12点处,而发于12点处的又多见于女性。在肛门部疾病中,其发病率仅次于痔。

(一)病因病机

本病多因阴虚津液不足或脏腑热结肠燥,而致大便秘结,粪便粗硬,排便努挣,使肛门皮肤裂伤,湿热蕴阻,染毒而成。《医宗金鉴·外科心法要诀》曰："肛门围绕、折纹破裂、便结者,火燥也。"

(1)血热肠燥:常因饮食不节,恣饮醇酒,过食辛辣厚味,以致燥热内结,耗伤津液,无以下润大肠,则大便干结;临厕努责,使肛门裂伤而致便血等。

(2)阴虚津亏:素有血虚,血虚津乏生燥,肠道失于濡润,可致大便燥结,损伤肛门而致肛裂;阴血亏虚则生肌迟缓,疮口不易愈合。

(3)气滞血瘀:气为血之帅,气行则血行,气滞则血瘀。热结肠燥,气机阻滞而运行不畅,气滞则血瘀阻于肛门,使肛门紧缩,便后肛门刺痛明显。

西医学认为,肛裂的发生与解剖、外伤、感染及内括约肌痉挛等因素有关。

(二)诊断

1.临床表现

主要表现为便时疼痛,呈阵发性刀割样疼痛或灼痛,排便后数分钟到十余分钟内疼痛减轻或消失,称为疼痛间歇期。随后又因括约肌持续性痉挛而剧烈疼痛,往往持续数小时方能逐渐缓解。病情严重时,咳嗽、喷嚏都可引起疼痛,并向骨盆及下肢放射。同时可见大便时出血,一般为滴血,量少或仅附着于粪便表面。患者常有习惯性便秘,干燥粪便常使肛门皮肤撕裂而引起肛裂,又因恐惧大便时的肛裂疼痛而不愿定时排便,产生"惧便感",又使便秘加重,形成恶性循环。

2.专科检查

以肛门视诊为主,用两拇指将肛缘皮肤向两侧轻轻分开,并嘱患者放松肛门,可见肛管有纵形裂口或纵行梭形溃疡,多位于截石位6点或12点处,常伴有赘皮外痔、肛乳头肥大等。必要时可在局麻下行直肠指诊及肛门镜检查。

3.综合评估

根据不同病程及局部表现,肛裂分为以下两期:

(1)早期肛裂:发病时间较短,仅在肛管皮肤上见有一小的梭形溃疡,创面浅而色鲜红,边缘整齐,有弹性。

(2)陈旧性肛裂:病程较长,反复发作,溃疡色淡白,底深,边缘呈"缸口"增厚,底部形成平整较硬的灰白组织(栉膜带)。由于裂口周围组织的慢性炎症,常可伴发结缔组织性外痔(又称赘皮痔)、单口内瘘、肛乳头肥大、肛窦炎、肛乳头炎等。因此,裂口、灰白组织、结缔组织性外痔、肥大乳头、单口内瘘、肛窦炎、肛乳头炎等局部的病理改变,均成为陈旧性肛裂的特征。

本病需与结核性溃疡、肛门皲裂、梅毒性溃疡相鉴别。

(三)治疗

肛裂的治疗以纠正便秘、止痛和促进溃疡愈合为目的。早期肛裂一般采用保守治疗。

1. 中医辨证论治

(1)血热肠燥证

证候特点:大便二三日一行,质干硬,便时肛门疼痛,便时滴血或手纸染血,裂口色红;腹部胀满,溲黄,舌偏红,脉弦数。

治法治则:清热润肠通便。

推荐方药:凉血地黄汤合脾约麻仁丸加减。常用生地黄、当归尾、地榆、槐角、黄连、天花粉、生甘草、升麻、赤芍、枳壳、黄芩、荆芥、大黄、厚朴、杏仁、白芍、麻子仁。出血较多者,加侧柏炭;大便干硬者,加番泻叶。

(2)阴虚津亏证

证候特点:大便干结,数日一行,便时疼痛,点滴下血,裂口深红,口干咽燥,五心烦热,舌红,苔少或无苔,脉细数。

治法治则:养阴清热润肠。

推荐方药:润肠汤加减。常用当归、甘草、生地黄、麻子仁、桃仁。便头干者,加肉苁蓉;口干较甚,加天花粉、石斛。

(3)气滞血瘀证

证候特点:肛门刺痛明显,便时便后尤甚,肛门紧缩,裂口色紫暗,舌紫暗,脉弦或涩。

治法治则:理气活血,润肠通便。

推荐方药:六磨汤加减。常用大黄、槟榔、沉香、木香、乌药、枳壳。疼痛剧烈者,加红花、桃仁、赤芍等。

2. 其他中医疗法

(1)熏洗法:每次便后用苦参汤或花椒食盐水坐浴,也可用1∶5000高锰酸钾液坐浴,有促进血液循环、保持局部清洁、减少刺激的作用。

(2)外敷法:坐浴后用生肌玉红膏蘸生肌散涂于裂口,每天1~2次。具有活血祛腐、解毒镇痛、润肤生肌等作用。陈旧性肛裂可用七三丹或枯痔散等腐蚀药搽于裂口,二三天腐脱后,再改用生肌白玉膏或生肌散收口。或用5%石炭酸甘油涂擦患处后,再用75%乙醇擦去。

(3)中成药:槐角丸、当归龙荟丸、麻子仁丸等,临床上根据辨证选择应用。

3.西医治疗

(1)封闭法:于长强穴用0.5%～1%普鲁卡因或1%利多卡因做扇形注射,隔天1次,5次为1个疗程。亦可于裂口基底部注入长效止痛液或复方亚甲蓝溶液3～5mL,每周1次。

(2)手术:陈旧性肛裂和非手术疗法治疗无效的早期肛裂,可考虑手术治疗,并根据不同情况选择不同的手术方法。

①扩肛疗法

适应证:适用于早期肛裂,无结缔组织外痔及肛乳头肥大等并发症者。

操作方法:取截石位或侧卧位,局麻或腰腧麻醉下,肛内常规消毒,术者戴无菌手套,并将双手示指和中指涂上润滑剂,先用右手示指插入肛内,再插入左手示指,两手腕部交叉,两手示指掌侧向外侧扩张肛管,以后逐渐伸入两中指,持续扩张肛管3～4min,使肛管内外括约肌松弛,切忌用暴力快速扩张肛管,以免撕裂黏膜和皮肤。术后,每次便后用温水或苦参汤或1:5000高锰酸钾溶液坐浴,肛内纳入痔疮栓一枚或注入九华膏适量,外盖纱布,胶布固定。

②切除疗法

适应证:适用于陈旧性肛裂,伴有结缔组织性外痔、肛乳头肥大等。

操作方法:取侧卧位或截石位,局麻或腰腧麻醉下,肛内常规消毒,在肛裂正中纵形切口,上至齿线,切断栉膜带及部分内括约肌环形纤维,下端向下适当延长,切断部分外括约肌皮下部纤维,使引流通畅,同时将赘皮外痔、肥大肛乳头等一并切除,修剪溃疡边缘发硬的疤痕组织,形成一底小顶大的"V"字形开放创口,用红油膏纱条嵌压疮面,再用纱布覆盖固定。术后,每次便后用温水或苦参汤或1:5000高锰酸钾溶液坐浴,用九华膏或黄连膏纱条换药至痊愈。

③括约肌松解术

适应证:适用于不伴有结缔组织外痔、皮下瘘等的陈旧性肛裂。

操作方法:侧卧位或截石位,局麻或腰腧麻醉下,肛内常规消毒,在肛门后方或侧方距肛缘1.5cm处做一纵形切口,深达皮下,以止血钳显露内括约肌下缘,在直视下用两把血管钳夹住内括约肌下缘后剪断之,切口一般不缝合,以红油膏纱条嵌压引流。术后处理同切除疗法。

④纵切横缝法

适应证:适应于陈旧性肛裂伴有肛管狭窄者。

操作方法:取侧卧位或截石位,局麻或腰腧麻醉下,肛内常规消毒,沿肛裂正中做一纵形切口,上至齿线上0.5cm,下至肛缘外0.5cm,切断栉膜带及部分内括约肌纤维,如有潜行性皮下瘘管、赘皮痔、肛乳头肥大、肛窦炎也一并切除,修剪裂口创缘,再游离切口下端的皮肤,以减少张力,彻底止血,然后用细丝线从切口上端进针,稍带基底部组织,再从切口下端皮肤穿出,横行缝合,一般缝合3～4针,外盖红油膏纱布,纱布压迫,胶布固定。术后,应嘱患者进流质饮食或软食2日,控制大便1～2日。便后用中药坐浴或1:5000高锰酸钾液坐浴,肛内注入九华膏换药,5～7日拆线。

(四)随访

(1)督促患者按时服药治疗,定期电话或上门随访。

（2）养成良好的排便习惯；多食蔬菜及水果，防止大便干燥，避免粗硬粪便擦伤肛门；注意肛门清洁卫生，避免感染；积极治疗便秘及其他肛门疾病。

（3）便后疼痛剧烈，可用温水坐浴或用九华膏、马应龙痔疮膏外敷。大便干结时，每次餐前半小时可口服适量蜂蜜凉开水（糖尿病除外）。

（金成强　郭姗姗）

第五章　中医皮肤科

第一节　湿　疮

　　湿疮是一种过敏性炎症性皮肤疾患。因皮损总有湿烂、渗液、结痂而得名。其临床特点是皮损对称分布,多形损害,剧烈瘙痒,有渗出倾向,反复发作,易成慢性等。根据病程可分为急性、亚急性、慢性三类。急性湿疮以丘疱疹为主,炎症明显,易渗出;慢性湿疮以苔藓样变为主,易反复发作。本病男女老幼皆可发病,但以先天禀赋不耐者为多,无明显季节性,但冬季常复发。根据皮损形态不同,名称各异。如浸淫全身、滋水较多者,称为浸淫疮;以丘疹为主者,称为血风疮或粟疮。根据发病部位的不同,其名称也不同。如发于耳部者,称为旋耳疮;发于手足部者,称为瘑疮;发于阴囊部者,称为肾囊风;发于脐部者,称为脐疮;发于肘、膝弯曲部者,称为四弯风;发于乳头者,称为乳头风。《医宗金鉴·外科心法要诀》记载:"浸淫疮……此证初生如疥,搔痒无时,蔓延不止,抓津黄水,浸淫成片,由心火、脾湿受风而成。"该书中还指出:"血风疮……此证由肝、脾二经湿热,外受风邪,袭于皮肤,郁于肺经,致遍身生疮,形如粟米,搔痒无度。抓破时,津脂水浸淫成片,令人烦躁、口渴、搔痒,日轻夜甚。"本病相当于西医学的湿疹。

(一)病因病机

　　由于禀赋不耐,饮食失节,或过食辛辣刺激荤腥动风之物,脾胃受损,失其健运,湿热内生,又兼外受风邪,内外两邪相搏,风湿热邪浸淫肌肤所致。急性者以湿热为主;亚急性者多与脾虚湿恋有关;慢性者则多病久耗伤阴血,血虚风燥,乃致肌肤甲错。发于小腿者则常由经脉弛缓、青筋暴露、气血运行不畅、湿热蕴阻、肤失濡养所致。西医学认为,本病病因尚不清楚,发病机制与各种外因(食物、吸入物等)、内因(慢性感染病灶、内分泌及代谢改变等)相互作用有关,某些患者可能由迟发型变态反应介导。

（二）诊断

1.临床表现

（1）急性湿疮：相当于西医学的急性湿疹。起病较快，皮损常为对称性、原发性和多形性（常有红斑、潮红、丘疹、丘疱疹、水疱、脓疱、流滋、结痂并存）。可发于身体的任何部位，亦可泛发全身，但常发于头面、耳后、手足、阴囊、外阴、肛门等，多呈对称分布。病变常为片状或弥漫性，无明显边界。皮损为多数密集的粟粒大小的丘疹、丘疱疹，基底潮红，由于搔抓，丘疹、丘疱疹或水疱顶端抓破后流滋、糜烂及结痂，皮损中心较重，外周有散在丘疹、红斑、丘疱疹，故边界不清。如不转化为慢性，1~2个月可脱去痂皮而愈。自觉瘙痒剧烈，搔抓、肥皂热水烫洗、饮酒、食辛辣发物均可使皮损加重，瘙痒加剧，重者影响睡眠。搔抓染毒多致糜烂、渗液、化脓，并可发生臖核肿大等。

（2）亚急性湿疮：相当于西医学的亚急性湿疹。常由急性湿疮未能及时治疗，或处理失当，病程迁延所致；也可初发即呈亚急性湿疮。皮损较急性湿疮轻，以丘疹、结痂、鳞屑为主，仅有少量水疱及轻度糜烂。自觉剧烈瘙痒，夜间尤甚。

（3）慢性湿疮：相当于西医学的慢性湿疹。常由急性和亚急性湿疮处理不当，长期不愈，或反复发作而成。部分病人一开始即表现为慢性湿疮的症状。皮损多局限于某一部位，如小腿、手足、肘窝、腘窝、外阴、肛门等处。表现为皮肤肥厚粗糙，触之较硬，色暗红或紫褐，皮纹显著或呈苔藓样变。皮损表面常附有鳞屑，伴抓痕、血痂、色素沉着，部分皮损可出现新的丘疹或水疱，抓破后有少量流滋。发生于手足及关节部位者常易出现皲裂，自觉疼痛，影响活动。患者自觉瘙痒，呈阵发性，夜间或精神紧张、饮酒、食辛辣发物时瘙痒加剧。病程较长，反复发作，时轻时重。

（4）特定部位湿疮：某些特定部位湿疮，临床表现有一定的特异性。

①耳部湿疮：又称旋耳疮。多发生在耳后皱襞处，也可见于耳轮上部及外耳道，皮损表现为红斑、流滋、结痂及皲裂，有时带脂溢性，常两侧对称。

②头部湿疮：多由染发剂、生发剂、洗发剂等刺激所引起。呈弥漫性，甚至累及整个头皮，可有脓性流滋，覆以或多或少的黄痂，痂多时可将头发黏结成团，或化脓染毒而发生臭味，甚至可使头发脱落。

③面部湿疮：常见于额部、眉部、耳前等处。皮损为淡色或微红的斑，其上有或多或少的鳞屑，常对称分布，自觉瘙痒。由于面部经常洗擦或应用化妆品刺激，病情易反复发作。

④乳房湿疮：主要见于女性。损害局限于乳头，表现为潮湿、糜烂、流滋，上覆以鳞屑，或结黄色痂皮，反复发作可出现皲裂，疼痛，自觉瘙痒，一般不化脓。

⑤脐部湿疮：皮损为位于脐窝的鲜红或暗红色斑片，或有糜烂、流滋、结痂，皮损边界清楚，不累及外周正常皮肤，常有臭味，自觉瘙痒，病程较长。

⑥手部湿疮：由于手是暴露部位，接触致病机会较多，故手部湿疮极为常见。好发于手背及指端掌面，可蔓延至手背和手腕部，皮损形态多样，边界不清，表现为潮红、糜烂、流滋、结痂；至慢性时皮肤肥厚粗糙，因手指经常活动而皲裂，病程较长，顽固难愈。

⑦阴囊湿疮:为湿疮中常见的一种。局限于阴囊皮肤,有时可延至肛周,甚至阴茎部。有潮湿型和干燥型两种。前者表现为整个阴囊肿胀、潮红、轻度糜烂、流滋、结痂,日久皮肤肥厚,皮色发亮,色素加深;后者潮红、肿胀不如前者,皮肤浸润变厚,呈灰色,上覆鳞屑,且有裂隙,因经常搔抓而有不规则小片色素消失,瘙痒剧烈,夜间更甚,常影响睡眠和工作。

⑧小腿湿疮:好发于小腿下1/3内侧,常伴有青筋暴露,皮损呈局限性暗红色,弥漫密集丘疹、丘疱疹,糜烂、流滋,日久皮肤变厚、色素沉着。常伴发小腿溃疡。部分患者皮损中心色素减退,可形成继发性白癜风。

⑨钱币状湿疮:是湿疮的一种特殊类型,因其皮损似钱币状而得名。常发于冬季,与皮肤干燥同时发生。皮损好发于手足背、四肢伸侧、肩、臀、乳房等处。皮损为红色小丘疹或丘疱疹,密集而呈钱币状,滋水较多。慢性者皮肤肥厚,表面有结痂及鳞屑,皮损的周围散发丘疹、水疱,常呈"卫星状"。自觉瘙痒剧烈,反复发作,不易治愈。

2.辅助检查

可进行过敏源检测以协助明确病因,有可疑外因接触史者(如手部湿疮),可做皮肤斑贴试验。本病需与接触性皮炎、牛皮癣、鹅掌风、脚湿气相鉴别。

(三)治疗

本病以清热利湿止痒为主要治法。急性者以清热利湿为主,慢性者以养血润肤为主。外治宜用温和的药物,以免加重病情。

1.中医辨证论治

(1)湿热蕴肤

证候特点:发病快,病程短,皮损潮红,有丘疱疹,灼热瘙痒无休,抓破渗液流滋水;伴心烦口渴,身热不扬,大便干,小便短赤;舌红,苔薄白或黄,脉滑或数。

治法治则:清热利湿止痒。

推荐方药:龙胆泻肝汤合萆薢渗湿汤加减。常用龙胆草、黄芩、萆薢、生苡仁、茵陈、白鲜皮、六一散等。水疱多,破后流滋多者,加土茯苓、鱼腥草;热盛者,加黄连解毒汤;瘙痒重者,加紫荆皮、地肤子。

(2)脾虚湿蕴证

证候特点:发病较缓,皮损潮红,有丘疹,瘙痒,抓后糜烂渗出,可见鳞屑;伴纳少,腹胀便溏,易疲乏;舌淡胖,苔白腻,脉濡缓。

治法治则:健脾利湿止痒。

推荐方药:除湿胃苓汤或参苓白术散加减。常用苍术、白术、茯苓、薏苡仁、陈皮、白鲜皮、泽泻、大腹皮、白花蛇舌草、炒麦芽、紫荆皮、六一散等。

(3)血虚风燥证

证候特点:病程久,反复发作,皮损色暗或色素沉着,或皮损粗糙肥厚,剧痒难忍,遇热或肥皂水洗后瘙痒加重;伴有口干不欲饮,纳差,腹胀;舌淡,苔白,脉弦细。

治法治则:养血润肤,祛风止痒。

推荐方药:当归饮子或四物消风饮加减。常用当归、生地黄、丹参、鸡血藤、荆芥、防风、乌梢蛇、徐长卿等。瘙痒不能入眠者,加珍珠母(先煎)、夜交藤、酸枣仁。

2.其他中医疗法

急性湿疮:初起仅有潮红、丘疹,或少数水疱而无渗液时,外治宜清热安抚,避免刺激,可选用清热止痒的中药苦参、黄柏、地肤子、荆芥等煎汤湿敷,或用三黄洗剂、炉甘石洗剂外搽。若水疱糜烂、渗出明显时,外治宜收敛、消炎,促进表皮恢复,可选用黄柏、生地榆、马齿苋、野菊花等煎汤,或10%黄柏溶液,或2%~3%硼酸水冷敷,用青黛散麻油调搽。急性湿疮后期滋水减少时,外治宜保护皮损,避免刺激,促进角质新生,清除残余炎症,可选黄连膏、青黛膏外搽。

亚急性湿疮:外治原则为消炎、止痒、燥湿、收敛,选用青黛膏、3%黑豆馏油、5%黑豆馏油软膏外搽。

慢性湿疮:可选用各种软膏剂、乳剂,根据瘙痒及皮肤肥厚程度加入不同浓度的止痒剂、角质促成和溶解剂,一般可外搽5%硫黄软膏、10%~20%黑豆馏油软膏。

3.西医治疗

(1)内服西药:以抗炎、止痒为目的,选用抗组胺药、镇静剂。如扑尔敏、苯海拉明、多虑平、酮替芬、氯雷他定、西替利嗪、咪唑斯汀等,可选其中1~2种药应用。急性期可选用钙剂、维生素C、硫代硫酸钠等静脉给药,或用普鲁卡因静脉封闭疗法。合并感染者加用抗生素。

(2)外用西药:急性期无渗液者用氧化锌油,渗出多者用3%硼酸溶液湿敷;当渗出减少时,可用糖皮质激素霜剂,可与油剂交替使用。亚急性期用糖皮质激素乳剂、糊剂。慢性期选用软膏、硬膏、涂膜剂。对顽固局限肥厚性损害可用糖皮质激素作局部皮内注射,每周1次,4~6次为1个疗程。

(四)随访

(1)督促患者按时服药治疗,定期电话或上门随访。

(2)急性湿疮忌用热水烫洗,忌用肥皂等刺激物洗患处。

(3)湿疮患者应避免搔抓,以防感染。

(4)应忌食辛辣、鱼虾及鸡、鹅、牛、羊肉等发物,亦应忌食香菜、韭菜、芹菜、姜、葱、蒜等辛香之品。

(5)急性湿疮或慢性湿疮急性发作期间应暂缓预防注射各种疫苗和接种牛痘。

（金成强　刘新宇）

第二节 瘾 疹

瘾疹是一种皮肤出现风团,时隐时现的瘙痒性、过敏性皮肤病。其临床特点是皮肤上出现风团,色红或白,形态各一,发无定处,骤起骤退,退后不留痕迹,自觉瘙痒。《诸病源候论·风瘙身体瘾疹候》中曰:"邪气客于皮肤,复逢风寒相折,则起风瘙瘾疹。"古代文献中称之为"瘾疹""风疹块"等。本病相当于西医学的荨麻疹。

(一)病因病机

本病总由禀赋不足,复感外邪所致。先天禀赋不足,表虚不固,风寒、风热外袭,客于肌表,致使营卫失调而发;或饮食不节,过食辛辣肥厚,或有肠道寄生虫,使肠胃积热,复感风邪,内不得疏泄,外不得透达,郁于皮毛腠理之间而发。此外,情志内伤,冲任不调,肝肾不足,血虚生风生燥,阻于肌肤也可发生。西医学认为,荨麻疹的病因复杂,约3/4的患者找不到原因,特别是慢性荨麻疹。

(二)诊断

1.临床表现

荨麻疹一般分为急性、慢性和特殊类型。急性荨麻疹整个病程短于6周,多数能治愈,并能找到病因,如感染、药物、食物、接触过敏等;慢性荨麻疹病程超过6周,反复发作,常难以找到病因。

(1)急性荨麻疹:皮疹为大小不等的风团,色淡红、鲜红或苍白色,孤立、散在或融合成片,数小时内风团减轻,变为红斑而渐消失,但不断有新的风团出现。病情严重者可有烦躁、心慌、恶心、呕吐、血压下降,发生过敏性休克样症状。累及胃肠道黏膜而出现腹痛、恶心、呕吐、腹泻;累及食道,食管水肿致进食困难;累及喉头黏膜可出现喉头水肿、呼吸困难,甚至窒息。如有高热、寒战等全身中毒症状,应注意有无严重感染的可能。大约有90%的急性荨麻疹在2～3周后症状消失,不再复发。

(2)慢性荨麻疹:全身症状一般较轻,风团时多时少,反复发生,病程在6周以上。大多数患者不能找到病因,约50%的患者在5年内病情减轻,约20%的患者病程可长达20年以上。

(3)特殊类型荨麻疹

①皮肤划痕症:亦称人工荨麻疹。用钝器划或用手搔抓皮肤后,沿着划痕发生条状隆起,并有瘙痒,不久即消退。

②寒冷性荨麻疹:较常见。可分为家族性(较罕见)和获得性两种。好发于面部、手背等暴露部位,在接触冷物、冷空气、冷风或食冷物后发生红斑、风团,有轻到中等度瘙痒。

③胆碱能性荨麻疹:即小丘疹状荨麻疹。热水浴,进食辛辣的食物、饮料,或饮酒、情绪紧张、工作紧张、剧烈运动等刺激后数分钟发生风团。

④压迫性荨麻疹:身体受压部位如臀部、上肢、掌跖等处受一定压力后,4～8h局部发生肿胀性斑块,累及真皮和皮下组织,多数有痒感,或灼痛、刺痛感等。

⑤日光性荨麻疹:皮肤被紫外线照射后,在暴露部位出现水肿性红斑、风团,持续1min或数小时后消退,自觉瘙痒或针刺感。光感试验阳性。

⑥水源性荨麻疹:接触水的皮肤几分钟内出现风团,自觉瘙痒,1h左右消退。该型发病与水温无关。

⑦自身免疫性荨麻疹:在临床上表现为严重而持续性的风团,瘙痒剧烈。皮损主要侵犯四肢躯干,面颈部不易受累,同时伴有发热、畏寒、关节痛等。患者具有自身免疫性疾病的病史或家族史,特别是甲状腺炎提示有意义。

2.辅助检查

血液中嗜酸性粒细胞比例升高。若伴感染时,白细胞总数及中性粒细胞比例可增高。

本病需与丘疹性荨麻疹相鉴别,伴有腹痛的荨麻疹需要与外科急腹症如阑尾炎等相鉴别。

(三)治疗

寻找病因并予以去除。中医以辨证论治为主,特殊类型者采用中西医结合治疗。

1.中医辨证论治

(1)风寒束表证

证候特点:风团色白,遇寒加重,得暖则减;恶寒,口不渴,舌淡红,苔薄白,脉浮紧。

治法治则:疏风散寒,解表止痒。

推荐方药:桂枝麻黄各半汤加减。常用麻黄、桂枝、白芍、防风、黄芪、白术、生姜、大枣、生甘草等。畏寒怕冷者,加玉屏风散;恶心欲呕者,加法半夏、陈皮等。

(2)风热犯表证

证候特点:风团鲜红,灼热剧痒,遇热加重,得冷则减;伴有发热,恶寒,咽喉肿痛,舌质红,苔薄白或薄黄,脉浮数。

治法治则:疏风清热,解表止痒。

推荐方药:消风散加减。常用金银花、连翘、黄芩、苦参、荆芥、防风、赤芍、天花粉、刺蒺藜、蝉蜕、甘草等。风团颜色鲜红者,加牡丹皮、生地黄等;口渴者,加玄参;瘙痒剧烈者,加白鲜皮、徐长卿等。

(3)胃肠湿热证

证候特点:风团片大色红,瘙痒剧烈;发疹的同时伴脘腹疼痛,恶心呕吐,神疲纳呆,大便秘结或泄泻,舌质红,苔黄腻,脉弦滑数。

治法治则:疏风解表,通腑泄热。

推荐方药:防风通圣散加减。常用苍术、泽泻、茯苓、薏苡仁、茵陈、防风、大黄、枳实、半夏、竹茹。有肠道寄生虫者,加乌梅、使君子、槟榔等;大便稀溏者,加四君子汤;恶心呕吐者,加藿香等。

(4)血虚风燥证

证候特点:反复发作,迁延日久,午后或夜间加剧;伴心烦易怒,口干,手足心热;舌红少津,脉沉细。

治法治则:养血祛风,润燥止痒。

推荐方药:当归饮子加减。常用当归、生地黄、熟地黄、黄芪、党参、白术、茯苓、白芍、夜交藤、刺蒺藜、炙甘草等。心烦失眠者,加酸枣仁、柏子仁等;手足心热者,加白薇、青蒿等;瘙痒剧烈者,加磁石、钩藤等。

2.其他中医疗法

(1)中药熏洗:瘙痒明显,无胸闷气憋者适用。风团红,瘙痒明显者,选用马齿苋、白鲜皮等解毒止痒中药熏洗;风团色淡白,皮肤干燥者,选用当归、茯苓、白术等健脾养血中药熏洗,每日1次。

(2)中药保留灌肠:对于因饮食不慎而诱发者,采取苦参、黄柏等中药灌肠以泻浊解毒,每日1次。

(3)毫针:皮疹发于上半身者,取曲池、内关穴;发于下半身者,取血海、足三里、三阴交穴;发于全身者,配风市、风池、大椎、大肠腧穴等。耳针取肝区、脾区、肾上腺、皮质下、神门穴等。每日1次,10次为1个疗程。

(4)拔罐:虚证,神阙穴拔罐,每日1次,3d为1个疗程;实证者足太阳膀胱经穴位拔罐,每日1次,5次为1个疗程。

(5)耳穴贴压:用王不留行籽在耳部的内分泌、神门、肾上腺、肺腧等穴位贴压以疏风止痒。2~3d更换一次,双耳交替,10次为1个疗程。

(6)放血疗法:用三棱针在背部大椎、肺腧、脾腧点刺3~5针,上罐,出血5~10mL时取罐。对急性荨麻疹患者可泄热止痒,隔日1次。

(7)自血疗法:对于荨麻疹急性发作的患者可用。抽取患者少量(约4mL)静脉血注入患者相应穴位中,以达到泄热止痒,调理气血的作用。

3.西医治疗

(1)急性荨麻疹可选用1~2种抗组胺药物。严重者可短期内应用皮质类固醇激素。发疹急骤而广泛,或喉头水肿,呼吸困难,或伴胃肠道症状者,可皮下或肌内注射0.1%肾上腺素,或静脉滴注氢化可的松或地塞米松。

(2)慢性荨麻疹应积极寻找病因,一般以抗组胺药物治疗为主,可根据风团发生的时间决定给药的时间。风团控制后可持续服药月余,并逐渐减量。一种抗组胺药物无效时,可2~3种同时给药。

(3)特殊类型荨麻疹常选用兼有抗5-羟色胺、抗乙酰胆碱的抗组胺药物,或与肥大细胞膜稳定剂联合应用。

(四)随访

(1)督促患者按时服药治疗,定期电话或上门随访。

(2)禁用或禁食某些对机体致敏的药物或食物,避免接触致敏物品,积极防治某些肠道寄生虫病。

(3)忌食鱼腥虾蟹、辛辣、葱、酒等。

(4)注意气温变化,自我调摄寒温,加强体育锻炼。

(金成强 刘新宇)

第六章 中医妇科

第一节 月经失调

月经失调包括月经先期、月经后期、月经先后不定期、月经量过多、月经量过少等等。

（一）病因病机

（1）月经先期：月经周期提前8～9d以上，甚至1月两次来潮者称为月经先期。也称"经行先期""经期超前"。多以血热、气虚为主要病因，以气虚统摄无权或热邪迫血下行为主要病机。

（2）月经后期：月经周期延后8～9d以上，甚或40～50d一至的，称月经后期。亦称"经行后期""经期错后"或"经迟"。多以血虚、血寒、气滞或痰邪为主要病因，以气血虚弱，气滞寒凝，冲任受阻为主要病机。

（3）月经先后无定期：月经周期时或提前或延后8～9d以上者，称为月经先后无定期。多以肝气郁滞或肾气虚衰为主要病因，以气血失调为主要病机。

（4）月经过多：凡经量较以往明显增多，周期基本正常者，称为月经过多。多以气虚、血热、瘀血为主要病因，以气虚不能摄血、热邪迫血妄行、血不归经为主要病机。西医学中的排卵型功能失调性子宫出血可参照本病辨证论治。

（5）月经过少：月经周期正常，经量明显减少，甚或点滴即净，或经期缩短不足2d，经量亦少者，称为月经过少。多以血虚、肾虚、瘀血、痰湿为常见病因，以血海不充、血不畅行为基本病机。

（二）诊断

1.临床表现

（1）月经先期：月经周期提前8～9d以上，连续2个周期以上；月经量多、色鲜、质稠或量多、色淡、质稀；妇科检查排除器质性病变。

（2）月经后期：月经周期延后超过8～9d以上，并连续出现两个周期以上；多数表现为月经量少。

(3)月经先后无定期:月经周期不固定,时或提前或延后8~9d以上,并连续出现3个月经周期以上;一般经量不多,经期不长,如出现经量过多或经期延长者,可发展成为崩漏。

(4)月经过多:月经周期正常,行经期间经量明显增多,在一定时间内能自然停止。

(5)月经过少:月经周期基本正常,经量很少,甚或点滴即净。

2.辅助检查

各项辅助检查均无特殊。

本病宜与月经间期出血、崩漏等相鉴别。

(三)治疗

1.中医辨证论治

(1)月经先期

①气虚证

证候特点:经期提前,量多,色淡质稀,神疲体倦,心悸气短,或小腹空坠,纳少便溏,舌淡苔薄,脉细弱。

治法治则:补气摄血调经。

推荐方药:补中益气汤加减。药用人参、黄芪、甘草、当归、陈皮、升麻、柴胡、白术等。

中成药治疗:归脾丸,补中益气丸,黄芪精口服液。

②阳盛血热证

证候特点:经期提前,量多,色深红或紫,质稠黏,伴心烦胸闷,面红口干,小便短赤,大便燥结,舌红苔黄,脉数有力。

治法治则:清热凉血调经。

推荐方药:清经散加减。药用丹皮、地骨皮、白芍、熟地黄、青蒿、黄柏、茯苓等。

中成药治疗:龙胆泻肝丸。

③肝郁血热证

证候特点:经期提前,量或多或少,色紫红有块。或心烦易怒,口苦咽干,或胸胁胀闷,乳房胀痛,或少腹胀痛,舌红苔薄黄,脉弦数。

治法治则:清肝解郁调经。

推荐方药:丹栀逍遥散加减。药用丹皮、炒栀子、当归、白芍、柴胡、白术、茯苓、炙甘草等。

中成药治疗:逍遥丸,加味逍遥丸。

④虚热证

证候特点:经期提前,量少,色红质稠,伴两颧潮红,手足心热,舌红少苔,脉细数。

治法治则:养阴清热调经。

推荐方药:两地汤加减。药用生地黄、地骨皮、玄参、麦门冬、阿胶、白芍等。

中成药治疗:知柏地黄丸,归芍地黄丸。

（2）月经后期

①血寒证

证候特点：经期错后，量少，色暗有块，小腹冷痛，得热则减，畏寒肢冷，苔白，脉沉紧。

治法治则：温经散寒调经。

推荐方药：温经汤加减。药用人参、当归、川芎、白芍、肉桂、莪术、丹皮、川牛膝、甘草等。

②虚寒证

证候特点：经期错后，量少色淡红，质清稀，无血块，小腹隐痛，喜温喜按，腰酸无力，小便清长，大便稀溏，舌淡苔白，脉沉迟或细弱。

治法治则：温阳祛寒调经。

推荐方药：艾附暖宫丸加减。药用艾叶、香附、当归、续断、吴茱萸、川芎、白芍、黄芪、生地黄、肉桂等。

中成药治疗：艾附暖宫丸。

③血虚证

证候特点：经期错后，量少色淡红，无块，或少腹隐痛，或头晕眼花，心悸少眠，面色苍白或萎黄，舌质淡红，脉细弱。

治法治则：补血调经。

推荐方药：大补元煎加减。药用山药、熟地黄、杜仲、当归、山茱萸、枸杞、甘草等。

中成药治疗：归脾丸，当归丸，乌鸡白凤丸等

④气滞证

证候特点：经期错后，量少色暗红，或有块，或胸腹、两胁、乳房胀痛，舌苔正常，脉弦。

治法治则：理气调经。

推荐方药：疏肝解郁汤加减。药用香附、青皮、柴胡、郁金、丹参、川芎、泽泻、延胡索、川楝子等。

中成药治疗：香附丸。

（3）月经先后无定期

①肝郁证

证候特点：月经周期不定，经量或多或少，色紫红有块，经行不畅，或胸胁、乳房、少腹胀痛，脘闷不舒，时叹息，嗳气食少，苔薄白或薄黄，脉弦。

治法治则：疏肝理气调经。

推荐方药：逍遥散加减。药用柴胡、白术、茯苓、当归、白芍、薄荷、煨姜、甘草等。

②肾虚证

证候特点：经来先后无定期，量少色暗质清，或腰骶酸痛，或头晕耳鸣，舌淡苔少，脉细尺弱。

治法治则：补虚固肾调经。

推荐方药：固阴煎加减。药用党参、熟地黄、山茱萸、菟丝子、远志、五味子、炙甘草等。

（4）月经过多

①气虚证

证候特点：经来量多，色淡红，质清稀，兼见面色㿠白，气短懒言，肢软无力，或小腹空坠，或心悸怔忡，舌淡，脉细弱。

治法治则：补气摄血固冲。

推荐方药：举元煎加减。药用党参、黄芪、白术、升麻、炙甘草等。

中成药治疗：乌鸡白凤丸，补中益气丸等。

②血热证

证候特点：经来量多，色鲜红或深红，质稠黏，或有小血块，常伴心烦口渴，尿黄便秘，舌红苔黄，脉滑数。

治法治则：凉血清热止血。

推荐方药：保阴煎加减。药用生地、黄芩、白芍、续断、熟地黄、黄柏、甘草等。

中成药治疗：知柏地黄丸。

③血瘀证

证候特点：经来量多，或持续不净，色紫黑有块，或伴小腹疼痛拒按，舌质紫暗有瘀点，脉细涩。

治法治则：活血化瘀止血。

推荐方药：丹参泽兰饮加减。药用丹参、炒黑豆、香附、延胡索、艾叶、泽兰、赤芍、山楂炭等。

中成药治疗：云南白药，当归丸，血府逐瘀丸或口服液。

（5）月经过少

①血虚证

证候特点：经来量少，或点滴即净，色淡无块，伴头晕目眩，心悸，面色萎黄，小腹空坠，舌淡红，脉细。

治法治则：补血益气调经。

推荐方药：当归补血汤加减。药用黄芪、当归、人参、山药、茯苓、川芎、白芍、熟地黄等。

中成药治疗：益母草冲剂。

②肾虚证

证候特点：经来量少，色淡红或暗红，质清，腰酸足跟痛，头晕耳鸣，或小腹冷，或夜尿多，舌淡，脉沉弱或沉迟。

治法治则：补肾养血调经。

推荐方药：归肾丸加减。药用菟丝子、杜仲、枸杞、山茱萸、当归、熟地黄、山药、茯苓等。

中成药治疗：桂附地黄丸，金匮肾气丸。

③血瘀证

证候特点：经来量少，色紫黑有血块，小腹胀痛拒按，血块排出后胀痛减轻，舌质紫暗有瘀点，脉细涩或弦涩。

治法治则:活血化瘀调经。

推荐方药:桃红四物汤加减。药用桃仁、红花、川芎、当归、白芍、熟地黄等。

中成药治疗:大黄䗪虫丸。

④痰湿证

证候特点:经来量少,色淡红,质黏腻,或胸闷呕恶,或带多黏腻,舌淡,苔白腻,脉滑。

治法治则:化痰燥湿调经。

推荐方药:苍附导痰丸加减。药用茯苓、半夏、陈皮、苍术、香附、胆南星、枳壳、生姜、神曲、甘草等。

中成药治疗:二陈丸。

2.其他中医疗法

(1)针灸疗法:以关元、气海、三阴交为主穴。血热加太冲、太溪;气虚加脾腧、足三里;血寒加灸天枢;血虚加脾腧、足三里;小腹冷痛加灸关元;肝郁加肝腧、太冲;肾虚加肾腧、太溪;血瘀加中极。实证用泻法,虚证用补法。

(2)药膳治疗:月经先期用花旗参15g,大枣15g,粳米100g,上三味温火同熬1~2d,每日1剂,连服5日。血寒型月经后期用干姜30g,大枣30g,红糖30g,先煎姜、枣,与红糖共服。虚寒型月经后期用当归30g,生姜15g,羊肉200g,前两味洗净,与羊肉共炖至肉烂熟,食肉饮汤。

3.西医治疗

对症治疗:若患者存在卵巢功能下降,可在医生指导下应用雌孕激素的序贯疗法进行治疗;若患者存在多囊卵巢,可在医生指导下根据有无生育要求等应用降低高雄激素血症和促排卵等药物治疗进行治疗。

(四)随访

(1)告诉患者注意随气候改变及时增减衣被,勿使过热。饮食应清淡,不过食辛辣香燥食物。要保持情志舒畅,避免七情过极,化火生热。

(2)经行期间要劳逸结合,不宜剧烈运动和过度劳累,避免经期或产后房事,注意节欲。

（王世彪　许新艳）

第二节　闭　经

凡女子年逾18周岁,月经尚未初潮,或已行经而又中断达3个月以上者,称为闭经。

(一)病因病机

以多产、房劳、久病、劳倦忧思过度、气滞血瘀、痰湿为主要病因,以精血不足、无血以下,或邪阻冲任、经水阻隔为基本病机。

(二)诊断

1.临床表现

闭经前多有月经不调,常伴小腹胀痛。

2.辅助检查

妇科检查无妊娠体征,妊娠试验阴性。

本病宜与早孕、倒经等相鉴别。

(三)治疗

1.中医辨证论治

(1)肝肾不足证

证候特点:初潮较晚,或由月经后期量少逐渐至经闭,体弱,腰酸腿软,头晕耳鸣,舌淡红苔少,脉沉弱或细涩。

治法治则:补肾养肝调经。

推荐方药:归肾丸加减。药用菟丝子、杜仲、枸杞、山茱萸、当归、熟地黄、山药、制首乌、鸡血藤、茯苓等。

中成药治疗:六味地黄丸。

(2)气血虚弱证

证候特点:月经延后,量少,色淡质薄,继而停闭不行,或头晕目眩,或心悸气短,神疲体倦,或食欲不振,面黄羸瘦,舌淡苔少或薄白,脉沉缓或虚弱。

治法治则:补气养血调经。

推荐方药:人参养荣汤加减。药用人参、黄芪、煨白术、茯苓、远志、陈皮、五味子、当归、白芍、熟地黄、肉桂、炙甘草等。

中成药治疗:归脾丸,黄芪精口服液,人参养荣丸,八珍益母丸,十全大补丸。

(3)阴虚血燥证

证候特点:经血渐少而至停闭,五心烦热,颧红盗汗,或骨蒸劳热,或咳嗽唾血,舌红少苔,脉细数。

治法治则:养阴清热调经。

推荐方药:加减一阴煎加味。药用生地黄、熟地黄、白芍、麦门冬、知母、地骨皮、黄精、丹参、枳壳、炙甘草等。

中成药治疗:归芍地黄丸和加味逍遥丸。

(4)气滞血瘀证

证候特点:经水数月不行,精神抑郁,烦躁易怒,胸胁胀满,少腹胀痛或拒按,舌边紫暗有瘀点,脉沉弦或沉涩。

治法治则:理气活血通经。

推荐方药:血府逐瘀汤加减。药用桃仁、红花、当归、生地黄、川芎、赤芍、川牛膝、桔梗、柴胡、枳壳、甘草等。

中成药治疗:七制香附丸,血府逐瘀丸。

(5)痰湿阻滞证

证候特点:月经停闭,形体肥胖,胸胁满闷,呕恶痰多,神疲体倦,或面浮足肿,或带下量多色白,苔腻,脉滑。

治法治则:化痰除湿通经。

推荐方药:苍附导痰丸合佛手散加减。药用苍术、茯苓、法半夏、香附、当归、川芎、陈皮、枳壳、胆南星、佛手、生姜、神曲、甘草等。

中成药治疗:二陈丸,橘红丸。

2.其他中医疗法

(1)针灸疗法:取穴关元、肾腧、三阴交、血海。痰湿阻滞,加丰隆;寒湿阻滞,加中极、地机;肝肾阴虚,加肝腧、脾腧。肾阳虚,加足三里、天枢。毫针疗法,实证用泻法,虚证用补法。

(2)耳针疗法:取穴内分泌、子宫、肝、肾、脾,中等刺激,留针20～30min,两耳交替进行,每日1次。

(3)灸法:取穴中脘、关元、气海、归来、命门、肾腧、三阴交,每次选用3～4穴,隔姜灸,隔日1次。

(4)刮痧疗法:先刮拭大椎、大杼、膏肓腧、神堂。配合刮拭关元、三阴交、足三里、气海、血海、章门、阴陵泉、肝腧、脾腧。

3.西医治疗

主要是针对病因,采用激素调整内分泌失调,手术解决生殖道器质性问题,还有合理营养、适度运动、心理疏导等综合措施。

(四)随访

(1)随访治疗的效果及服药或治疗后的副作用。

(2)行经期间及前后应注意调节情志,防止忧郁或强烈的情志刺激。避免冒雨涉水,感受风寒之邪。

(3)消除紧张情绪,保持心情舒畅。注意饮食调养,既不暴饮暴食,又要保证营养。

(王世彪　许新艳)

第三节 崩 漏

崩漏是指经血非时暴下不止或淋漓不尽,前者称崩中或经崩;后者称漏下或经漏。

(一)病因病机

多以血热、肾虚、脾虚、血瘀为主要病因,以冲任受损、不能固摄、经血非时妄行为基本病机。可突然发作,也可由月经不调发展而来。崩与漏出血情况虽不同,但二者常易互相转化,其病因病机相同,故概称崩漏。西医学中的功能性子宫出血、炎症或肿瘤引起的阴道出血均可参照本病辨证论治。

(二)诊断

(1)临床表现

不在经期而发生阴道出血;来势急,出血量多如注;或来势缓,经血淋漓不断。

(2)辅助检查

①妇科检查:应无明显的器质性病变,如发现子宫颈息肉、子宫肌瘤应按该病论治。

②其他检查:主要是排除生殖器肿瘤、炎症或全身性疾病(如再生障碍性贫血等)引起的阴道出血,可根据病情需要选做B超、MRI、宫腔镜检查,或诊断性刮宫、基础体温测定等。

本病宜与月经不调、经间期出血、生殖器肿瘤出血、阴道外伤出血以及内科血液病等相鉴别。

(三)治疗

1.中医辨证论治

(1)阴虚血热证

证候特点:经血非时突至,量多势急或量少淋漓,色鲜红而质稠,伴心烦潮热,小便黄少,大便干结,苔薄黄,脉细数。

治法治则:滋阴清热,止血调经。

推荐方药:保阴煎加味。药用生地黄、熟地黄、续断、山药、白芍、黄芩、黄柏、甘草、北沙参、麦门冬、五味子等。

中成药治疗:知柏地黄丸。

(2)阳盛血热证

证候特点:经血非时下,量多势急,或淋漓日久不尽,色深红、质稠,伴口渴烦热,或有发热,小便黄,大便干,苔黄或黄腻,脉洪数。

治法治则:清热凉血,止血调经。

推荐方药:清热固经汤加味。药用黄芩、栀子炭、生地黄、地骨皮、地榆、阿胶、生藕节、棕榈炭、炙龟板(先煎)、牡蛎粉(先煎)、生甘草等。

中成药治疗:清火栀麦片,龙胆泻肝丸。

(3)肾阳虚证

证候特点:经来无期,出血量多或淋漓不净,色淡质清,伴畏寒肢冷,面色晦暗,腰腿酸软,小便清长,舌淡苔薄白,脉沉细。

治法治则:温肾固冲,止血调经。

推荐方药:大补元煎加味。药用熟地黄、山药、山茱萸、枸杞、鹿角胶(烊化)、当归、杜仲、人参、补骨脂、艾叶炭、甘草等。

中成药治疗:金匮肾气丸(桂附地黄丸),右归丸。

(4)肾阴虚证

证候特点:经乱无期,淋漓不尽或量多,色鲜红,质稍稠,头晕耳鸣,腰膝酸软,或心烦,舌质偏红,苔少,脉细数。

治法治则:滋水益阴,止血调经。

推荐方药:左归丸加减。药用熟地黄、山药、枸杞、山茱萸、菟丝子、旱莲草、地榆炭、龟板胶(烊化)。

中成药治疗:左归丸,六味地黄丸。

(5)脾虚证

证候特点:经血非时而下,崩中继而淋漓,色淡质薄,气短神疲,面色㿠白,面浮肢肿,手足不温,舌质淡,苔薄白,脉弱或沉弱。

治法治则:补气摄血,养血调经。

推荐方药:固冲汤加减。药用黄芪、山茱萸、白芍、白术、龙骨(先煎)、牡蛎(先煎)、海螵蛸、五味子、棕榈炭、茜草等。

中成药治疗:人参归脾丸,补中益气丸。

(6)气滞血瘀证

证候特点:经血非时而至,时来时止,或淋漓不净,或停闭日久又突然崩中下血,继而淋漓不断,色紫黑有块,小腹疼痛或胀痛,舌质紫暗,苔薄白,脉涩。

治法治则:活血化瘀,止血固冲。

推荐方药:四物汤加味。药用熟地黄、当归、川芎、白芍、丹参、没药、丹皮、龙骨(先煎)、牡蛎(先煎)、三七粉(冲服)。

中成药治疗:益母草冲剂,云南白药,血府逐瘀丸。

2.其他中医疗法

针灸治疗:取关元、三阴交、隐白为主穴。血热加血海;气虚加脾腧、足三里;肾虚加肾腧;实证用泻法,虚证用补法。

3.西医治疗

主要是应用性激素,比如雌激素、孕激素、雄性激素等;还有内膜萎缩止血法、诊断性刮宫术、子宫内膜去除术等方式来缓解崩漏的症状。

(四)随访

(1)经治疗一周无效,或出血量大,或导致贫血,要及时会诊,或转上级医院进一步诊疗。

(2)注意饮食起居,不暴饮暴食,以防伤脾,忌过食辛辣之品,以防化火生热。经期产后应禁房事,以免损伤冲任。调养情志,保持心情愉快,勿忧思过度。经常锻炼,增强体质。

(3)出血期应注意休息,避免过度疲劳和剧烈运动,必要时卧床,严禁房事和坐浴。忌食辛辣刺激或生冷食物。出血量骤多不止,当及时处理。

(王世彪　许新艳)

第四节　痛　经

凡妇女正值经期或行经前后,出现周期性小腹疼痛,或痛引腰骶,甚则剧痛昏厥者,称为痛经,亦称"经行腹痛"。

(一)病因病机

以肝郁、寒凝、湿热、气血及肝肾虚损为主要病因,以气血不通或不荣为主要病机,临床多见于青春期和更年期妇女。西医学中的子宫内膜异位症、盆腔炎等出现痛经者,可参照本病辨证论治。

(二)诊断

1.临床表现

(1)本病的临床特征是经行小腹疼痛,伴随月经周期而发作,疼痛可引及全腹或腰骶部,或外阴、肛门坠痛。

(2)一般疼痛多发生于行经第1~2d或经期前1~2d,随后即逐渐减轻或消失,偶有延续至经净或于经净后始发病的,但亦在1~2d内疼痛自止。

(3)疼痛程度轻重不一,经血排出时,疼痛常可缓解。

2.辅助检查

主要是进行排除性检查。

(1)B超盆腔检查和子宫输卵管造影:对多数子宫肌瘤、子宫肌腺瘤、子宫畸形、卵巢肿瘤可做出诊断。

(2)宫腔镜检查:可发现细小病变,如黏膜下小肌瘤、息肉、内膜炎、宫腔粘连。

（3）腹腔镜检查：是诊断子宫内膜异位症的"金"标准，还可以发现盆腔炎块、子宫畸形、子宫肌瘤、子宫肌腺瘤、卵巢肿瘤。

（4）诊刮并送病理检查：可排出宫腔内积血、妊娠物残留。

本病宜与盆腔炎腹痛、异位妊娠腹痛经行吐血等相鉴别。

（三）治疗

1.中医辨证论治

（1）气滞血瘀证

证候特点：经前或经期小腹胀痛，按则痛甚，伴胸胁乳房作胀，或经量少，或经行不畅，经色紫暗有块，血块排出后痛减，经去疼痛消失，舌紫暗或有瘀点，脉弦或弦滑。

治法治则：理气化瘀止痛。

推荐方药：膈下逐瘀汤加减。药用当归、川芎、白芍、桃仁、红花、枳壳、延胡索、五灵脂、丹皮、乌药、香附、甘草等。

中成药治疗：益母草冲剂。

（2）阳虚内寒证

证候特点：经期或经后小腹冷痛，喜温喜按，月经量少，经色暗淡，腰腿酸软，小便清长，苔白润，脉沉。

治法治则：温经暖宫止痛。

推荐方药：温经汤加减。药用当归、白芍、川芎、人参（另煎）、丹皮、肉桂、附子（先煎）、艾叶、小茴香、甘草等。

中成药治疗：艾附暖宫丸，桂附地黄丸。

（3）寒湿凝滞证

证候特点：经前或经期小腹冷痛，得热痛减，按之痛甚，月经量少，经色暗黑有块，或畏寒身痛，苔白腻，脉沉紧。

治法治则：散寒除湿止痛。

推荐方药：少腹逐瘀汤加味。药用当归、干姜、延胡索、没药、小茴香、川芎、肉桂、赤芍、蒲黄（包煎）、五灵脂等。

中成药治疗：少腹逐瘀丸，良附丸，七制香附丸。

（4）湿热下注证

证候特点：经前小腹疼痛拒按，有热感，或伴腰骶胀痛，或少腹时痛，经来疼痛加剧，经色暗红，质稠有块，带下黄稠，小便黄，舌红苔黄腻，脉弦数或濡数。

治法治则：清热除湿止痛。

推荐方药：清热调经汤加味。药用丹皮、黄连、生地黄、当归、白芍、川芎、红花、桃仁、莪术、香附、延胡索、红藤、败酱草、薏苡仁等。

（5）气血虚弱证

证候特点:经后1~2d或经期小腹隐隐作痛,或小腹空坠喜按,月经量少,色淡质薄,或神疲乏力,面色不华,纳少便溏,舌质淡,脉细弱。

治法治则:益气补血止痛。

推荐方药:黄芪建中汤加减。药用党参、黄芪、当归、白芍、桂枝、炙甘草、大枣、饴糖（烊化）、生姜等。

中成药治疗:乌鸡白凤丸。

(6)肝肾阴虚证

证候特点:经后1~2d内小腹绵绵作痛,腰部酸胀,经色暗淡,量少质稀薄,或有潮热耳鸣,苔薄白或薄黄,脉细弱。

治法治则:益肾养肝止痛。

推荐方药:调肝汤加减。药用当归、白芍、山茱萸、巴戟天、阿胶（烊化）、山药、甘草等。

中成药治疗:六味地黄丸,归芍地黄丸。

2.其他中医疗法

(1)针灸疗法:取中极、关元、三阴交为主穴。实证加血海、太冲;虚证加气海、肾腧、足三里。毫针治疗,实证用泻法,虚证用补法。

(2)药膳食疗:山楂40g,艾叶10g,红糖100g。前二味洗净加水500ml,煮15~20min后加入红糖,饮汁。

3.西医治疗

包括止痛、镇静、解痉治疗、激素治疗、手术治疗及理疗。

(四)随访

(1)月经前2~3d开始治疗,做好症状改善情况的随访,做好鉴别诊断。

(2)嘱咐患者注意起居温暖,经前避免冒雨涉水,饮食宜温热,忌食生冷刺激性食物。保持心情愉快,避免精神刺激。

(3)做好经期护理。经期避免涉水淋雨,感寒饮冷,或久居阴湿之地。调畅情志,保持心情愉快,避免精神刺激,消除紧张和恐惧心理。经期不宜过度劳累和剧烈运动。

（王世彪　许新艳）

第五节　带下病

本病是指带下的量、色、质、味发生异常,或伴全身、局部症状者,可见于现代医学的阴道炎、子宫颈炎、盆腔炎、卵巢早衰、闭经、不孕、妇科肿瘤等疾病引起的带下增多或减少。

(一)病因病机

带下有广义、狭义之分,广义带下泛指妇产科疾病而言,由于这些疾病都发生在带脉之下,故称为"带下"。狭义带下包括生理性带下和病理性带下。生理性带下是指正常女子自青春期开始,一种润泽于阴道内的无色透明、黏而不稠、无特殊气味的液体,该液体是在经期前后、月经中期及妊娠期量相对增多,这是机体肾气充盛、脾气健运、任脉通调、带脉健固的正常表现。由于多数女性的带下略呈白色,故俗称"白带"。若带下的量、色、质、气味异常,即为病理性带下,简称为带下病。带下病的主要病因以湿邪为主,主要病机是任带两脉损伤,失约或失养。湿邪有内生与外感之别。外湿指外感之湿邪逢经期、产后乘虚内侵胞宫,以致任脉损伤,带脉失约,引起带下病。内湿的产生与脏腑气血功能失调有密切的关系,譬如脾虚运化失职,水湿内停,下注任带;肾阳不足,气化失常,水湿内停;素体阴虚,感受湿热之邪,伤及任带等。脾肾功能失常是发病的内在条件,任脉损伤、带脉失约是带下过多的基本病机。

(二)诊断

1.临床表现

患者多有经期、产后不洁、手术后感染、手术切除双侧卵巢、盆腔放疗、肿瘤化疗、产后大出血等病史。其症状有带下过多者,表现为带下量较平时明显增多,色、质、味异常,或伴有外阴、阴道瘙痒、灼热、疼痛等局部症状。带下过少者表现为带下量较平时明显减少,阴道干涩、痒痛或萎缩,部分患者伴有性欲低下、性交疼痛,月经量少或月经延后,甚至闭经、不孕等。

2.辅助检查

(1)妇科、产科常规检查:可帮助诊断和鉴别。根据带下的色、质、量、气味等异常改变,常有助于辨别证候之寒热虚实。

(2)带下病特指带下量明显增多,或色、质、气味异常,或伴有局部或全身症状为主要表现的妇科疾病。

(3)除带下病以外的疾病而见带下异常,常有:伴阴部红肿、瘙痒、疼痛者,多为阴器感染邪毒,如阴痒、盆腔炎等;有阴道出血,或小腹部肿块,或小腹疼痛等表现者,多为子宫病变;身体肥胖,带下量多,阴部无其他不适症状者,多因痰湿内盛所致;中老年妇女带下臭秽或夹血丝者,应疑及子宫癌等之可能。

(4)必要时可作阴道分泌物涂片、细菌培养、B超、CT检查等,以助明确诊断。

本病宜与经间期出血、漏下、阴疮、癥瘕、赤带等相鉴别。

(三)治疗

1.中医辨证论治

(1)脾虚湿困证

证候特点:带下量多,色白或淡黄,质稀薄,无臭气,绵绵不断,神疲倦怠,四肢不温或跗肿,纳少便溏,面色㿠白,舌质淡,苔白腻,脉缓弱。

治法治则:健脾益气,升阳除湿。

推荐方药:完带汤加减。药用白术、山药、人参、白芍、苍术、甘草、陈皮、黑芥穗、柴胡、车前子等。对于脾虚湿郁化热,带下色黄黏稠,有臭味者,宜健脾除湿,清热止带,方选易黄汤加减,药用山药、芡实、车前子、白果、黄柏等。

中成药治疗:妇科千金片。

(2)肾阳虚证

证候特点:带下量多,色白清冷,稀薄如水,淋漓不断,头晕耳鸣,腰痛如折,畏寒肢冷,小腹冷感,小便频数,夜间尤甚,大便溏薄,面色晦黯,舌淡润,苔薄白,脉沉细而迟。

治法治则:温肾助阳,涩精止带。

推荐方药:内补丸加减。药用鹿茸、菟丝子、潼蒺藜、黄芪、白蒺藜、紫菀、肉桂、桑螵蛸、肉苁蓉、制附子等。对于精关不固,精液下滑,带下如崩,谓之白崩,宜补脾肾,固奇经,佐以涩精止带之品,方选固精丸加减,药用牡蛎、桑螵蛸、龙骨、白石脂、白茯苓、五味子、菟丝子、韭子等。

中成药治疗:金匮肾气丸,右归丸。

(3)阴虚挟湿证

证候特点:带下量不甚多,色黄或赤白相兼,质稠或有臭气,阴部灼热或瘙痒,腰膝酸软,头晕耳鸣,颧赤唇红,五心烦热,失眠多梦,舌红,苔少或黄腻,脉细数。

治法治则:滋阴益肾,清热利湿。

推荐方药:知柏地黄丸加味。药用熟地黄、山茱萸、山药、泽泻、茯苓、丹皮、知母、黄柏、芡实、金樱子等。

中成药治疗:六味地黄丸,知柏地黄丸。

(4)湿热下注证

证候特点:带下量多,色黄,脓性或黏稠有臭气,或伴阴部瘙痒,胸闷心烦,口苦咽干,纳食较差,小腹或少腹作痛,小便短赤,舌红,苔黄腻,脉濡数。

治法治则:清热利湿止带。

推荐方药:止带方加减。药用猪苓、茯苓、车前子、泽泻、茵陈、赤芍、丹皮、黄柏、栀子、牛膝等。或龙胆泻肝汤加减。药用龙胆草、柴胡、栀子、黄芩、车前子、木通、泽泻、生地、当归、甘草。对于湿浊偏甚者,证见带下量多,色白,如豆渣状或凝乳状,阴部瘙痒,脘闷纳差,舌红,苔黄腻,脉滑数,宜清热利湿,疏风化浊,方用萆薢渗湿汤加减,药用萆薢、薏苡仁、黄柏、赤茯苓、丹皮、泽泻、滑石、通草。

中成药治疗:龙胆泻肝丸。

(5)湿毒蕴结证

证候特点:带下量多,黄绿如脓,或赤白相兼,或五色杂下,状如米泔,臭秽难闻,小腹疼痛,腰骶酸痛,口苦咽干,小便短赤,舌红,苔黄腻,脉滑数。

治法治则:清热解毒除湿。

推荐方药:五味消毒饮加减。药用蒲公英、金银花、野菊花、紫花地丁、天葵子、土茯苓、薏苡仁、白花蛇舌草等。

中成药治疗:二妙丸,四妙丸,防风通圣丸。

(6)血枯瘀阻证

证候特点:带下量少或无,阴道干涩或干痒,面色无华,头晕眼花,心悸,神疲乏力,或经行腹痛,经色暗黑,夹有血块,舌质暗红或有瘀斑,脉细涩。

治法治则:补血益精,活血化瘀。

推荐方药:滋血汤加减。药用人参、山药、黄芪、茯苓、川芎、当归、白芍、熟地等。

(7)肝肾亏损证

证候特点:带下量少或无,阴道干涩灼痛,或伴阴痒,性交疼痛,腰膝酸软,烘热汗出,胸闷易烦,小便黄,大便结,舌红少苔,脉细数或沉细。

治法治则:滋补肝肾,养血益精。

推荐方药:归肾丸加减。药用熟地、山药、山茱萸、菟丝子、茯苓、当归、枸杞、杜仲等。

中成药治疗:归芍地黄丸,六味地黄丸。

2.中医其他疗法

(1)中药外洗:蛇床子、百部、土槿皮、川椒、枯矾各20g,浓煎后熏洗患处。适用于阴道瘙痒带多者。

(2)中药熏洗:蛇床子散(蛇床子、川椒、明矾、苦参、百部各20g),患处熏洗5min左右后再坐浴。适用于带下过多瘙痒厉害者。对于阴部溃烂者得去川椒。

(3)中药纳药:地榆、百部、川连、桔梗各15g,煎成浓汁,用纱布裹棉花浸透药汁塞入阴道内。适用于湿热下注证带下过多者。

3.西医治疗

应积极治疗,可以消除易感因素。保持外阴清洁干燥,避免搔抓。不宜食用辛辣刺激性食品,效果很好。勤换内裤,并用温水进行洗涤,切不可与其他衣物混合洗,避免交叉感染。改变阴道酸碱度。

(1)滴虫性阴道炎:滴虫存在皱褶及宫颈的腺体中,同时还存在于尿道及肠道内,因此应该内外兼治。口服杀灭滴虫药物。服后化验滴虫,如为阴性,应于下次月经后继续治疗1个疗程,巩固疗效。局部同时治疗。

(2)霉菌性阴道炎:可用苏打液冲洗外阴、阴道或坐浴,轻轻拭干后,放置制霉菌素栓剂于阴道深部,或用制霉菌素霜涂于阴道壁上,每晚1次或早晚各1次,共10～14日。

(3)非特异性阴道炎:可选甲硝唑口服。也可局部用药治疗。

(4)老年性阴道炎:可在阴道局部用药,提高阴道酸度。炎症较重者,辅以雌激素治疗。

(四)随访

(1)要仔细询问观察患者带下的量、色、质、味及伴随症状、舌脉变化情况,准确辨其寒热虚实,结合全身症状及病史等全面分析,综合辨证。

（2）嘱咐患者经常保持阴部清洁卫生,经期、产褥期尤须注意。提倡淋浴,不使用公共浴盆。注意性生活卫生。

（3）注意调畅情志,饮食宜清淡,不过食辛辣刺激或肥腻之物,不长期采取坐位,避免因盆腔瘀血而致白带增多。

（4）加强体育锻炼,提高身体素质。

（王世彪 许新艳）

第六节　妊娠恶阻

妊娠早期出现恶心呕吐,头晕倦怠,甚至食入即吐者,成为"妊娠恶阻"。亦称为"子病""病儿""阻病"。妊娠早期的轻度恶心择食、晨起恶心呕吐等为早孕反应,不做病论。妊娠恶阻为病状,大约占人群中1%。

（一）病因病机

本病多因脾胃虚弱或肝胃不和导致冲气上逆、胃失和降。若呕吐日久,浆水不入,伤及气阴,可继发气阴两虚的恶阻重症。可由素性肝旺,或肝热气逆,受孕后血聚胞宫养胎,冲脉气盛,冲脉附肝,冲脉之气上逆,冲气夹肝火上犯逆胃,致使胃失和降所致;也可由素体脾胃虚弱,孕后经血不泻,冲脉气盛,冲气犯胃,胃失和降而致。这两种证候未及时治疗,可发展到气阴两虚证。

（二）诊断

1.临床表现

（1）轻度呕吐:呕吐反复发作,尤其在进食后,尿酮体阴性。

（2）中度呕吐:呕吐频作,不进食亦吐,吐出物为沫状黏液,或含有胆汁和血液,全身出现轻度脱水症状,可有口渴、皮肤口唇干燥、眼球凹陷,小便量少而比重增加,血红蛋白指数升高,体温略高,脉数、血压降低,体重减轻,血糖下降,尿酮体阳性。

（3）重度呕吐:体温升高,脉搏微弱,血压降低,精神疲乏,嗜睡,甚至昏迷、抽搐、黄疸、少尿或无尿,有肝肾功能受损表现。

2.辅助检查

血液电解质检查和相关的产科检查。

本病宜与其他疾病导致的呕吐相鉴别。

（三）治疗

1.中医辨证论治

（1）脾胃虚弱证

证候特点:孕后恶心呕吐不食,口淡或呕吐清涎,神疲思睡,舌淡苔白润,脉缓滑无力。

治法治则:健脾和胃,降逆止呕。

推荐方药:香砂六君子汤加减。药用人参、白术、茯苓、半夏、陈皮、木香、砂仁(后下)、甘草、生姜、大枣等。

中成药治疗:香砂六君子丸。

(2)肝胃不和证

证候特点:孕后呕吐酸水或苦水,胸满胁痛,嗳气叹息,头涨而晕,烦渴口苦,舌淡红,苔微黄,脉弦滑。

治法治则:清肝和胃,降逆止呕。

推荐方药:加味温胆汤加减。药用陈皮、制半夏、茯苓、炙甘草、芦根、枳实、竹茹、黄芩、黄连、麦冬、生姜等。

中成药治疗:舒肝和胃丸

(3)气阴两虚证。

证候特点:恶心呕吐日久,出现精神萎靡,形体消瘦,眼眶下陷,发热口渴,尿少便结,唇舌干燥,呕吐带血水样物,舌红,苔薄黄或光剥,脉细数无力。

治法治则:益气养阴,和胃止呕。

推荐方药:生脉散合增液汤加减。药用人参、麦门冬、五味子、元参、生地、炙甘草等。

中成药治疗:生脉饮,黄芪精口服液。

2.其他中医疗法

(1)药膳食疗:脾胃虚弱用紫苏姜橘茶,苏梗、生姜、大枣、陈皮共煎取汁,代茶服饮。肝胃不和用滑石红糖茶,滑石、红糖,将滑石用布包扎,煎汁去渣,加红糖再煮片刻,加蜜糖调匀服食。气阴两虚用西洋参切薄片,泡开水,代茶饮。

(2)针灸疗法:取足三里、内关、中脘为主穴,脾虚加上脘,肝热加太冲,痰湿加丰隆。毫针刺治疗,手法补虚泻实,每天1~2次,留针20min。

3.西医治疗

主要是补液和调节电解质。每日补液量不能少于3000mL,而且在输液的过程中还需要加入氯化钾、维生素等药物来纠正电解质紊乱,同时可以肌肉注射维生素B_6来进行止吐。

(四)随访

(1)要保证孕妇的饮食及营养均衡。孕妇早期饮食应该少食多餐,以瘦肉、鱼类、蛋类、面条、牛奶、豆浆、新鲜蔬菜和水果为佳。可多选择孕妇平常喜欢吃的食物,但不宜食用油腻、油煎、炒、炸、辛辣刺激等不易消化的食物。清晨呕吐厉害者可食较干的食物,如烤馒头片、面包干、苏打饼干、甜饼干等,可以减少呕吐。进食时,可将饮食中的固体食物与液体食物分开,在正餐食完后,隔段时间再喝水或汤。3次主餐外,可另加2~3餐辅食,少食多餐,力争不引起呕吐,或一次吃完吐掉后,休息一会儿再吃,将吐掉的补充上,以补足一天总的需要量。反应过重者可适当服用维

生素 B_1、B_6，连服 7～10d，以帮助增进食欲，减少不适感。

（2）保持精神愉快，心情舒畅，切勿过怒过悲，戒除情绪大幅度波动。多参加娱乐活动，多听音乐。

（3）注意休息，每日保证 8～9h 睡眠，保持室内空气流通，清新，温度适中，不宜过冷或过热。

（王世彪　许新艳）

第七节　胎动不安

妊娠期出现腰酸腹痛，胎动下坠，或阴道少量流血者，称为"胎动不安"，又称"胎气不安"。凡妊娠期阴道少量出血，时下时止而无腰酸腹痛者，称为胎漏。亦称"胞漏"或"漏胎"。本病类似于西医学的先兆流产、先兆早产。胎动不安是临床常见的妊娠病之一，经过安胎治疗，腰酸、腹痛消失，出血迅速停止，多能继续妊娠。若因胎元有缺陷而致胎动不安者，胚胎不能成形，故不宜进行保胎治疗。

（一）病因病机

中医认为其病因病机属肾虚，素禀肾气不足，或孕后房事不节，损伤肾气，肾虚冲任不固，胎失所系，或血热动胎气，或外伤或癥瘕伤胎等以致胎动不安。气虚，孕妇素体虚弱，或饮食过度，损伤脾气，或大病损伤正气，气虚冲任不固，胎失所载，以致胎动不安。血虚，素体阴血不足，或久病耗血伤阴，或孕后脾胃虚弱，恶阻较重，化源不足而血虚，血虚则冲任血少，胎失所养，而致胎动不安。血热，孕妇素体阳盛，或肝郁化热，或过食辛燥助阳之品，或外感邪热，遂致阳盛血热，热扰冲任，损伤胎气，遂致胎动不安。外伤，孕后不慎，跌仆闪挫，或登高持重，或劳力过度，使气血紊乱，冲任失调，不能载胎养胎，而致胎动不安。癥瘕伤胎，孕妇宿有痕瘤之疾，瘀阻胞脉，孕后冲任气血失调，血不归经，胎失摄养，而致胎动不安。

（二）诊断

1.临床表现

妊娠后出血量少，不伴腰酸小腹坠胀作痛。

2.辅助检查

妊娠试验阳性，做B超检查和胎心监测，观察婴儿在宫内的情况。

本病宜与异位妊娠、堕胎、小产、激经等相鉴别。

（三）治疗

1.中医辨证论治

（1）肾虚证

证候特点:孕后阴道少量出血,色淡暗,腰酸腹坠痛。伴头晕耳鸣,小便频数,夜尿多甚至失禁,舌淡苔白,脉沉滑,尺弱。

治法治则:固肾安胎益气。

推荐方药:寿胎丸加味。药用菟丝子、桑寄生、续断、阿胶(烊化)、艾叶炭等。

中成药治疗:保胎灵,滋肾育胎丸,孕康口服液,参茸保胎丸,固肾安胎丸。

(2)气血虚弱证

证候特点:孕后阴道少量流血,色淡红,质稀薄,腰腹胀痛或坠胀,神疲肢倦,面色㿠白,心悸气短,舌淡苔薄白,脉细。

治法治则:补气养血,固肾安胎。

推荐方药:胎元饮加减。药用人参(另煎)、当归、杜仲、白芍、熟地黄、白术、陈皮、炙甘草等。

中成药治疗:保胎丸,安胎丸,嗣育保胎丸。

(3)血热证

证候特点:孕后阴道下血,色鲜红,或腰腹坠胀作痛,心烦少寐,渴喜冷饮,小便短黄,大便秘结,舌质红,苔黄而干,脉滑数。

治法治则:清热凉血,固冲安胎。

推荐方药:保阴煎加减。药用生地黄、熟地黄、白芍、山药、续断、菟丝子、桑寄生、黄芩、黄柏、甘草等。

中成药治疗:知柏地黄丸,加味逍遥丸。

(4)跌扑伤胎证

证候特点:妊娠不慎外伤,腰酸腹胀坠,阴道出血,舌质正常,脉滑无力。

治法治则:补气和血安胎。

推荐方药:加味圣愈汤加减。药用熟地黄、白芍、黄芪、杜仲、续断、当归、川芎、党参、砂仁(后下)。

中成药治疗:保胎无忧片。

2.其他中医疗法

可以配合针灸等治疗。

3.西医治疗

立即卧床休息,调整好情绪,做彩超检查,检测血HCG及孕酮。吸氧,胎心监护,肌注黄体酮等保胎治疗。

(四)随访

(1)定期做好产前检查,尤其是定期做晨尿HCG定量测定及B超以了解胎儿发育情况。

(2)孕早期应注意休息,避免过度劳累,孕期的前3个月应避免同房,尽量避免接触有毒有害物理化学物质,以期避免先兆流产的发生。

(3)出现流产先兆,应绝对卧床休息,安定情绪。对有阴道出血者应随时观察出血量及腹痛情况。

（4）先兆流产的治疗时间应超过以往流产发生的妊娠月份1个月。

（5）在治疗过程中出现下腹阵痛，腰酸增剧，阴道出血量多，病情发展为难免性流产和不完全性流产，需及时进行手术清理宫腔。

（6）先兆流产可治可防，放重于治。应避免一切引起流产或诱发胎儿畸变的因素，如感冒发热，房事，咳嗽，腹泻，禁用妊娠禁忌药及过度劳累，避免情绪紧张等。

（王世彪 许新艳）

第八节 异位妊娠

正常情况下，怀孕时受精卵应着床在子宫腔内。特殊情况下，受精卵附着和生长在子宫腔之外的部位，叫异位妊娠，也叫宫外孕。异位妊娠最常发生在输卵管，偶尔也可以在卵巢、宫颈、腹腔等部位。子宫外的胚胎无法长期存活，可以长大到一定的程度，使容纳他的部位发生破裂，引起严重的内脏出血，危及孕妇的生命，因此要积极果断治疗。异位妊娠病未破损期可以试用中医药治疗，一旦判断有破损的可能，要及早手术治疗。

（一）病因病机

异位妊娠的主要发病机制是冲任不畅，孕卵异位着床。一是气血瘀阻，素体肾气不足，或早婚多产，房事不节，损伤肾气，饮食劳倦，脾气虚弱，气虚血运无力，冲任阻滞，以致孕卵不能及时到达胞宫，成为异位妊娠。二是气滞血瘀，素性抑郁，或愤懑过度，气机不畅，冲任瘀阻，孕卵不能到达胞宫而成异位妊娠。三是湿热瘀阻，经期产后瘀血未尽，不禁房事，湿热入侵，湿热与血互结，冲任瘀阻，胞脉不畅，孕卵异位着床。

（二）诊断

1.临床表现

（1）停经：除输卵管间质部妊娠停经时间较长外，多有6～8周停经。有20%～30%患者无明显停经史，或月经仅过期两三日。

（2）阴道出血：胚胎死亡后，常有不规则阴道出血，色黯红，量少，一般不超过月经量。少数患者阴道流血量较多，类似月经，阴道流血可伴有蜕膜碎片排出。

（3）晕厥与休克：由于腹腔急性内出血及剧烈腹痛，轻者出现晕厥，严重者出现失血性休克。出血越多越快，症状出现也越迅速越严重，但与阴道流血量不成正比。

（4）输卵管妊娠未发生流产或破裂时，临床表现不明显，诊断较困难，需采用辅助检查方能确诊。血β-HCG测定。血清孕酮测定。B型超声诊断。阴道后穹窿穿刺。诊断性刮宫,适用于无生育要求,且超声检查不能确定妊娠部位者。

2.疾病分期

(1)未破损期(输卵管妊娠未发生破裂或流产)。多有停经史,无明显下腹疼痛,或伴有阴道不规则流血。妇科检查,子宫略大,一侧附件区或可触及包块。β-HCG阳性,或曾经阳性现转为阴性。盆腔B超:宫内未见孕囊,宫旁出现轮廓不清的液性或混合性回声区,或该区查有胚芽或原始心管搏动。

(2)已破损期(输卵管妊娠已发生破裂或流产)。

3.辅助检查

(1)妊娠试验:血β—HCG阴性一般可以排除异位妊娠,血β—HCG阳性则需鉴别是宫内妊娠还是异位妊娠。

(2)超声检查:异位妊娠的声像特点为子宫虽增大但宫腔内空虚,无孕囊声像;宫旁出现低回声区,该区若可探及胚芽及原始心管搏动,便可诊断异位妊娠。

(3)阴道后穹窿穿刺或腹腔穿刺:是一种简单可靠的诊断方法,用于疑有盆腹腔内出血的患者。若抽出暗红色不凝固血液,则可确诊有盆腹腔内出血。

(4)腹腔镜检查:有助于提高异位妊娠的诊断准确性,尤其适用于输卵管妊娠尚未破裂或流产的早期患者。

(5)子宫内膜病理检查:诊刮仅适用于阴道流血量较多的患者,目的在于排除宫内妊娠流产。

本病宜与早期妊娠先兆流产、卵巢黄体破裂出血、卵巢囊肿蒂扭转、急性盆腔炎及外科情况相鉴别。

(三)治疗

1.中医辨证论治

治疗前建议签署"药物治疗知情同意书";选用中成药、中药注射液治疗前签署"超说明书用药知情同意书"。

(1)未破损期胎元阻络证

证候特点:不规则阴道流血或下腹隐痛,β—HCG阳性,妇科检查或可触及一侧附件区局限性包块。舌质暗,苔薄白,脉弦滑。

治法治则:化瘀消癥,杀胚止痛。

推荐方药:宫外孕Ⅰ号方加味。药用丹参、赤芍、桃仁、蜈蚣、紫草、天花粉、田七等。

中成药治疗:血府逐瘀口服液,当归丸,断血流片。

(2)未破损期胎瘀阻滞证

证候特点:胎元已亡,腹痛减轻或消失,可有小腹坠胀不适,β-HCG曾经阳性现转为阴性。舌质暗,苔薄白,脉弦涩。

治法治则:消癥化瘀,活血散结。

推荐方药:宫外孕Ⅱ号方加味。药用丹参、赤芍、桃仁、三棱、莪术、田七(冲服)、水蛭6g、九香虫等。

中成药治疗:散结镇痛胶囊,丹参注射液。

(3)已破损期

此型病人病情重,临床慎用中药治疗,立即转上级医院手术或综合治疗。应立即采取输液、给氧、输血和补充血容量等抢救措施,并专人护理,密切观察病情,直至血压平稳。在治疗过程中,如果发现腹腔内出血增多,血压继续下降,或血HCG不降反而升高,或包块继续增大时,应立即放弃非手术治疗,改为手术治疗。还需强调指出,在缺乏抢救休克技术设备和随时可以开展手术的医疗单位,不宜开展非手术治疗异位妊娠。

2.其他中医疗法

(1)中药外敷疗法:选用具有化瘀消癥、散结止痛功效的中药封包/膏剂,加热至皮肤可接受的温度,敷于患侧下腹部。侧柏叶25g、黄柏25g、大黄20g、薄荷10g、泽兰20g,打粉后混合,水蜜调敷下腹痛处,每日1次。

(2)中药灌肠疗法:选用具有消癥化瘀、活血散结功效的中药灌肠。紫草30g、蜈蚣2g、淮牛漆10g、丹参15g、赤芍12g、桃仁10g、当归10g、花粉30g、三棱10g、胆南星30g。水煎浓缩至150ml,药温30℃~40℃,每次100~150ml,每天灌肠1~2次。本方具有活血化瘀、消癥杀胚、散结止痛的作用,适用于治疗宫外孕。

3.西医治疗

(1)非手术治疗。包括期待疗法、化学药物治疗、其他药物治疗(如米非司酮、前列腺素等)。

(2)手术治疗。包括切除患侧输卵管,即根治性手术,可经剖腹或腹腔镜下手术;保留患侧输卵管手术,即保守性手术。

(四)随访

(1)病人安全放在首位。无论采用什么方法治疗异位妊娠,都应把病人安全放在首位。在非手术治疗过程中,应严密观察血压、脉搏、腹痛情况,以及血红蛋白、红细胞计数、血β—HCG变化,必要时输液、输血、补充血容量,如有病情变化,及时改用手术治疗,以免贻误病情,造成不良后果。

(2)建议选择双方心情和身体状况俱佳的时机怀孕。如暂不考虑做母亲,就要做好避孕。良好的避孕从根本上杜绝了宫外孕的发生。

(3)及时治疗生殖系统疾病。炎症是造成输卵管狭窄的罪魁祸首,人工流产等宫腔操作更是增加了炎症和子宫内膜进入输卵管的概率,进而导致输卵管粘连狭窄,增加了宫外孕的可能性。子宫肌瘤、子宫内膜异位症等生殖系统疾病也都可能改变输卵管的形态和功能。及时治疗这些疾病都可以减少宫外孕的发生。

(4)尝试体外受孕。如果曾经有过一次宫外孕,可以选择体外受孕。精子和卵子在体外顺利"成亲"之后,受精卵可以被送回到母体的子宫安全孕育。

(5)注意及时识别异位妊娠三大症状,停经后6~8周又出现不规则子宫出血、下腹部一侧突然出现疼痛或隐痛或撕裂样疼痛,伴有肛门坠胀感、不规则阴道出血。异位妊娠破裂时可引起晕厥和休克。

(6)注意经期、产期和产褥期的卫生,防止生殖系统的感染。停经后尽早明确妊娠位置,及时发现异位妊娠。治疗期间注意休息,减少咳嗽,不能用力排便,保持大便顺畅。保持外阴清洁,每次大小便后清洁外阴,防止感染。

(7)向患者及家属简述各种检查、治疗的必要性、意义及治疗注意事项。

(王世彪　许新艳)

第九节　产后恶露不尽

凡产后恶露持续3周以上仍淋漓不断者,称为恶露不绝。又称"恶露不尽"或"恶露不止"。

(一)病因病机

本病以气虚、血热、血瘀为主要病因,以冲任不固、血不归经为主要病机。

(二)诊断

1.临床表现

产后恶露,淋漓不断,超过20d;小腹空坠,神疲懒言,或小腹疼痛拒按。

2.辅助检查

妇科检查子宫复旧不良,或伴有压痛。实验室检查:血常规检查,血红蛋白降低,或白细胞升高。B超显示子宫较正常产褥期同期子宫大或宫内有残留物。

本病宜与产后血崩相鉴别。

(三)治疗

1.中医辨证论治

(1)气虚证

证候特点:产后恶露不止,量多或淋漓不断,色淡红,质稀薄,无臭气,小腹空坠,神倦懒言,面色㿠白,舌淡,脉缓弱。

治法治则:补气摄血。

推荐方药:补中益气汤加味。药用党参、黄芪、当归、陈皮、升麻、柴胡、白术、阿胶(烊化)、乌贼骨、仙鹤草、甘草等。

中成药诊疗:十全大补丸,补中益气丸。

(2)血热证

证候特点:恶露不尽,量多,色深红,质稠黏,有臭秽气,伴面色潮红,口燥咽干,舌质红,脉虚细而数。

治法治则:养阴清热止血。

推荐方药:保阴煎加减。药用生地黄、熟地黄、白芍、山药、续断、牡蛎(先煎)、地榆炭、黄芩、黄柏、甘草等。

中成药诊疗:生脉饮和知柏地黄丸。

(3)血瘀证

证候特点:产后恶露淋漓不尽,量少,色紫暗有块,小腹疼痛拒按,舌紫暗或边有瘀点,脉弦涩或沉而有力。

治法治则:活血化瘀。

推荐方药:生化汤加味。药用当归、川芎、桃仁、益母草、炒蒲黄(包煎)、炮姜、炙甘草等。

中成药诊疗:生化汤丸,新生化颗粒,血府逐瘀口服液,产妇安颗粒。

2.其他中医疗法

(1)针灸疗法:气虚之产后恶露不绝,取关元、足三里、三阴交为主穴,针刺加灸,采用补法;血热之产后恶露不绝,取气海、中极、血海、中都、阴谷为主穴,补泻兼施;血瘀之产后恶露不绝,取中极、石门、地机为主穴,采用泻法。

(2)药膳食疗:益母草30g,红糖30g,前者水煎,取汁加红糖饮用,用于血瘀型恶露不绝。

3.西医治疗

进行超声和血HCG检查,除外组织物残留以及滋养细胞疾病。产后子宫复旧不良,应及早给予子宫收缩剂。母乳喂养有利于产后子宫复旧。产褥感染导致子宫内膜炎症,出现产后恶露不净者,需要及时抗感染治疗。

(四)随访

(1)定期随访,嘱咐产后注意休息,避免过力及劳累过度,以利子宫恢复和恶露排出。

(2)居住环境应保暖,保持空气的流通与干燥,注意防寒保暖,防止风寒湿邪侵袭。

(3)调节饮食,加强营养,营养丰富且易于消化。

(4)保持情志舒畅,心情愉快。

(5)新产后应严禁房事,避免感染。

(王世彪 许新艳)

第十节 产后缺乳

产妇在哺乳期，或哺乳开始即乳汁全无；或乳汁分泌稀少，乳房不胀；或开始哺乳正常，因发热或情志所伤，乳汁骤减，不够或不能喂养婴儿，称为"产后缺乳"。亦称"产后乳无汁""产后乳汁不行"。

（一）病因病机

本病多以气血虚弱、肝郁气滞为主要病因，以气血生化不足，无以化乳或气机不畅，阻碍乳汁运行为主要病机。中医认为素体气血虚弱，产时失血耗气，或脾胃虚弱，生化无源，而致气血亏虚，不能化血生乳；产后七情所伤，肝失条达，气机不畅，经脉涩滞，阻碍乳汁运行。皆可导致缺乳或乳汁不行。产后缺乳的发生，多由气血虚弱或肝气郁结所致。《景岳全书·妇人规》中所说："妇人乳汁，乃冲任气血所化，故下则为经，上则为乳。若产后乳迟乳少，由气血不足，而乳或无乳者，其为冲任之虚弱无疑也。"《傅青主女科》说："乳乃气血之所化而成也，无血固不能生乳汁，无气亦不能生乳汁。"又《儒门事亲》说："或因啼哭悲怒郁结，气溢闭塞，以致乳脉不行。"

（二）诊断

1.临床表现

有无产时失血过多史，有无产后情志不遂，并了解患者平素体质情况及有无贫血等慢性病史。产妇在哺乳期中，乳汁甚少，不足以喂养婴儿，或乳汁全无，无发热、恶寒等症。亦有原本泌乳正常，突然情志过度刺激后缺乳者。

2.辅助检查

检查乳房及乳汁性状，可协助诊断。临床上需与乳头凹陷和乳头皲裂造成的乳汁壅积不通，哺乳困难相鉴别。产妇哺乳时乳汁缺乏或全无，不足于甚或不能喂养婴儿，为主要诊断依据。产后乳汁甚少或全无称为"产后缺乳"。

本病宜与乳痈相鉴别。

（三）治疗

1.中医辨证论治

（1）气血虚弱证

证候特点：产后少乳或无乳，乳汁清稀，乳房柔软，无胀感，面色少华，神疲食少。舌淡少苔，脉虚细。

治法治则：补气养血通乳。

推荐方药：通乳丹加减。药用人参（另煎）、黄芪、当归、麦门冬、通草、桔梗、猪蹄等。

中成药治疗:八珍益母丸,十全大补丸。

(2)肝郁气滞证

证候特点:产后乳少,甚少或全无,胸胁胀闷,情志抑郁,或有微热,食欲减退,舌正常,苔薄黄,脉弦细或数。

治法治则:疏肝解郁,通络下乳。

推荐方药:下乳涌泉散加减。药用当归、白芍、川芎、生地黄、柴胡、青皮、天花粉、漏芦、通草、桔梗、白芷、穿山甲(现已禁用)、王不留行、甘草等。

中成药治疗:逍遥丸。

2.其他中医疗法

(1)针灸疗法:针刺足三里、合谷、乳根(加灸)、少泽(点刺放血加灸)、膻中(加灸)。食欲不振配中脘;失眠配三阴交。每日1次。

(2)药膳食疗:鲫鱼500g,炙穿山甲(现已禁用)10g,王不留行10g,通草5g,桔梗10g。后四味用纱布包,与鱼共煲,食肉饮汤。

3.西医治疗

目前西医对此没有好的治疗方法,主要是合理饮食,心理平衡,不要劳累和动怒。

(四)随访

(1)注意调摄情志,保持心情舒畅。养成定时哺乳习惯,两侧乳房轮流哺乳。

(2)饮食宜清淡,富于营养,多喝淡汤水。

(王世彪 许新艳)

第十一节 癥 瘕

本病相当于西医之卵巢巧克力囊肿,是子宫内膜异位症的一种病变。正常情况下,子宫内膜生长在子宫腔内,受体内女性激素的影响,每月脱落一次,形成月经。如果月经期脱落的子宫内膜碎片,随经血逆流经输卵管进入盆腔,种植在卵巢表面或盆腔其他部位,形成异位囊肿,这种异位的子宫内膜也受性激素的影响,随同月经周期反复脱落出血,如病变发生在卵巢上,每次月经期局部都有出血,使卵巢增大,形成内含陈旧性积血的囊肿,这种陈旧性血呈褐色,黏稠如糊状,似巧克力,故又称"巧克力囊肿"。这种囊肿可以逐渐增大,有时会在经期或经后发生破裂,但很少发生恶变。

(一)病因病机

本病属于中医"癥瘕病"范畴,由于卵巢为肝经所经过之地,其与肝脾等脏腑关系较密,而其囊肿的形成也正是由于气滞血瘀、寒凝血瘀、湿热瘀结、痰瘀互结和肾虚血瘀导致。

（二）诊断

1.临床表现

有继发性、进行性痛经和不孕史；经期、产后感受外邪；长期情志不舒。主要症状有盆腔囊性包块，或胀，或满，或痛。

2.辅助检查

（1）妇科检查：触及子宫旁有囊性包块，活动度欠佳。

（2）根据影像学检查、盆腔MRI，血清CA125值≤200U/ml诊断。

本病宜与妊娠子宫、癥闭、子宫肌瘤、卵巢囊肿、盆腔炎性包块、陈旧性宫外孕包块等相鉴别。

（三）治疗

1.中医辨证论治

（1）气滞血瘀证

证候特点：腹中积块，固定不移，经前、经行，下腹胀痛、拒按。前后阴坠胀欲便，经血紫黯有块，块去痛减，胸闷乳胀。舌紫黯有瘀点，脉弦涩。

治法治则：理气活血，化瘀止痛。

推荐方药：琥珀散加减。药用三棱、莪术、丹参、寄奴、乌药、元胡、当归、生地、琥珀、肉桂、赤芍等。

中成药治疗：散结镇痛胶囊，丹莪妇康煎膏等。

（2）寒凝血瘀证

证候特点：下腹结块，经前或经行小腹冷痛，喜温畏寒，疼痛拒按，得热痛减。经量少，色紫黯，或经血淋漓不净，形寒肢冷，面色苍白。舌紫黯苔薄白，脉沉紧。

治法治则：温经散寒，活血祛瘀。

推荐方药：少腹逐瘀汤加减。药用小茴香、干姜、肉桂、当归、川芎、赤芍、没药、蒲黄、五灵脂、延胡索、三棱、莪术等。

中成药治疗：桂枝茯苓胶囊，艾附暖宫丸等。

（3）湿热瘀结证

证候特点：下腹结块，经期腹痛加重，得热痛增。月经量多，色红或深红，质黏。平素带下量多，也色黄质黏。舌质紫黯苔黄腻，脉濡数或滑数。

治法治则：清热利湿，活血祛瘀。

推荐方药：清热调血汤加减。药用丹皮、黄连、当归、川芎、生地、赤芍、红花、桃仁、莪术、香附、延胡索、黄柏、红藤、薏苡仁、三棱等。

中成药治疗：四妙丸和桂枝茯苓丸。

（4）痰瘀互结证

证候特点：下腹结块，婚久不孕，经前经期小腹掣痛，疼痛拒按。平素形体肥胖，头晕沉重，胸闷纳呆,带下量多,色白质黏。舌黯,苔白滑或白腻,脉沉。

治法治则:化痰散结,活血祛瘀。

推荐方药:丹溪痰湿方合桃红四物汤加减。药用苍术、白术、半夏、茯苓、滑石、香附、川芎、当归、桃仁、红花、熟地、白芍、海藻、昆布、贝母、三棱、莪术、水蛭、荔枝核、夏枯草等。

中成药治疗:散结镇痛胶囊,桂枝茯苓丸。

(5)肾虚血瘀证

证候特点:下腹结块,经期或经后腹痛,痛引腰骶。不孕或易流产。月经先后无定期,经行量少,色淡黯,质稀或有血块,头晕耳鸣,腰膝酸软。舌黯滞或有瘀点,苔薄白,脉沉细而涩。

治法治则:益肾调经,活血化瘀。

推荐方药:归肾丸(《景岳全书》)加减。熟地、山药、山茱萸、茯苓、当归、枸杞、杜仲、菟丝子、桃仁、红花、川芎、赤芍、延胡索、三七等。

中成药治疗:金匮肾气丸和血府逐瘀丸。

2.其他中医疗法

(1)针刺疗法:取关元、中级、三阴交(双侧)、血海(双侧)、子宫(双侧)、足三里(双侧)为主穴;气滞血瘀证加太冲、次髎。

寒凝血瘀证加地机、行间、归来,配灸法;湿热瘀结证加阴陵泉、下髎、太冲、曲池;痰瘀互结证加丰隆、阴陵泉;肾虚血瘀证加肾腧、太溪、肝腧;采取平补平泻法,于月经来潮前3～5d开始治疗,每日治疗一次,疼痛严重时每日治疗1～2次,月经间期可隔日治疗。

(2)灸法:根据病情和证型,选择应用艾灸、温盒灸、雷火灸等疗法。可应用多功能艾灸仪治疗。可在起针后,小腹部穴位施以艾灸,至皮肤红润,或在腹部穴位施以温针灸,非月经期也可用艾炷隔姜灸,每次5～7壮。

(3)直肠给药:取三棱、莪术、丹参、寄奴、乌药、元胡、当归、生地、琥珀、肉桂、赤芍、甲珠。随证加减。上药水煎取液,适宜温度,保留灌肠。

3.西医治疗

根据体积的大小来对症治疗,一般囊肿体积小于3~4cm,可以口服药物治疗,需要定期检查,如果囊肿体积大,在4~5cm以上,要进行手术治疗。

(四)随访

(1)女性月经期一定要杜绝性生活。月经期间,禁止一切激烈体育运动及重体力劳动。

(2)要注意自身保暖,避免感寒着凉。女孩子青春期要避免受惊吓,以免导致闭经或形成溢流。

(3)月经期要学会控制情绪,不要生闷气,否则会导致内分泌失调。随时调整自己的情绪,保持乐观开朗的心态,使机体免疫系统的功能正常。

(4)宜多吃具有抗囊肿作用的食物,忌烟、酒、葱、蒜、椒等刺激性食物,忌吃肥腻、油煎、腌制食物,忌吃羊肉、狗肉、韭菜、胡椒等温热食物。

(5)定期随访,尤其是有卵巢巧克力囊肿病史的人应当注意定期进行B超复查,以便及时发现囊肿的复发,在其较小的时候采用药物治疗。

(王世彪　许新艳)

第十二节　子宫脱垂

凡妇女子宫下垂,甚则挺出阴户之外,或阴道壁膨出者,统称阴挺。又称"阴菌""阴脱"。前者为子宫脱垂,后者为阴道壁膨出。西医学中的子宫脱垂、阴道壁膨出等可参照本病辨证论治。

(一)病因病机

本病多以气虚、肾虚为主要病因,以中气下陷,不能提摄,或肾气不固,失于摄纳为主要病机。多由分娩损伤所致,常见于经产妇。明代张景岳《景岳全书·妇人规》中云:"此或因胞络伤损,或因分娩过劳,或因郁热下坠,或因气虚下脱,大都此证。"

(二)诊断

1.临床表现

小腹下坠感及阴道口有块物脱出,劳动、行走、站立、咳嗽时明显,睡卧时可收回。重者不能自行还纳,可伴有腰背酸痛、带下增多、体倦乏力等。外阴潮湿瘙痒,带下增多,当脱垂严重不能自行还纳,与衣裤摩擦易发生溃疡、感染,使分泌物增多。气虚者常见身倦懒言,四肢乏力,面色不华等症,舌淡苔白脉缓弱。肾虚者常见头晕耳鸣、腰膝酸冷、夜尿频数等症,舌淡苔白,脉沉弱。

2.辅助检查

(1)嘱患者不解小便,取膀胱截石术位。检查时先让病人咳嗽或屏气以增加腹压,观察有无尿液自尿道口溢出,以判明是否有张力性尿失禁,然后排空膀胱,进行妇科检查。注意在不用力情况下,阴道壁脱垂及子宫脱垂的情况。并注意外阴情况及会阴破裂程度。

(2)阴道窥器观察阴道壁及宫颈有无溃烂,有无子宫直肠窝疝。

(3)阴道内诊时应注意两侧肛提肌情况,确定肛提肌裂隙宽度、宫颈位置,然后明确子宫大小、在盆腔中的位置及附件有无炎症或肿瘤。

(4)嘱患者运用腹压,必要时可取蹲位,使子宫脱出再进行扪诊,以确定子宫脱垂的程度。

本病宜与阴道内肿瘤、囊肿等相鉴别。

(三)治疗

1.中医辨证论治

(1)气虚证

证候特点:子宫下垂或脱出于阴道口外,劳则加重,伴小腹下坠,四肢无力,少气懒言,面色少华,小便频数,带下量多,质稀色白,舌淡苔薄,脉虚细。

治法治则:补中益气,升提子宫。

推荐方药:补中益气汤加减。药用党参、黄芪、白术、当归、陈皮、升麻、柴胡、枳壳、炙甘草等。

中成药治疗:补中益气丸。

(2)肾虚证

证候特点:子宫下垂,腰酸腿软,小腹下坠,小便频数,夜间尤甚,头晕耳鸣,舌淡红,脉沉弱。

治法治则:益气补肾,固脱提升。

推荐方药:大补元煎加减。药用党参、当归、熟地黄、杜仲、山茱萸、枸杞、山药、菟丝子、升麻、炙甘草等。

中成药治疗:补肾口服液。

2.其他中医疗法

(1)针灸疗法:取维胞、子宫、三阴交为主穴,配长强、百会、阴陵泉,针刺用补法,可同时灸百会。

(2)熏洗疗法:取五味子20g,乌梅10g,石榴皮30g,水煎,先熏后洗阴部,每日1剂,反复熏洗2~3次,10d为1疗程。

3.西医治疗

主要以加强或恢复盆底组织及子宫韧带的支持作用为目标。根据子宫脱垂程度,选用非手术治疗或手术治疗。

(1)非手术治疗。主要包括子宫托、盆底肌肉(肛提肌)锻炼和改善全身症状。

(2)手术治疗。适用于Ⅱ度以上脱垂者、合并直肠膀胱膨出有症状者及保守治疗无效者,手术原则为恢复正常子宫解剖位置或切除子宫,修补阴道壁多余黏膜,缝合修补盆底肌肉。根据患者的不同年龄、生育要求及全身健康状况,可以选择不同的手术方法。

(四)随访

(1)定期随访,观察症状改善情况。

(2)加强身体锻炼,提高身体素质,教会病人自我锻炼收复活动,取自然坐位,练习忍住大小便动作,继而放松,交替做提肛肌锻炼,每日2~3次,每次10min。

(3)坚持新法接生,到医院分娩,会阴裂伤者及时修补,注意产褥期卫生保健,产后注意休息,调养身体,使全身各系统及生殖器官尽快恢复。

(4)正确处理各产程,提倡产后早期离床活动及适当的体育锻炼,避免过劳、多产。保护好会阴,及时缝合裂伤的会阴及阴道。积极治疗咳嗽、便秘等疾病。

(王世彪 许新艳)

第十三节　阴痒（滴虫性阴道炎）

滴虫性阴道炎是由毛滴虫引起,寄生人体的毛滴虫有阴道毛滴虫、人毛滴虫和口腔毛滴虫,分别寄生于泌尿生殖系统、肠道和口腔,与皮肤病有关的是阴道毛滴虫,引起滴虫性阴道炎。这是一种主要通过性交传播的寄生虫疾病,具有传染性。

（一）病因病机

本病相当于中医的"阴痒""虫蚀"。其发生的病因病机主要是感染湿、热、毒、虫邪,以及肝、肾、脾功能失调,侵袭阴部,或阴部肌肤失养所致。风胜作痒,则走窜如虫爬;风热多则红肿;风寒多则外阴变白变厚;生风化燥则常干涩;湿盛则作痒,浸淫流液,带下量多而阴痒。另外,热盛作痒,灼热或溃烂疼痛;虫淫作痒,奇痒如虫爬,带下色深,质稠有臭味。

（二）诊断

1.临床表现

多数病例无症状,妇女有不适的感觉可能持续1周或几个月,然后会因月经或怀孕而明显好转,阴道黏膜发炎,呈鲜红色,上覆斑片状假膜,常伴泡沫样分泌物,自觉不同程度瘙痒,少数有灼热感。白带增多变黄绿色。偶可发生尿频、尿急、尿痛、血尿,或腹痛、腹泻、黏液便,或齿槽溢脓、龋齿。常引起尿道炎,可致膀胱炎、前庭大腺炎。

2.辅助检查

阴道分泌物、尿液沉淀物及前列腺液中查见本虫滋养体为确诊依据。

本病宜与外阴湿疹、阴燥、带下病等相鉴别。

（三）治疗

1.中医辨证论治

（1）湿热下注证

证候特点:带下量多,色黄,呈泡沫状或脓性,甚或杂有赤带,其气腥臭;外阴灼热瘙痒,头晕目胀,心烦口苦,小便黄;舌质偏红,苔黄腻,脉弦数。

治法治则:清热利湿,杀虫止痒。

推荐方药:龙胆泻肝汤加减。药用龙胆草、柴胡、栀子、黄芩、生地黄、当归、泽泻、木通、车前子（包煎）、甘草等。若大便秘结者加大黄;阴痒剧烈者加白鲜皮、蛇床子、贯众、川楝子、鹤虱。

中成药治疗:龙胆泻肝丸,二妙丸,阿娜尔妇洁液,妇炎灵,妇炎平,妇炎消泡腾片等。

（2）肾虚湿盛证

证候特点:带下量多,色白,呈泡沫状;伴外阴瘙痒,腰脊酸楚,神疲乏力;舌苔薄腻,脉细软。

治法治则:补肾利腰,清热利湿。

推荐方药:肾气丸加减。药用熟地、山茱萸、山药、丹皮、茯苓、泽泻、木通、通草、滑石、薏苡仁、萆薢、黄柏等。便秘者,加大黄;湿热较盛者,加龙胆草、栀子等;剧痒者,加浮萍、白蒺藜。

中成药治疗:知柏地黄丸,洁尔阴,康妇消炎栓。

(3)脾虚湿热证

证候特点:外阴、阴道瘙痒,带多色黄如脓,或呈泡沫状,或挟赤带,神疲乏力,胸闷不舒,胃纳减少。苔薄腻,脉细弱。

治法治则:健脾利湿,清热除虫。

推荐方药:萆薢渗湿汤加减。药用萆薢、黄柏、薏苡仁、土茯苓、丹皮、泽泻、苍术、地肤子、蛇床子、白术、炙甘草等。

中成药治疗:健脾丸和防风通圣丸。

2.其他中医疗法

(1)滴虫熏洗法:取蛇床子30g,土槿皮、黄柏、百部、苦参各15g,花椒10g,明矾6g。煎汤熏洗坐浴,每日2次。

(2)坐浴疗法:苦参30g,蛇床子30g,白鲜皮20g,狼牙草20g。

用法:煎水坐浴,每日一次,并用手指裹纱布蘸药液,尽可能地擦洗阴道深部。每日一次,7天为一疗程,一般可连用两个疗程。

(3)体针疗法:取气海、归来、复溜、太溪、阴陵泉为主穴。配穴,阴痒重者,加风市、阳陵泉。分泌物脓血味腥臭者,加大敦。普通针刺,穴位均采取泻法。每日1次,每次20min。10次为1疗程。

3.西医治疗

口服给药,予抗滴虫的药物——甲硝唑口服治疗。同时还可以阴道局部用药。

（四）随访

(1)定期随访,督促患者改变不良的卫生习惯,避免接触传染。

(2)定期普查,积极治疗病人及带虫者以控制传染源。

(3)加强卫生宣传,改进公共卫生设施,提倡蹲位厕所和淋浴,废除公用浴具等。保持浴巾的清洁和干燥,并常在太阳下晾晒。

(4)严格执行阴道检查器械及用具的消毒。注意个人卫生,特别是经期卫生。进行诊治时,须注意男性配偶及患者家庭中其他成年女性的检查和治疗。

(5)经期禁用外治药及阴道冲洗或坐浴等。治疗期间禁房事,以防交叉感染,最好夫妇双方同时治疗,如同时用外洗方治疗。

(6)西药甲硝唑是治疗滴虫感染较好的药物。可以口服,每次1片(200mg),1日3次,连服7d,一个疗程。也可以阴道塞用,每晚阴道塞1片(200mg),用7d。停药2d后再赴医院复查白带常规,如果未找见滴虫,按常规再治疗两个疗程,每个疗程7~10d。

（王世彪 许新艳）

第十四节 不孕症

不孕症是指育龄妇女结婚1年以上,夫妇同居,配偶生殖功能正常,未避孕而未能受孕者,或曾经受孕而1年以上未避孕而未怀孕者。前者称全不产,后者称断绪。排除生殖系统先天性生理缺陷和畸形。多囊卵巢综合征是常见的生殖内分泌代谢性疾病,严重影响患者的生命质量、生育及远期健康,其症状包括月经稀发或闭经、慢性无排卵性不孕、多毛、肥胖等。

(一)病因病机

近三十年,中医研究资料认为,本病主要是肾-冲任-胞宫之间生克制化关系失调,其病机与肝、肾、脾三脏功能失调及痰湿、血瘀密切相关。目前主要认为病机有肾虚痰实、肾虚血瘀,或肾虚兼血瘀痰阻、肾虚兼肝胆郁热、肝火旺、痰实、脾肾阳虚夹痰和脾肾阴虚兼郁等等。

(二)诊断

1.临床表现

排卵少或不排卵,结婚2年不孕。

2.辅助检查

(1)生化高雄激素表现。

(2)超声显像卵像体积>10ml,可见≥12个直径2～9mm的卵泡。

(3)除外先天性肾上腺皮质增殖症、柯兴综合征、卵巢或肾上腺肿瘤。

本病宜与子宫内膜异位症、继发性不孕、输卵管肿大等相鉴别。

(三)治疗

1.中医辨证论治

(1)脾虚痰湿证

证候特点:婚久不孕,形体肥胖,经行后期,甚则闭经。带下量多,色白质黏无臭。头晕心悸,胸闷泛恶,面目虚浮或㿠白。舌淡伴有齿痕,苔白腻,脉沉滑。

治法治则:健脾化痰,理气调经。

推荐方药:常用苍附导痰汤加减,药用茯苓、香附、枳壳、苍术、淫羊藿、黄连、丹参等。中药调经助孕,月经期至经后2周服用毓麟珠加减,药用党参、白术、茯苓、芍药、川芎、菟丝子、杜仲等。排卵后或月经前2周服用调肝汤加减,药用山药、阿胶、当归、白芍、山萸肉、巴戟天、丹参、茯苓等。

中成药治疗:调经促孕丸,温经丸等。

(2)肾虚肝郁证

证候特点:婚久不孕,月经后期量少甚至闭经,多毛,痤疮。头昏、腰酸、郁郁寡欢,带下量少或无,阴道干涩疼痛,乳房胀痛,心烦,或少量溢乳,经行腹痛。舌暗红、苔白,脉细弦。

治法治则:补肾疏肝,理气调经。

推荐方药:常用百灵调肝汤加减,药用当归、瓜蒌、赤芍、川楝子、牛膝、通草、皂角刺、青皮等。中药调经助孕,月经期至经后2周服用左归丸加减,药用熟地、山药、山萸肉、枸杞、当归、菟丝子、白芍、甘草等。排卵后或月经前2周服用开郁种玉汤加减,药用白芍、香附、当归、白术、丹皮、茯苓、花粉等。

中成药治疗:调经种子丸、安坤赞肾丸等。

(3)肾虚血瘀证

证候特点:婚久不孕,月经稀少,渐至闭经,多毛,面部痤疮。伴腰酸腿软、头晕耳鸣、性欲淡漠、带下量少或无,阴道干涩疼痛,口干,心烦,便秘,肌肤甲错。舌质黯红或紫暗,舌边有瘀点、瘀斑,脉沉细。

治法治则:补肾活血,调经助孕。

推荐方药:常用补肾活血汤加减,药用熟地黄、山药、山茱萸、枸杞、丹参、红花、生山楂等。中药调经助孕,月经期至经后2周服用养精种玉汤加减,药用熟地、当归、白芍、山萸肉、续断、阿胶等;排卵后或月经前2周服用温胞饮加减,药用巴戟天、菟丝子、肉桂、杜仲、白术、山药、山萸肉、甘草等。

中成药治疗:暖宫孕子丸,女金丸等。

(4)痰瘀互结证

证候特点:婚久不孕,月经失调,肥胖、多毛、痤疮。伴带下量多色白质清晰,或胸胁满闷,或呕恶痰多,或神疲嗜睡,头晕目眩,怕冷或腹冷,伴经行小腹胀痛拒按,块下痛减,甚者经闭不行,多毛、痤疮。舌黯红,舌边有瘀点,脉弦细。

治法治则:化痰祛瘀,调经助孕。

推荐方药:常用芎归二陈汤加减,药用陈皮、半夏、茯苓、甘草、川芎、当归、巴戟天、杜仲、丹参、生山楂等。中药调经助孕,月经期至经后2周服用育阴汤加减,药用熟地、山药、续断、桑寄生、山茱萸、海螵蛸、龟板、牡蛎、白芍、阿胶等;排卵后或月经前2周服用开郁种玉汤加减,药用当归、白芍、白术、茯苓、天花粉、丹皮、香附等。

中成药治疗:大黄䗪虫丸,启宫丸等。

2.其他中医疗法

(1)针刺疗法:脾虚痰湿证取足三里、三阴交、丰隆、脾腧、中极等穴;肾虚肝郁证取关元、三阴交、太冲、肾腧、地机等穴;肾虚血瘀证取关元、中极、三阴交、太溪、血海等穴;痰瘀互结证取关元、足三里、丰隆、照海、太溪等穴。选用低频电针,于月经的第8d、10d、12d、14d、16d,每天针刺1次,留针30min,5d为一个疗程,连用6个疗程。

(2)运动疗法:有氧运动(慢跑、游泳、骑自行车、打太极拳等),每次持续30~60min,每周5次以上。

3.西医治疗

主要通过服用雌孕激素联合制剂来进行治疗,最常用的就是达英-35,而且对于雄激素特别高的女性,还可能需要专门服用地塞米松来降低雄激素。一般服药的疗程在3~6个月。

(四)随访

(1)定期做好随访,进行生活方式干预,包括饮食控制、运动和行为干预。

(2)进行心理疏导。在临床诊疗过程中,要在尊重隐私和良好沟通的基础上,评估其心理状态并积极引导,调整、消除患者的心理障碍,并在必要时结合实际情况,通过咨询指导或互助小组等形式给予患者合理的心理支持及干预,尤其是对于有暴饮暴食、自卑、有形体担忧的肥胖病患者。

(3)调理好月经周期,保证月经正常。

(4)做好远期并发症的预防与随访管理。对于本病患者的治疗,不能仅局限于解决当前的生育或月经问题,还需要重视远期并发症的预防,应对患者建立起一套长期的健康管理策略,对一些与并发症密切相关的生理指标进行随访,例如糖尿病、代谢综合征、心血管疾病,做到疾病治疗与并发症预防相结合。在年轻、长期不排卵的患者,子宫内膜增生或子宫内膜癌的发生明显增加,应引起重视。进入围绝经期后,因无排卵导致的孕激素缺乏,会增加子宫内膜病变发生的风险,而雌激素的下降则会在已有的基础上加重代谢异常。

(王世彪　许新艳)

第十五节　卵巢囊肿

卵巢囊肿是卵巢内形成的一种囊状结构,里面充满液体。许多女性可在某个时段出现卵巢囊肿,绝大多数并不会对人体健康造成危害。不过,部分卵巢囊肿,尤其是发生破裂时,可能出现较为严重的症状。生理性的卵巢囊肿可自行消失。但是病理性的有皮痒囊肿、囊腺瘤、子宫内膜异位囊肿等等,要积极治疗。约有10%卵巢囊肿可并发蒂扭转,蒂扭转为常见的妇科急腹症,一经确诊,应尽快行剖腹手术。

(一)病因病机

卵巢囊肿是妇科常见病,中医将卵巢囊肿归属为"癥瘕"范畴。癥:坚硬成块,固定不移,推揉不散,痛有定处,病属血分;瘕:痞满无形,时聚时散,推揉转动,痛无定处,病属气分。中医认为其发病机制多因脏腑不和、气机阻滞、瘀血内停,气聚为癥,血结为瘕,以气滞、血瘀、痰湿及毒热为多见。

气滞:多因患者情志不舒,导致肝气郁结、气血运行受阻,滞于冲任胞宫,最终结块积于小腹,成为气滞癥瘕。

血瘀:一方面气随血行,气滞则血瘀,血瘀日久可致囊肿形成;另外女性经期产后,胞脉空虚,余血未尽之际,房事不节,或外邪侵袭,凝滞气血,或暴怒伤肝,气逆血留,或忧思伤脾,气虚而血滞,使瘀血留滞,瘀血内停,渐积成瘕。

痰湿:较为肥胖的女性多属痰湿体质,一般脾虚,或饮食不节,损伤脾胃,健运失职,湿浊内停,聚而为痰,痰湿下注冲任,阻滞胞络,痰血搏结,渐积成瘕。

毒热:经期产后,胞脉空虚,余血未尽之际,外阴不洁,或房事不禁,感染湿热邪毒,入里化热,与血搏结,瘀阻冲任,结于胞脉,而成癥瘕。

(二)诊断

1.临床表现

典型症状是突然发生一侧下腹剧痛,常伴恶心、呕吐甚至休克,系腹膜牵引绞窄引起。妇科检查扪及肿物张力较大,有压痛,以瘤蒂部最明显,并有肌紧张。有时扭转自然复位,腹痛随之缓解。

2.辅助检查

(1)影像学检查:①B超检测肿块部位、大小、形态,提示肿瘤性状(囊性或实性,囊内有无乳头)以及鉴别卵巢肿瘤、腹水和结核性包裹性积液。B超检查的临床诊断符合率>90%,但直径<1cm的实性肿瘤不易测出。通过彩色多普勒超声扫描,能测定卵巢及其新生组织血流变化,有助于诊断。②腹部平片。若为卵巢畸胎瘤,可显示牙齿及骨质,囊壁为密度增高的钙化层,囊腔呈放射透明阴影。③CT检查。可清晰显示肿块,良性肿瘤多呈均匀性吸收,囊壁薄,光滑;恶性肿瘤轮廓不规则,向周围浸润或伴腹水;CT还可显示有无肝、肺结节及腹膜后淋巴结转移。

(2)肿瘤标记物:目前临床研究发现,尚无任何一种肿瘤标志物为某一独特肿瘤专有,各种类型卵巢肿瘤可具有相对较特殊标志物,可用于辅助诊断及病情监测。①CA125。80%卵巢上皮癌患者CA125水平高于正常值(正常值:<35IU/ml);90%以上患者CA125水平的高低与病情缓解或恶化相一致,可用于病情监测,敏感性高。②AFP。对卵巢内胚窦瘤有特异性价值,对未成熟畸胎瘤、混合性无性细胞瘤中含卵黄囊成分者有协助诊断意义。③HCG。对于原发性卵巢绒癌有特异性。④性激素。颗粒细胞瘤、卵泡膜细胞瘤产生较高水平雌激素。浆液性、黏液性或勃勒纳瘤有时也可分泌一定量的雌激素。

(3)腹腔镜检查:可直接观察肿块状况,对盆腔、腹腔及横膈部位进行窥视,并在可疑部位进行多点活检,抽吸腹腔液进行细胞学检查。

(4)细胞学检查:根据阴道脱落细胞涂片找癌细胞来诊断卵巢恶性肿瘤的阳性率不高,因此价值不大。腹水或腹腔冲洗液找癌细胞对I期患者进一步确定分期及选择治疗方法有意义,若有胸水应做细胞学检查,确定有无胸腔转移。

本病宜与妊娠子宫、癃闭(尿潴留)、子宫肌瘤等相鉴别。

(三)治疗

1. 中医辨证论治

(1)气郁痰结证

证候特点:小腹胀满,积块不坚,固定不移,按之柔软,脘腹满闷,胸口不舒,嗳气,烦躁不安,精神抑郁,或形体肥胖,口腻多痰,小腹胀满,带下亦多,质黏稠如痰,舌质略暗,舌苔白腻或黄腻,脉沉滑。

治法治则:疏肝解郁,行气散结,化痰消积。

推荐方药:桂枝茯苓丸合香棱丸加减。药用桂枝、茯苓、赤芍、丹皮、桃仁、木香、广郁金、三棱、莪术、制苍术、海藻、青皮、陈皮、制半夏、小茴香。

中成药治疗:桂枝茯苓丸和逍遥丸。

(2)痰阻血瘀证

证候特点:小腹积块,按之不柔软,积块增大,则活动欠佳,或时时隐痛,或月经不调,月经量多、色紫红,小腹有较大包块,口干不欲饮,唇燥心烦,大便不畅,舌质紫暗,或舌边有瘀点,苔白,脉弦涩。

治法治则:行气活血,化痰消癥。

推荐方药:蓬莪术丸加减。药用莪术、茯苓、当归、赤芍、炒槟榔、海藻、炙鳖甲、五灵脂、山楂、生鸡内金、炒枳壳、肉桂、琥珀、广木香。

中成药治疗:血府逐瘀汤口服液,当归丸,丹参片。

(3)痰瘀互结证

证候特点:下腹包块时有疼痛,按之柔软,脘腹痞闷,时欲呕恶,带下量多,色白质黏稠,经行衍期,甚或闭而不行,舌淡胖,苔白腻,脉弦滑。

治法治则:理气化痰,破瘀散结。

推荐方药:开郁二陈汤合大黄甘遂汤加减。药用制半夏、苍术、陈皮、青皮、木香、茯苓、香附、川芎、莪术、槟榔、大黄、土鳖虫、甘遂、生姜。

中成药治疗:二陈丸和血府逐瘀丸或桂枝茯苓丸。

(4)气血两虚证

证候特点:卵巢囊肿或卵巢囊肿术后,体质虚弱,头晕腰酸,神疲乏力,形体消瘦,或伴午后低热,纳食不佳,腹胀矢气,大便或溏或坚,舌质红无苔,脉细弦或濡细无力。

治法治则:益气养血,健脾和胃。

推荐方药:归芍六君汤加减。药用赤芍、白芍、山药、党参、白术、茯苓、广陈皮、广木香、黄芪、钩藤、焦山楂、甘草。

中成药治疗:八珍益母丸,十全大补丸,人参健脾丸,乌鸡白凤丸。

2. 其他中医疗法

(1)针刺疗法:主要取中极、归来、漏谷、足三、曲骨、子宫、地机、三阴交、内关等。平补平泻法。留针 15~30min。每日 1 次,15 次为一疗程。

（2）温针灸：取主穴百会。配穴足三里、外关、行间、三阴交、血海、关元。主穴必取，配穴酌情交替选用。针刺后进行温针灸治疗。

3.西医治疗

卵巢囊肿包括生理性囊肿和病理性囊肿，具体治疗措施需根据囊肿性质和患者个人情况而定。如果是生理性囊肿，通常不需要治疗，一段时间后会自行消失。病理性囊肿需要手术干预治疗。患有卵巢囊肿几乎没有任何不适症状，通常是体检发现，当卵巢囊肿破裂或出现蒂扭转等急腹症时，应及时进行手术治疗。如果是没有手术指征的囊肿，可以选择中西医结合药物治疗，子宫内膜异位囊肿可口服短期避孕药治疗，怀疑为炎症性囊肿可口服抗生素。

（四）随访

对于转回的病人必须做好随访。本病绝大多数手术切除后即可顺利恢复，因肿瘤多为良性，预后一般良好。如扭转严重或时间过长，肿瘤已有继发感染，或已破裂，内容物溢入腹腔，则有可能引起继发性腹膜炎，需做好后续随访治疗。

（王世彪　许新艳）

第十六节　女性中医保健

一、女性生理和心理特点

中医认为妇女在解剖上有胞宫，在生理上有月经、胎孕、产育、哺乳等特点，其脏腑经络气血活动的某些方面与男子有所不同。妇女又具有感情丰富、情不自制的心理特点，精血神气颇多耗损，极易患病早衰。《千金要方》中说："妇人之别有方者，以其胎妊生产崩伤之异故也"又说："女人嗜欲多于丈夫，感病倍于男子，加以慈恋爱憎嫉妒忧恚……所以为病根深，疗之难瘥。故养生之家，特须教子女学习，此三卷妇人方，令其精晓。"做好妇女的卫生保健，有着特殊重要的意义。他们的健康不仅影响自身寿命，还关系到子孙后代的体质和智力发展。为了预防并减少妇女疾病的发生，保证妇女的健康长寿，除了注意一般的卫生保健外，尚须注重经期、孕期、产褥期、哺乳期及更年期的健康保健。

二、中医养生保健指导

（一）经期保健

《景岳全书·妇人规》论月经病的病因时说："盖其病之肇端，则或思虑，或由郁怒，或以积劳，或以六淫饮食。"可见,经期应当饮食、精神、生活起居各方面谨慎调摄。

(1)保持清洁:行经期间,血室正开,邪毒易于入侵致病,必须保持外阴、内裤、月经带、垫纸的清洁,勤洗勤换内裤、月经带,并置于日光下晒干,月经纸要柔软清洁、勤换。洗浴宜淋浴,不可盆浴、游泳,严禁房事、阴道检查。如因诊断必须做阴道检查者,应在消毒情况下进行。

(2)寒温适宜:《女科经论》说:"寒温乖适,经脉则虚,如有风冷,虚则乘之。邪搏于血,或寒或温,寒则血结,温则血消,故月经乍多乍少,为不调也。"指出经期宜加强寒温调摄,尤当注意保暖,避免受寒,切勿涉水、淋雨、冒雪、坐卧湿地、下水田劳动。严禁游泳、冷水浴,忌在烈日高温下劳动。否则,可致月经失调、痛经、闭经等证。

(3)饮食宜忌:月经期间,经血溢泄,多有乳房胀痛、少腹坠胀、纳少便溏等肝强脾弱现象,应摄取清淡而富有营养之食品。忌食生冷、酸辣辛热香燥之品,食之则助阳耗阴,致血分蕴热,迫血妄行,令月经过多。过食生冷则经脉凝涩,血行受阻,致使经行不畅、痛经、闭经。也不宜过量饮酒,以免刺激胞宫,扰动气血,影响经血的正常进行。

(4)调和情志:《校注妇人良方》指出:"积想在心,思虑过度,多致劳损。……盖忧愁思虑则伤心,而血逆竭,神色失散,月经先闭。……若五脏伤遍则死。自能改易心志,用药扶持,庶可保生。"强调情志因素对月经的影响极大。经期,经血下泄,阴血偏虚,肝失濡养,不得正常疏泄,每产生紧张忧郁、烦闷易怒之心理,则出现乳房胀痛、腰酸疲乏、少腹坠胀等症。因此,在经前和经期都应保持心情舒畅,避免七情过度。否则,会引起脏腑功能失调,气血运行逆乱,轻则加重经间不适感,导致月经失调,重则闭经,患癥瘕等证。

(5)活动适量:经期以溢泻经血为主,需要气血调畅。适当活动,有利于经行畅利,减少腹痛,但不宜过劳,要避免过度紧张疲劳、剧烈运动及重体力劳动。若劳倦过度则耗气动血,可致月经过多,经期延长、崩漏等证。

(二)孕期保健

中医认为女性妊娠期间脏腑、经络的阴血,下注冲任,以养胎元。因此整个机体出现"血感不足,气易偏盛"的特点,而有"产前一盆火"之说。妊娠初期,由于血聚于下,冲脉气盛,肝气上逆,胃气不降,则出现饮食偏嗜、恶心作呕、晨起头晕等现象,一般不严重,经过20~40d,症状多能自然消失。另外,妊娠早期,孕妇可自觉乳房胀大。妊娠3个月后,白带稍增多,乳头乳晕的颜色加深。妊娠4~5个月后,孕妇可以自觉胎动,胎体逐渐增大,小腹部逐渐膨隆。妊娠6个月后,胎儿渐大,阻滞气机,水道不利,常可出现轻度肿胀。妊娠末期,由于胎儿先露部压迫膀胱与直肠,可见小便频数、大便秘结等现象。

(1)端正言行:孕妇要端心正坐,清虚和一,坐无邪席,立无偏倚,行无邪径,目不邪视,耳不邪听,口无邪言,心无邪念……无邪卧,无横足。应谨守礼仪,端正行为,目不视邪物,耳不闻邪音,口不出邪言,以修心养性。

(2)调养饮食:孕妇在受胎之后,应该调饮食,淡滋味,避寒暑,并根据妊娠不同时期给予不同的营养以逐月养胎。"妊娠一月始胎,二月始膏,三月始胞,四月形体成,五月能动,六月筋骨立,七月毛发生,八月脏腑具,九月谷气入胃,十月诸神备,日满即产矣。多食酸则伤肝,多食苦则伤心,多食甘则伤脾,多食辛则伤肺,多食咸则伤肾,故孕妇宜均衡饮食,少食辛酸煎炒肥甘生冷之物。

(3)调畅情志:孕妇应保持心情舒畅,稳定情绪,避免精神紧张,以免影响胎儿发育。孕妇应居舒适、优美、静雅的环境,以保持心情舒畅,气机调和。

(4)起居有常:在生活起居方面,孕妇应顺应四时气候的变化,随其时序而适其温寒,避免环境、天气等造成的损伤。提倡静养、勿劳。久视伤血,久卧伤气,久坐伤肉,久立伤骨,久行伤筋。慎起居,适度活动,以促进孕妇体内胎儿的发育和日后宝宝身体的灵活程度,减轻孕妇分娩时的难度和痛苦。另外,妊娠早期及7个月以后,应谨戒房事,以免损伤冲任、胞脉,而引起胎动不安或堕胎、小产或病邪内侵。孕期劳逸适度,行动往来,使气血调和,百脉流畅,有利于胎儿生长发育和分娩。勿登高,勿临深,勿越险,勿负重。

(5)谨慎用药:凡峻下、滑利、祛瘀、破血、耗气及一切有毒药品,都应慎用或禁用。有妊娠疾患必须选用时,请在专业医师指导下应用。

(6)分期保健

①早期养胎气:在此时期,胎未有定形,不宜服食药物,重要的是调心。孕妇要做到:目不视恶色,耳不听淫声,口不吐傲言,心无邪念,心无恐怯等身心的调养。饮食方面要注意饥饱适中,食物要清淡,饮食要精熟,宜清热、滋补而不宜温补,否则导致胎热、胎动,容易流产。

②中期助胎气:受孕中期,胎儿成长迅速,要调养身心以助胎气,孕妇要动作轻柔,心平气和,太劳会气衰,太逸会气滞,多晒太阳少受寒,少穿露脐露臀装。饮食方面要注意美味及多样化,营养丰富,但不能太饱,要多吃蔬果利通便。此期阴血常不足,易生内热,宜养阴补血。

③后期利生产:怀孕后期,多数孕妇会脾气虚,不能制水出现水肿,及阴虚血热,胎热不安,出现早产。此期孕妇衣着要宽松,不能坐浴,要行走摇身,心静,不可大怒。

(7)异常情况保健

①妊娠呕吐:妊娠早期,出现头晕、乏力、食欲不振、喜酸食物或厌恶油腻、恶心、晨起呕吐等一系列反应,属于早孕反应范畴。可以通过以下几点保健方法达到减轻、缓解的目的。严重者应及时转院。

A.含服少量鲜姜片、乌梅、陈皮等缓解或减轻妊吐,或连苏饮啜饮频服,若服中药即吐者,可以热汤药熏鼻以止呕。

B.生活上调配饮食,宜清淡,易消化,忌肥甘厚味及辛辣之品。鼓励进食,少食多餐,可适当食疗。

C.麦冬洋参茶:取麦冬、西洋参泡水代茶饮。

D.蔗姜饮:甘蔗汁1杯,鲜姜汁1汤匙,将两汁调匀加热,趁温服之。

E.取橘皮20g,或柚子皮9g,洗净入砂锅中,去渣取汁,代茶饮。

F.佛手、苏梗各15g,粳米30~60g,白糖适量。先将佛手、苏梗分别清洗干净,水煎取汁,与粳米共煮成粥,放入白糖少许,每日1剂。

②妊娠血虚：中医认为妊娠后血聚于下以养胎，故孕妇"血感不足，气易偏盛"。临床常见面色淡黄，或少华。适时适当增加营养，注意休息，也可食疗。严重者应及时转院。

A.阿胶粥：阿胶10g，糯米50g，红糖适量。将糯米煮粥，待粥将熟时，放入捣碎的阿胶，边煮边搅匀，稍煮沸1~2次，加入红糖即可。每日分2次服，3~5日为1个疗程。连续服用可有胸满气闷的感觉，宜间断服用，脾胃虚弱者不宜多食。

B.山萸山药粥：山萸60g，山药30g，粳米100g，白糖适量。将前2味煎汁去渣，加入粳米、白糖，煮成稀粥。每日分2次，早晚温热食。

③妊娠便秘：妊娠期妇女易出现便秘，久之易诱发痔疮或使原有痔疮加重。便秘未予改善，导致排便时孕妇腹压增大，易致胎动不安。妊娠便秘以预防为主，孕妇平素应多食富含粗纤维的蔬菜，可多食香蕉、蜂蜜等促进排便的食物。保持适当运动，养成定时排便的良好习惯。

（三）产褥期保健

产后6~8周内属产褥期。由于分娩时耗气失血，机体处于虚弱多瘀的状态，需要较长时间的精心调养。《千金要方·求子》指出："妇人产讫，五脏虚羸""所以妇人产后百日以来，极须殷勤、忧畏，勿纵心犯触，及即便行房，若有所犯，必身反强直，犹如角弓反张，名曰蓐风。"产后调摄，对于产妇的身体恢复、婴儿的哺乳具有积极意义。

（1）休息静养，劳逸适度：产后充分休息静养，有利于生理功能的恢复。产妇的休息环境必须清洁安静，室内要温暖舒适、空气流通。冬季宜注意保暖，预防感冒或煤气中毒。夏季不宜紧闭门窗、衣着过厚，以免发生中暑。但是，不宜卧于当风之处，以免邪风乘虚侵袭。产后24h必须卧床休息，以恢复分娩时的疲劳及盆底肌肉的张力，不宜过早操劳负重，避免发生产后血崩、阴挺下脱等病。睡眠要充足，要经常变换卧位，不宜长期仰卧，以免子宫后倾。然而，静养绝非完全卧床，除难产或手术产外，一般顺产可在产后24h起床活动，并且逐渐增加活动范围，以便恶露畅流、子宫复元，恢复肠蠕动，令二便通畅，有利于身体康复。

（2）增加营养，饮食有节：产妇于分娩时，身体受到一定耗损，产后又需哺乳，加强营养，实属必要。然而，必须注意补不碍胃、不留瘀血。当忌食油腻和生冷瓜果，以防损伤脾胃和恶露留滞不下，也不宜吃辛热伤津之食，预防大便困难和恶露过多。产妇的饮食宜清淡可口、易于消化吸收，又富有营养及足够的热量和水分。产后1~3d可食小米粥、软饭、炖蛋和瘦肉汤等。此后，凡蛋、奶、肉、骨头汤、豆制品、粗粮、蔬菜均可食用，但需精心细做，水果可放在热水内温热后再吃。另外，可辅佐食疗进补，以助机体恢复。如脾胃虚弱者可服山药扁豆粳米粥，肾虚腰疼者食用猪腰子菜末粥，产后恶露不畅者可服当归生姜羊肉汤或益母草红糖水、醪糟等。饮食宜少量多餐，每日可进餐4~5次，不可过饥过饱。

（3）讲究卫生，保持清洁：产褥期因有恶露排出，产后汗液较多，且血室正开，易感邪毒，故宜经常擦浴淋浴，更需特别注意外阴清洁，预防感染。每晚宜用温开水洗涤外阴，勤换会阴垫。如有伤口，应使用消毒敷料，亦可用药液熏洗，有利于消肿止痛。内衣裤、月经带要常洗晒，产后百日之内严禁房事。产后四周不能盆浴，以防邪毒入侵引发其他疾病，不利于胞宫恢复。产褥期应注意二便通畅。分娩后往往缺乏尿感。应设法使产妇于产后4~6h排尿,以防胀大的膀胱影响子宫收缩。若产后4~8h仍不能自解小便,应采取措施。产后因卧床休息,肠蠕动减弱,加之会阴疼痛,常有便秘,可给番泻叶促使排便。此外,产妇分娩已重伤元气,需给予关心体贴,令其情怀舒畅,可以防止产后病的发生。

(4)产后常见症状的处理

产后经常出现下述症状:产后乳汁蓄积或缺乳、腹痛、便秘、多汗等,要及时处理。

①儿枕痛(产后宫缩痛):产后三四天内,下腹部阵发性疼痛,哺乳时加重,不伴有寒热,恶露无异常。可穴位按摩,选用三阴交、足三里、关元、中极等穴位按压治疗。饮食调理:山楂肉30g,红糖15g(冲),水煎服;益母草30g,生姜3片,红糖15g(冲),水煎服。

②产后乳汁蓄积:乳房胀痛、乳腺结块触痛,乳汁难出或有结块;但局部无红肿灼热感,不伴有发热恶寒等症状。可以进行乳房按摩,由乳房四周向乳头方向按摩,保证挤压乳头每侧至少有10个乳腺管喷乳为佳。中草药外敷;芒硝500g,分次纳布包内,敷于乳房处,芒硝结块后,更换。可以有效地缓解乳房疼痛的症状;如意金黄散用米醋调开外敷;仙人掌去刺,捣泥外敷,一天2~3次。

③产后缺乳:产后哺乳时,乳汁缺乏,不足以喂养婴儿,或乳汁全无;乳房松软不胀不痛,挤压乳房,乳汁点滴而出。穴位按摩,选用乳根、膻中、少泽、足三里等穴,手指点穴,每日一次,每次每穴3min。饮食调理:猪蹄1只,百爪鱼适量,木瓜1只,共煮汤;猪蹄汤:猪蹄2只(或用鲫鱼),通草24g,同炖,去通草,食猪蹄饮汤;鲫鱼汤:活鲫鱼洗净、背上剖十字花刀。略煎两面后,烹黄酒,加清水、姜、葱等,小火焖炖20min。丝瓜洗净切片,投入鱼汤,旺火煮至汤呈乳白色后加盐,3min后即可起锅。可根据口味和习惯,将丝瓜换成豆芽,效亦相仿。

④产后便秘:产后大便干燥,或解时坚涩难下,饮食如常,且无腹胀及腹痛呕吐等症状。常伴面色萎黄,皮肤不润。穴位按摩,用双手各一指以适当的压力按压迎香穴5~10nin。饮食调理:蜂蜜饮,清晨空腹顿服蜂蜜一匙,然后再饮开温水一大杯,轻症者有效;黑芝麻、胡桃、松子仁等分研碎,加白糖或蜂蜜适量,分次服用。

⑤产后多汗:产后汗出过多,不能自止,动则益甚,时或恶风。浮小麦60~100g,煎水,代茶饮。

(四)哺乳期保健

哺乳期的妇女处于产后机体康复的过程,又要承担哺育婴儿的重任,该期保健对母子都很重要。

(1)哺乳卫生:产后将乳头洗净,在乳头上涂抹植物油,使乳头的积垢及痂皮软化,然后用肥皂水及清水洗净。产后8~12h即可开奶。每次哺乳前,乳母要洗手,用温开水清洗乳头,避免婴儿吸入不洁之物。哺乳后也要保持乳头清洁和干燥,不要让婴儿含着乳头入睡。如仍有余乳,可用手将乳汁挤出,或用吸奶器吸空,以防乳汁瘀积而影响乳汁分泌或发生乳痈。刚开始哺乳时,可出现蒸乳反应,乳房往往胀硬疼痛,可做局部热敷,使乳络通畅,乳汁得行,也可用中药促其通乳。若出现乳头皲裂成乳痈,应及时医治。哺乳要定时,这样可预防婴儿消化不良,有利于母亲的休息。一般3~4h一次,哺乳时间为15~20min。哺乳至10个月左右可考虑断奶。

(2)饮食营养:《类证治裁》说:"乳汁为气血所化,而源出于胃,实水谷之精华也。"产后乳汁充足与否、质量如何,与脾胃盛衰及饮食营养密切相关。乳母应加强饮食营养,增进食欲,多喝汤水,以保证乳汁的质量和分泌量。忌食刺激性食品,勿滥用补品。如乳汁不足,可多喝鱼汤、鸡汤、猪蹄汤等。若乳汁自出或过少,需求医诊治。

(3)起居保健:疲劳过度,情志郁结,均可影响乳汁的正常分泌。乳母必须保持心情舒畅,起居有时,劳逸适度,还要注意避孕。用延长哺乳期作为避孕的措施是不可靠的。最好用避孕工具,勿服避孕药,以免抑制乳汁的分泌。

(4)慎服药物:许多药物可以经过乳母的血液循环进入乳汁。例如,乳母服大黄可使婴儿泄泻。现代研究表明:阿托品、四环素、红霉素、苯巴比妥及磺胺类,都可从乳腺排出。如长期或大量服用,可使婴儿发生中毒。因此,乳母在哺乳期应慎服药物。

(五)更年期保健

妇女在45~50岁进入更年期。更年期是女性生理机能从成熟到衰退的一个转变时期,亦是从生育机能旺盛转为衰退乃至丧失的过渡时期。由于肾气渐衰,冲任二脉虚惫,可致阴阳失调,出现头晕目眩、头痛耳鸣、心悸失眠、烦躁易怒或忧郁、月经紊乱、烘热汗出等症,称为更年期综合征,轻重因人而异。如果调摄适当,可避免或减轻更年期综合征,或缩短反应时间。

(1)自我稳定情绪:更年期妇女应当正确认识自己的生理变化,解除不必要的思想负担,排除紧张恐惧、消极焦虑的心理和无端的猜疑,避免不良的精神刺激,遇事不怒。心中若有不快,可与亲朋倾诉宣泄。可根据自己的性格爱好选择适当的方式怡情养性。要保持乐观情绪,胸怀开阔,树立信心,度过短暂的更年期,又会重新步入人生坦途。

(2)饮食调养:更年期妇女的饮食营养和调节重点是顾护脾肾、充养肾气,调节恰当可以从根本上预防或调治其生理功能的紊乱。更年期妇女其肾气衰,天癸将竭,月经频繁,经血量多,经期延长,往往出现贫血,可选食鸡蛋、动物内脏、瘦肉、牛奶等高蛋白食物以及菠菜、油菜、西红柿、桃、橘等绿叶蔬菜和水果纠正贫血。患有阴虚阳亢型的高血压患者,可摄食粗粮(小米、玉米渣、麦片等)、覃类(蘑菇、香菇等)、芹菜、苹果、山楂、酸枣、桑葚、绿叶茶等以降压安神,应当少吃盐,不要吃刺激性食品,如酒、咖啡、浓茶、胡椒等。平时可选食黑木耳、黑芝麻、胡桃等补肾食品。

(3)劳逸结合:更年期妇女应注重劳逸结合,保证睡眠和休息。但是过分贪睡反致懒散萎靡,不利于健康。只要身体状况好,就应从事正常的工作,还应参加散步、太极拳、气功等运动量不大的体育活动及力所能及的劳动,以调节生活、改善睡眠和休息,避免体重过度增加。要注意个人卫生。

4.定期做好身体检查:对于更年期综合征患者,除了注意情志、饮食、起居、劳逸外,适当对症合理用药是必要的,可以改善症状。尤其要注意定期检查。女性更年期常有月经紊乱,也是女性生殖器官肿瘤的好发年龄,若出现月经来潮持续10d以上仍不停止,或月经过多而引起贫血趋势时，则需就医诊治。若绝经后阴道出血或白带增多，应及时就诊做有关检查，及时处理。在更年期阶段，最好每隔半年至一年做一次体检，包括防癌刮片，以便发现疾病，早期治疗。

（王世彪 许新艳）

第七章 中医儿科

第一节 新生儿黄疸

新生儿黄疸病属于中医"胎黄病",指新生儿出现的黄疸,又名胎黄,医学上专指未满月(出生28d内)新生儿的黄疸,由于胆红素代谢异常,引起血中胆红素水平升高,以出现于皮肤、黏膜及巩膜的黄疸为临床特征。

(一)病因病机

胎黄病是由胎儿时期感受湿热,或瘀热内阻,出生后全身皮肤、巩膜发黄为主要症状的疾病。其病机主要有湿热内蕴、脾虚湿困和气血瘀滞。

(二)诊断

1.临床表现

黄疸出现早(出生24h内),发展快,黄色明显,可消退后再次出现,或黄疸出现迟,持续不退。肝脾常见肿大,精神倦怠,不欲吮乳,大便或呈灰白色。

2.辅助检查

(1)血清胆红素显著增高。尿胆红素阳性及尿胆原试验阳性或阴性。母子血型测定,以排除ABO或Rh血型不合引起的溶血性黄疸。肝功能可正常。肝炎综合征应做肝炎相关抗原抗体系统检查。

(2)生理性黄疸特点:一般生后2~3d出现黄疸,4~5d达高峰,足月儿血清胆红素<221μmol/L(12.9mg/dl),在2周内消退,早产儿血清胆红素<257μmol/L(15mg/dl),结合胆红素<25μmol/L(1.5mg/dl)。足月儿在生后2周消退,早产儿在生后3~4周消退。在生理性黄疸期间一般情况良好,不伴有其他症状。

(3)病理性黄疸特点:①黄疸出现过早。黄疸出现在24h以内。②血胆红素程度过重。足月儿>221μmol/L(12.9mg/dl),早产儿>257μmol/L(15mg/dl),或每日升高>85μmol/L(5mg/dl)。③黄疸持续过长。足月儿>2周,早产儿>4周。④血清结合胆红素>25.6~34μmol/L(1.5~2mg/dl)。⑤黄疸退而复现或进行性加重。出现以上任何一条均为病理性黄疸。

本病宜区分生理性和病理性黄疸,病理性黄疸当鉴别清楚其发病原因,如溶血性黄疸、梗阻性黄疸、感染性黄疸、代谢性黄疸等等。

(三)治疗

1.中医辨证论治

(1)湿热内蕴证

证候特点:面目、皮肤发黄,颜色鲜明,状如橘色,烦躁啼哭,小便黄赤,大便秘结或灰白。舌红,苔黄厚腻,指纹滞。

治法治则:清热祛湿,利胆退黄。

推荐方药:茵陈蒿汤加减,药用茵陈、淡竹叶、陈皮、生大黄(后下)、生山栀、生甘草等。

中成药治疗:清肝利胆口服液、茵栀黄制剂等。

(2)脾虚湿困证

证候特点:面目、皮肤发黄,颜色晦暗,精神倦怠,不欲吮乳,时时啼哭,腹胀便溏,或大便灰白,小便黄少。唇舌偏淡,苔白滑,指纹淡。

治法治则:祛湿健脾,利胆化瘀。

推荐方药:茵陈理中汤加减,药用茵陈、党参、茯苓、薏苡仁、干姜、白术、生麦芽、车前草等。

中成药治疗:肝苏颗粒、四磨汤口服液加太子参免煎颗粒等。

(3)气血瘀滞证

证候特点:面目、皮肤发黄,颜色晦滞,日益加重,腹部胀满,青筋暴露,肝脾肿大质硬,小便短黄,大便秘结或灰白,唇色暗红,或衄血。舌见瘀点,指纹紫。

治法治则:化瘀消积,疏肝退黄。

推荐方药:血府逐瘀汤加减,药用柴胡、郁金、枳壳、甘草、桃仁、当归、川芎、赤芍、生地、红花、牛膝等。

中成药治疗:血府逐瘀口服液,茵栀黄注射液等。

2.其他中医疗法

可以采用熏洗疗法、药浴、敷贴疗法、背部抚触、腹部抚触等等。

3.西医治疗

(1)蓝光箱内光照疗法:适用于间接胆红素升高为主的患儿。患儿裸体卧于光疗箱中,用单光(20W蓝色荧光灯管8支平列排成弧形,管间距离2.5cm,距患儿35~50cm),或用双光(上下各6个管,下方距患儿25~35cm)照射,持续12~24h/d,连续或隔天进行,胆红素下降到120μmol/L以下,停止光疗。光照时婴儿双眼用黑色眼罩保护,以免损伤视网膜,除会阴、肛门部用尿布遮盖外,其余均裸露。

（2）内科基础治疗：黄疸较重时，可静脉补充适量葡萄糖，或采用光照疗法。对症治疗药物包括保肝药物如葡醛内酯、促肝细胞生长素、谷胱甘肽等，根据病情需要可选择白蛋白、肝酶诱导剂等退黄。母乳性黄疸，暂停母乳3～5d；病毒性肝炎，应予抗病毒治疗等。注意监测黄疸患儿的凝血功能，出现凝血异常时，应及时补充血小板及纤维蛋白原；严重感染者，注意纠正缺氧及酸中毒；直接胆红素增高，黄疸持续时间长者，应注意补充脂溶性维生素A、D、E、K。

（四）随访

（1）密切观察患儿皮肤颜色的变化，及时了解黄疸加重或消退时间。

（2）提倡新生儿早期开奶，增加哺乳次数以增强肠蠕动，减少胆红素的吸收。

（3）注意观察患儿的全身症状，如有无精神萎靡、嗜睡、吸吮困难、惊惕不安、两目直视、四肢强直或抽搐等，以便及早发现变证。

（4）保持病室环境清洁、安静、舒适、温湿度适宜，加强皮肤护理，防止破损感染。

（王世彪　许新艳）

第二节　缺铁性贫血

缺铁性贫血是小儿常见的疾病，是由于体内贮存铁量减少，血红蛋白合成不足而引起的贫血。多发生在6个月至3岁的婴幼儿。本病不仅影响儿童的生长发育，严重者还影响其行为智力以及对疾病的抵抗力。本病属中医"血虚"范畴，根据贫血的轻重程度，又分属于"萎黄""黄胖""疳证""虚劳"等病证。

（一）病因病机

本病发病的主要原因是先天禀赋不足和后天喂养不当，另外是多种急慢性疾病，病后失于调护。由于母体素虚，或孕期失于调护，影响胎儿的正常生长发育，致使胎儿精血未充，气血内亏而致贫血。小儿脾常不足，易受损伤，多食、偏食、过饥、厌食等均可致脾胃虚弱，运化失司，气血生化乏源而发为贫血。原患各种疾病失于调护，伤及脾胃心肝，气血无以资生，亦可形成本病。脾为后天之本，气血生化之源，脾虚不能化气生血是本病的主要病机。本病均为虚证。喂养不当、病后失调可致脾胃虚弱或心脾两虚之证；先天禀赋不足，大病久病之后常表现为肝肾阴虚或脾肾阳虚之证。临证所见，轻度、中度贫血多为脾胃虚弱或心脾两虚之证；而重度贫血多为肝肾阴虚或脾肾阳虚之证。

（二）诊断

1.临床表现

病史常有喂养不当或慢性失血病史。饮食中铁供给不足，吸收障碍。鼻衄、肠道钩虫症是小儿慢性失血的常见疾病。临床表现发病缓慢,皮肤黏膜逐渐苍白或苍黄,以口唇、口腔黏膜及甲床最为明显,易感疲乏无力,不爱活动,食欲减退,年长儿可自诉头晕、眼前发黑等。由于骨髓外造血反应,肝、脾、淋巴结经常轻度肿大,年龄愈小,则病程愈久、肝脾肿大愈明显。

2.辅助检查

理化检查以外周血红蛋白减少为主,1b<110g／L(6岁以上<120g／L)。红细胞为小细胞、低色素性改变,网织红细胞一般正常。红细胞平均体积(MCV)<80μm³,红细胞平均血红蛋白(MCH)<27PS,红细胞平均血红蛋白浓度(MCHC)<31%。骨髓象有核细胞增生活跃,粒、红比例正常或红系增多。红细胞系统中以中幼和晚幼红细胞增加明显。胞浆成熟程度较胞核差,故各期红细胞体积较小,胞浆少,染色偏蓝。

3.临床分度

轻度贫血:血红蛋白,6个月至6岁(90~110)g/L,6岁以上(90~120)g/L,红细胞(3~4)×10¹²/L。中度贫血:血红蛋白(60~90)g/L,红细胞(2~3)×10¹²/L。重度贫血:血红蛋白(30~60)g/L,红细胞(1~2)×10¹²/L。极重度贫血:血红蛋白<30g/L,红细胞<1×10¹²/L。

本病宜与消化不良、营养不良、厌食症、精神发育迟滞、维生素D缺乏性佝偻病等相鉴别。

(三)治疗

1.中医辨证论治

(1)脾胃虚弱证

证候特点:面色苍黄,口唇黏膜爪甲苍白,不思饮食,体倦乏力,大便溏泄,舌质淡,苔薄腻,脉细无力。

治法治则:健脾和胃,益气养血。

推荐方药:参苓白术散加减。药用党参、茯苓、白术、扁豆、山药、黄芪、当归、陈皮、砂仁、鸡内金、谷芽。大便查有钩虫卵者可先服贯众汤(贯众、苦楝根皮、土荆芥、紫苏)以祛虫,虫去后再拟健脾和胃。

中成药治疗:参苓白术散,香砂六君子丸。

(2)心脾两虚证

证候特点:面色萎黄或苍白,发枯易脱,倦怠无力,食少纳呆,心悸气短,头昏目眩,唇黏膜苍白,爪甲色淡,舌质虚胖,苔薄白,脉细弱。

治法治则:补脾养心,益气生血。

推荐方药:归脾汤加减。药用党参、黄芪、白术、甘草、当归、白芍、熟地、龙眼肉、酸枣仁、木香。

中成药治疗:归脾丸,人参归脾丸。

(3)肝肾阴虚证

证候特点:面色苍白,两颧嫩红,目涩耳鸣,腰腿酸软,头晕目眩,潮热盗汗,口舌干燥,指甲枯脆,肌肤不泽,舌红少苔,脉细数。

治法治则:滋养肝肾,补阴养血。

推荐方药:左归丸加减。药用山茱萸、熟地、当归、枸杞、菟丝子、何首乌、龟板胶、鹿角胶、山药、焦山楂。

中成药治疗:六味地黄丸,归芍地黄丸。

(4)脾肾阳虚证

证候特点:面色苍白,口唇淡白,畏寒肢冷,食少便溏,或夹不消化食物,发育迟缓,精神萎靡,少气懒言,舌质淡,舌体胖,脉沉细无力。

治法治则:温补脾肾,益气养血。

推荐方药:右归丸加减。药用山茱萸、熟地、当归、枸杞、肉苁蓉、鹿角胶、肉桂、山药、焦山楂。

中成药治疗:小儿升血灵,右归丸,金匮肾气丸。

2.其他中医疗法

(1)推拿疗法:补脾经(左侧),推三关(左侧),均为100次,摩腹3~5min,捏脊3~5次。隔日1次,10次为1疗程。

(2)西药对症治疗:硫酸亚铁,稀盐酸,维生素C等。

(3)药膳食疗。参枣汤:党参10~15g,大枣15~20枚。水煎,去党参,食枣喝汤。用于体质虚弱、消瘦、疲倦者。归参鳝鱼羹:鳝鱼150~250g,当归、党参各5~10g,生葱、生姜各5g,细盐适量。煮熟趁热空腹食鱼喝汤,每日1次,连食3~5日。用于心脾气血两虚,体质虚弱,倦怠乏力者。发热腹泻者不宜用。

3.西医治疗

(1)补铁治疗。可以食补补铁、口服补体、静脉补铁。食补补铁所能补充的铁量相对来说小,口服补铁和静脉补铁补充的铁含量可以达到治疗量。静脉补铁比口服补铁生物利用度高,补铁速度快。口服补铁有消化道不良反应,静脉补铁有可能有过敏的情况发生,需要行皮试。

(2)寻找并去除导致缺铁的原因。例如消化道肿瘤、消化道溃疡、消化道息肉、消化道寄生虫等等,需要治愈这些疾病才可以彻底地治愈缺铁性贫血。

(四)随访

(1)定期随访,广泛宣传母乳喂养的优越性与合理喂养的必要性,大力提倡合理喂养,注意母亲孕期和哺乳期的营养及合理膳食。

(2)督促家长及时添加含铁丰富及铁吸收率高的辅食,如蛋黄,瘦肉,动物的肝、肾及血等,纠正小儿不良饮食习惯。

(3)教育小儿养成良好的卫生习惯,防止和及时治疗钩虫等肠道寄生虫病。

(王世彪　许新艳)

第三节 佝偻病

维生素D缺乏性佝偻病是由于儿童体内维生素D不足,致使钙磷代谢失常的一种慢性营养性疾病,临床以正在生长的骨骺端软骨板不能正常钙化,造成骨骼改变为主要特征。本病常发于冬春季,主要见于婴幼儿,尤以6~12月婴儿发病率较高。北方发病率高于南方地区,工业城市高于农村,人工喂养的婴儿发病率高于母乳喂养者。本病轻证如治疗得当,预后良好;重者如失治、误治,易导致骨骼畸形,留有后遗症,影响儿童正常生长发育。

(一)病因病机

本病在中医古医籍中多以"夜惊""鸡胸""龟背""龟胸""汗证""五软""五迟"等记述。其病因病机主要是肺脾气虚、脾虚肝旺和肾精亏损。脾为后天之本,气血生化之源,如因饮食失调、喂养失济、水谷精微不运、全身失于濡养,久而久之使先天之本肾气不足,骨髓不充,骨骼发育受阻,则发本病。

(二)诊断

1.临床表现

本病根据症状、体征可以分为四期。

初期:有多汗、烦躁、睡眠不安、夜间惊啼。多汗与室温及季节无关,常因多汗及烦躁而摇头擦枕,出现枕秃及脱发圈。还可见囟门迟闭、牙齿迟出等。

激期:除早期症状加重外,还可见乒乓头、方颅、肋串珠、肋外翻、鸡胸、漏斗胸、龟背、手脚镯、下肢弯曲等骨骼改变。

恢复期:经治疗后,症状逐渐好转而至消失,体征逐渐减轻、恢复。

后遗症期:多见于3岁以后的小儿,经治疗或自然恢复,症状逐渐消失,骨骼改变不再进展,但遗留不同程度的骨骼畸形,无其他临床症状。

2.辅助检查

初期血钙正常或稍低,血磷明显降低,钙磷乘积小于30,血清碱性磷酸酶增高。X线片可正常或钙化带稍模糊,血清25-$(OH)_2D_3$下降。激期血清钙、磷均降低,碱性磷酸酶明显增高,腕部X线片见临时钙化带模糊,干骺端增宽,边缘呈毛刷状或杯口状改变。恢复期X线片临时钙化带重现,血生化恢复正常。后遗症期理化检查均正常。

本病宜与肾性佝偻病、肾小管性酸中毒、软骨营养不良、维生素D依赖性佝偻病、先天性甲状腺功能低下、滴血磷抗维生素D佝偻病等相鉴别。

（三）治疗

1.中医辨证论治

（1）肺脾气虚证

证候特点：形体虚胖，肌肉松软，面色少华，纳呆，大便不调，多汗，睡眠不宁，囟门开大，头发稀疏易落，可见枕秃，易反复感冒，舌淡、苔薄白，指纹淡，脉细软无力。

治法治则：健脾益气，补肺固表。

推荐方药：人参五味子汤加味。药用人参、白术、茯苓、五味子、麦冬、天门冬、黄芪、炙甘草等。汗多者加煅龙骨、煅牡蛎固涩止汗，夜惊、睡眠不宁、烦躁者加炒酸枣仁、夜交藤，大便不实者加苍术、山药、白扁豆。

中成药治疗：龙牡壮骨冲剂，玉屏风口服液。

（2）脾虚肝旺证

证候特点：烦躁夜啼，惊惕不安，面色少华或面色萎黄，头部多汗，发稀枕秃，囟门迟闭，出牙延迟，纳呆食少，坐立行走无力，夜啼不宁，易惊多惕，甚则抽搐，舌淡，苔薄，指纹淡青，脉细弦。

治法治则：健脾柔肝，平肝息风。

推荐方药：益脾镇惊散加减。药用人参、白术、茯苓、朱砂、钩藤、煅龙骨、煅牡蛎、炙甘草、灯芯草。多汗者加五味子、瘪桃干；睡中惊惕者加远志、珍珠母、僵蚕；抽搐者加全蝎、蜈蚣，夜啼不宁者加蝉蜕、竹叶。

中成药治疗：健脾丸，参苓白术散。

（3）肾精亏损证

证候特点：面白虚烦，形瘦神疲，纳呆乏力，多汗肢软，筋骨萎软，立迟、行迟、齿迟，头颅方大，肋骨串珠，手镯脚镯，鸡胸龟背，下肢畸变，舌淡、苔少，指纹淡紫，脉细无力。该期已有明显骨骼畸形后遗症。

治法治则：补肾填精，佐以健脾。

推荐方药：补肾地黄丸加减。药用紫河车、熟地黄、肉苁蓉、巴戟天、菟丝子、山茱萸、枸杞、山药、酸枣仁、远志。多汗者加黄芪、煅龙骨、煅牡蛎；乏力肢软者加黄芪、党参；纳呆者加砂仁、陈皮、佛手；面白者加当归、白芍。

中成药治疗：六味地黄丸。

2.其他中医疗法

可以针灸、按摩、穴位帖等治疗。

3.西医治疗

加强护理，合理饮食，坚持经常晒太阳（6个月以下避免直晒），活动期口服维生素D2000～4000U/d，连服1个月后，改为400～800U/d，如有条件，应监测血清钙、磷、碱性磷酸酶及25-(OH)$_2$D$_3$水平。口服困难或腹泻等影响吸收时，可采用大剂量突击疗法，维生素D15万～30万U（3.75～7.5mg)/次，肌注，1个月后维生素D再以400～800U/d维持。或适量补钙和不补充微量营养素。

（四）随访

（1）用药应及时随访，1个月后如症状、体征、实验室检查均无改善时应考虑其他疾病，注意鉴别诊断。

（2）做好预防，早产儿、低出生体重儿、双胎儿生后即应补充维生素D 800~1000U/d。连用3个月后改为400~800U/d。

（王世彪 许新艳）

第四节 肺炎喘嗽

肺炎喘嗽是小儿时期常见的肺系疾病之一，以发热、咳嗽、痰壅、气急、鼻煽为主要症状，重者涕泪俱闭、面色苍白发绀。本病全年皆有，冬春两季为多，好发于婴幼儿，一般发病较急，若能早期及时治疗，预后良好。本病包括西医学所称支气管肺炎、间质性肺炎、大叶性肺炎等。

（一）病因病机

本病的病因主要有外因和内因两大类。外因主要是感受风邪、小儿寒温失调、风邪外袭而为病，风邪多夹热或夹寒为患，其中以风热为多见。小儿肺脏娇嫩，卫外不固，如先天禀赋不足，或后天喂养失宜，久病不愈，病后失调，则致正气虚弱，卫外不固，腠理不密，而易为外邪所中。

肺炎喘嗽的病变主要在肺。肺为娇脏，性喜清肃，外合皮毛，开窍于鼻。感受风邪，首先侵犯肺卫，致肺气郁闭，清肃之令不行，而出现发热、咳嗽、痰壅、气促、鼻煽等症。痰热是其病理产物，常见痰热胶结，阻塞肺络，亦有痰湿阻肺者，肺闭可加重痰阻，痰阻又进一步加重肺闭，形成宣肃不行，症情加重。

肺气郁闭，气滞血瘀，心血运行不畅，可致心失所养，心气不足，心阳虚衰的危重变证。亦可因邪热炽盛化火，内陷厥阴，出现高热动风证候。若影响脾胃升降，浊气停聚，大肠之气不行，可出现腹胀、便秘等腑实证候。

重症肺炎或素体虚弱之患儿，患病之后常迁延不愈，难以恢复，如体禀营虚卫弱者，可致长期不规则发热，或寒热往来，自汗；体禀阴液不足者，可形成发热以夜间为甚，手足心灼热，盗汗、夜寐不宁等症。

（二）诊断

1.临床表现

发病较急，轻证仅有发热咳嗽，喉间痰鸣，重证则呼吸急促，鼻翼翕动。病情严重时，痰壅气逆,喘促不安,烦躁不宁,面色苍白,唇口青紫发绀。初生儿患本病时,常见不乳、神萎、口吐白沫,可无上述典型证候。

2.辅助检查

(1)肺部听诊可闻细湿啰音,如病灶融合,可闻及管状呼吸音。

(2)X线检查见肺纹理增多、紊乱,肺部透亮度降低或增强,可见小片状、斑片状阴影,也可出现不均匀的大片状阴影。

(3)实验室检查。细菌引起的肺炎,白细胞总数较高,中性粒细胞增多,若由病毒引起,白细胞总数减少。

本病宜与急性扁桃体炎、感冒或慢性咳嗽、哮喘、鼻炎等相鉴别。

(三)治疗

1.中医辨证论治

(1)常证:风寒闭肺证

证候特点:恶寒发热,无汗不渴,咳嗽气急,痰稀色白,舌淡红,苔薄白,脉浮紧。

治法治则:辛温开肺,化痰止咳。

推荐方药:三拗汤合葱豉汤。药用麻黄、杏仁、甘草、荆芥、豆豉、桔梗、防风、金银花、连翘、炙甘草。

中成药治疗:荆防败毒颗粒,小柴胡颗粒。

(2)常证:风热闭肺证

证候特点:发热恶风,微有汗出,口渴欲饮,咳嗽,痰稠色黄,呼吸急促,咽红,舌尖红,苔薄黄,脉浮数。

治法治则:辛凉宣肺,清热化痰。

推荐方药:银翘散合麻杏石甘汤加减。药用麻黄、杏仁、生石膏、生甘草、金银花、连翘、薄荷、桔梗、牛蒡子。

中成药治疗:银翘解毒颗粒,麻杏止咳糖浆。

(3)常证:痰热闭肺证

证候特点:壮热烦躁,喉间痰鸣,痰稠色黄,气促喘憋,鼻翼翕动,或口唇青紫,舌红,苔黄腻,脉滑数。

治法治则:清热宣肺,涤痰定喘。

推荐方药:五虎汤合葶苈大枣泻肺汤。药用麻黄、杏仁、生石膏、生甘草、桑白皮、葶苈子、苏子、前胡、黄芩、虎杖、天竺黄、制胆南星、当归、赤芍。

中成药治疗:小儿肺热咳喘颗粒/口服液,热毒宁注射液。

(4)常证:痰浊闭肺证

证候特点:咳嗽气喘,喉间痰鸣,咯吐痰涎,胸闷气促,食欲不振,舌淡苔白腻,脉滑。

治法治则:温肺平喘,涤痰开闭。

推荐方药:二陈汤合三子养亲汤。药用法半夏、陈皮、莱菔子、苏子、白芥子、枳壳、前胡、杏仁。

中成药治疗:二陈丸,小儿咳喘灵颗粒,肺力咳合剂,喜炎平注射液。

(5)常证:阴虚肺热证

证候特点:低热不退,面色潮红,干咳无痰,舌质红而干,苔光剥,脉数。

治法治则:养阴清肺,润肺止咳。

推荐方药:沙参麦冬汤加减。药用南沙参、麦门冬、玉竹、天花粉、桑叶、款冬、生扁豆、甘草。

中成药治疗:养阴清肺合剂(颗粒),百合固金丸。

(6)常证:肺脾气虚证

证候特点:病程迁延,低热起伏,气短多汗,咳嗽无力,纳差,便溏,面色苍白,神疲乏力,四肢欠温,舌质偏淡,苔薄白,脉细无力。

治法治则:健脾益气,肃肺化痰。

推荐方药:人参五味子汤加减。药用人参、五味子、茯苓、白术、百部、橘红、生甘草。

中成药治疗:生脉饮,补肺丸,参苓白术散。

(7)变证:心阳虚衰证

证候特点:突然面色苍白,紫绀,呼吸困难,汗出不温,四肢厥冷,神萎淡漠或烦躁不宁,右胁下肝脏增大、质坚,舌淡紫,苔薄白,脉微弱虚数。

治法治则:温补心阳,救逆固脱。

推荐方药:参附龙牡救逆汤加减。药用人参、附子、龙骨、牡蛎、白芍、甘草。

中成药治疗:生脉注射液,参附注射液。

(8)变证:内陷厥阴证

证候特点:壮热神昏,烦躁谵语,四肢抽搐,口噤项强,两目上视,咳嗽气促,痰声辘辘,舌质红绛,指纹青紫,达命关,或透关射甲,脉弦数。

治法治则:平肝息风,清心开窍。

推荐方药:羚角钩藤汤合牛黄清心丸加减。药用羚羊角、钩藤、茯神、白芍、甘草、生地、郁金、胆南星、天竺黄。

中成药治疗:高热神昏者,加安宫牛黄丸。

2.其他中医疗法

(1)针灸疗法:主穴取尺泽、孔最、列缺、合谷、肺腧、足三里。配穴去痰热闭肺,加少商、丰隆、曲池、中脘;阳气虚脱,加气海、关元、百会。平补平泻。

(2)拔罐疗法:取穴肩胛双侧下部,用拔罐法,每次5~10min。1日1次,5d为1疗程。用于肺炎后期啰音不消失者。

3.西医治疗

首先应该消炎,同时化痰、平喘治疗,消炎药物根据社区获得性肺炎和医院获得性肺炎和感染病菌的不同,选择不同消炎药物,同时应用多索茶碱、喘定等扩气管药物,沐舒坦等化痰药物。同时可以应用雾化治疗。扩张气管化痰能够缓解气喘咳嗽。

（四）随访

（1）对于重症肺炎患儿要加强巡视随访,注意病情变化。嘱咐家长,发现患儿呼吸急促时,应保持气道通畅位置,并随时吸痰。

（2）宝妈妈一定要做到饮食宜清淡,富有营养。居室保持安静,空气新鲜。

（3）密切观察康复变化,做好出入量、体温、脉搏、呼吸等记录。

（王世彪　许新艳）

第五节　上呼吸道感染（咳嗽）

凡因感受外邪或脏腑功能失调,影响肺的正常宣肃功能,造成肺气上逆作咳,咯吐痰涎的,即称"咳嗽"。本证相当于西医学所称的上呼吸道感染、气管炎、支气管炎。冬春季节及寒温不调之时尤为多见,多发生于幼儿。

（一）病因病机

咳嗽作为一个症状,可见于诸多疾病中,当咳嗽以突出主症出现时,方可称为咳嗽,若是其他外感、内伤疾病中出现咳嗽症状,则不属于本病证。形成咳嗽的病因主要是感受外邪,以风邪为主,肺脾虚弱是其内因。病位主要在肺脾。感受外邪主要为感受风邪。小儿冷暖不知自调,风邪致病,首犯肺卫。肺主气,司呼吸,肺为邪侵,壅阻肺络,气机不宣,肃降失司,肺气上逆,则为咳嗽。风为百病之长,常夹寒夹热而致,临床有风寒、风热之区别。内伤病因小儿脾虚生痰,上贮于肺,致肺之清肃失司而发为咳嗽。或禀赋不足,素体虚弱,若外感咳嗽日久不愈,进一步耗伤气阴,发展为内伤咳嗽,有痰热、痰湿、阴虚和气虚之别。

（二）诊断

1.临床表现

咳嗽为主要症状,多继发于感冒之后,常因气候变化而发生。好发于冬春季节。肺部听诊两肺呼吸音粗糙,或可闻干啰音。

2.辅助检查

X线摄片或透视检查,示肺纹理增粗。

本病要分清楚是病毒感染还是细菌感染。当与麻疹、百日咳、水痘、猩红热等等疾病的早期症状相鉴别。

(三)治疗

1.中医辨证论治

(1)外感风寒咳嗽证

证候特点:咳嗽频作,咽痒声重,痰白清稀,鼻塞流涕,恶寒少汗,或有发热头痛,全身酸痛,舌苔薄白,脉浮紧,指纹浮红。

治法治则:驱风散寒,宣肺止咳。

推荐方药:金沸草散加减。药用金沸草、前胡、荆芥、细辛、半夏、茯苓、炙麻黄、杏仁、桔梗、枇杷叶、橘皮等。

中成药治疗:午时茶颗粒,防风通圣丸。

(2)外感风热犯肺证

证候特点:咳嗽不爽,痰黄黏稠,不易咯出,口渴咽痛,鼻流浊涕,伴有发热头痛,恶风,微汗出,舌质红,苔薄黄,脉浮数,指纹红紫。

治法治则:疏风清热,肃肺止咳。

推荐方药:桑菊饮。药用桑叶、菊花、薄荷、连翘、杏仁、桔梗、芦根、甘草、生石膏、天花粉、黄芩、枇杷叶、前胡。

中成药治疗:桑菊感冒颗粒,小儿清热宁颗粒,蛇胆川贝液,急支糖浆,小儿豉翘清热颗粒,小儿感冒颗粒。

(3)内伤痰热咳嗽证

证候特点:咳嗽痰黄,稠黏难咯,面赤唇红,口苦作渴,或有发热、烦躁不宁,尿少色黄,舌红苔黄腻,脉滑数,指纹色紫。

治法治则:清热解毒,清肺化痰。

推荐方药:清宁散加减。药用桑白皮、前胡、瓜蒌皮、葶苈子、茯苓、浙贝母、车前子、黄芩、鱼腥草、甘草、竹沥、胆南星、竹叶。

中成药治疗:橘红痰咳液,半夏露。

(4)内伤痰湿咳嗽证

证候特点:咳嗽重浊,痰多壅盛,色白而稀,胸闷纳呆,苔白腻,脉濡。

治法治则:健脾化痰,燥湿止咳。

推荐方药:二陈汤合三子养亲汤。药用陈皮、半夏、茯苓、甘草、苏子、莱菔子、白芥子、苍术、厚朴、杏仁、百部、枇杷叶。

中成药治疗:二陈丸,清热化滞颗粒。

(5)内伤阴虚咳嗽证

证候特点:干咳无痰,或痰少而黏,不易咯出,口渴咽干,喉痒声嘶,手足心热,或咳嗽带血,午后潮热,舌红少苔,脉细数。

治法治则:滋阴润肺,兼清余热。

推荐方药:沙参麦冬汤加减。药用南沙参、麦门冬、玉竹、天花粉、生扁豆、桑叶、生甘草、川贝母、炙枇杷叶、海浮石、白薇、生地黄、石斛等。

中成药治疗:养阴清肺丸,百合固金丸。

(6)内伤气虚咳嗽证

证候特点:咳而无力,痰白清稀,面色苍白,气短懒言,语声低微,喜温畏寒,体虚多汗,舌质淡嫩,脉细少力。

治法治则:健脾补肺,益气化湿。

推荐方药:六君子汤加味。药用党参、白术、茯苓、甘草、陈皮、半夏、黄芪、生姜、大枣、杏仁、川贝母、炙枇杷叶。

中成药治疗:六君子丸,补中益气丸,健脾丸,参苓白术散。

2.其他中医疗法

(1)针灸疗法:取穴,①天突、曲池、内关、丰隆;②肺腧、尺泽、太白、太冲。每日取1组,两组交替使用,每日1次,10~15次为1疗程,中等刺激,或针后加灸。

(2)药物外治:丁香、肉桂各3g,共为末。温水调敷肺腧穴,固定。每日换1次。

3.西医治疗

如果是细菌性感染,需要用青霉素或其他抗生素治疗;大多数急性上呼吸道感染以病毒为主,抗生素非但治疗无效,还可能引起机体菌群失调,所以必须避免滥用。当合并细菌感染时,引起的咽炎或者是扁桃体炎,青霉素有效,如果两到三天后无效,可以考虑是其他病原体感染,高热时可选择一些退热药,比如布洛芬,根据病情进行服药,一天不要超过四次,避免用量过大,出现体温骤降的情况,对于小儿轻咳,尤其是婴儿,不宜大量用止咳的中西药品。

(四)随访

(1)加强随访,嘱咐康复患儿多锻炼,增强抗病能力。咳嗽期间,适当休息,多饮水,饮食宜清淡,避免腥、辣、油腻之品。注意气候变化,防止受凉,特别秋冬季节,注意胸、背、腹部保暖,以防外感。

(2)注意保持室内空气流通,避免煤气、尘烟等刺激。

(王世彪　许新艳)

第六节　小儿腹泻

泄泻是以大便次数增多,粪质稀薄或如水样为特征的一种小儿常见病。西医称泄泻为腹泻,发于婴幼儿者称婴幼儿腹泻。本病以2岁以下的小儿最为多见。虽一年四季均可发生,但以夏秋季节发病率为高,秋冬季节发生的泄泻,容易引起流行。本病轻者治疗得当,预后良好。重者泄下过度,易见气阴两伤,甚至阴竭阳脱。久泻迁延不愈者,则易转为疳证或出现慢惊风。

(一)病因病机

小儿泄泻发生的原因,以感受外邪、内伤饮食、脾胃虚弱为多见。其主要病变在脾胃,因胃主受纳腐熟水谷,脾主运化水谷精微,若脾胃受病,则饮食入胃,水谷不化,精微不布,清浊不分,合污而下,致成泄泻。

(1)感受外邪。外感风、寒、暑、湿、热邪均可致泻,一般冬春多为风寒(湿)致泻,夏秋多暑湿(热)致泻。小儿暴泻以湿热泻最为多见。

(2)内伤饮食。小儿脾常不足,运化力弱,饮食不知自节,若调护失宜,哺乳不当,饮食失节或不洁,过食生冷瓜果或不消化食物,皆能损伤脾胃,而发生泄泻。

(3)脾胃虚弱。先天禀赋不足,后天调护失宜,或久病迁延不愈,皆可导致脾胃虚弱。胃弱则腐熟失职,脾虚则运化失常,因而水反为湿,谷反为滞,清浊不分,合污而下,而成脾虚泻。亦有暴泻实证,失治误治,迁延不愈,损伤脾胃,而由实证转为虚证泄泻者。

(4)脾肾阳虚。脾虚致泻者,一般先耗脾气,继伤脾阳,日久则脾损及肾,造成脾肾阳虚。肾阳不足,火不暖土,阴寒内盛,水谷不化,并走肠间,而致脾肾阳虚泻。

(5)变证多发。由于小儿具有"稚阴稚阳"的生理特点,以及"易虚易实,易寒易热"的病理特点,且小儿泄泻病情较重时,利下过度,又易于损伤气液,出现气阴两伤,甚至阴伤及阳,导致阴竭阳脱的危重变证。若久泻不止,土虚木旺,肝木无制而生风,可出现慢惊风;脾虚失运,生化乏源,气血不足以荣养脏腑肌肤,久则可致疳证。

(二)诊断

1.临床表现

有乳食不节、饮食不洁或感受时邪病史。大便次数增多,每日超过3~5次,多者达10次以上,呈淡黄色,如蛋花汤样,或黄绿稀溏,或色褐而臭,可有少量黏液。或伴有恶心、呕吐、腹痛、发热、口渴等症。重症腹泻及呕吐严重者,可见小便短少、体温升高、烦渴神疲、皮肤干瘪、囟门凹陷、目眶下陷、啼哭无泪等脱水症,以及口唇樱红、呼吸深长、腹胀等酸碱平衡失调和电解质紊乱的表现。

2.辅助检查

大便镜检可有脂肪球或少量白细胞、红细胞。大便病原体检查可有致病性大肠杆菌或病毒检查阳性等。

本病宜与生理性腹泻、过敏性腹泻、痢疾、坏死性肠炎、霍乱等相鉴别。

(三)治疗

1.中医辨证论治

(1)伤食泄泻证

证候特点:大便稀溏,夹有乳凝块或食物残渣,气味酸臭,或如败卵,脘腹胀满,便前腹痛,泻后痛减,腹痛拒按,嗳气酸馊,或有呕吐,不思乳食,夜卧不安,舌苔厚腻,或微黄。

治法治则:健脾和胃,消食导滞。

推荐方药:保和丸加减。药用山楂、神曲、莱菔子、陈皮、半夏、茯苓、连翘、木香、厚朴、槟榔、生姜。

中成药治疗:保和丸,健胃消食片。

(2)风寒泄泻证

证候特点:大便清稀,中多泡沫,臭气不甚,肠鸣腹痛,或伴恶寒发热,鼻流清涕,咳嗽,舌淡,苔薄白。

治法治则:疏风散寒,化湿和中。

推荐方药:藿香正气散加减。药用藿香、苏叶、白芷、生姜、大腹皮、厚朴、陈皮、半夏、苍术、茯苓、甘草、大枣。

中成药治疗:藿香正气胶囊,纯阳正气丸。

(3)湿热泄泻证

证候特点:大便水样,或如蛋花汤样,泻下急迫,量多次频,气味秽臭,或见少许黏液,腹痛时作,食欲不振,或伴呕恶,神疲乏力,或发热烦闹,口渴,小便短黄,舌红,苔黄腻,脉滑数。

治法治则:清热解毒,利湿止泻。

推荐方药:葛根黄芩黄连汤加减。药用葛根、黄芩、黄连、甘草、连翘、马齿苋、车前子、茯苓、苍术、木香、芦根、藿香、佩兰、竹茹、半夏等。

中成药治疗:甘露消毒丹,葛根芩连丸。

(4)脾虚泄泻证

证候特点:大便稀溏,色淡不臭,多于食后作泻,时轻时重,面色萎黄,形体消瘦,神疲倦怠,舌淡苔白,脉缓弱。

治法治则:健脾益气,助运止泻。

推荐方药:参苓白术散加减。药用党参、白术、茯苓、甘草、山药、莲肉、扁豆、薏仁、砂仁、桔梗、藿香、陈皮、焦山楂、木香、枳壳等。

中成药治疗:参苓白术散,人参健脾丸。

(5)脾肾阳虚证

证候特点:久泻不止,大便清稀,完谷不化,或见脱肛,形寒肢冷,面色㿠白,精神萎靡,睡时露睛,舌淡苔白,脉细弱。

治法治则:补脾温肾,固涩止泻。

推荐方药:附子理中汤合四神丸加减。药用党参、白术、甘草、干姜、吴茱萸、附子、补骨脂、肉豆蔻、五味子、炙黄芪、升麻、石榴皮等。

中成药治疗:附子理中丸,四神丸。

(6)气阴两伤证

证候特点:泻下无度,质稀如水,精神萎靡或心烦不安,目眶及前囟凹陷,皮肤干燥或枯瘪,啼哭无泪,口渴引饮,小便短少,甚至无尿,唇红且干,舌红少津,苔少或无苔,脉细数。

治法治则:益气养阴,酸甘敛阴。

推荐方药:人参乌梅汤加减。药用人参、炙甘草、乌梅涩肠止泻,木瓜、莲子、山药、山楂炭、诃子、赤石脂、石斛、玉竹、天花粉、芦根等。

中成药治疗:生脉饮。

(7)阴竭阳脱证

证候特点:泻下不止,次频量多,精神萎靡,表情淡漠,面色青灰或苍白,哭声微弱,啼哭无泪,尿少或无,四肢厥冷,舌淡无津,脉沉细欲绝。

治法治则:挽阴回阳,救逆固脱。

方药:生脉散合参附龙牡救逆汤加减。药用人参、麦冬、五味子、白芍、炙甘草、附子、龙骨、牡蛎。

中成药治疗:参麦注射液,参附注射液。

2.其他中医疗法

(1)针刺疗法:取足三里、中脘、天枢、脾腧。发热加曲池,呕吐加内关、上脘,腹胀加下脘,伤食加刺四缝,水样便多加水分。实证用泻法,虚证用补法,每日1~2次。

(2)灸法:取足三里、中脘、神阙。隔姜灸或艾条温和灸,每日1~2次。用于脾虚泻、脾肾阳虚泻。

(3)推拿疗法:运脾土、推大肠、清小肠各100次,摩腹3min,揉天枢、揉龟尾、推七节骨各100次,捏脊3~5遍。发热加退六腑、清天河水,偏寒湿加揉外劳宫100次,偏湿热加清大肠100次,偏伤食加推板门100次,偏脾虚加揉足三里。

(4)药物外治:丁香2g,吴茱萸30g,胡椒30粒,共研细末。每次1~3g,醋调成糊状,敷贴脐部,每日1次。用于风寒泻、脾虚泻。鬼针草30g,加水适量。煎沸后倒入盆内,先熏后浸泡双足,每日3~5次,连用3~5日。用于小儿各种泄泻。

3.西医治疗

以预防或纠正脱水,调整饮食结构,合理用药,预防并发症为原则。

(四)随访

(1)定期随访,密切观察病情变化,防止发生泄泻变证。嘱咐适当控制饮食,减轻胃肠负担,吐泻严重及伤食泄泻患儿可暂时禁食6~8h,以后随着病情好转,逐渐增加饮食量。注意饮食卫生,忌食油腻、生冷及不易消化的食物。注意气候变化,防止腹部受凉。

(2)保持皮肤清洁干燥,勤换尿布。每次大便后,宜用温水清洗臀部,并扑上爽身粉,防止发生红臀。

(3)提倡母乳喂养,不宜在夏季及小儿有病时断奶,遵守添加辅食的原则,注意科学喂养。

(王世彪　许新艳)

第七节 小儿惊厥

惊厥是小儿时期常见的一种急重病证,以临床出现抽搐、昏迷为主要特征。又称"惊风",俗名"抽风"。任何季节均可发生,一般以1~5岁的小儿为多见,年龄越小,发病率越高。其证情往往比较凶险,变化迅速,威胁小儿生命。本病西医学称小儿惊厥。其中伴有发热者,多为感染性疾病所致,颅内感染性疾病常见有脑膜炎、脑脓肿、脑炎、脑寄生虫病等;颅外感染性疾病常见有高热惊厥、各种严重感染(如中毒性菌痢、中毒性肺炎、败血症等)。不伴有发热者,多为非感染性疾病所致,除常见的癫痫外,还有水及电解质紊乱、低血糖、药物中毒、食物中毒、遗传代谢性疾病、脑外伤、脑瘤等。临证要详细询问病史,细致检查体格,并做相应实验室检查,以明确诊断,及时进行针对性治疗。

(一)病因病机

惊风的症状,临床上可归纳为八候。所谓八候,即搐、搦、颤、掣、反、引、窜、视。八候的出现,表示惊风已在发作。但惊风发作时,不一定八候全部出现。由于惊风的发病有急有缓,证候表现有虚有实,有寒有热,故临证常将惊风分为急惊风和慢惊风。凡起病急暴,属阳属实者,统称急惊风;凡病势缓慢,属阴属虚者,统称慢惊风。

急惊风病因以外感六淫、疫毒之邪为主,偶有暴受惊恐所致。其主要病机是热、痰、惊、风的相互影响,互为因果。其主要病位在心肝两经。小儿外感时邪,易从热化,热盛生痰,热极生风,痰盛发惊,惊盛生风,则发为急惊风。

慢惊风多见于大病久病之后,气血阴阳俱伤;或因急惊未愈,正虚邪恋,虚风内动;或先天不足,后天失调,脾肾两虚,筋脉失养,风邪入络。其病位在肝、脾、肾,病理性质以虚为主。多系脾胃受损,土虚木旺化风;或脾肾阳虚,虚极生风;或肝肾阴虚,筋脉失养生风。

(二)诊断

1.临床表现

(1)急惊风:突然发病,出现高热、神昏、惊厥、喉间痰鸣、两眼上翻、凝视,或斜视,可持续几秒至数分钟。严重者可反复发作甚至呈持续状态而危及生命。可有接触传染病人或饮食不洁的病史。

(2)慢惊风:具有呕吐、腹泻、脑积水、佝偻病等病史。起病缓慢,病程较长。面色苍白,嗜睡无神,抽搐无力,时作时止,或两手颤动,筋惕肉瞤,脉细无力。

2.辅助检查

中枢神经系统感染患儿,脑脊液检查有异常改变,神经系统检查出现病理性反射。细菌感染性疾病,血常规检查白细胞及中性粒细胞常增高。必要时可做大便常规及大便细菌培养、血液生化、血培养、脑电图、摄胸片、脑脊液、头颅CT等有关检查,以明确诊断原发疾病。

本病宜与抽动症、屏气发作、晕厥等相鉴别。

(三)治疗

1. 中医辨证论治

(1)急惊风:风热动风证

证候特点:发热骤起,头痛身痛,咳嗽流涕,烦躁不宁,四肢拘急,目睛上视,牙关紧闭,舌红苔白,脉浮数或弦数。

治法治则:疏风清热,息风止痉。

推荐方药:银翘散加减。药用金银花、连翘、薄荷、防风、蝉蜕、菊花、僵蚕、钩藤。

中成药治疗:小儿牛黄散,小儿回春丹,紫雪散。

(2)急惊风:气营两燔证

证候特点:起病急骤,高热烦躁,口渴欲饮,神昏惊厥,舌苔黄糙,舌质深红或绛,脉数有力。

治法治则:清瘟败毒饮加减。药用连翘、石膏、黄连、黄芩、栀子、知母、生地、水牛角、赤芍、玄参、丹皮、羚羊角、石决明。

中成药治疗:至宝丹,紫雪丹,玉枢丹。

(3)急惊风:邪陷心肝证

证候特点:高热烦躁,手足躁动,反复抽搐,项背强直,四肢拘急,口眼相引,神识昏迷,舌质红绛,脉弦滑。

治法治则:清心开窍,平肝熄风。

推荐方药:羚角钩藤汤加减。药用羚羊角、钩藤、僵蚕、菊花、石菖蒲、川贝母、广郁金、龙骨、竹茹、黄连。

中成药治疗:安宫牛黄丸。

(4)急惊风:湿热疫毒证

证候特点:起病急骤,突然壮热,烦躁谵妄,神志昏迷,反复惊厥,呕吐腹痛,大便腥臭,或夹脓血,舌质红,苔黄腻,脉滑数。

治法治则:清化湿热,解毒熄风。

推荐方药:黄连解毒汤加味。药用黄芩、黄连、黄柏、山栀、白头翁、秦皮、钩藤、石决明。

中成药治疗:安宫牛黄丸,紫雪丹,玉枢丹。

(5)急惊风:惊恐惊风证

证候特点:暴受惊恐后突然抽搐,惊跳惊叫,神志不清,四肢欠温,舌苔薄白,脉乱不齐。

治法治则:镇惊安神,平肝熄风。

推荐方药:琥珀抱龙丸加减。药用琥珀、朱砂、金箔、胆南星、天竺黄、人参、茯苓、淮山药、甘草、菖蒲、钩藤、石决明。

中成药治疗：止痉散。

（6）慢惊风：土虚木亢证

证候特点：形神疲惫，面色萎黄，嗜睡露睛，四肢不温，足跗及面部轻度浮肿，神志不清，阵阵抽搐，大便稀薄，色带青绿，时有肠鸣，舌淡苔白，脉细弱。

治法治则：温运脾阳，扶土抑木。

推荐方药：缓肝理脾汤加减。药用党参、茯苓、白术、山药、扁豆、炙甘草、煨姜、桂枝、白芍、钩藤。

（7）慢惊风：脾肾阳虚证

证候特点：面色苍白或灰滞，囟门低陷，精神极度委顿，沉睡昏迷，口鼻气冷，额汗涔涔，四肢厥冷，手足蠕蠕震颤，大便澄澈清冷，舌质淡，苔薄白，脉沉细无力。

治法治则：温补脾肾，回阳救逆。

推荐方药：固真汤合逐寒荡惊汤加减。药用党参、黄芪、白术、茯苓、炙甘草、炮附子、肉桂、川椒、炮姜、灶心土。

（8）慢惊风：阴虚风动证

证候特点：虚烦疲惫，面色潮红，低热消瘦，震颤瘛疭；或肢体拘挛，手足心热，大便干结，舌光无苔，质绛少津，脉细数。

治法治则：育阴潜阳，滋水涵木。

推荐方药：大定风珠加减。药用鸡子黄、阿胶、地黄、石斛、麦冬、龟板、鳖甲、牡蛎。

2.其他中医疗法

（1）针灸疗法：体针治疗惊厥取穴人中、合谷、内关、太冲、涌泉、百会、印堂。高热取穴曲池、大椎、十宣放血，痰鸣取穴丰隆，牙关紧闭取穴下关、颊车。均采用中强刺激手法。耳针取穴神门、皮质下强刺激。

（2）推拿疗法：高热，推三关、透六腑、清天河水。昏迷，捻耳垂，掐委中。抽痉，掐天庭、掐人中、拿曲池、拿肩井。急惊风欲作时，拿大敦穴、拿鞋带穴。惊厥身向前曲，掐委中穴。身向后仰，掐膝眼穴。牙关不利，神昏窍闭，掐合谷穴。

3.西医治疗

对症治疗，退热物理降温，止惊首选安定，降低颅内压用20％甘露醇等。

（四）随访

（1）定期随访。抽搐时，切勿用力强制，以免扭伤骨折。将患儿头部歪向一侧，防止呕吐物吸入。将纱布包裹压舌板，放在上下牙齿之间，防止咬伤舌体。保持安静，避免刺激。密切注意病情变化。昏迷、抽搐、痰多的患儿，应注意保持呼吸道通畅，防止窒息。

（2）平时加强体育锻炼，提高抗病能力，避免时邪感染。注意饮食卫生，不吃腐败及变质食物。按时预防接种，避免跌仆惊骇。有高热惊厥史患儿，在外感发热初起时，要及时降温，服用止痉药物。

（3）对长期卧床的患儿，要经常改变体位，必要时可垫海绵垫褥或气垫褥等，经常用温水擦澡、擦背或用温热毛巾行局部按摩，避免发生褥疮。

（王世彪　许新艳）

第八节　病毒性心肌炎

病毒性心肌炎是病毒侵犯心脏，以心肌局限性或弥漫性病变为主的疾病，有的可伴有心包或心内膜炎症改变。以神疲乏力，面色苍白，心悸，气短，肢冷，多汗为临床特征。近年来病毒性心肌炎的发病率有增多的趋势。本病发病年龄以3~10岁小儿多见，其临床表现轻重不一，轻者可无明显的自觉症状，只出现心电图改变，重者心律失常、心脏扩大，少数发生心源性休克或急性心力衰竭，甚至猝死。本病如能及时诊断和治疗，预后大多良好，部分患儿因治疗不及时或病后调养失宜，可迁延不愈，形成顽固性心律失常。病毒性心肌炎在古代医籍中无专门记载，根据本病的主要临床证候，属中医学风温、心悸、怔忡、胸痹等范畴。

（一）病因病机

本病的发病内因是正气亏虚，外因是温热邪毒侵袭。小儿脏腑娇嫩，卫外功能不固，温热、湿热邪毒外感，从口鼻而入，蕴郁于脾胃。继则邪毒由表入里，留而不去，内舍于心，导致心脉痹阻，心血运行不畅，或热毒之邪灼伤营阴，可致心之气阴亏虚。心气不足，血行无力，血流不畅，可致气滞血瘀。病久阴损及阳，或患儿素体阳气虚弱，病初即可出现心肾阳虚甚至心阳欲脱之危证。本病后期常因医治不当，或汗下太过，气阴受损，心脉失养，出现以心悸为主的虚证。本病以外感温热、湿热邪毒为发病主因，瘀血、湿浊为病变过程中的病理产物。病初以邪实正虚、虚实夹杂为主，后期则以正气亏虚，心之气阴不足为主。

（二）诊断

1.临床表现

发病前1~3周内有上呼吸道感染、腹泻、呕吐、腹痛、发热等前驱症状。随后出现面色苍白、乏力、多汗、厌食、胸闷、恶心、呕吐、上腹部不适等；症状严重时可有水肿、气促、活动受限。可突发心力衰竭、肺水肿、严重心律失常、心源性休克、心脑综合征。

2.辅助检查

检查患儿心脏大小，正常或增大，心率增快或减慢，心音减弱，第一心音低钝，频发早搏，甚至胎心音或奔马律。个别病例心前区可听到Ⅰ~Ⅲ级收缩期杂音，心包摩擦音或心包积液体征。

本病宜与风湿性心肌炎、自身免疫性疾病等相鉴别。

（三）治疗

1. 中医辨证论治

（1）邪毒犯心证

证候特点：发热或低热延绵，或不发热，鼻塞流涕，咽红肿痛，咳嗽有痰，或腹痛腹泻，肌痛肢楚，短气心悸，胸闷胸痛，舌红苔薄，脉细数或结代。

治法治则：清热解毒，扶正养心。

推荐方药：银翘散加减。药用金银花、连翘、薄荷、淡豆豉、板蓝根、贯众、虎杖、玄参、太子参、麦冬、黄芩、生石膏、山栀、丹参、红花、五味子等。

中成药治疗：银翘解毒丸，丹参片。

（2）湿热侵心证

证候特点：寒热起伏，全身肌肉酸痛，恶心呕吐，腹痛腹泻，心慌胸闷，肢体乏力，舌红，苔黄腻，脉濡数或结代。

治法治则：清热化湿，解毒透邪。

推荐方药：葛根黄芩黄连汤加减。药用葛根、黄连、山豆根、板蓝根、苦参、黄芩、陈皮、石菖蒲、郁金、瓜蒌、薤白、甘松、丹参、柏子仁、龙骨等。

中成药治疗：葛根芩连颗粒。

（3）气阴亏虚证

证候特点：心悸不宁，活动后尤甚，少气懒言，神疲倦怠，头晕目眩，烦热口渴，夜寐不安，舌光红少苔，脉细数或促或结代。

治法治则：益气养阴，宁心安神。

推荐方药：炙甘草汤合生脉散加减。药用炙甘草、党参、桂枝、生地、阿胶、麻仁、麦冬、五味子、酸枣仁、丹参、瓜蒌仁、柏子仁等。

中成药治疗：生脉饮，生脉注射液。

（4）心肾阳虚证

证候特点：心悸怔忡，神疲乏力，畏寒肢冷，面色苍白，头晕多汗，甚则肢体浮肿，呼吸急促，舌质淡胖或淡紫，脉细无力或结代。

治法治则：温补肾阳，宁心安神。

推荐方药：真武汤加减。药用附子、干姜、鹿衔草、炙甘草、白术、茯苓、泽泻、丹参、柏子仁、龙骨、桂枝等。

中成药治疗：参脉注射液，参附注射液。

（5）心脉瘀滞证

证候特点：心悸不宁，胸闷憋气，心前区痛如针刺，面色晦暗，唇甲青紫，舌质紫暗，或舌边尖见有瘀点，脉结代。

治法治则:行气活血,宁心安神。

推荐方药:血府逐瘀汤加减。药用当归、丹参、桃仁、红花、赤芍、川芎、柴胡、延胡索、川楝子、桂枝、炙甘草。

中成药治疗:血府逐瘀汤口服液,复方丹参滴丸,速效救心丸。

2.其他中医疗法

(1)体针疗法:主穴取心俞、巨阙、间使、神门、血海,配穴取大陵、膏肓、丰隆、内关。用补法,得气后留针30min,隔日1次。

(2)耳针疗法:取心、交感、神门、皮质下,隔日1次。或用王不留行籽压穴,用橡皮膏固定,每日按压2~3次。

3.西医治疗

包括抗病毒及免疫调节药物、心律失常治疗、心力衰竭的治疗和改善心肌代谢和抗氧化治疗。重症患儿在急性期可静脉滴注大剂量维生素C,每次2~5g,并用能量合剂(三磷酸腺苷、辅酶A、胰岛素、氯化钾、维生素B$_6$、维生素C,溶于10%葡萄糖注射液中)静脉滴注,1日1次。对危重患儿,可用地塞米松或氢化可的松静脉滴注。出现心力衰竭,可用强心剂如地高辛或西地兰,剂量为常规量的1/2~2/3,以免洋地黄中毒。严重心律失常,选用心律平、慢心律等抗心律失常药。

(四)随访

(1)定期随访,急性期应卧床休息,一般需3~6周,重者宜卧床6个月至1年。待体温稳定3~4周后,心衰控制,心律失常好转,心电图改变好转时,可逐渐增加活动量。密切观察患儿病情变化,一旦发现患儿心率明显增快或减慢,严重心律失常、呼吸急促、面色青紫,应立即采取各种抢救措施。

(2)饮食宜清淡和富有营养,忌食过于甘肥厚腻及辛辣之品,不饮浓茶。平素增强体质,积极预防呼吸道或肠道病毒感染。避免过度疲劳,不宜做剧烈运动。

(王世彪 许新艳)

第九节 麻 疹

麻疹是由外感麻毒时邪引起的一种急性出疹性时行疾病。以发热、咳嗽、流涕、眼泪汪汪、全身布发红色斑丘疹及早期口腔两颊黏膜出现麻疹黏膜斑为特征。因其疹点如麻粒大,故名麻疹,中国南方地区称为痧、痧疹。西医学亦称本病为麻疹。本病发病年龄以6个月至5岁为多,一年四季都有发生,但好发于冬、春二季,且常引起流行。麻疹在古代属儿科四大要证之一,严重危害儿童健康。20世纪60年代以来,中国普遍使用麻疹减毒疫苗预防接种,使本病发病率显著下降,有效地控制了大流行。近年来,临床上非典型麻疹病例增多,症状较轻,病程较短,麻疹逆证少见,发病有向较大年龄推移的现象,成人中未做过预防接种及未患过本病者的病例临床时有所见,值得引起注意。本病发病过程中若治疗调护适当,出疹顺利,大多预后良好;反之,调护失宜,邪毒较重,正不胜邪,可引起逆证险证,危及生命。患病后一般可获终生免疫。

(一)病因病机

麻疹的主要发病原因为感受麻毒时邪。麻毒时邪从口鼻吸入,侵犯肺脾。肺主皮毛,属表,开窍于鼻,司呼吸。毒邪犯肺,早期邪郁肺卫,宣发失司,临床表现为发热、咳嗽、喷嚏、流涕等,类似伤风感冒,此为初热期。脾主肌肉和四末,麻毒入于气分,正气与毒邪抗争,驱邪外泄,皮疹透发于全身,并达于四末,疹点出齐,此为见形期。疹透之后,毒随疹泄,麻疹逐渐收没,热去津伤,进入收没期。这是麻疹顺证的病机演变规律。麻疹以外透为顺,内传为逆。若正虚不能托邪外出,或因邪盛化火内陷,均可导致麻疹透发不顺,形成逆证。如麻毒内归,或它邪乘机袭肺,灼津炼液为痰,痰热壅盛,肺气闭郁,则形成邪毒闭肺证。麻毒循经上攻咽喉,疫毒壅阻,咽喉不利,而致邪毒攻喉证。若麻毒炽盛,内陷厥阴,蒙蔽心包,引动肝风,则可形成邪陷心肝证。少数患儿血分毒热炽盛,皮肤出现紫红色斑丘疹,融合成片;若患儿正气不足,麻毒内陷,正不胜邪,阳气外脱,可出现内闭外脱之险证。此外,麻毒移于大肠,可引起协热下利;毒结阳明,可出现口疮、牙疳;迫血妄行,可导致鼻衄、吐血、便血等证。

(三)诊断

1.临床表现

(1)初起发热,流涕,咳嗽,两目畏光多泪,口腔两颊黏膜近臼齿处可见麻疹黏膜斑。

(2)典型皮疹自耳后发际及颈部开始,自上而下,蔓延全身,最后达于手足心。皮疹为玫瑰色斑丘疹,可散在分布,或不同程度融合。疹退后有糠麸样脱屑和棕褐色色素沉着。

(3)未接种过麻疹疫苗者,在流行季节,或近期有麻疹患者接触史。

2.辅助检查

血象可见白细胞总数减少。疾病早期患儿鼻、咽、眼分泌物涂片,可见多核巨细胞。应用荧光标记的特异抗体,检测患儿鼻咽分泌物或尿沉渣涂片的麻疹病毒抗原,有助于早期诊断。

本病宜与风疹、婴儿玫瑰疹、猩红热、肠道病毒感染、败血症、斑疹伤寒、药物过敏、过敏性皮疹、川崎病等相鉴别。

(三)治疗

1.中医辨证论治

(1)顺证:邪犯肺卫证(初热期)

证候特点:发热,微恶风寒,鼻塞流涕,喷嚏,咳嗽,两眼红赤,泪水汪汪,倦怠思睡,小便短赤,大便稀溏。发热第2~3d,口腔两颊黏膜红赤,贴近臼齿处见微小灰白色麻疹黏膜斑,周围红晕,由少渐多。舌苔薄白或微黄,脉浮数。

治法治则:辛凉透表,清宣肺卫。

推荐方药:银翘解毒汤加减。药用升麻、葛根、荆芥、防风、薄荷、连翘、前胡、牛蒡子、甘草、桔梗、生地、玄参、石斛、竹叶等。

中成药治疗:银翘解毒颗粒,正柴胡饮,银胡抗感合剂。

(2)顺证:邪入肺胃证(见形期)

证候特点:发热持续,起伏如潮,阵阵微汗,谓之"潮热",每潮一次,疹随外出。疹点先见于耳后发际,继而头面、颈部、胸腹、四肢,最后手心、足底、鼻准部都见疹点即为出齐。疹点初起细小而稀少,渐次加密,疹色先红后暗红,稍觉凸起,触之碍手。伴口渴引饮,目赤眵多,咳嗽加剧,烦躁或嗜睡,舌质红,舌苔黄,脉数。

治法治则:清凉解毒,佐以透发。

推荐方药:清解透表汤加减。药用金银花、连翘、桑叶、菊花、西河柳、葛根、蝉蜕、牛蒡子、升麻、丹皮、紫草、生地、玄参、山栀、黄连、石膏等。

中成药治疗:银翘解毒丸和黄芩片,板蓝根颗粒和羚羊感冒胶囊,柴胡口服液,蓝芩口服液。

(3)顺证:阴津耗伤证(收没期)

证候特点:疹点出齐后,发热渐退,咳嗽渐减,声音稍哑,疹点依次渐回,皮肤呈糠麸状脱屑,并有色素沉着,胃纳增加,精神好转,舌质红少津,苔薄净,脉细软或细数。

治法治则:养阴益气,清解余邪。

推荐方药:沙参麦冬汤加减。药用沙参、麦冬、天花粉、玉竹、扁豆、甘草、桑叶、地骨皮、银柴胡、麦芽、火麻仁等。

中成药治疗:杞菊地黄丸,洋参雪蛤口服液,生脉饮,玄麦甘桔颗粒。

(4)逆证:邪毒闭肺证

证候特点:高热烦躁,咳嗽气促,鼻翼翕动,喉间痰鸣,疹点紫暗或隐没,甚则面色青灰,口唇紫绀,舌质红,苔黄腻,脉数。

治法治则:宣肺开闭,清热解毒。

推荐方药:麻杏石甘汤加减。药用麻黄、石膏、杏仁、甘草、浙贝母、竹沥、天竺黄、葶苈子、丹参、红花、黄芩、鱼腥草、虎杖、黄连、大黄、山栀等。

(5)逆证:邪毒攻喉证

证候特点:咽喉肿痛,声音嘶哑,咳声重浊,声如犬吠,喉间痰鸣,甚则吸气困难,胸高胁陷,面唇紫绀,烦躁不安,舌质红,苔黄腻,脉滑数。

治法治则:清热解毒,利咽消肿。

推荐方药:清咽下痰汤加减。药用玄参、射干、甘草、桔梗、牛蒡子、银花、板蓝根、葶苈子、全瓜蒌、浙贝母、马兜铃、大黄、玄明粉等。咽喉肿痛者,加六神丸清利咽喉。

(6)逆证:邪陷心肝证

证候特点:高热不退,烦躁谵妄,皮肤疹点密集成片,色泽紫暗,甚则神昏、抽搐,舌质红绛起刺,苔黄糙,脉数。

治法治则:平肝熄风,清营解毒。

推荐方药:羚角钩藤汤加减。药用羚羊角粉(另调服)、钩藤、桑叶、菊花、茯神、竹茹、浙贝母、鲜生地、白芍、甘草。痰涎壅盛者,加石菖蒲、陈胆星、矾水郁金、鲜竹沥清热化痰开窍;大便干结者,加大黄、芒硝清热通腑。

中成药治疗:高热、神昏、抽搐者,可选用紫雪丹、安宫牛黄丸以清心开窍,镇惊熄风。

2.其他中医疗法

(1)芫荽子(或新鲜茎叶)适量,加鲜葱、米酒同煎取汁。乘热置于罩内熏蒸,然后擦洗全身,再覆被取汗。用于麻疹透发不畅者。

(2)麻黄、芫荽、浮萍各15g,黄酒60mL,加水适量煮沸。让水蒸气满布室内,再用热毛巾沾药液,敷头面、胸背。也可用西河柳30g,荆芥穗、樱桃叶各15g,煎汤熏洗。均用于麻疹透发不畅者。

3.西医治疗

卧床休息,房内保持适当的温度和湿度,常通风保持空气新鲜。对症治疗,高热时可用小量退热剂;烦躁可适当给予苯巴比妥等镇静剂;剧咳时用镇咳祛痰剂;继发细菌感染可给抗生素。麻疹患儿对维生素A需要量大,世界卫生组织推荐,在维生素A缺乏区的麻疹患儿应补充维生素A,预防感染的传播。

(四)随访

(1)按计划接种麻疹减毒活疫苗。麻疹流行期间,要避免去公共场所和流行区域,减少感染机会。若接触传染源后,可采取被动免疫方法,注射胎盘球蛋白、丙种球蛋白等,并采取隔离措施,观察21d。

(2)麻疹患儿应早发现,早隔离,早治疗。一般在出疹第6d即无传染性。并发肺炎者,隔离时间延长至疹后10d。

(3)做好麻疹的护理。卧室空气流通,温度、湿度适宜,避免直接吹风受寒和过强阳光刺激,床铺被褥舒适柔软,环境安静。注意补足水分,饮食应清淡,易消化,发热出疹期忌油腻辛辣之品,恢复期宜营养丰富食物。注意保持眼睛、鼻孔、口腔、皮肤的清洁卫生,每天按时清洗,防止破溃感染,发生并发症。

(王世彪　许新艳)

第十节 水 痘

水痘是常见的小儿急性出疹性传染病。本病中医和西医病名一致。临床可有发热,皮肤分批出现皮疹,斑疹、丘疹、疱疹、结痂同时存在为主要特征。本病传染性强,各年龄段小儿均可发病,高发年龄为6～9岁,多流行于冬、春季节。本病可发生肺炎、脑炎等并发症。

(一)病因病机

本病多为外感时行邪毒,由口鼻而入,蕴郁肺脾。外邪袭肺,宣降失常,则出现肺卫症状,如发热、咳嗽、流鼻涕等等。若胃肠伏有湿热,或病邪深入时,则可出现气分症状。脾主肌肉,邪毒与内湿相搏,外发肌表,即出现水痘。本病多为风热轻证,时行邪毒外袭为病因,清透即解。本病为自限性疾病,病愈后可获终身免疫。

(二)诊断

1.临床表现

常证:皮疹可见于全身,呈向心性分布,躯干部较密集,常伴瘙痒感,分批出现,初期皮疹为红色斑疹、丘疹,24h后变为疱疹,2～3d结痂,高峰期斑疹、丘疹、疱疹、结痂同时存在,形态椭圆,大小不一,周围红晕,愈后不留疤痕,无色素沉着,可有发热,多为低热,伴全身不适、头痛、咽痛、纳差等症状。

变证:多发生于体质虚弱患儿,皮疹稠密,疱疹较大,疹色赤紫,根盘红晕明显,疱浆混浊,发热、呕吐、烦躁;或见嗜睡,神昏,谵语,惊厥;或见咳嗽频作,喘促。先天性水痘:孕母有水痘史,先天性畸形,低出生体质量,皮肤瘢痕,播散性水痘,智力低下。接种过水痘疫苗或二次感染者,症状较轻微。先天性免疫缺陷,或获得性免疫缺陷,或正在接受免疫治疗的儿童二次感染后,病情危重,预后差。自然病程约1周,轻者可自愈。

2.辅助检查

白细胞总数正常或稍低,亦可见白细胞总数稍增高,分类计数淋巴细胞可增高。补体结合抗体高滴度或双份血清抗体滴度4倍以上升高可明确病原。亦可做病毒学检查,检测病毒抗原。用聚合酶链反应检测患儿呼吸道上皮细胞和外周血白细胞中的特异性病毒DNA,是敏感、快速的早期诊断方法。

本病宜与脓疱疮、带状疱疹、丘疹样荨麻疹、手足口病等相鉴别。

(三)治疗

1.中医辨证论治

(1)常证:邪伤肺卫证

证候特点:全身性皮疹,向心性分布,躯干为多,点粒稀疏,疱疹形小,疹色红润,根盘红晕不显,疱浆清亮,此起彼伏,瘙痒感;伴发热,多为低热,恶风或恶寒,头痛,鼻塞,流涕,喷嚏,咳嗽,纳差;舌质红、苔薄白或薄黄,脉浮数,指纹浮紫。

治法治则:疏风清热,利湿解毒。

推荐方药:银翘散合六一散加减。药用金银花、连翘、牛蒡子、淡竹叶、薄荷、蝉蜕、桔梗、车前子、滑石、甘草等。

中成药治疗:银翘解毒丸,小儿豉翘清热颗粒,双黄连口服液。

黄栀花口服液。

(2)常证:邪炽气营证

证候特点:全身性皮疹,分布范围较广,疹点密布,根盘红晕较著,疱疹形大,疹色红赤或紫暗,疱浆混浊,出血性皮疹,口腔、睑结膜、阴部可见疱疹;壮热,烦躁,口渴欲饮,面赤唇红,目赤,口舌生疮,牙龈肿痛,纳差,大便干结,小便短赤;舌质红绛、苔黄糙而干或苔黄腻,脉滑数,指纹紫滞。

治法治则:清气凉营,解毒化湿。

推荐方药:清瘟败毒饮加减。药用黄连、黄芩、地黄、连翘、升麻、牡丹皮、赤芍、紫草、石膏、栀子、车前草、碧玉散等。若毒染痘疹,症见发热,疱浆混浊,疱疹破溃,脓液外流,皮肤焮红肿痛,疱疹出血,舌质红绛或紫绛、舌苔黄,脉数,指纹紫滞者,治以清热凉血、解毒透脓。用仙方活命饮加减。药用金银花、当归、赤芍、野菊花、紫花地丁、白芷、天花粉、皂角刺、败酱草、甘草。

中成药治疗:羚珠散,喜炎平注射液,热毒宁注射液,痰热清注射液。

(3)变证:邪陷心肝证

证候特点:发热,常壮热持续,头痛,呕吐,甚或喷射性呕吐,烦躁不安或狂躁,神识不清,谵语,嗜睡,或昏愦不语,口噤,项强,四肢抽搐,角弓反张;痘疹密布,向心性或离心性分布,疹色紫暗,疱浆混浊,根脚较硬;舌质红绛、苔黄燥或黄厚,脉弦数,指纹紫。

治法治则:镇惊息风,清热解毒。

推荐方药:羚角钩藤汤合清瘟败毒饮加减。药用石膏、地黄、水牛角、黄连、栀子、黄芩、知母、赤芍、玄参、连翘、牡丹皮、紫草、钩藤、桔梗、淡竹叶、甘草。壮热不退者加柴胡、寒水石;抽搐频作者加羚羊角粉;高热烦躁神昏者加服安宫牛黄丸。

(4)变证:邪毒闭肺证

证候特点:发热,常高热不退,咳嗽频作,喉间痰鸣,气急喘促,鼻翕,胸高胁满,张口抬肩,口唇紫绀;痘疹密布,向心性或离心性分布,疹色紫暗,疱浆混浊,根脚较硬;舌质红或红绛、苔黄或黄腻,脉滑数或洪数,指纹紫滞。

治法治则:清热解毒,开肺定喘。

推荐方药:麻黄杏仁甘草石膏汤合黄连解毒汤加减。药用麻黄、苦杏仁、前胡、石膏、桑白皮、葶苈子、紫苏子、黄芩、黄连、紫草、甘草。热重者加虎杖、连翘、鱼腥草;咳重痰多者加前胡、款冬花、桔梗、天竺黄;腹胀便秘者加生大黄、枳实;喘促而面唇青紫者加丹参、牡丹皮。

2.其他中医疗法

(1)针刺疗法:取大椎、曲池、合谷、丰隆、三阴交穴。若痘疹紫暗,加血海以除血分湿热;若邪陷营血,高热神昏,加刺水沟、十宣放血,以清营凉血,清心开窍。

(2)中药外搽疗法:若水痘搔破继发感染,可用青黛30g,煅石膏50g,滑石50g,黄柏15g,冰片10g,黄连10g,共研细末,和匀,拌油适量,调搽患处。

3.西医治疗

水痘为自限性疾病,一般可在2周内痊愈。主要是对症处理,应隔离至全部疱疹干燥结痂为止,一般不少于病后2周。发热期应卧床休息,体温高者可予退热剂。皮肤瘙痒较显著者,可口服止痒药物。

(四)随访

(1)定期随访,督促接种水痘减毒活疫苗。水痘流行期间不去公共场所。隔离水痘患儿不少于发病后2周。消毒水痘患儿污染的被服、用具及居室。对有接触史的易感儿检疫3周。正在使用大剂量激素、免疫功能受损、恶性病患儿以及接触过患儿的孕妇、患水痘母亲的新生儿在接触水痘72h内注射丙种球蛋白。

(2)做好调护工作。密切观察重症水痘患儿病情变化,及早发现变证。保持室内空气流通、新鲜,保持皮肤清洁,修剪指甲、防止搔抓,内衣要柔软勤换,以防擦破皮肤。多饮温开水,饮食宜清淡、易于消化,忌食辛辣炙煿等刺激性食物。水痘伴发热患儿禁止使用水杨酸制剂。禁止使用糖皮质激素,已用者减至维持量。

(王世彪 许新艳)

第十一节 流行性腮腺炎(痄腮)

西医学之流行性腮腺炎就是中医学之痄腮,是因感受风温邪毒,壅阻少阳经脉引起的时行疫病。以发热、耳下腮部漫肿疼痛为临床主要特征。本病一年四季都可发生,冬春易于流行。学龄儿童发病率高,能在儿童群体中流行。一般预后良好。少数儿童由于病情严重,可出现昏迷、惊厥变证,年长儿如发生本病,可见少腹疼痛、睾丸肿痛等症。

(一)病因病机

痄腮病是因感受风温邪毒,主要病机为邪毒壅阻少阳经脉,与气血相搏,凝滞耳下腮部。风温邪毒从口鼻肌表而入,侵犯足少阳胆经。胆经起于眼外眦,经耳前耳后下行于身之两侧,终止于两足第四趾端。少阳受邪,毒热循经上攻腮颊,与气血相搏,气滞血郁,运行不畅,凝滞腮颊,故局部漫肿、疼痛。热甚化火,出现高热不退,烦躁头痛,经脉失和,机关不利,故张口咀嚼困难。足少阳胆经与足厥阴肝经互为表里,热毒炽盛,正气不支,邪陷厥阴,扰动肝风,蒙蔽心包,可出现高热不退、抽风、昏迷等症。足厥阴肝经循少腹络阴器,邪毒内传,引睾窜腹,则可伴有睾丸肿胀、疼痛或少腹疼痛。肝气乘脾,还可出现上腹疼痛、恶心呕吐等症。

(二)诊断

1.临床表现

当地有腮腺炎流行,发病前2~3周有流行性腮腺炎接触史。临床表现初病时可有发热,1~2d后,以耳垂为中心,腮部漫肿,边缘不清,皮色不红,压之疼痛或有弹性,通常先发于一侧,继发于另一侧。口腔内颊黏膜腮腺管口可见红肿。腮腺肿胀约经4~5d开始消退,整个病程约1~2周。常见并发症有睾丸炎、卵巢炎、胰腺炎等,也有并发脑膜炎者。

2.辅助检查

实验室检查周围血象白细胞总数正常或降低,淋巴细胞相对增多。尿、血淀粉酶增多。

本病宜与化脓性腮腺炎、急性淋巴管炎及其他原因导致的腮腺肿大相鉴别。

(三)治疗

1.中医辨证论治

(1)常证:邪犯少阳证

证候特点:轻微发热恶寒,一侧或两侧耳下腮部漫肿疼痛,咀嚼不便,或伴头痛,咽痛,纳少,舌红,苔薄白或淡黄,脉浮数。

治法治则:疏风清热,散结消肿。

推荐方药:银翘散加减。药用牛蒡子、荆芥、桔梗、甘草、连翘、金银花、板蓝根、夏枯草、赤芍、僵蚕、马勃、玄参、陈皮等。

中成药治疗:银翘解毒丸,小柴胡冲剂。

(2)常证:热毒壅盛证

证候特点:高热不退,腮部肿胀疼痛,坚硬拒按,张口、咀嚼困难,烦躁不安,口渴引饮,或伴头痛、呕吐,咽部红肿,食欲不振,尿少黄赤,舌红苔黄,脉滑数。

治法治则:清热解毒,软坚散结。

推荐方药:普济消毒饮加减。药用黄芩、黄连、连翘、板蓝根、升麻、柴胡、牛蒡子、马勃、玄参、桔梗、薄荷、甘草、陈皮、僵蚕、夏枯草、生石膏、知母等。

中成药治疗:蒲地蓝消炎口服液。

(3)变证:邪陷心肝证

证候特点:高热不退,神昏,嗜睡,项强,反复抽风,腮部肿胀疼痛,坚硬拒按,头痛,呕吐,舌红,苔黄,脉洪数。

治法治则:清热解毒,熄风开窍。

推荐方药:凉营清气汤加减。药用山栀、黄连、连翘、生甘草、水牛角、生地、丹皮、赤芍、竹叶、玄参、芦根、薄荷。

中成药治疗:清开灵冲剂;神志昏迷者,加紫雪丹、至宝丹、安宫牛黄丸;热甚者,加清开灵注射液或双黄连注射液。

(4)变证:毒窜睾腹证

证候特点:病至后期,腮部肿胀渐消,一侧或两侧睾丸肿胀疼痛,或伴少腹疼痛,痛甚者拒按,舌红,苔黄,脉数。

治法治则:清肝泻火,活血止痛。

推荐方药:龙胆泻肝汤加减。药用龙胆草、山栀、黄芩、黄连、柴胡、川楝子、延胡索、荔枝核、桃仁、青皮、乌药、莪术、大黄、枳壳、木香。

中成药治疗:龙胆泻肝丸。

2.其他中医疗法

(1)针刺疗法:取翳风、颊车、合谷,泻法,强刺激。发热者,加曲池、大椎;睾丸胀痛者,加血海、三阴交。每日1次。

(2)火灸疗法:取角孙穴,剪去头发,用一支火柴棒点燃,迅速按于角孙穴上(火即自灭)。火灸后局部皮肤发红,或呈白色,别无不适。1日1次。

(3)药物外治:青黛散、紫金锭、如意金黄散,任选一种。以醋或水调匀后外敷患处,1日2次。鲜蒲公英、鲜马齿苋、鲜仙人掌(去刺),任选一种。捣烂外敷患处,1日2次。

3.西医治疗

(1)针对发病原因。纠正机体脱水及电解质紊乱,维持体液平衡。必要时输入复方氨基酸等以提高肌体抵抗力。

(2)选用有效抗生素。应用大剂量青霉素或适量头孢霉素等抗革兰阳性球菌的抗生素,并从腮腺导管口取脓性分泌物做细菌培养及药敏实验,选用最敏感的抗生素。

(3)其他保守治疗。炎症早期可用热敷、理疗、外敷如意金黄散,饮用酸性饮料或口含维生素C片或口服1%毛果芸香碱3~5滴(2~3mg),每天2~3次,可增加唾液分泌。温热的硼酸、碳酸氢钠溶液等消毒漱口剂也有助于炎症的控制。

(4)切开引流。已发展至化脓时,必须切开引流。

(四)随访

(1)定期随访,督促按时接种麻腮风三联减毒活疫苗。发现痄腮患儿应及时隔离治疗,至腮腺肿胀完全消退为止。流行期间幼儿园及小学校要经常检查,有接触史及腮部肿痛的可疑患儿,要进行隔离密切观察,并给板蓝根冲剂冲服,连服3~5d。

(2)患儿发热期间应卧床休息,居室空气流通,避免受凉,复感它邪。饮食以流质、半流质为主,忌肥腻、辛辣、坚硬及酸性的食品。注意口腔卫生,做好口腔护理。如出现神昏、抽搐、头痛及少腹剧痛等症,应予特别护理,配合抢救措施,并及时转院。

(王世彪 许新艳)

第十二节　猩红热

西医之猩红热相当于中医学之丹痧,是因感受痧毒疫疠之邪所引起的急性时行疫病。临床以发热,咽喉肿痛或伴腐烂,全身布发猩红色皮疹,疹后脱屑脱皮为特征。本病一年四季都可发生,但以冬春两季为多。任何年龄都可发病,尤以2~8岁儿童发病率较高。本病若早期诊断,治疗及时,一般预后良好,但也有少数病例在病程中或病后并发心悸、水肿、痹证等疾病。由于近年来人们医疗条件改善,患病后早期使用抗生素,使本病的病情减轻,临床表现不典型。临床诊治时需引起注意。

(一)病因病机

本病病因为痧毒疫疠之邪,属温毒时行疫疠之气,具有强烈的传染性,往往发必一方,沿门阖户相传,且在过去医学不发达时期有较高的病死率,故又称"疫痧""疫疹"。又因本病发生时多伴有咽喉肿痛、腐烂、化脓,全身皮疹细小如沙,其色丹赤猩红,故又称"烂喉痧""烂喉丹痧"。丹痧的发病原因,为感受痧毒疫疠之邪,乘时令不正之气,寒暖失调之时,机体脆弱之机,从口鼻侵入人体,蕴于肺胃二经。病之初起,痧毒由口鼻而入,首先犯肺,邪郁肌表,正邪相争,而见恶寒发热等肺卫表证。继而邪毒入里,蕴于肺胃。咽喉为肺胃之门户,咽通于胃,喉通于肺。肺胃之邪热蒸腾,上熏咽喉,而见咽喉糜烂、红肿疼痛,甚则热毒灼伤肌膜,导致咽喉溃烂白腐。肺主皮毛,胃主肌肉,肺胃之邪毒循经外泄肌表,则肌肤透发痧疹,色红如丹。若邪毒重者,可进一步化火入里,传入气营,或内迫营血,此时痧疹密布,融合成片,其色泽紫暗或有瘀点,同时可见壮热烦渴、嗜睡萎靡等症。舌为心之苗,邪毒内灼,心火上炎,加之热耗阴津,可见舌光无苔、舌生红刺,状如杨梅,称为"杨梅舌"。若邪毒炽盛,内陷厥阴,闭阻心包,则神昏谵语;热极动风,则壮热痉厥。病至后期,邪毒虽去,阴津耗损,多表现肺胃阴伤诸证。此外,在本病的发展过程中或恢复期,因邪毒炽盛,伤于心络,耗损气阴,可导致心神不宁,出现心悸、脉结代证候。余邪热毒流窜筋络关节,可导致关节红肿疼痛的痹证。余毒内归,损伤肺脾肾,导致三焦水道输化通调失职,水湿停积,外溢肌肤,则可见水肿、小便不利等症。

(二)诊断

1.临床表现

本病发病有与丹痧病人接触史。潜伏期1~12d,病程一般为2~5d。前驱期一般不超过24h。起病急骤,高热,畏寒,咽痛,吞咽时加剧。伴头痛、呕吐、厌食、烦躁不安等症。咽及扁桃体有脓性分泌物。软腭充血,有细小红疹或出血点,称为黏膜内疹,每先于皮疹出现。颈前淋巴结肿大压痛。出疹期一般在起病12~24h内出疹。皮疹从耳后、颈部、胸背迅速蔓延四肢,全身皮肤呈弥漫性红晕,压之褪色,其上散布针尖大小猩红色皮疹,疏密不等,以颈部、肘前、腋窝、腹股沟等皮肤皱褶处皮疹密集,形成紫红色线条,称线状疹。皮肤表面呈鸡皮样,皮疹有瘙痒感。面颊充血潮红,唯口唇周围苍白,称环口苍白圈。病初舌苔厚,3~4d后舌苔剥脱,舌红起刺,称杨梅舌。恢复期皮疹于48h达高峰,以后2~4d内依出疹次序消退。体温下降,全身症状好转。疹退1~2周后开始成片状脱屑、脱皮,约2周脱尽,无色素沉着。

2.辅助检查

实验室检查周围血象白细胞总数及中性粒细胞增高。咽拭子细菌培养可分离出A组P型溶血性链球菌。尿常规检查:如果肾脏有损伤,可以出现蛋白尿、红细胞。

本病宜与麻疹、水痘、风疹、药疹等相鉴别。

(三)治疗

1.中医辨证论治

(1)邪侵肺卫证

证候特点:发热骤起,头痛畏寒,肌肤无汗,咽喉红肿疼痛,常影响吞咽,皮肤潮红,可见丹痧隐隐,舌质红,苔薄白或薄黄,脉浮数有力。

治法治则:辛凉宣透,清热利咽。

推荐方药:解肌透痧汤加减。药用桔梗、甘草、射干、牛蒡子、荆芥、蝉蜕、浮萍、豆豉、葛根、连翘、僵蚕。

中成药治疗:银翘解毒丸,蓝芩口服液。

(2)毒炽气营证

证候特点:壮热不解,烦躁不宁,面赤口渴,咽喉肿痛,伴有糜烂白腐,皮疹密布,色红如丹,甚则色紫如瘀点。疹由颈、胸开始,继而弥漫全身,压之褪色,见疹后的1~2d舌苔黄糙、舌质红刺,3~4d后舌苔剥脱,舌面光红起刺,状如杨梅。脉数有力。

治法治则:清气凉营,泻火解毒。

推荐方药:凉营清气汤加减。药用水牛角、赤芍、丹皮、生石膏、黄连、生地、鲜石斛、鲜芦根、鲜竹叶、玄参、连翘。

中成药治疗:三黄片,五福化毒丸。若邪毒内陷心肝,出现神昏、抽搐等,可选紫雪丹、安宫牛黄丸。

(3)疹后阴伤证

证候特点:丹痧布齐后1~2d,身热渐退,咽部糜烂,疼痛减轻,或见低热,唇干口燥,或伴有干咳,食欲不振,舌红少津,苔剥脱,脉细数。约一周后可见皮肤脱屑、脱皮。

治法治则:养阴生津,清热润喉。

推荐方药:沙参麦冬汤加减。药用沙参、麦冬、玉竹、天花粉、扁豆、桑叶、玄参、桔梗、芦根、知母、地骨皮、鲜生地、甘草等。

中成药治疗:生脉饮,养阴清肺丸,百合固金丸。

2.其他中医疗法

(1)针灸疗法：主穴取风池、天柱、曲池、合谷、少商、委中，配穴取内庭、膈腧、三阴交、身柱。针刺用泻法，1日1次。

(2)中药外治：咽喉肿痛者，可用玉钥匙散或锡类散吹喉，1日2~3次。咽喉糜烂化脓者，用金不换散或珠黄散吹喉，1日2~3次。

3.西医治疗

(1)隔离患者。隔离患者6日以上，直至咽拭子培养3次阴性，且无并发症时，可解除隔离。对咽拭子培养持续阳性者应延长隔离期。

(2)一般治疗。急性期应卧床休息。吃稀软、清淡食物，多喝水。保持口腔及皮肤清洁卫生，预防继发感染，年长儿可用生理盐水漱口。皮肤保持清洁，可予炉甘石洗剂以减少瘙痒。

(3)抗生素疗法。青霉素是治疗猩红热的首选药物，早期应用可缩短病程，减少并发症。4万~8万U／（kg·d），分2次注射。病情严重者可增加剂量。为彻底消除病原菌、减少并发症，疗程至少10d。对青霉素G过敏者可用红霉素20～40mg／（kg·d），分3次口服，严重时也可静脉给药，疗程7~10日。

(4)对症治疗。高热可用较小剂量退热剂，或用物理降温等方法。若发生感染、中毒性休克，应积极补充血容量，纠正酸中毒。对并发的中耳炎、鼻窦炎、肾炎、心肌炎等并发症，给予积极治疗。

（四）随访

(1)做好随访工作。一是控制传染源。对丹痧患儿隔离治疗7日，至症状消失，咽拭子培养3次阴性，方可解除隔离。对密切接触的易感人员，隔离观察7~12d。二是切断传播途径。对患者的衣物及分泌排泄物应消毒处理。流行期间不去公共场所。患者所在场所及病室可用食醋熏蒸消毒。三是保护易感人群。疾病流行期间，对儿童集体场所经常进行消毒。易感儿童可口服板蓝根、大青叶等清热解毒中药煎剂预防。

(2)发热时应卧床休息。饮食宜以清淡易消化流质或半流质为主，注意补给充足的水分。保持大便通畅。注意皮肤与口腔的清洁卫生。皮肤瘙痒不可抓挠，脱皮时不可强行撕扯，以免皮肤破损感染。

（王世彪　许新艳）

第八章　中医骨伤科

第一节　颈椎病

颈椎病是指颈椎骨质增生、颈项韧带钙化、颈椎间盘退行性改变等,刺激或压迫颈部神经、脊髓、血管而产生的一系列症状和体征的综合征。颈椎病是一种常见病,中医学中虽然没有颈椎病的提法,但其相关症状散见于痹证、痿证、项强、眩晕等方面的论述。本病多见于40岁以上中老年患者,近年来,患病人群趋于年轻化。

一、病因病机

颈椎病多因慢性劳损或急性外伤引起。由于颈项部日常活动频繁,活动度较大,易受外伤,因而中年以后颈部常易发生劳损。如从事长期低头伏案工作的会计、誊写、缝纫、刺绣等职业者;或长期使用电脑者;或颈部受过外伤者;或由于年高肝肾不足,筋骨懈惰,引起椎间盘萎缩变性,弹力减小,向四周膨出,椎间隙变窄,继而出现椎体前后缘与钩椎关节的增生,小关节关系改变,椎体半脱位,椎间孔变窄,黄韧带肥厚、变性及项韧带钙化等一系列改变。椎体增生的骨赘可引起周围膨出的椎间盘、后纵韧带、关节囊的反应充血、肿胀、纤维化、钙化等,共同形成混合性突出物。当此类劳损性改变影响到颈部神经根、颈部脊髓或颈部主要血管时,即可发生一系列相应的症状和体征。颈椎病常见的基本类型有神经根型、脊髓型、椎动脉型和交感神经型,若同时合并两种或两种以上类型者为混合型。

(1)神经根型颈椎病:亦称痹痛型颈椎病,是各型中发病率最高、临床最为多见的一种,其主要表现:是与脊神经根分布区相一致的感觉、运动障碍及反射变化。神经根症状的产生是由于颈部韧带肥厚钙化、颈椎间盘退变、骨质增生等病变,使椎间孔变窄、脊神经根受到压迫或刺激,即逐渐出现各种症状。第5～6颈椎及第6～7颈椎之间关节活动度较大,因而发病率较其余颈椎关节高。

（2）脊髓型颈椎病：亦称瘫痪型颈椎病，此型比较多见，且症状严重，以慢性进行性四肢瘫痪为其特征。一旦延误诊治，常发展成为不可逆性神经损害。由于主要是损害脊髓，且病程多呈慢性进展，遇诱因后加重，临床上表现为损害平面以下的感觉减退及上运动神经元损害症状。损害平面以下多表现为麻木、肌力下降、肌张力增加等症状。脊髓型颈椎病患者多有根管狭窄，加之前后方的压迫因素而发病。突出的椎间盘、骨赘、后纵韧带钙化及黄韧带肥厚可造成椎管的继发性狭窄，若合并椎节不稳，更增加了对脊髓的刺激或压迫。

（3）椎动脉型颈椎病：亦称眩晕型颈椎病。椎动脉第2段通过颈椎横突孔，在椎体旁走行。当钩椎关节增生时，可对椎动脉造成挤压和刺激，引起脑供血不足，产生头晕、头痛等症状。当颈椎退变、椎节不稳时，横突孔之间的相对位移加大，穿行其间的椎动脉受刺激机会较多，椎动脉本身可以发生扭曲，引起脑部不同程度的供血障碍。

（4）交感神经型颈椎病：颈椎间盘退变本身及其继发性改变，刺激交感神经而引起相关证候群者，被称为交感神经型颈椎病。

二、诊断

（一）临床表现

1.神经根型颈椎病

多数无明显外伤史。大多患者逐渐感到颈部单侧局限性疼痛，颈根部呈电击样向肩、上臂、前臂乃至手指放射疼痛，且有麻木感，或以疼痛为主，或以麻木为主。疼痛呈酸痛、灼痛或电击样痛，颈部后伸、咳嗽，甚至增加腹压时疼痛加重。上肢沉重，酸软无力，持物易坠落。部分患者可有头晕、耳鸣、耳痛、握力减弱及肌肉萎缩，此类患者的颈部常无疼痛感觉。

颈部活动受限、僵硬，颈椎横突尖前侧有放射性压痛，患侧肩胛骨内上部也常有压痛点，部分患者可摸到条索状硬结，受压神经根皮肤节段分布区感觉减退，腱反射异常，肌力减弱。颈5～6椎间病变时，刺激颈6神经根引起患侧拇指或拇、食指感觉减退；颈6～7椎间病变时，则刺激颈7神经根而引起食、中指感觉减退。臂丛神经牵拉试验阳性，颈椎间孔挤压试验阳性。

2.脊髓型颈椎病

缓慢进行性双下肢麻木、发冷、疼痛，走路欠灵、无力，打软腿、易绊倒，不能跨越障碍物。休息时症状缓解，紧张、劳累时加重，时缓时剧，逐步加重。晚期下肢或四肢瘫痪，二便失禁或尿潴留。

颈部活动受限不明显，上肢活动欠灵活，双侧脊髓传导束的感觉与运动障碍，即受压脊髓节段以下感觉障碍，肌张力增高，腱反射亢进，椎体束征阳性。

3.椎动脉型颈椎病

症见单侧颈枕部或枕顶部发作性头痛，视力减弱，耳鸣、听力下降，眩晕，可见猝倒发作。常因头部活动到某一位置时诱发或加重，头颈旋转时引起眩晕发作是本病的最大特点。

4.交感神经型颈椎病

症见头痛或偏头痛，有时伴有恶心、呕吐，颈肩部酸困疼痛，上肢发凉发绀，眼视物模糊，眼窝胀痛,眼睑无力,瞳孔扩大或缩小,常有耳鸣、听力减退或消失。心前区持续性压迫痛或钻痛,心律不齐,心跳过速。头颈部转动时症状可明显加重,压迫不稳定椎体的棘突可诱发或加重交感神经症状。

(二)辅助检查

1.神经根型颈椎病

颈椎正侧位、双侧斜位或侧位过伸、过屈位X线摄片检查,可显示椎体增生,钩椎关节增生,椎间隙变窄,颈椎生理曲度减小、消失或反弓,轻度滑脱,项韧带钙化和椎间孔变小等改变。

2.脊髓型颈椎病

X线摄片检查,显示颈椎生理曲度改变,病变椎间隙狭窄,椎体后缘唇样骨赘,椎间孔变小。CT检查,可见颈椎间盘变性,颈椎增生,椎管前后径缩小,脊髓受压等改变。MRI检查,可显示受压节段脊髓有信号改变,脊髓受压呈波浪样压迹。

3.椎动脉型颈椎病

椎动脉血流检测及椎动脉造影检查,可协助诊断,辨别椎动脉是否正常、有无压迫、迂曲、变细或阻滞。X线摄片检查,可显示椎节不稳及钩椎关节侧方增生。

本病需与尺神经炎、胸廓出口综合征、腕管综合征、脊髓肿瘤、脊髓空洞症、眼源性眩晕、耳源性眩晕、脑部肿瘤、冠状动脉供血不全、神经官能症等相鉴别。

三、治疗

以手法治疗为主,配合药物、牵引、练功等治疗。

1.中医治疗

(1)辨证论治

治宜补肝肾、祛风寒、活络止痛,可内服补肾壮筋汤、补肾壮筋丸或颈痛灵、颈复康、根痛平冲剂等中成药;麻木明显者,可内服全蝎粉,早晚各1.5g,开水调服;眩晕明显者,可服愈风宁心片,亦可静滴丹参注射液;急性发作,颈臂痛较重者,治宜活血舒筋,可内服舒筋汤。

(2)理筋手法

理筋手法是治疗颈椎病的主要方法,能使部分患者较快缓解症状。先在颈项部用点压、拿捏、弹拨、按摩等法舒筋活血、通络止痛,放松紧张痉挛的肌肉;然后用颈项旋扳法,患者取稍低坐位,术者站于患者的侧后,以同侧肘弯托住患者下颌,另一手托其后枕部,嘱患者颈部放松,术者将患者头部向头顶方向牵引,尔后向本侧旋转,当接近限度时,再以适当的力量使其继续旋转5°～10°,可闻及轻微的关节弹响声,之后再行另一侧的旋扳。此手法必须在颈部肌肉充分放松、始终保持头部的上提力量下旋扳,不可用暴力,旋扳手法若使用不当有一定危险,故宜慎用,脊髓型颈椎病禁用,以免发生危险。最后用放松手法,缓解治疗手法引起的疼痛及不适感。

(3)练功活动

做颈项前屈后伸、左右侧屈、左右旋转及前伸后缩等活动锻炼。此外,还可以做体操、太极拳、健美操等运动锻炼。

还可行针刺、小针刀、蜡疗等治疗方法。

2.西医治疗

(1)药物:疼痛、麻木明显可口服非甾体类抗炎药;营养神经药物口服或注射治疗。

(2)牵引治疗:通常用枕颌布带牵引法。患者可取坐位或仰卧位牵引,牵引姿势以头部略向前倾为宜,牵引重量可逐渐增大到6~8kg,隔日或每日1次,每次30min。枕颌牵引可以缓解肌肉痉挛,扩大椎间隙,流畅气血,减轻压迫刺激症状。

(3)手术治疗。

四、随访

(1)督促患者按时服药治疗,定期电话或上门随访。

(2)合理用枕,选择合适的高度与硬度,保持良好睡眠体位。

(3)长期伏案工作者,应注意经常做颈项部的功能活动,以避免颈项部长时间处于某一低头姿势而发生慢性劳损。

(4)急性发作期应注意休息,以静为主,以动为辅,也可用颈围或颈托固定1~2周。慢性期以活动锻炼为主。

(5)颈椎病病程较长,非手术治疗症状易反复,患者往往有悲观心理和急躁情绪。因此要注意心理调护,帮助患者树立信心,配合治疗,早日康复。

(金成强　张依恒)

第二节　肩周炎

肩关节周围炎是指一种以肩痛、肩关节活动障碍为主要特征的筋伤,简称"肩周炎"。其病名较多,因睡眠时肩部受凉引起的称"漏肩风"或"露肩风";因肩部活动明显受限,形同冻结而称"冻结肩";因该病多发于50岁左右患者又称"五十肩";还有称"肩凝风""肩凝症";其病理表现主要是肩关节囊及其周围韧带、肌腱的慢性非特异性炎症,关节囊与周围组织发生粘连,又称"粘连性关节囊炎"。女性发病率高于男性,多为慢性发病。

(一)病因病机

本病的确切病因未明,但一般认为与下列因素有关。年过五旬,肝肾渐衰、气血亏虚、筋肉失于濡养、局部组织退变,常常是本病的发病基础。加之肩部外伤劳损、外感风寒湿邪或因伤长期制动,易致肩部筋脉不通、气血凝滞、肌肉痉挛,也是诱发本病的常见因素。外伤劳损为其外因,气血虚弱、血不荣筋为其内因。西医学多认为与自身免疫异常有关,因50岁左右是人类更年期阶段,此阶段性激素水平急剧下降,神经、内分泌及免疫功能失调,致使肩袖及肱二头肌长头肌腱磨损部位出现自身免疫反应,并逐渐导致弥漫性关节囊炎。另外,肩周炎发病与甲状腺功能亢进、冠心病、颈椎病等有关,且与糖尿病在发病上有高度相关性。肩周炎的主要病理变化为肩关节囊的挛缩或关节外肌腱、韧带的广泛粘连,关节囊明显增厚,滑膜充血水肿,关节腔容量减小,致使肩关节活动发生障碍。患者肩周组织的病理学检查,显示肱骨头周围的关节囊增厚、挛缩;组织学观察为炎症细胞浸润和纤维化,肩周所有组织都有轻度炎性改变,包括肌腱的滑动面。

(二)诊断

1.临床表现

多数患者呈慢性发病,隐袭进行,少数有外伤史,多见于中老年人。病症初发时轻微,以后逐渐加重,疼痛一般以肩关节的前、外侧部为重,多为酸痛、钝痛或呈刀割样痛,夜间尤甚,影响睡眠;疼痛可牵涉至同侧的颈背部、肘部或手部,症状可因肩臂运动加重;肩关节各方向运动受限,但以外展、外旋、后伸障碍为著,重者出现典型的"扛肩"现象。检查肩部无明显肿胀,肩周肌肉痉挛,病程长者可见肩臂肌肉萎缩,尤以三角肌为明显;压痛部位多在肩峰下滑囊、结节间沟、喙突、大结节等处,亦常见广泛性压痛而无局限性压痛点。肩关节外展试验阳性。X线检查多无阳性发现,但对鉴别诊断有意义,有时可见骨质疏松、冈上肌腱钙化或大结节处有密度增高的阴影。本病属自限性疾病,病程一般为数月,但也可长达2年。根据不同病理过程和病情状况,可将本病分为急性疼痛期、粘连僵硬期和缓解恢复期。

急性疼痛期:主要临床表现为逐渐加重的肩部疼痛,肩关节活动受限,是由于疼痛引起的肌肉痉挛,韧带、关节囊挛缩所致,但肩关节本身尚能有相当范围的活动度。此期病程约为1个月,亦可延续2~3个月。若积极治疗,可直接进入缓解期。

粘连僵硬期:肩部疼痛逐渐减轻,但肩关节因肩周软组织广泛粘连,活动范围严重受限,主动和被动的肩内、外旋和外展活动度全面下降,出现"肩胛联动症""耸肩"现象及肩部肌肉挛缩。一般需要3~6个月,方能缓解而进入恢复期。

缓解恢复期:肩部疼痛基本消失,肩关节的挛缩、粘连逐渐消除而恢复正常功能。此期约需6个月。

2.辅助检查

(1)肩周炎的X线表现主要是,早期为肩峰下脂肪线模糊变形乃至消失。中晚期,肩部软组织钙化,X线片可见关节囊、滑液囊、冈上肌腱、肱二头肌长头腱等处有密度淡而不均的钙化斑影。在病程晚期X线片可见钙化影致密锐利,部分病例可见大结节骨质增生和骨赘形成等。此外,在肩锁关节可见骨质疏松、关节端增生或形成骨赘或关节间隙变窄等表现。

(2)肩周炎的MRI表现,往往会看到肩关节的内部以及肩关节周围的软组织间隙内有斑杂的信号,此处可能会间断的出现长T_1、长T_2的信号。

(3)肩关节彩超可以观察关节腔积液及关节囊结构。

本病需与肩袖损伤、肩锁关节脱位、肩部肿瘤、颈椎病等相鉴别。

(三)治疗

以手法治疗为主,配合药物、针灸、理疗、封闭及练功等。

1.中医治疗

(1)理筋手法:患者端坐位、侧卧位或仰卧位,术者主要是先运用揉法、拿捏法作用于肩前、肩后和肩外侧,用右手的拇、食、中三指对握三角肌束,做垂直于肌纤维走行方向的拨法,再拨动痛点附近的冈上肌、胸肌以充分放松肌肉;然后术者左手扶住肩部,右手握患手,做牵拉、抖动和旋转活动;最后帮助患肢做外展、内收、前屈、后伸等动作,解除肌腱粘连,帮助功能活动恢复。手法治疗时,会引起不同程度的疼痛,要注意用力适度,切忌简单粗暴,以患者能忍受为度,隔日治疗1次,10次为1个疗程。对长期治疗无效,肩关节广泛粘连,活动功能障碍的患者可以运用扳动手法松解肩部粘连;施法应在臂丛麻醉或全麻下进行,使肌肉放松,避免并发骨折。对于合并有肩关节半脱位或严重骨质疏松症的患者应慎用或禁用。

(2)辨证论治:风寒湿阻型,治宜祛风散寒、舒筋通络,可内服独活寄生汤或三痹汤等;瘀滞型治宜活血化瘀、行气止痛,方用身痛逐瘀汤加减;气血亏虚型,治宜益气养血、舒筋通络,可用当归鸡血藤汤加减。急性期疼痛,触痛敏感,肩关节活动障碍者,可选用海桐皮汤热敷熏洗或寒痛乐热熨,外贴伤湿止痛膏等。

(3)练功活动:练功疗法是治疗过程中不可缺少的重要步骤,应鼓励患者做上肢外展、上举、内旋、外旋、前屈、后伸、环转等运动,做"内外运旋""叉手托上""手拉滑车""手指爬墙""体后拉手"等动作。锻炼要酌情而行,循序渐进,持之以恒,久之可见效果。否则,操之过急,有损无益。

(4)针灸治疗:取肩髃、肩髎、臂臑、巨骨、曲池等穴,并可"以痛为腧"取穴,常用泻法,或结合灸法,每日1次。

2.西医治疗

(1)药物治疗:非甾体类抗炎药物口服治疗。

(2)封闭疗法:对疼痛明显并有固定压痛点者,可选用醋酸泼尼松龙25mg加入1%利多卡因4~6mL,行痛点封闭治疗。每周1次,3次为1个疗程。

(3)物理疗法:可采用超短波、微波、低频电疗、磁疗、蜡疗、光疗等,以减轻疼痛、促进恢复。对老年患者,不可长期电疗,以防软组织弹性更加减低,反而有碍恢复。

(四)随访

(1)督促患者按时锻炼及服药治疗,定期电话或上门随访。

(2)鼓励患者树立信心,配合治疗,加强自主练功活动,以增进疗效,缩短病程,加速痊愈。

(3)平时要注意肩部保暖,勿受风寒湿邪侵袭,坚持合理的运动,以增强肩关节周围肌肉和肌腱的强度。

(4)急性期应减少肩关节活动,减轻持重,必要时采取一些固定和镇痛的措施;慢性期以积极进行肩关节功能锻炼为主。

(金成强 张依恒)

第三节 急性腰扭伤

腰部扭挫伤是指腰部筋膜、肌肉、韧带、椎间小关节、腰骶关节的急性损伤,俗称闪腰、岔气。若处理不当,或治疗不及时,也可使症状长期延续,变成慢性。腰部扭挫伤是常见的筋伤疾病,多发于青壮年、体力劳动者及偶尔参加体力劳动者。

(一)病因病机

腰部扭挫伤可分为扭伤与挫伤两大类,扭伤者较多见。腰部扭伤多因突然遭受间接暴力致腰肌筋膜、韧带损伤和小关节错缝。如当脊柱屈曲时,两侧竖脊肌收缩,以抵抗体重和维持躯干的位置,此时若负重过大或用力过猛,致使腰部肌肉强烈收缩,可引起肌纤维撕裂;当脊柱完全屈曲时,背伸肌肉不再收缩,主要靠棘上、棘间、髂腰等韧带来维持躯干的位置,此时若负重过大或用力过猛,则引起韧带损伤;腰部活动范围过大、过猛,弯腰转身突然闪扭,致使脊柱椎间关节受到过度牵拉或扭转,可引起椎间小关节错缝或滑膜嵌顿。腰部挫伤多为直接暴力所致,如车辆撞击、高处坠跌、重物压砸等,致使肌肉挫伤、血脉破损、筋膜损伤,引起瘀血肿胀、疼痛、活动受限等,严重者还可合并肾脏损伤。

(二)诊断

1.临床表现

有明显的外伤史。伤后腰部即出现剧烈疼痛,其疼痛为持续性,深呼吸、咳嗽、打喷嚏等用力时均可使疼痛加剧,常以双手撑住腰部,防止因活动而产生更剧烈的疼痛,休息后疼痛减轻但不消除,遇寒冷加重。脊柱多呈强直位,腰部僵硬,腰肌紧张,生理前凸改变,不能挺直,仰俯转侧均感困难,严重者不能坐立、行走或卧床难起,有时伴下肢牵涉痛。腰肌及筋膜损伤时,腰部各方向活动均受限制,在棘突旁竖脊肌处、腰椎横突或髂嵴后部有压痛;棘上、棘间韧带损伤时,在脊柱屈曲受牵拉时疼痛加剧,压痛多在棘突上或棘突间;髂腰韧带损伤时,其压痛点在髂嵴部与第5腰椎间三角区,屈曲旋转脊柱时疼痛加剧;椎间小关节损伤时,腰部被动旋转活动受限并使疼痛加剧,脊柱可有侧弯,有的棘突可偏歪,棘突两侧较深处有压痛;若挫伤合并肾脏损伤时,可出现血尿等症状。腰部扭挫伤一般无下肢痛,但有时可出现下肢反射性疼痛,多为屈髋时臀大肌痉挛,骨盆有后仰活动,牵动腰部的肌肉、韧带所致。所以,直腿抬高试验阳性,但加强试验为阴性,

·305·

局部封闭后检查,疼痛明显减轻或消失,可与腰椎间盘突出神经根受压的下肢痛相鉴别。

2.辅助检查

X线摄片检查,主要显示腰椎生理前凸消失和肌性侧弯,不伴有其他改变。

本病需与腰椎骨折、腰椎间盘突出症、腰椎结核、腰椎骨关节炎、强直性脊柱炎、脊柱转移肿瘤等相鉴别。

（三）治疗

腰部扭伤以手法治疗为主,配合药物、固定和练功等。腰部挫伤则以药物治疗为主。

1.中医治疗

(1)理筋手法:选用适当的手法治疗腰部扭伤,其疗效显著。患者俯卧位,术者用两手在脊柱两侧的竖脊肌,自上而下进行按揉、拿捏,以松解肌肉的紧张、痉挛;接着按压揉摩阿是穴、腰阳关、命门、肾腧、大肠腧、次髎等穴,以镇静止痛;最后术者用左手压住腰部痛点,用右手托住患侧大腿,同时用力做反方向扳动,并加以摇晃拔伸数次。如腰两侧俱痛者,可将两腿同时向背侧扳动。在整个手法过程中,痛点应作为施术重点区,急性期症状严重者可每日推拿1次,轻者隔日1次。对椎间小关节错缝或滑膜嵌顿者,用坐位脊柱旋转复位法。患者端坐方凳上,两足分开与肩等宽,以右侧痛为例,助手面对患者,用两腿夹住患者左大腿,双手压住左大腿根部以维持固定患者的正坐姿势。术者坐或立于患者之后右侧,右手自患者右腋下伸向前,绕过颈后,手指挟在对侧肩颈部,左手拇指推按在偏右棘突的后下角。当右手臂使患者身体前屈60°～90°,再向右旋转45°,并加以后仰时,左拇指用力推按棘突向左,此时可感到指下椎体轻微错动,或可闻及复位的响声。最后使患者恢复正坐,术者用拇、食指自上而下理顺棘上韧带及腰肌。对患者不能坐位施术者,可用侧卧位斜扳法。患者侧卧位,患侧在上,髋、膝关节屈曲,健侧在下,髋、膝关节伸直,腰部尽量放松。术者立于患者前侧或背侧,一手置于肩部,另一手置于臀部,两手相对用力,使上身和臀部做反向旋转,即肩部旋后,臀部旋前,活动到最大程度时,用力做一稳定推扳动作,此时往往可听到清脆的弹响声,腰痛一般可随之缓解。

(2)辨证论治:初期治宜活血化瘀、行气止痛,挫伤者侧重于活血化瘀,可用桃红四物汤加土鳖虫、血竭等。扭伤者侧重于行气止痛,可用舒筋汤加枳壳、香附、木香等;兼便秘腹胀者,如体质壮实,可通里攻下,加番泻叶10～15g代茶饮。外贴活血止痛类膏药。后期宜舒筋活络、补益肝肾,内服补肾壮筋汤,外贴跌打风湿类膏药,亦可配合中药热熨或熏洗。

(3)固定方法:局部制动是任何创伤组织修复的基本条件,腰扭伤的损伤范围越广,越需要制动。严重者应绝对卧硬板床2～3周,原则上不少于7～10d,然后腰围固定3～4周;中度者可采用卧硬板床休息,以减轻疼痛,缓解肌肉痉挛,防止进一步损伤;轻度者可休息数天后,用腰围保护起床活动。

(4)练功活动:损伤后期宜做腰部前屈后伸、左右侧屈、左右回旋、飞燕点水等各种功能锻炼,以促进气血循行,防止粘连,增强肌力。

2.西医治疗

(1)选择适当的非甾体类抗炎药对症治疗。

(2)物理疗法:可采用超短波、磁疗、中药离子导入等,以减轻疼痛,促进恢复。但此法不宜施行过早,以免增加组织渗出,加重肿痛等症状。

(四)随访

(1)督促患者注意休息及服药治疗,定期电话或上门随访。

(2)腰部扭挫伤强调以预防为主,劳动或运动前做好准备活动,应量力而行。

(3)平时要经常锻炼腰背肌,弯腰搬物姿势要正确。伤后应注意休息与腰部保暖,勿受风寒,佩戴腰围保护,并配合各种治疗。

(金成强 张依恒)

第四节 腰椎间盘突出症

腰椎间盘突出症,又称腰椎间盘纤维环破裂髓核突出症,是指因腰椎间盘发生退变,在外力作用下使纤维环破裂、髓核突出,刺激或压迫神经根,而引起以腰痛及下肢坐骨神经放射痛为特征的疾病。两个相邻腰椎椎体之间由椎间盘相连接,椎间盘由纤维环、髓核、软骨板三个部分构成。纤维环位于椎间盘的外周,由纤维软骨组织构成,其前部紧密地附着于坚强的前纵韧带,后部最薄弱,较疏松地附着于薄弱的后纵韧带。髓核位于纤维环之内,为富有弹性的乳白色透明胶状体。髓核组织在幼年时呈半液体状态或胶冻样,随着年龄增长,其水分逐渐减少,纤维细胞、软骨细胞和无定型物质逐渐增加,以后髓核变成颗粒状和脆弱易碎的退行性组织。软骨板位于椎间盘的上、下面,由透明软骨构成。腰椎间盘具有很大的弹性,起着稳定脊柱、缓冲震荡等作用。腰前屈时椎间盘前方承重,髓核后移。腰后伸时椎间盘后方负重,髓核前移。本病好发于20～40岁青壮年,男性多于女性,是临床常见的腰腿痛疾患之一。

(一)病因病机

本病的发生有内因和外因两个方面,内因主要是腰椎间盘退变,外因主要是腰部外伤。随着年龄的增长,以及在日常生活工作中,椎间盘不断遭受脊柱纵轴的挤压力、牵拉力和扭转力等外力作用,使椎间盘不断发生退行性变,髓核含水量逐渐减少而失去弹性,继之使椎间隙变窄,周围韧带松弛,或产生裂隙,形成腰椎间盘突出的内因;急性或慢性损伤是发生腰椎间盘突出的外因,当腰椎间盘突然或连续受到不平衡外力作用时,发生纤维环破裂、髓核向后侧或后外侧突出。下腰部是全身应力的中点,其中以腰4、5椎间盘发病率最高,腰5骶1椎间盘次之。纤维环破裂,突出的髓核压迫硬脊膜及神经根,是造成腰腿痛的根本原因。若只有后纵韧带受刺激,以腰痛为主;突破后纵韧带而压迫神经根时,则以腿痛为主。坐骨神经由腰4、5和骶1、2、3神经根的前支等组成,故腰4、5和腰5骶1椎间盘突出,可引起坐骨神经痛。初起神经根受到激惹,出现该神经支配区的放射痛、感觉过敏、腱反射亢进等征象。长期神经根受到压迫,导致部分神经功能障碍,故除了反射痛外,尚有支配区放射痛、感觉减退、腱反射减弱甚至消失等现象。多数髓核向后侧方突出,为侧突型。单侧突出者,出现同侧下肢症状;若髓核自后纵韧带两侧突出,则出现双下肢症状。髓核向后中部突出,为中央型,巨大突出压迫马尾神经,出现马鞍区麻痹及双下肢症状。

(二)诊断

1.临床表现

腰痛和下肢坐骨神经放射痛。腰腿疼痛可在咳嗽、打喷嚏、用力排便等腹腔内压升高时加剧,步行、弯腰、伸膝起坐等牵拉神经根的动作也可使疼痛加剧,腰前屈活动受限,屈髋屈膝、卧床休息可使疼痛减轻。重者卧床不起,翻身极感困难。病程较长者,其下肢放射痛部位感觉麻木、冷感、无力。中央型突出造成马尾神经压迫症状为会阴部麻木、刺痛,二便功能障碍,阳痿或双下肢不全瘫痪。少数病例的起始症状是腿痛,而腰痛不甚明显,或仅有腰痛。

主要体征:

(1)腰部畸形:腰肌紧张、痉挛,腰椎生理前凸减少、消失,或后凸畸形,不同程度的脊柱侧弯。为躲离突出物对神经根的压迫,突出物压迫神经根内下方时(腋下型),脊柱向患侧弯曲;突出物压迫神经根外上方时(肩上型),则脊柱向健侧弯曲。

(2)腰部压痛和叩痛:突出的椎间隙棘突旁有压痛和叩击痛,并沿患侧的大腿后侧向下放射至小腿外侧、足跟部或足背外侧。沿坐骨神经走行有压痛。

(3)腰部活动受限:急性发作期腰部活动可完全受限,绝大多数患者腰部伸屈和左右侧弯功能活动呈不对称性受限。

(4)皮肤感觉障碍:受累神经根所支配区域的皮肤感觉异常,早期多为皮肤过敏,渐而出现麻木、刺痛及感觉减退。腰3、4椎间盘突出,压迫腰4神经根,引起大腿前侧、小腿前内侧皮肤感觉异常;腰4、5椎间盘突出,压迫腰5神经根,引起小腿前外侧、足背前内侧和足底皮肤感觉异常;腰5骶1椎间盘突出,压迫骶1神经根,引起小腿后外侧、足背外侧皮肤感觉异常;中央型突出则表现为马鞍区麻木,膀胱、肛门括约肌功能障碍。

(5)肌力减退或肌萎缩:受压神经根所支配的肌肉可出现肌力减退、肌萎缩。腰4神经根受压,引起股四头肌(股神经支配)肌力减退、肌肉萎缩;腰5神经根受压,引起伸肌肌力减退;骶1神经根受压,引起踝跖屈和立位单腿翘足跟力减退。

(6)腱反射减弱或消失:腰4神经根受压,引起膝反射减弱或消失;骶1神经根受压,引起跟腱反射减弱或消失。

(7)特殊检查:直腿抬高试验阳性,加强试验阳性;屈颈试验阳性(头颈部被动前屈,使硬脊膜囊向头侧移动,牵张作用使神经根受压加剧,而引起受累的神经痛);仰卧挺腹试验与颈静脉压迫试验阳性(压迫患者的颈内静脉,使其脑脊液回流暂时受阻,硬脊膜膨胀,神经根与突出的椎间盘产生挤压,而引起腰腿痛);股神经牵拉试验阳性(为上腰椎间盘突出的体征)。

2.辅助检查

(1)X线摄片检查:正位片可显示腰椎侧凸,椎间隙变窄或左右不等,患侧间隙较宽。侧位片显示腰椎前凸消失,甚至反张后凸,椎间隙前后等宽或前窄后宽,椎体可见许莫氏结节,或有椎体缘唇样增生等退行性改变。X线平片的显示必须与临床的体征定位相符合才有意义,以排除骨病引起的腰骶神经痛,如结核、肿瘤等。

(2)脊髓造影检查:椎间盘造影能显示椎间盘突出的具体情况;蛛网膜下腔造影可观察蛛网膜下腔充盈情况,能较准确地反映硬脊膜受压程度和受压部位,以及椎间盘突出部位和程度;硬膜外造影可描绘硬脊膜外腔轮廓和神经根的走向,反映神经根受压的状况。

(3)CT、MRI检查:可清晰地显示出椎管形态、髓核突出的解剖位置和硬膜囊、神经根受压的情况,必要时可加以造影。CT、MRI检查可明确临床诊断。

(4)肌电图检查:根据异常肌电图的分布范围可判定受损的神经根及其对肌肉的影响程度,但一般神经根受累后3周肌电图才出现异常,且仅是一种非特异性辅助检查。

本病需与急性腰扭伤、腰椎管狭窄症、腰椎结核、腰椎骨关节炎、强直性脊柱炎、脊柱转移肿瘤等疾病相鉴别。

(三)治疗

1.中医治疗

(1)理筋手法:先用按摩法,患者俯卧,术者用两手拇指或掌部自上而下按摩脊柱两侧膀胱经,至患肢承扶处改用揉捏,下抵殷门、委中、承山;推压法,术者两手交叉,右手在上,左手在下,手掌向下用力推压脊柱,从胸椎至骶椎,从背、腰至臀腿部,着重于腰部,缓解、调理腰臀部的肌肉痉挛。然后用脊柱推扳法,第一步俯卧推髋扳肩,术者一手掌于对侧推髋固定,另一手自对侧肩外上方缓缓扳起,使腰部后伸旋转到最大限度时,再适当推扳1~3次,对侧相同;第二步俯卧推腰扳腿,术者一手掌按住对侧患椎以上腰部,另一手自膝上方外侧将腿缓缓扳起,直到最大限度时,再适当推扳1~3次,对侧相同;第三步侧卧推髋扳肩,在上的下肢屈曲,贴床的下肢伸直,术者一手扶患者肩部,另一手同时推髂部向前,两手同时向相反方向用力斜扳,使腰部扭转,可闻及或感觉到"咔嗒"响声,换体位做另一侧;最后侧卧推腰扳腿,术者一手掌按住患处,另一手自外侧握住膝部(或握踝上,使之屈膝),进行推腰牵腿,做腰髋过伸动作1~3次,换体位做另一侧。脊柱推扳法可调理关节间隙,松解神经根粘连,或使突出的椎间盘回纳。推扳手法要有步骤有节奏地缓缓进行,绝对避免使用暴力。中央型椎间盘突出症不适宜用推扳法。①俯卧推髋扳肩。②俯卧推腰扳腿。③侧卧推髋扳肩。④侧卧推腰扳腿。最后用牵抖法,患者俯卧,两手抓住床头。术者双手握住患者两踝,用力牵抖并上下抖动下肢,带动腰部,再行按摩下腰部;滚摇法,患者仰卧,双髋膝屈曲,术者一手扶两踝,另一手扶双膝,将腰部旋转滚动1~2min。以上手法可隔日1次,1个月为1个疗程。

（2）辨证论治：急性期或初期治宜活血舒筋，可用舒筋活血汤加减；慢性期或病程久者，体质多虚，治宜补养肝肾、宣痹活络，内服补肾壮筋汤等；兼有风寒湿者，宜温经通络，方用大活络丹等。

（3）练功活动：腰腿痛症状减轻后，应积极进行腰背肌的功能锻炼，可采用飞燕点水、五点支撑练功，经常做后伸、旋转腰部、直腿抬高或压腿等动作，以增强腰腿部肌力，有利于腰椎的平衡稳定。

2.西医治疗

（1）视疼痛程度给予非甾体类抗炎药口服，同时营养神经及利水消肿药物（甘露醇、七叶皂苷钠等）治疗。

（2）牵引治疗：主要采用骨盆牵引法，适用于初次发作或反复发作的急性期患者。患者仰卧床上，在腰髋部缚好骨盆牵引带后，每侧各用10～15kg重量做牵引，并抬高床尾增加对抗牵引的力量，每天牵引1次，每次约30min，10次为1个疗程。目前已有各种机械牵引床、电脑控制牵引床替代传统的牵引方式。

（3）手术治疗：经上述治疗，绝大多数患者症状可缓解或完全消失，但可屡次复发，每次复发，症状可加重，并持续时间较久，发作的间隔期可逐渐缩短。病程时间长、反复发作、症状严重者，中央型突出压迫马尾神经者，合并椎管狭窄、神经根管狭窄且经保守治疗无效者，可手术治疗，如行椎板切除及髓核摘除术、经皮穿刺髓核抽吸术及激光汽化术、经皮椎间孔镜髓核摘除术等。手术方式的选择，应根据患者的病情程度、术者的技术经验，以及医疗设备等因素综合而定。

（四）随访

（1）督促患者注意休息及服药治疗，定期电话或上门随访。

（2）急性期应严格卧硬板床3周，手法治疗后亦应卧床休息，使损伤组织修复。疼痛减轻后，应注意加强腰背肌锻炼，以巩固疗效。

（3）久坐、久站时可佩戴腰围保护腰部，避免腰部过度屈曲或劳累或受风寒。弯腰搬物姿势要正确，避免腰部扭伤。

（4）改善居住环境，做到饮食起居有节。注重心理调护，充分调动患者的治疗积极性。

（金成强　张依恒）

第五节　股骨头缺血性坏死

股骨头缺血性坏死属中医学"骨痹""骨蚀"范畴。1907年Axhausen首先描述了股骨头缺血性坏死。发病年龄以儿童和青壮年多见，男性多于女性。本节指成人股骨头缺血性坏死中继发于内、外科疾病者，有些机制还不十分清楚的股骨头血供障碍，可造成部分或全部股骨头缺血性坏死。

（一）病因病机

（1）肝肾亏损：肾虚而不能主骨，髓失所养，肝虚而不能藏血，营卫失调，气血不能温煦、濡养筋骨，致生本病。

（2）正虚邪侵：体质素虚，外伤或感受风、寒、湿邪，脉络闭塞，或嗜欲不节，饮酒过度，脉络张弛失调，血行受阻；或因素体虚弱，复感外伤；或体虚患病，用药不当等使骨骼受累。

（3）气滞血瘀：髋部跌打损伤导致气滞血瘀，气滞则血行不畅，血瘀也可致气行受阻，营卫失调，闭而不通，骨失所养。股骨头缺血性坏死与创伤、慢性劳损、较长时间或大量使用激素、长期过量饮酒，以及接触放射线等原因有关。另外，减压病、戈谢病（Gaucher disease，系类脂质代谢紊乱性疾病）、镰状细胞病（遗传性异常血红蛋白症）等与股骨头缺血性坏死的发病有关。但同样情况下存在着很大的个体差异。

（二）诊断

1.临床表现

主要症状为患侧髋部疼痛，呈隐性钝痛，急性发作可出现剧痛，疼痛部位在腹股沟区，站立或行走久时疼痛明显，出现轻度跛行。晚期可因劳累而疼痛加重，跛行，髋关节屈曲、外旋功能明显障碍。检查时，早期髋关节活动正常或轻度受限，患髋"4"字试验阳性，髋关节屈曲挛缩试验阳性。晚期髋关节屈曲、外展、旋转活动明显受限，患肢短缩畸形，并出现半脱位，髋关节承重机能试验（Trendelenburg征）阳性。

表8-1 股骨头缺血性坏死1992年国际分期

分 期	特 征
0	骨组织活检符合骨缺血坏死,余均正常
Ⅰ	核素显像与(或)MRI阳性，根据病变部位分为内侧、中央及外侧 ⅠA MRI 检查结果股骨头受累 <15% ⅠB MRI 检查结果股骨头受累 15%~30% ⅠC MRI 检查结果股骨头受累 >30%
Ⅱ	X线片密度异常改变，无股骨头塌陷，核素显像及MRI阳性，髋臼无改变。 根据病变部位分为内侧、中央及外侧 ⅡA MRI检查结果股骨头受累 <15% ⅡB MRI检查结果股骨头受累 <15%~30% ⅡC MRI检查结果股骨头受累 >30%
Ⅲ	新月征，根据病变部位分为内侧、中央及外侧 ⅢA新月征 <15%或股骨头塌陷 <2mm ⅢB新月征 15%~30%或股骨头塌陷 <2~4mm ⅢC新月征 >30%或股骨头塌陷 >4mm
Ⅳ	负重关节面塌陷，关节间隙狭窄，髋臼硬化，囊肿及骨赘形成

2.辅助检查

(1)股骨头坏死的X线表现在第一期上没有明显的变化;第二期可以出现部分的囊性变;第三期基本就会出现股骨头的塌陷;第四期髋关节的间隙变窄,除了股骨头有塌陷外,髋臼也会出现退行性的改变,有时候髋臼也会出现囊性的改变。见表8-1。

(2)股骨头坏死早期CT表现骨质密度可以为正常,关节间隙增宽、滑膜囊增厚、关节囊肿胀、关节腔积液;中期股骨头变扁,有囊变区,关节间隙可以变窄;晚期股骨头明显塌陷,囊变透亮区增多,关节间隙变窄或消失,髋臼缘骨质明显增生、硬化,可伴有半脱位。

(3)髋关节MRI检查较股骨头坏死的X线、CT检查更为敏感,分为五期,Ⅰ期就可显示骨坏死的影像学表现,随病情进展依次可见股骨头受累的面积增大,"新月征",直至股骨头的负重关节面塌陷,关节间隙变窄,髋臼硬化、囊肿及骨赘形成。

本病需与髋关节结核、风湿及类风湿性关节炎等相鉴别。

(三)治疗

1.中医治疗

(1)辨证论治

①肝肾亏损:治以滋补肝肾,方用左归丸。

②正虚邪侵:治以双补气血,方选八珍汤、十全大补汤;若酒蚀痰饮,可选用苓桂术甘汤、宣痹汤。

③气滞血瘀:治以行气止痛、活血祛瘀,方用桃红四物汤加枳壳、香附、延胡索。

(2)其他中医疗法

①外用药:可将消肿止痛膏敷贴于患处。

②还可运用推拿按摩手法,改善髋关节周围软组织血运、缓解肌肉痉挛、增加关节活动度。

2.西医治疗

(1)非手术治疗

适用于Ⅰ、Ⅱ期患者,限制负重,或用牵引疗法以缓解髋关节周围软组织痉挛,减低关节内压力,若放在下肢外展、内旋位牵引,还可以增加髋臼对股骨头的包容量。

(2)手术治疗

①股骨头钻孔减压术:适用于Ⅰ、Ⅱ期患者,目的为减低骨内压,改善股骨头血供,以期股骨头恢复血运。

②带肌蒂或血管蒂植骨术:适用于Ⅱ、Ⅲ期患者,根据病情,可选择缝匠肌蒂骨块植骨术或旋髂深血管蒂骨块植骨术,既减低股骨头骨内压,又通过植骨块对股骨头血管渗透以改善血供。

③血管移植术:适用于Ⅱ、Ⅲ期患者,先从股骨颈到股骨头钻1条或2条骨性隧道,再把游离出来的旋股外侧动、静脉血管支植入。

④人工髋关节置换术:适用于Ⅳ期患者,年龄最好选择在50岁以上,对年轻患者必须慎用。在股骨头置换和全髋置换术的选择上,最好选择全髋置换术,以避免或减轻术后疼痛,避免术后因髋臼被磨损而发生人工股骨头中心性脱位。

（四）随访

（1）督促患者注意休息及服药治疗，定期电话或上门随访。

（2）生活中要注意少饮酒，最好不饮酒。髋关节部因创伤骨折后，要及时、正确地治疗，避免发生创伤性股骨头缺血性坏死。

（3）因病使用激素治疗，要在医嘱下进行，医务人员也不能滥用激素。接触放射线要注意防护。

（4）一旦发生本病，要早诊断，早治疗，不要延误病情。

（5）患病后减轻负重，少站、少走，以减轻股骨头受压。

（6）早期患者可于患髋处应用活血化瘀中药湿热敷，并做推拿按摩手法，以促进局部血液循环，缓解关节周围肌肉痉挛，防止肌肉萎缩。

（金成强　张依恒）

第六节　骨关节炎

骨关节炎是一种慢性关节疾病，又称增生性关节炎、肥大性关节炎、老年性关节炎、骨关节病、软骨软化性关节病等。它的主要病变是关节软骨的退行性变和继发性骨质增生，可继发于创伤性关节炎、畸形性关节炎。本病多在中年以后发生，好发于负重大、活动多的关节，如脊柱、膝、髋等处。

（一）病因病机

（1）肝肾亏损：肝藏血，血养筋，故肝之合筋也。肾主储藏精气，骨髓生于精气，故肾之合骨也。诸筋者，皆属于节，筋能约束骨节。由于中年以后肝肾亏损，肝虚则血不养筋，筋不能维持骨节之张弛，关节失滑利，肾虚而髓减，致使筋骨均失所养。

（2）慢性劳损：过度劳累，日积月累，筋骨受损，营卫失调，气血受阻，经脉凝滞，筋骨失养，致生本病。原发性骨关节炎的发生，是随着人的年龄增长，关节软骨变得脆弱，软骨因承受不均匀压力而出现破坏，加上关节过多的活动，易发生骨关节炎，以下肢关节和脊柱的腰椎多见。继发性骨关节炎，可因创伤、畸形和疾病造成软骨的损害，日久导致本病。关节软骨由于年龄增长、创伤、畸形等，软骨磨损，软骨下骨显露，呈象牙样骨，在关节缘形成厚的软骨圈，通过软骨内成骨，形成骨赘；关节囊产生纤维变性和增厚，限制关节的活动，关节周围的肌肉因疼痛而产生保护性痉挛，使关节活动进一步受到限制，增加了退行性变进程，关节发生纤维性强直。

（二）诊断

1.临床表现

主要症状为关节疼痛，早期为钝性，以后逐渐加重，可出现典型的"休息痛"与"晨僵"，患者会感到静止时疼痛，即关节处于一定的位置过久，或在清晨起床时，感到关节疼痛与僵硬，稍活动后疼痛减轻;如活动过多,因关节摩擦又产生疼痛。颈椎发生本病时,可有颈项疼痛不适,或上肢放射性疼痛;腰椎发生本病时,腰部疼痛不适,常伴有下肢放射性疼痛。检查时,可见患病关节肿胀,肌肉萎缩,关节主动或被动活动时可有软骨摩擦音,有不同程度的关节活动受限和其周围的肌肉痉挛。

2.辅助检查

X线检查显示关节边缘有骨赘形成,关节间隙变窄,软骨下骨有硬化和囊腔形成。到晚期关节面凹凸不平,骨端变形,边缘有骨质增生,关节内可有游离体。脊椎发生骨关节炎时,椎间隙变窄,椎体边缘变尖,可见唇形骨质增生。

本病需与骨关节结核、风湿性关节炎、类风湿关节炎等相鉴别。

(三)治疗

1.中医治疗

(1)辨证论治

①肝肾亏损:治疗原则为滋补肝肾,方用左归丸。

②慢性劳损:早期气血虚弱,治以补气补血,方选八珍汤、十全大补汤;晚期出现肝肾不足者,可用左归丸以滋补肝肾;若肾阳虚者,方用肾气丸以温补肾阳;若肾阴虚者,方用六味地黄丸以滋补肾阴。

(2)其他中医疗法

可用桃红四物汤加伸筋草、透骨草煎汤,用毛巾湿热敷,或熏洗局部。

2.西医治疗

有局限性压痛者,可局部注射0.5%~1%利多卡因2~5mL,加醋酸泼尼松龙12.5mg,每周1次,3次为1个疗程。或口服抗炎镇痛药物以缓解疼痛。常用软骨保护剂有玻璃酸钠、氨基葡萄糖、硫酸软骨素等。如患者有持续性疼痛,进行性畸形,可考虑手术疗法,可根据病情、职业、年龄,选择关节成形术、截骨术、人工关节置换术等。

(四)随访

(1)督促患者按时服药治疗,定期电话或上门随访。

(2)增强体质,延缓衰老,防止过度劳累,避免超强度劳动和运动造成损伤。适当做体育锻炼,增强体能,改善关节的稳定性。

(3)对患病的关节应妥善保护,防止再度损伤,严重时应注意休息,或遵医嘱,用石膏固定,防止畸形。

(4)热敷和手法按摩可促进气血运行,缓解症状。

(金成强　张依恒)

第七节 骨质疏松症

骨质疏松症是以全身性骨量减少,表现为单位体积骨量降低,矿盐和骨基质比例减少,骨的微观结构退化为特征的,致使骨的脆性增加及易于发生骨折的全身性骨骼疾病。

(一)病因病机

根据骨质疏松症的临床表现,属中医"痿证"范畴,病变在骨,其本在肾。《素问·痿论篇》云:"肾主身之骨髓……肾气热,则腰脊不举,骨枯而髓减,发为骨痿。"骨质疏松症是由多种原因引起的骨骼的系统性、代谢性骨病之一,其病因和发病机制比较复杂,可概括为激素调控、营养因素、物理因素、遗传因素的异常,以及与某些药物因素的影响有关。这些因素导致骨质疏松症的机理可能为肠对钙的吸收减少;肾脏对钙的排泄增多,回吸收减少;或是引起破骨细胞数量增多且其活性增强,溶骨过程占优势,或是引起成骨细胞的活性减弱,骨基质形成减少。这样,骨代谢处于负平衡,骨基质和骨钙含量均减少。骨质疏松症的主要病理变化是骨基质和骨矿物质含量减少,由于骨量减少,钙化过程基本正常,使骨变脆而易发生骨折。骨质疏松症可分为三类:一为原发性骨质疏松症,它是随着年龄增长而发生的一种生理性退行性病变;二为继发性骨质疏松症,它是由其他疾病或药物等因素诱发的骨质疏松症;三为特发性骨质疏松症,多见于8~14岁的青少年,多数有家族遗传史,女性多于男性。原发性骨质疏松症可分为两型:Ⅰ型为绝经后骨质疏松症,系高转换型骨质疏松症;Ⅱ型为老年骨质疏松症,属低转换型骨质疏松症,一般发生在65岁以上的老年人。中医学认为本病的发生、发展与"肾气"密切相关。《素问·逆调论篇》曰:"肾不生,则髓不能满。"《素问·六节藏象论篇》曰:"肾者,主蛰,封藏之本,精之处也,其华在发,其充在骨。"因此,骨质疏松的病因病机可归纳为以下几个方面。①肾虚精亏,肾阳虚衰,不能充骨生髓,致使骨松不健;肾阴亏损,精失所藏,不能养髓。②正虚邪侵,卫外不固,外邪乘虚而入,气血瘀阻,骨失所养,髓虚骨疏。③先天不足。肾为先天之本,由于先天禀赋不足,致使肾脏素虚,骨失所养,不能充骨生髓。

(二)诊断

1.临床表现

(1)疼痛:是骨质疏松症最常见、最主要的症状。其原因主要是骨转换过快,骨吸收增加。在骨吸收过程中,由于骨小梁的破坏、消失,骨膜下的皮质骨破坏引起全身骨痛,以腰背痛最多见。另外,受外力压迫或非外伤性所致脊椎椎体压缩性骨折,椎骨楔形变、鱼椎样变形也可引起腰背痛。骨质疏松症患者躯干活动时腰背肌经常处于紧张状态,导致肌肉疲劳、肌痉挛,从而产生肌肉及肌膜性腰背痛。

(2)畸形:身高缩短、驼背也是骨质疏松症的重要临床体征之一。除驼背外,有的患者还出现脊柱后侧凸、鸡胸等胸廓畸形。骨质疏松症患者受轻微的外力就易发生骨折。骨折发生的部位比较固定,好发部位为胸腰段椎体、桡骨远端、股骨上段、踝关节等。骨质疏松症发生胸、腰椎椎体压缩性骨折后导致脊椎后凸、胸廓畸形,可引起呼吸系统功能障碍。

2. 辅助检查

(1)骨密度测定:骨质疏松症以骨量减少为主要特征,所以,骨密度的测定成为诊断的主要手段,其他如病史调查、生化检验等也可为诊断及鉴别诊断提供依据。骨密度的测定由于所使用的仪器及方法不同,检测部位也有所区别,如单光子骨密度仪检测桡骨骨密度;超声骨密度仪一般检测胫骨和跟骨骨密度;双能X线骨密度仪可测量全身骨密度,目前常用来检测腰椎、股骨近端等部位。世界卫生组织标准(1994年),测得骨密度(BMD)与同性别峰值骨密度−n倍标准差相等;若n≤1为正常骨密度;1<n≤2.5为骨量减低;n>2.5为骨质疏松症;n>2.5且伴有骨折,为严重骨质疏松症。中华医学会骨质疏松和骨矿盐疾病分会拟定的《原发性骨质疏松症诊治指南(2011年)》诊断标准:①在没有外伤或轻微外伤情况下发生脆性骨折,即可诊断为骨质疏松症;②基于骨密度测量的诊断标准:目前通行可靠的方法是双能X线吸收法(DXA),检测结果与同性别、同种族峰值骨量比较,其标准偏差(T值)≥−1.0SD为正常;<−1.0SD,>−2.5SD为骨量减少;≤−2.5SD为骨质疏松;≤−2.5SD,同时伴有骨折者为严重骨质疏松。

(2)影像学检查

X线平片:主要表现为骨密度减低,骨小梁减少、变细、分支消失,脊椎骨小梁以水平方向的吸收较快,进而纵行骨小梁也被吸收,残留的骨小梁稀疏排列呈栅状。

(3)实验室检查:骨质疏松症伴有骨折的患者,血清钙低于无骨折者,而血清磷高于无骨折者。如伴有软骨病,血磷、血钙偏低,碱性磷酸酶增高。尿磷、尿钙检查一般无异常发现。目前常用骨代谢转换指标:①骨形成指标。血清Ⅰ型原胶原氨基端前肽(PINP)、血清骨钙素(OC)。②骨吸收指标。血清Ⅰ型胶原交联羧基末端肽(S-CTX)、血清抗酒石酸酸性磷酸酶(TRACP)等。

本病需与骨软化症、多发性骨髓瘤、原发性甲状旁腺功能亢进症、成骨不全症等相鉴别。

(三)治疗

1. 中医治疗

辨证论治:

①肾虚精亏:治以补肾填精。方用左归丸加淫羊藿、鹿衔草;或用中成药骨疏康、仙灵骨葆、骨松宝等。

②正虚邪侵:治以扶正固本。方用鹿角胶丸,方中虎骨改用代用品。治疗须考虑继发疾病的病因,审因而治。

③先天不足:治以填精养血,助阳益气。方用龟鹿二仙胶汤。治疗亦需考虑患者的年龄、性别、原发病病因等辨证施治。

2. 西医治疗

由于骨质疏松时骨骼蛋白质和钙盐均有损失,故应适量补充饮食中的蛋白质、钙盐,以及维生素D、维生素C。鼓励患者做适当的体力活动,以刺激成骨细胞活动,有利于骨质形成。如为继发性或特发性骨质疏松症,在治疗时还需针对原发疾病进行治疗。

（四）随访

（1）督促患者按时服药治疗,定期电话或上门随访。

（2）骨质疏松症的预防,要注意饮食营养,加强体育锻炼,增强体质,以减少发生骨质疏松症的机会。

（3）重视绝经后和随年龄增大而发生的骨量丢失。对已患骨质疏松症的老年人还应加强陪护,预防发生骨折。对绝经后妇女和老年人注意饮食调养以保证足量的钙、蛋白质和维生素的摄入。

（4）体育锻炼对于骨量的积累及减少发病极其有益,并有利于提高机体素质。

（金成强　张依恒）

第九章　中医眼科

第一节　睑腺炎（麦粒肿）

睑腺炎是化脓性细菌侵入眼睑腺体而导致的急性炎症。因疖肿形似麦粒,故也称"麦粒肿"。按其发病部位不同分为外睑腺炎与内睑腺炎。眼睑睫毛毛囊或其附属的皮脂腺或汗腺被感染者称外睑腺炎;睑板腺被感染者称内睑腺炎。以葡萄球菌感染多见。上下睑均可发生,但以上睑多见。病情轻者经数日后可自行消散,重者则痛剧成脓,脓出始愈。好发于儿童及青年人。

（一）病因病机

根据临床表现,睑腺炎可归属于中医学"麦粒肿""针眼"范畴,其主要病因病机为风热之邪客袭胞睑,气血不畅,或过食辛辣炙煿,脾胃积热,营卫失调,气血凝滞所致。

（二）诊断

1. 临床表现

（1）眼睑局部焮热痒痛,严重者可有发热恶寒等症。

（2）眼睑红肿,有麦粒样硬结,触压则痛,硬结可软化成脓,可于睑皮肤面破溃。

（3）本病有反复发作及多发倾向。

2. 辅助检查

（1）通常进行眼睑检查,重点注意内外眼睑的形态改变。

（2）病原学检查,结膜分泌物涂片可帮助诊断细菌感染的类型。必要时可做细菌培养、药物敏感试验等。

3. 综合评估

病情轻者,数日内可自行消退,病重者一般3～5日后,肿块软化,出现脓头,溃破后炎症消退。外睑腺炎在皮肤面出现脓点,多可自行穿破皮肤。内睑腺炎在结膜面出现脓点,并穿破结膜。化脓溃破后,自愈。

本病需要与睑板腺囊肿、眼睑慢性肉芽肿鉴别。

(三)治疗

1.中医辨证论治

(1)风热外袭证

证候特点:病初起,眼睑微红微肿,微痒微痛,触之有硬结,按压则痛;有的伴有全身发热,头痛不适;舌红苔薄黄,脉浮数。

治法治则:疏风清热,消肿止痛。

推荐方药:银翘散加减。金银花、连翘、桔梗、薄荷、淡竹叶、甘草、荆芥、淡豆豉、牛蒡子、芦根;红肿显著者,加大青叶、蒲公英以解毒消肿。

(2)热毒壅盛证

证候特点:眼睑红肿明显,触之有硬结,疼痛拒按;或硬结变软,或出现脓点,甚至球结膜水肿;有的伴有口渴,便秘溲赤;舌红苔黄,脉数。

治法治则:清热泻火,解毒消肿。

推荐方药:内疏黄连汤加减。栀子、连翘、薄荷、甘草、黄连、黄芩、桔梗、制大黄、当归、赤芍、木香、槟榔;若在下睑者,加清泻胃火之药,如知母、石膏;硬结生于眦部者,加清泻心火之药,如木通、淡竹叶;有脓未溃者,加消肿溃坚之药,如皂角刺。

2.其他中医疗法

点刺:在耳尖、耳垂、耳背处点刺放血0.1~0.2ml。

3.西医治疗

治疗原则:本病未化脓者,内外合治,促其消散;已化脓者,切开排脓;同时应注意防止复发。

(1)局部用药:可选用妥布霉素滴眼液、氯霉素滴眼液等,每日4~6次,睡前涂红霉素眼膏、金霉素眼膏等抗生素眼膏。

(2)全身治疗:病情严重者,可全身应用抗生素。尤其是因脓肿切开过早或强行挤压排脓而造成感染扩散者,全身应及早使用足量的以抑制金黄色葡萄球菌为主的广谱抗生素。

(3)手术治疗:眼睑肿已成脓者,宜切开排脓。若脓头在睑皮肤面者,切口应与睑缘平行;脓头在睑结膜面者,切口应与睑缘垂直。脓肿较大者,切开后应放置引流条,切忌挤压。

(四)随访

(1)督促患者按时外用或(和)内服药物治疗,定期随访。

(2)督促患者注意休息,保证充足的睡眠,避免受凉、淋雨,忌烟酒,清淡易消化饮食,适当体育锻炼,提高自身免疫力和抵抗力。

(毛维武 王效白)

第二节　睑板腺囊肿（霰粒肿）

睑板腺囊肿是睑板腺特发性无菌性慢性肉芽肿性炎症。本病有一纤维结缔组织包囊，囊内含有睑板腺分泌物及包括巨细胞在内的慢性炎症细胞的浸润。多因睑板腺出口阻塞，腺体的分泌物潴留在睑板内，对周围组织产生慢性刺激而引起。以上睑多见，可单发或多发，大小不同，常于囊肿较大时始被注意。病程缓慢，预后一般良好。

（一）病因病机

根据临床表现，睑板腺囊肿可归属于中医学"霰粒肿""眼胞痰核"范畴，其主要病因病机为脾失健运，聚湿生痰，上阻眼睑脉络；或恣食炙煿厚味，脾胃蕴热，灼湿生痰，痰热互结，以致气血和痰热混结于睑内，隐隐起核。

（二）诊断

1. 临床表现

（1）眼睑皮下可触及大小不一的圆形肿核，按之不痛，与皮肤不粘连。

（2）睑结膜面有局限圆形病灶，呈紫红色或灰蓝色。若囊肿自行溃破，在睑内形成肉芽肿，有异物样摩擦感。

2. 辅助检查

进行睑板腺检查，通常能发现特发性无菌性慢性肉芽肿性炎症。

3. 综合评估

本病小的囊肿部分可自行吸收，但多数长期不变，或逐渐长大；囊微隆起。小的囊肿需仔细触摸才可发现，囊肿偶可自破，排出胶样内容物后，在结膜面上见到外观呈息肉样肉芽。若继发感染，其表现与内睑腺炎相同。

本病需与睑腺炎、睑板腺癌、眼睑结核相鉴别。

（三）治疗

1. 中医辨证论治

（1）痰湿互结证

证候特点：眼睑皮下可触及肿核，压之不痛，推之可动，皮色不变，与皮肤不粘连。若肿核较大，眼睑有重坠感，相应睑结膜面有灰蓝色病灶。舌淡苔黄，脉滑数。

治法治则：化痰软坚散结。

推荐方药：化坚二陈汤加减。陈皮、制半夏、茯苓、炙甘草、生姜、乌梅、白僵蚕、川黄连；若肿核日久不消者，加夏枯草、浙贝母软坚散结。

(2)痰热互结证

证候特点:眼睑肿核处皮色微红,相应的睑结膜面呈紫红色;舌红苔黄,脉滑数。

治法治则:清热化痰散结。

推荐方药:黄连温胆汤加减。黄连、半夏、陈皮、茯苓、甘草、枳实、竹茹;可加僵蚕、天花粉以增强散结之力;睑内紫红明显者,加牡丹皮、栀子清热凉血;痰浊较明显者,加陈皮、半夏,以化痰散结。

2.其他中医疗法

(1)可用中药内服方再煎取汁做湿热敷,或取生南星加冰片少许研末,醋调敷患处皮肤面。

(2)针灸疗法。三棱针点刺耳尖穴,放血4~6滴。

(3)在背部第7颈椎至第8胸椎,寻找略高起皮肤呈紫红色粟粒样大小的反应点;若无反应点,可在背脊部正中线第3、4胸椎旁1.5寸处刺络放血。右眼疾刺左侧背部,左眼疾刺右侧背部。

3.西医治疗

(1)囊肿内注射2.5%醋酸泼尼松龙和0.5%利多卡因等量混合制剂0.1~0.4ml,经结膜面进针,无菌纱布包眼。2周后,可重复注射。

(2)若睑结膜面充血明显,可局部滴抗生素眼液,如0.3%氧氟沙星滴眼液,每次1滴,3~6次/日。

(3)手术治疗。局部浸润麻醉下,行睑板腺囊肿刮除术或切除术。

(四)随访

(1)督促患者按时外用或(和)内服药物治疗,定期随访。

(2)督促患者注意休息,保证充足的睡眠,避免受凉、淋雨,忌烟酒,清淡易消化饮食,规律作息,适当体育锻炼,提高自身免疫力和抵抗力。

(毛维武 王效白)

第三节 结膜炎

结膜炎是由微生物(病毒、细菌、衣原体等)感染,外界刺激(物理刺激、化学损伤)及过敏反应等引起的结膜炎症,其中最多发的就是细菌性结膜炎。细菌性结膜炎有超急性、急性、慢性之分。某些细菌性结膜炎具有较强的传染性。

(一)病因病机

根据临床表现,结膜炎可归属于中医学"暴风客热"范畴,俗称"红眼病"。其主要病因病机为风热之邪外袭,客于内热阳盛之人,风热相搏,内外相和,交攻于目而发。

（二）诊断

1. 临床表现

（1）起病急，或有接触史。

（2）结膜高度充血，脓性或黏液性分泌物多，眼表异物感、灼热感及痒涩。

（3）分泌物涂片或结膜刮片检查见多形核白细胞和细菌菌体或单核细胞增多。

（4）细菌培养可见致病菌或培养分离出病毒等其他致病微生物。

2. 辅助检查

病原学检查：结膜分泌物涂片可帮助诊断有无细菌感染。必要时可做细菌和真菌的培养、药物敏感试验等。如无菌生长，则应考虑衣原体或病毒可能性，需做分离鉴定。病毒的分离和培养因技术复杂、价格昂贵且耗时长而临床上不常进行。检查患者急性期和恢复期血清中血清抗体的效价也有助于诊断病毒性结膜炎。结膜刮片找到包涵体也有助于结膜炎确诊。

3. 综合评估

本病具有自限性，部分患者即使不予治疗可在 $10 \sim 14d$ 痊愈，但有时也能转为慢性结膜炎；用药后 $1 \sim 3d$ 多可恢复。急性发作时，可用冷敷以减轻症状；并根据细菌培养等病原体检测结果及药敏试验结果选有效抗生素滴眼液或抗病毒滴眼液等，细菌感染者睡前涂抗生素眼膏。在患眼分泌物较多时，可用生理盐水冲洗结膜囊。并发角膜炎时，按角膜炎治疗原则处理。

本病需要与虹膜炎相鉴别。

（三）治疗

1. 中医辨证论治

（1）肺经风热证

证候特点：眼内痒涩，灼热感，畏光，有异物感，晨起内眦部有分泌物，白天眦部可见白色泡沫状分泌物；球结膜正常或充血；伴或不伴头痛、鼻塞。舌质红，苔薄白，脉数。

治法治则：疏风清热。

推荐方药：桑菊饮合银翘散加减。若球结膜充血严重，加野菊花、紫草等清热解毒，凉血退赤；眼干涩较重者，加沙参、麦冬等养阴生津；眼痒甚者，加蝉蜕、蒺藜等祛风止痒。

（2）肺胃湿热证

证候特点：眼内痒涩隐痛，流泪，有异物感，白天眦部可见白色泡沫状分泌物，较多且黏结；球结膜轻度充血，病程持久难愈；可伴有口臭或口黏，尿赤便秘；舌质红，苔黄腻，脉濡数。

治法治则：清热利湿。

推荐方药：三仁汤合泻肺饮加减。若球结膜充血显著，可酌加黄芩、桑白皮、牡丹皮以清热泻肺，凉血退赤；球结膜充血水肿明显，酌加桔梗、葶苈子以利水泻肺消肿；便秘者，加大黄、芒硝等泻火通腹。

（3）阴虚火旺证

证候特点：眼干涩不爽，不耐久视，球结膜轻度充血，病情迁延；舌红少苔，脉细数。

治法治则:滋阴降火。

推荐方药:知柏地黄丸合防风通圣散加减。若眼痒干涩较重,酌加当归、蝉蜕等祛风止痒;球结膜充血者,加地骨皮、桑白皮清热退赤。

2.其他中医疗法

(1)中药外洗:可选用蒲公英、紫花地丁、野菊花、防风、黄连、黄芩等清热解毒药物熏洗患眼,每日2~3次。

(2)针灸治疗

①针刺:合谷、外关、曲池、攒竹、丝竹空、睛明、太阳、瞳子髎、风池等穴,每次选3~4穴,每日1次,7d为一疗程。

②点刺:眉弓、眉尖、耳尖、太阳放血。

③耳针:选眼、肝、目2、肺穴,每日1次。

3.西医治疗

(1)抗生素滴眼液:对革兰阳性菌所致者,常用的滴眼液有0.25%~0.5%氯霉素、0.1%利福平滴眼液等,眼膏有红霉素、多黏菌素B等。对革兰阴性菌所致者,可选用氨基糖苷类或喹诺酮类药物,如0.4%庆大霉素、0.3%环丙沙星等滴眼液或眼膏。急性发作时,眼液要频滴,30min,1次。待病情得到控制后,可改为每日3次,用药2~3周。同时可加用0.2%鱼腥草滴眼液,急性期频滴,30min,1次,病情控制后,可改为2h,1次。

(2)局部抗病毒药常用的有0.1%阿昔洛韦滴眼液或眼膏、0.15%更昔洛韦眼用凝胶。

(3)病情急重,或伴全身症状者:可口服敏感抗生素或抗病毒药物等治疗。

(四)随访

(1)督促患者按时外用或(和)内服药物治疗,定期随访。

(2)督促患者注意休息,保证充足的睡眠,避免受凉、淋雨,忌烟酒,清淡易消化饮食,教育患者规律作息,适当体育锻炼,提高自身免疫力和抵抗力。

(毛维武 王效白)

第四节 白内障

白内障是一种晶状体混浊并影响视力下降的眼病。分为先天性白内障和后天性白内障。后天性白内障分为6种:年龄相关性白内障、并发性白内障、外伤性白内障、代谢性白内障、放射性白内障、药物与中毒性白内障。其中最常见的是年龄相关性白内障亦称老年性白内障,多见于

50岁以上的中老年人,通常双眼先后发病。

(一)病因病机

根据临床表现,白内障可归属于中医学的"圆翳内障"范畴。其主要病因病机:多因年老体衰,肝肾亏损,精血不足;脾虚失运,气血亏虚,精血不能上荣于目所致。此外,血虚肝旺,肝经郁热上扰或阴虚夹湿热上攻也可致晶珠混浊。

(二)诊断

1.临床表现

(1)年龄50岁以上,双眼发病,视力渐进性下降。

(2)裂隙灯检查见晶状体混浊。

(3)排除引起晶状体混浊的局部眼病和全身性疾病。

2.辅助检查

(1)眼部检查:检查患者的视力、光感及光定位、红绿色觉;裂隙灯、检眼镜检查,记录角膜、虹膜、前房、视网膜情况以及晶状体混浊情况,排除眼部活动性炎症等病变。

(2)特殊检查:眼压;角膜曲率以及眼轴长度测量,计算人工晶状体度数;角膜内皮细胞;眼部B超等检查。

3.综合评估

白内障根据病情的严重程度可以分为四期:初发期、膨胀期、成熟期、过熟期。

初发期:晶状体混浊还不是很明显,可能表现为晶状体水纹状混浊或者条状混浊,裸眼视力不受影响。

膨胀期:也叫未成熟期,由于晶状体混浊加重,所以导致了晶状体的体积变大,对裸眼视力造成的影响也逐渐变大。

成熟期:晶状体完全混浊,并且呈现乳白色,患者视力严重障碍,只有眼前手动或者光感,眼底不能窥入。患者需要行白内障手术治疗。

过熟期:成熟期后,晶状体进一步脱水而导致体积进一步缩小,一般裸眼视力会非常差。患者需要及时手术治疗。

本病需要与天行赤眼相鉴别。

(三)治疗

1.中医辨证论治

(1)肝肾亏损证

证候特点:视物模糊,眼目干涩,眼前有黑花飞舞或多视;眼部外观端好,晶珠部分混浊,眼底如常;伴有头晕耳鸣,腰膝酸软,面色白,小便清长,夜尿频多;舌红少苔或无苔,脉细。

治法治则:补益肝肾。

推荐方药:六味地黄丸加减。若眼干涩不适,可选加沙参、麦冬、五味子、玉竹、何首乌等益气养阴滋肾;若虚火上炎,口咽干燥者,加知母、黄柏等滋阴降火。

(2)脾气虚弱证

证候特点:倦怠,肢体乏力,面色萎黄,食少纳差,少气懒言;舌质淡,舌体胖或有齿印,苔白,脉缓或细。

治法治则:益气健脾。

推荐方药:补中益气汤加减。食少纳差者,可选加神曲、炒谷芽、炒麦芽等健脾消食;大便溏泄者,可加炒薏仁、葛根以健脾渗湿。

(3)肝热犯目证

证候特点:视物昏蒙,目涩不爽,头痛目胀,心烦或不寐;眼外观如常,晶珠部分混浊,眼底正常;伴有口苦咽干,急躁易怒,便结溲黄;舌红,苔黄,脉弦。

治法治则:清热平肝,散邪明目。

推荐方药:决明散加减。头痛目涩多眵者,加白芷、桑叶等清热散邪;急躁易怒者,加柴胡、青皮、香附等疏肝理气;加蒺藜、密蒙花以清肝明目;伴有头晕头痛者,加黄芩、桑叶、菊花、蔓荆子、钩藤等清热平肝;若口苦咽干甚者,加生地黄、玄参以清热生津。

(4)阴虚湿热证

证候特点:视昏目涩,午后更甚,眼干不适,眼前黑影;眼外观正常,晶珠部分混浊,眼底正常;兼有口干不欲饮,烦热口臭,夜寐多梦,盗汗,大便不畅,小便短赤;舌红,苔黄腻,脉细弦或细数。

治法治则:滋阴清热,宽中利湿。

推荐方药:甘露饮加减。夜寐多梦者加磁石;烦热口苦者,加栀子、黄连以清心除烦;大便不适、腹胀、苔黄腻者,去熟地黄,加薏仁、茯苓、佩兰、石菖蒲、厚朴以淡渗利湿,芳香化浊,宽中理气;目干不适,加沙参以养阴生津;视物昏蒙,加菟丝子、覆盆子、桑甚子、枸杞以滋肾明目。

2.其他中医疗法

针灸治疗:

针刺:主穴选承泣、睛明、健明。配穴选球后、翳明、太阳、合谷、肝腧、肾腧。每次选2~3穴,主、配穴交替使用,中度刺激。

3.西医治疗

(1)局部用药:可选用的滴眼液有卡他林、卡林U、法可林、谷胱甘肽、达赖氨酸、麝珠明目滴眼液等。

(2)补充微量元素及维生素:适当补充微量元素如钙、镁、钾、硒及维生素C、E、B等以对抗晶状体的氧化损伤。

(3)手术治疗:是白内障的主要治疗手段,现代白内障手术的理念与之前有很大变化,由单纯复明转变为提高生活质量,手术更加精细化,手术切口小,组织损伤小,视力恢复快。

(四)随访

(1)督促患者按时外用或(和)内服药物治疗,定期随访。

（2）督促患者注意休息,保证充足的睡眠,避免受凉、淋雨,忌烟酒,清淡易消化饮食,教育患者规律作息。

（毛维武　王效白）

第五节　青光眼

青光眼是一种表现为眼内压增高、视神经和视功能损害的眼病。青光眼的病因尚不清楚,但部分青光眼有家族性。如果外引流通道是开放的,称为开角型青光眼;如果外引流通道被虹膜阻塞,则称为闭角型青光眼。中国以后者多见。

（一）病因病机

根据临床表现,青光眼可归属于中医学"青风内障"范畴。其主要病因病机多因情志抑郁,肝气郁结,郁而化火,上扰清窍;或素有痰火,又有情志不舒,肝郁化火,痰火相搏,升扰于目;或劳瞻竭视、肝肾阴亏、阴不潜阳、肝阳上亢等导致气血失和,气滞血瘀,眼孔不通,目中玄府闭塞,神水瘀积而酿生本病。

（二）诊断

1.临床表现

（1）急性闭角型青光眼急性发作期

①视力急剧下降。

②眼压突然升高,眼球坚硬如石。

③角膜水肿,瞳孔呈竖椭圆形散大且带绿色外观。

④眼局部混合充血。

⑤前房极浅,前房角闭塞。

⑥伴有剧烈的眼胀痛、同侧头痛、恶心、呕吐等。

（2）慢性闭角型青光眼:症状不明显时,要观察高眼压和正常眼压下的前房角状态。

①周边前房浅,中央前房深度略浅或接近正常,虹膜膨隆现象不明显。

②房角中等狭窄,有不同程度的虹膜周边前粘连。

③眼压中等度升高,常在40mmHg左右。

④眼底有典型的青光眼性视盘凹陷。

⑤伴有不同程度的青光眼性视野缺损。

2.辅助检查

（1）眼压测量:临床眼压测量方法以Goldmann眼压计为代表的压平眼压测量,其测量中央角膜被压平一定面积所需要的力量;目前公认Goldmann眼压计是眼压测量的金标准。

(2)了解房角的开放或关闭是诊断开角型青光眼或闭角型青光眼的依据,也是鉴别原发性青光眼和继发性青光眼的重要手段。目前最好的方法是通过房角镜检查直接观察房角结构。

(3)检查视野改变是诊断青光眼的金标准。定期视野检查对于青光眼的诊断和随访十分重要。

(4)检查青光眼视盘改变是诊断青光眼的客观依据。视杯扩大是青光眼视盘损害的重要特征。

3.综合评估

青光眼中最常见的是原发性急性闭角型青光眼,本病根据发病的时期不同,临床表现不同,可分为六期:

(1)临床前期:如一眼发生急性闭角型青光眼,具有浅前房、窄房角、虹膜膨隆等局部解剖因素,而没有任何症状的另一眼则为临床前期;或有家族史,暗室试验阳性,双眼具有浅前房、窄房角、虹膜膨隆等局部表现,但未发作,则为临床前期。

(2)前驱期(先兆期):表现为一过性或反复多次的小发作,如一过性虹视、雾视、眼胀,或伴同侧鼻根部酸胀、额部疼痛,经休息后自行缓解或消失。若即刻检查可发现眼压升高(常在40mmHg以上),眼局部或有轻度充血,角膜轻度雾状混浊,前房浅,瞳孔稍扩大,对光反射迟钝。

(3)急性发作期:起病急,自觉患眼剧烈胀痛,甚至眼胀欲脱,伴同侧头痛、虹视、畏光、流泪、视力急剧下降,严重者仅留眼前指数或光感,可有恶心、呕吐等全身症状。检查时,可见眼睑水肿,混合充血,角膜上皮水肿呈雾状或毛玻璃状,角膜后色素沉着,前房极浅,瞳孔中度散大,常呈竖椭圆形及淡绿色,对光反射消失。眼压一般在50mmHg以上,个别严重病例可高出本人舒张压。因角膜水肿,眼底多看不清。临床上如果出现青光眼斑,提示曾有急性闭角型青光眼的大发作。

(4)间歇期:有明确小发作史。房角开放或大部分开放;不用药或少量缩瞳药即能使眼压稳定在正常范围。急性大发作经积极治疗后,症状和体征消失,视力部分或完全恢复,或进入间歇期,但随时有急性发作可能。

(5)慢性期:急性大发作或反复小发作后,病情呈慢性进展,视力下降,视野改变,房角广泛粘连,小梁网功能大部分遭受破坏,眼压中度升高,眼底视盘呈病理性凹陷及萎缩,并出现相应视野缺损。

(6)绝对期:持续性高眼压,使视神经遭受严重损害,视力全部丧失,有时可出现眼部剧烈疼痛。

本病需要与结膜炎和虹膜炎相鉴别。

(三)治疗

1.中医辨证论治

(1)肝郁化火证

证候特点:头目胀痛,视物昏蒙,虹视,角膜雾状混浊,瞳孔散大,眼压增高;情志不舒,胸闷嗳气,食少纳呆,呕吐泛恶,口苦;舌红苔黄,脉弦数。

治法治则:清热疏肝,降逆和胃。

推荐方药:丹栀逍遥散加减。若肝郁化火而生风者,可去薄荷,加羚羊角、钩藤、夏枯草等以平肝熄风。

(2)风火攻目证

证候特点:眼胀欲脱,头痛剧烈,视力锐减,角膜水肿,瞳孔散大,色呈淡绿,眼压显著增高,混合充血,烦躁口干;舌红苔薄黄,脉弦数。

治法治则:清热泻火,凉肝熄风。

推荐方药:绿风羚羊饮加减。若混合充血明显,加赤芍、牛膝凉血散瘀;若恶心呕吐,加竹茹、半夏和胃降逆;大便秘结,加芒硝泻腑通便;溲赤短少,加猪苓、木通清利小便;口苦胁痛,加龙胆草、栀子清泻肝胆;热极生风,阴血已伤,用羚羊钩藤汤凉肝熄风。

(3)痰火上壅证

证候特点:眼症同上,伴有面赤身热,动辄头晕,恶心呕吐,胸闷不爽,溲赤便秘;舌红苔黄腻,脉弦滑数。

治法治则:降火逐痰,平肝熄风。

推荐方药:将军定痛丸加减。可加石决明、草决明以增强平肝清热之力;呕吐甚者,加竹茹、草豆蔻、石菖蒲健脾降逆止呕。

(4)饮邪上犯证

证候特点:头痛眼胀,痛牵巅顶,眼压增高,视物昏蒙,瞳孔散大;干呕吐涎沫,食少神疲,四肢不温;舌淡苔白,脉沉弦。

治法治则:温肝暖胃,降逆止痛。

推荐方药:吴茱萸汤加减。眼胀痛甚者,加石决明、珍珠母;巅顶痛者,加藁本、细辛。

(5)阴虚阳亢证

证候特点:眼胀头痛,视物模糊,虹视,眼压中等度升高,瞳孔散大,时愈时发;腰膝酸软,面红咽干,眩晕耳鸣;舌红少苔,脉弦细。

治法治则:滋阴养血,平肝熄风。

推荐方药:阿胶鸡子黄汤加减。若见五心烦热,加知母、黄柏以降虚火;或改用知柏地黄汤滋阴降火。

2.其他中医疗法

(1)针刺:常选用太冲、行间、内关、足三里、合谷、曲池、风池、承泣、睛明、攒竹、翳明、球后等穴,每日1次,7d为一疗程。

(2)耳针:可取耳尖、目1、目2、眼降压点、肝阳1、肝阳2、内分泌等。

3.西医治疗

(1)青光眼是容易致盲的眼病之一,必须进行紧急处理。其处理程序:先用缩瞳剂、β-肾上腺素能受体阻滞剂及碳酸酶抑制剂或高渗剂等迅速降低眼压,使已闭塞的房角开放;并选用激素类制剂减轻局部充血等炎症反应;待眼压下降后及时选择手术治疗。

(2)滴眼

缩瞳剂:1%~2%毛果芸香碱滴眼液。急性大发作时,可用1h疗法;待眼压降低、瞳孔缩小后,改为每日4次。

β-肾上腺素能受体阻滞剂:常用0.25%~0.5%噻吗洛尔滴眼液或0.25%~0.5%盐酸倍他洛尔滴眼液。

α-受体激动剂:常用0.2%溴莫尼定滴眼液。

(3)口服碳酸酐酶抑制剂:能抑制房水分泌,常用醋甲唑胺、乙酰唑胺。

(4)静滴高渗剂:本类药能提高血浆渗透压,吸取眼内水分,使眼压迅速下降,但作用时间短,一般仅用在术前降压。常用的有20%的甘露醇、50%的甘油等。

(5)手术治疗。

(四)随访

(1)督促患者按时外用或(和)内服药物治疗,定期随访。

(2)督促患者应注意休息,保证充足的睡眠,避免受凉、淋雨,忌烟酒,清淡易消化饮食,规律作息。

(毛维武 王效白)

第十章　中医耳鼻咽喉科

第一节　鼻出血

鼻出血是耳鼻咽喉科临床上常见急症之一,可发生于单侧,也可双侧同时发病。轻者仅为涕中带血,重者大出血,可引起失血性休克。鼻出血的发生除局部原因外,与全身疾病关系更为密切,尤其是全身性出血性疾病。中医称为"鼻衄"。

(一)病因病机

1.病因

导致鼻出血的原因分为局部因素和全身因素。

(1)局部因素:包括创伤(以及手术创伤)、鼻腔鼻窦炎症、鼻中隔病变、鼻部良性肿瘤、鼻部恶性肿瘤、解剖变异、血管畸形等。

(2)全身因素:包括凝血功能障碍(血液系统疾病、肝脏或肾脏功能障碍、非甾体类抗炎药物使用、酗酒等)、心血管疾病、急性传染病、遗传性出血性毛细血管扩张症等。儿童鼻出血多见于鼻腔干燥、变态反应、鼻腔异物、血液系统疾病以及饮食偏食等。

2.病机

鼻衄与肺、胃、肝、心、脾、肾关系密切,和全身的气血偏盛偏衰有关。一般可分为实证和虚证两大类。实证者,多因火热气逆,迫血妄行而致;虚证者,多因阳虚火旺或气不摄血而成。

(1)肺经风热:外感风热或燥热之邪上犯于肺,致肺失肃降,邪热循经上犯鼻窍,损伤阳络,血溢出于清道而为衄。

(2)脾胃积热:脾胃素有积热,或因嗜食辛辣炙煿,致胃热炽盛,火热内燔,循经上炎,损伤阳络,迫血妄行而为鼻衄。

(3)肝火上逆:情志不舒,肝气郁结化火,循经上炎,或暴怒伤肝,肝火上逆,灼伤脉络,血随火动,血溢脉外而为衄。

(4)气虚鼻衄:久病不愈,忧思劳倦,饮食不节,损伤脾胃,致脾气虚弱,统摄无权,气不摄血,血不循经,渗溢于鼻窍而致衄。

(二)诊断

1.临床表现

多为单侧鼻腔出血,量少者如涕中带血,出血剧烈或鼻腔后部的出血常表现为口鼻同时流血或双侧流血。血块大量凝集于鼻腔可导致鼻塞症状。咽入大量血液可出现恶心、呕吐。成人急性失血量达500mL时,多有头昏、口渴等症状,失血量达到1000mL时可出现血压下降、心率加快等休克前期症状。

2.辅助检查

血常规及凝血功能检查,帮助判断出血原因、出血量、有无贫血。

3.综合评估

鼻出血是常见急症,其治疗原则为首先止血,然后循因施治。寻找出血部位,判断出血原因,以尽量缩短诊疗时间。同时,估计出血量,对出血量多的患者,注意补充血容量。务必详询病史,仔细检查,逐步明确其病因,排除消化道、下呼吸道出血。

鼻出血需要与咯血、呕血进行鉴别。

(三)治疗

1.应急处理

对活动性出血患者,应立即采取止血措施,以防失血过多。

(1)简易止血法:位于鼻中隔前段的出血,常为黎特区出血,可推挤鼻翼压迫鼻中隔,或用冷毛巾湿敷前额、后颈部,促进血管收缩,制止或减少出血。亦可选用1%麻黄素棉片、1∶1000肾上腺素棉片,或以棉片裹云南白药粉填入鼻窍前段,压迫黏膜,收缩血管以止血。

(2)烧灼止血法:鼻腔内可见出血点,可于血管收缩剂收缩止血后,选用20%硝酸银、纯石炭酸或50%三氯醋酸等酸性腐蚀药物烧灼出血点,亦可用高频电刀局部电凝、激光烧灼或微波辐射凝固等进行局部止血处理。

(3)填塞止血法:出血较剧烈或出血面积较大,难以用简易方法止血时,可采用填塞止血法。这是最有效、最可靠的止血方法。填塞法分前鼻孔与后鼻孔填塞两种。鼻黏膜收缩及表麻后,立即用凡士林纱条做前鼻孔或后鼻孔填塞止血,亦可以鼻用气囊做填塞,或膨胀止血海绵进行填塞,其优点是操作简单,填塞后局部刺激反应轻。对于反复鼻出血或凝血机制障碍者,可先在其出血部位敷以明胶海绵或凝血酶、中药止血粉等,再以凡士林纱条等填塞物加压填塞,可收到较好的止血效果。有条件者,必要时可在鼻内镜下施行止血术。填塞物一般留置2～3d,时间过长则有可能因继发感染而加重病情。

2.中医辨证论治

(1)风热伤鼻证

证候:鼻中出血,点滴而下,色鲜红,量不甚多。出血部位多位于鼻中隔,或见黏膜糜烂。鼻腔干燥,灼热感。多伴有身热烦躁,口干咽痛,咳嗽痰少。舌红少苔,脉数或浮数。

治法:疏风清热,凉血止血。

方药:黄芩汤或桑菊饮加减。可酌加牡丹皮、白茅根、栀子炭、侧柏叶等凉血止血药。

(2)胃热熏鼻证

证候:鼻血量多,色深红。鼻黏膜色深红而干,或有糜烂。多伴有烦渴引饮,口臭,大便干结,小便短赤。舌红,苔黄或起芒刺,脉洪滑数。

治法:清胃泻火,凉血止血。

方药:凉膈散加减。若大便通利,可去芒硝。热甚伤津伤阴者,可加麦冬、玄参、白茅根、茜草之类以助养阴清热生津,凉血止血。大出血停止后,转为少量鼻衄时作时止,反复难愈,伴口干少津,头晕眼花,五心烦热,耳鸣健忘,失眠盗汗,舌红少津,脉细数者,乃阴虚鼻燥之证,宜用知柏地黄汤加旱莲草、阿胶、藕节、仙鹤草、白芨等,以收滋补肝肾、养血止血之效。

(3)肝火燔鼻证

证候:鼻衄暴发,量多迅猛,血色深红。鼻黏膜色深红。常伴有头痛头昏、耳鸣、口苦咽干,胸胁苦满,面红目赤,烦躁易怒。舌质红,苔黄,脉弦数。

治法:清肝泻火,凉血止血。

方药:龙胆泻肝汤加减。可加羚羊角、赭石、钩藤。亦可选用羚角钩藤汤以重镇潜阳,宁血止血。另可加白茅根、仙鹤草、茜草根等加强凉血止血之功;加石膏、黄连、竹茹、青蒿等清泻上炎之火。若兼心烦失眠、身热口渴、口舌生疮、大便秘结、小便黄赤等症,为心火炎鼻之象,宜用泻心汤加白茅根、侧柏叶、茜草根等,以收凉血止血之效。

(4)气虚鼻衄证

证候:鼻衄常发,渗渗而出,色淡红,量或多或少。鼻黏膜色淡。全身症见面色无华,少气懒言,神疲倦怠,食少便溏。舌淡,苔白,脉缓弱。

治法:健脾益气,摄血止血。

方药:归脾汤加减。可加阿胶以补血养血。出血不止者,可加白芨、仙鹤草以收敛止血。

3.其他中医疗法

(1)滴鼻法:鼻腔应用1%麻黄素或盐酸赛洛唑啉等血管收缩剂。

(2)吹鼻或塞鼻法:选用云南白药、蒲黄、血余炭、田七粉等具有收涩止血作用的药粉吹入鼻腔,黏附于出血处,可以达到止血目的。亦可将上述药物放在棉片上,贴敷于出血处,或喷洒于填塞物后行鼻腔填塞。

(3)导引法:双足浸入温水中,或以大蒜捣成泥,贴敷于涌泉穴。亦可用吴茱萸为末,炒热后用醋调敷涌泉,有引热下行的作用。

(4)指压法:用手指紧捏双侧鼻翼10～15min;用手指掐压患者前发际正中线上1～2寸处,或指压百劳穴,揉2～5min。

（5）针刺疗法：取上星、委中、合谷、少商、足三里，先点刺少商出血，再针其他穴，强刺激，留针20min。

4.西医治疗

（1）镇静剂：有助于安定情绪，减缓出血。可选用地西泮、艾司唑仑等口服或肌注。

（2）止血剂：如巴曲酶、酚磺乙胺等，以改善凝血机制。

（3）补充维生素：如维生素C、维生素K、维生素P等。

（4）出血量大者，静脉补液以扩充血容量，必要时可输血，防止休克。

（四）随访

（1）鼻出血时，患者多较紧张、烦躁，因此，要先安定患者情绪，使之镇静，必要时可给予镇静剂。

（2）鼻出血患者宜少活动，多休息。一般采用坐位或半卧位。有休克者，应取平卧低头位。嘱患者勿将血液咽下，以免刺激胃肠而致呕吐。

（3）忌食辛燥刺激之物，以免资助火热，加重病情。注意保持大便通畅。

（4）平时注意锻炼身体，注意情志调养，保持心情舒畅，忌忧郁暴怒。

（5）戒除挖鼻等不良习惯。

（金成强　郭姗姗）

第二节　鼻炎、鼻窦炎

一、急性鼻炎

急性鼻炎是由病毒感染引起的鼻腔黏膜急性炎症性疾病。全年均可发病，但多发于冬春季气候骤变、寒暖交替之时。中医称"伤风鼻塞"，俗称"伤风"或"感冒"。

（一）病因病机

1.病因

本病以病毒感染及细菌感染为多见，诱因包括受凉、过劳、烟酒过度、维生素缺乏、内分泌失调、全身慢性疾病等，以及鼻腔其他疾病，口腔、咽部的感染病灶等局部因素。

2.病机

素体阳虚，易感受风寒之邪；素体阴虚，易感受风热之邪。秋冬季多感风寒，春夏季多感风热。此外，夏季多夹暑湿，秋季多夹燥气。

(1)外感风寒,邪滞鼻窍:起居失常、寒暖不调或过度疲劳,腠理疏松,卫表不固,风寒外袭皮毛,内舍于肺,清肃失司,邪壅鼻窍。

(2)外感风热,邪犯鼻窍:肺系素有蕴热,复受风热之邪侵袭,或风寒之邪化热,肺失清肃,邪壅清道,上犯鼻窍。

(二)诊断

1.临床表现

该病起病急、病程短。主要表现为鼻塞、多涕,鼻涕由清稀渐转为黏液脓性,高峰期转为脓性,恢复期又转为黏液性;鼻黏膜红肿,鼻内及鼻咽部干燥灼热感,喷嚏,伴有微恶寒或发热、周身不适等症状。

患病初期可见鼻黏膜略干红,继之黏膜充血肿胀;鼻腔分泌物变化随病期而异,由黏转黏液脓性到脓性,最后恢复正常。

2.辅助检查

(1)血常规检查

可见白细胞总数轻微升高。

(2)病原学检查

本病以鼻病毒、腺病毒、流感或副流感病毒、冠状病毒等感染为多见;可继发细菌感染,常见的致病菌有溶血性链球菌、肺炎双球菌、流感杆菌等。

3.综合评估

急性鼻炎可因感染直接蔓延,或经不恰当的擤鼻而使感染向邻近器官扩散,引发多种并发症。经鼻窦开口向鼻窦蔓延,可引起急性鼻窦炎;经咽鼓管蔓延,可并发急性中耳炎;向下扩散,可并发急性咽炎、喉炎、气管炎甚至肺炎。急性鼻炎反复发作可迁延成慢性鼻炎。本病需与变应性鼻炎、急性鼻窦炎相鉴别。

(三)治疗

1.中医辨证论治

(1)外感风寒,邪滞鼻窍证。证候:鼻塞,喷嚏,流清涕,鼻音重。鼻黏膜色略红,下鼻甲淡红带紫,鼻涕清稀。伴头痛,周身不适,微恶寒发热,口淡不渴。舌质淡,苔薄白,脉浮紧。

治法:祛风散寒,辛温通窍。

方药:辛夷散加减。酌加苍耳子、鹅不食草,通利鼻窍。

(2)外感风热,邪犯鼻窍证。证候:鼻塞,头痛,鼻息热,喷嚏,涕黏或黏黄。鼻黏膜红肿,下鼻甲肿大。伴发热恶风,微汗出,或咽痛,咳嗽不爽,口微干渴。苔薄白或薄黄,脉浮数。

治法:疏风清热,宣肺通窍。

方药:银翘散加减。酌加白芷、苍耳子通利鼻窍。咽痛甚者,加射干、板蓝根;头痛甚者,加藁本、蔓荆子。若体质素虚,感受风寒或风热,证属肺卫气虚者,治宜益气解表,宣肺通窍,选用参苏饮加减。若表虚自汗,易感风邪者,可用玉屏风散固表扶正,益气祛风。

2.其他中医疗法

(1)体针治疗:鼻塞者,取迎香、印堂,头痛加合谷、太阳、风池,泻法,留针10~15min。清涕量多,取迎香或上星穴悬灸10~15min。

(2)单方验方:生姜5片,红枣10枚,葱白5根,红糖适量;水煎服,日1剂。

(3)按摩:按揉迎香、鼻通、印堂、合谷穴。

3.西医治疗

(1)一般治疗

口服解热镇痛剂,如复方阿司匹林、康泰克之类。可选用盐酸吗啉呱等抗病毒药,如合并细菌感染者,可酌用抗生素。

(2)局部治疗

鼻塞甚者,以盐酸赛洛唑啉鼻喷剂、1%麻黄碱滴鼻液或呋麻滴鼻液、辛夷滴鼻液之类滴鼻,盐酸赛洛唑啉鼻喷剂每日2次,余者每日3~4次。但应注意不宜过多或久用。

(四)随访

(1)加强锻炼,增强体质,起居有常,衣着寒暖适宜,劳作出汗后尤应谨防感冒。

(2)流感期间,少在公共场所逗留,外出宜戴口罩,小儿及体弱者尤应如此。

(3)病期鼻塞之际,勿强行擤涕,以免并发急性中耳炎。

(全成强 郭姗姗)

二、慢性鼻炎

慢性鼻炎是由多种原因引起的鼻黏膜及黏膜下组织的慢性炎症性疾病。包括慢性单纯性鼻炎和慢性肥厚型鼻炎。以鼻塞、鼻甲肿胀为主要临床表现,男女老幼均可发病,无季节及地域差别。属中医"鼻窒"范畴。

(一)病因病机

1.病因

本病可能主要由急性鼻炎反复发作或治疗不彻底所致。邻近器官的感染病灶,鼻腔用药不当或过多过久,职业或环境因素,如有害气体或粉尘刺激等,也可导致本病。全身因素如慢性疾病、营养不良、内分泌失调、嗜好烟酒及免疫功能下降和变态反应等,亦与本病发生有关。

2.病机

(1)肺经郁热,邪犯鼻窍:伤风鼻塞余邪未清,或屡感风邪郁而化热,客于肺经,肺失肃降,经脉郁滞,郁热上犯,郁结于鼻窍。

(2)肺脾气虚,邪滞鼻窍:郁热久羁,伤及正气,肺气不足,清肃无力;脾气虚弱,运化失健,清阳不升,浊阴上干,滞留壅阻鼻窍。

(3)邪毒久留,瘀阻鼻窍:邪毒滞留鼻窍,日久深入脉络,阻碍气血流通,瘀血阻滞鼻窍脉络,鼻窍窒塞不通。

(二)诊断

1.临床表现

(1)慢性单纯性鼻炎:间歇性、交替性鼻塞,静息、卧床或受凉后加重,活动后减轻;时有鼻涕,常为黏液性或黏脓性;鼻塞时嗅觉减退,通畅时嗅觉好转;鼻塞重时,讲话呈闭塞性鼻音,或有头部昏沉胀痛。

(2)慢性肥厚性鼻炎:鼻塞呈持续性,并渐进性加重,可引起头昏、头痛等症。鼻涕黏稠,嗅觉减退,有较重的闭塞性鼻音。可伴有耳鸣、听力下降。

2.辅助检查

(1)慢性单纯性鼻炎:鼻黏膜肿胀,表面光滑,以下鼻甲最为明显,鼻甲柔软,富有弹性,用探针轻压成凹陷,移开后立即恢复。鼻黏膜对血管收缩剂反应敏感,滴用后下鼻甲肿胀可在3~5min内消退。鼻腔内有较多的黏液性分泌物,多聚于鼻底、总鼻道或下鼻道。

(2)慢性肥厚性鼻炎:鼻黏膜增生、肥厚,成暗红色或淡紫色。下鼻甲黏膜肥厚,表面不平,呈结节状或桑葚状。探针轻压下鼻甲有硬实感并且不易出现凹陷,或凹陷出现后不易恢复。对血管收缩剂反应差,鼻黏膜不收缩或收缩甚微。

(3)鼻内镜检查:内镜检查是除了筛窦以外,其他各个窦的自然口都可以通过内镜直观看到,并可以明确脓性分泌物的来源。

3.综合评估

慢性鼻炎可致咽鼓管堵塞而并发分泌性中耳炎。一般疗法无效的严重肥厚性鼻炎,可酌情采用射频或等离子消融等疗法,但须慎重。上述治疗无效者,还可选用下鼻甲黏膜部分切除术、下鼻甲黏膜下组织切除术、下鼻甲骨折外移术或下鼻甲骨切除术。

本病需与变应性鼻炎、慢性鼻窦炎相鉴别。

(三)治疗

1.中医辨证论治

以散邪通窍、恢复鼻腔通气功能为基本原则。

(1)肺经郁热,邪犯鼻窍证

证候:间歇性或交替性鼻塞,涕稍黏黄,时有鼻内灼热感,或有嗅觉减退、头额胀痛。鼻黏膜暗红,下鼻甲肥厚肿胀。全身症状或见口微干咳,小便黄,大便干。舌质红胖,苔微黄,脉数。

治法:清解肺热,散邪通窍。

方药:升麻解毒汤加减。酌加辛夷、藿香散邪通窍。

(2)肺脾气虚,邪滞鼻窍证

证候:间歇性或交替性鼻塞,受凉益甚,涕稍黏白,或有嗅觉减退、头昏沉重。下鼻甲肿胀,色淡暗。或见体倦乏力,面色不华。舌质淡胖,边有齿痕,苔白,脉缓弱。

治法:补益肺脾,祛邪通窍。

方药:温肺汤加减。酌加川芎、白芷、苍耳子、石菖蒲等宣通鼻窍。

(3)邪毒久留,瘀阻鼻窍证

证候:病程长,持续性鼻塞,嗅觉明显减退,闭塞性鼻音,或有少量黏涕。鼻甲肿胀硬实,表面不平,或鼻甲呈桑葚样变,收缩反应差。舌质暗,或有瘀点。

治法:行气活血,化瘀通窍。

方药:当归芍药汤加减。肺气虚者,加黄芪、诃子;头痛者,加白芷、藁本。

2.其他中医疗法

(1)体针:肺经郁热证,取二间、内庭、迎香、太阳、尺泽,用泻法;气虚邪滞证,取足三里、迎香、太渊、公孙、印堂,用补法;血瘀鼻窍证,取迎香、印堂、合谷、风池,用泻法。每日1次,10次为1个疗程。

(2)灸法:虚寒证取人中、迎香、风府、百会,肺虚加肺腧、太渊,脾虚加脾腧、胃腧、足三里。艾条灸,每次15~20min,1~2日1次。小儿患者可用荜茇、天南星研末,炒热后纱布包裹,温灸囟门20~30min,每日1~2次。

(3)局部治疗

①吹鼻:鹅不食草(95%)、樟脑(3%)、冰片(2%)研细末和匀,装瓶密封。每用少许吹鼻,每日3次。亦可用碧云散吹鼻。

②塞鼻:冰片、白芷、赤芍、牡丹皮各适量,研细粉,和入适量凡士林,制成20%药膏,再将剪成合适大小的纱条搅入凡士林药膏中,取沙条塞入鼻腔,每次保持1h以上,每日1次。

③中药下鼻甲注射:以复方丹参注射液、川芎嗪注射液、当归注射液或冬青注射液等活血化瘀药物,每次每侧注入药液0.5~1mL,每周1~2次。

3.西医治疗

(1)滴鼻:主要应用鼻腔黏膜血管收缩剂,如盐酸赛洛唑啉鼻喷剂、1%麻黄碱滴鼻液、呋麻滴鼻液,但不宜久用,以免发生药物性鼻炎。

(2)封闭:0.25%~0.5%利多卡因做迎香、鼻通穴封闭,也可做鼻丘或下鼻甲前端黏膜下注射,每次1~1.5mL,隔日1次,5次为1个疗程,主要用于慢性单纯性鼻炎。

(3)下鼻甲黏膜下硬化剂注射:常用硬化剂有5%石炭酸甘油、5%鱼肝油酸钠、80%甘油、50%葡萄糖等,主要用于慢性肥厚性鼻炎,一般7~10d注射1次,3次为1个疗程。也可用消痔灵注射液加等量1%利多卡因,每周注射1次。

(四)随访

(1)预防感冒,积极治疗急性鼻炎,勿使迁延成慢性。

(2)避免长期局部使用鼻腔黏膜血管收缩剂,特别是滴鼻净等。

(3)戒烟以减少不良刺激,少食醇酒厚味,以免助火为患。

(全成强　郭姗姗)

三、急性鼻窦炎

鼻窦炎是指鼻窦黏膜的感染性炎症性疾病,多与鼻炎同时存在,所以也称为鼻-鼻窦炎。按照症状体征的发生和持续时间可分为急性鼻窦炎和慢性鼻窦炎。相当于中医的"急鼻渊"。

(一)病因病机

1.病因

多由病毒及细菌感染所致。但其发病常常与过度疲劳、受寒受湿、营养不良、全身及局部抵抗力低下,以及生活与工作环境不卫生等因素相关,特别是急性上呼吸道感染时,更易诱发本病。其次,阻碍鼻窦通气,如急、慢性鼻炎,鼻中隔偏曲,鼻腔异物、肿瘤,鼻外伤,鼻腔填塞物留置过久,均可诱发鼻窦的急性感染。

2.病机

急鼻渊多属实热之证,因外感风寒湿邪,内传肺与脾胃、肝胆;或脾胃素有蕴热,因外邪引动,邪毒循经上蒸,壅滞于鼻。

(1)风热犯窦:风热之邪,侵袭肌表,郁于肺经,内犯于肺,肺失宣降,邪热循经上犯窦窍而为病。

(2)胃热熏窦:肺卫表邪不解,内传于胃腑,引动胃腑积热,化生火热,循经上犯,熏灼窦窍而病情加剧。

(3)湿热蒸窦:胃腑火热不解,反侮于木,引动肝胆积热,夹湿上蒸,移热于面颅骨窍,病情重笃。

(二)诊断

1.临床表现

全身症状:因常继发于外感或急性鼻炎,故往往表现为原有症状加重,出现恶寒、发热、食欲减退、便秘、周身不适等。小儿还可发生呕吐、腹泻、咳嗽等消化道和呼吸道症状。

局部症状:

鼻塞:多为患侧持续性鼻塞。如双侧同时患病,则可为双侧持续性鼻塞。因鼻塞可伴有嗅觉暂时性减退或丧失。

多脓涕:鼻腔内大量脓性或黏脓性鼻涕,难以擤尽,脓涕中可带有少许血液。厌氧菌或大肠杆菌感染者脓涕有明显臭味(多为牙源性上颌窦炎),后流至咽喉部而产生刺激,引起发痒、恶心、咳嗽、咳痰等症状。

头痛或局部疼痛:为常见症状,因脓性分泌物、细菌毒素和黏膜肿胀刺激和压迫神经末梢所致。可有明显的头痛和患窦局部疼痛。一般引起的头痛多在额部和颌面部,后组鼻窦炎的头痛则多位于颅底或枕部。

与鼻窦部位相应的体表皮肤可有红肿,并伴有局部压痛及叩击痛。鼻腔内检查可见鼻黏膜充血、肿胀,尤以中鼻甲和中鼻道黏膜为甚。鼻腔内有大量黏脓性或脓性鼻涕。

2.辅助检查

①影像学检查：

X线鼻窦照片及CT扫描可确诊。

②病原检查：

多由病毒及细菌感染所致。常见感染病毒为鼻病毒和冠状病毒，其他如流感病毒、副流感病毒等亦可见；最常见的病原菌为肺炎双球菌、链球菌、葡萄球菌等化脓性球菌，亦可由大肠杆菌、变形杆菌、流感杆菌及厌氧菌等引起。

3.综合评估

急性鼻窦炎与致病微生物的种类、毒力强度、抗生素耐药性有密切关系。如肺炎双球菌多引起卡他性炎症，不易化脓，不侵及骨壁，较易治疗；葡萄球菌易引起化脓性炎症，治疗比较困难。病毒感染可引起炎症细胞浸润，加之过敏反应和其他因素，导致鼻黏膜上皮屏障破坏，杯状细胞增生及黏液清除功能减退，鼻窦黏膜肿胀，利于细菌定植和生长。少数病例可因炎症侵及骨质或经血道扩散而引起骨髓或眶内、颅内并发症。

本病需与眶下神经痛、三叉神经痛及某些眼部疾病，如角膜炎、虹膜睫状体炎等引起的与急性鼻窦炎相似的症状相鉴别。

(三)治疗

1.中医辨证治疗

(1)风热犯窦证

证候：病初起，鼻塞，涕多而白黏或黄稠。鼻黏膜红肿，鼻窦相应部位或有叩痛、压痛。伴发热、恶寒、头痛、咳嗽、嗅觉减退。舌质红，苔薄黄，脉浮数。

治法：疏风清热，宣肺通窍。

方药：银翘散合苍耳子散加减。若鼻涕量多者，可酌加蒲公英、鱼腥草、瓜蒌等；若鼻涕带血者，可酌加白茅根、仙鹤草、茜草等；若头痛较甚，酌情加柴胡、川芎、藁本、蔓荆子、菊花等。

(2)胃热熏窦证

证候：鼻涕浓浊，量多，色黄或黄绿，或有腥臭味，鼻塞甚，嗅觉差。鼻甲肿胀，黏膜深红，中鼻道、嗅沟或鼻底可见有黏性或脓性分泌物潴留；鼻窦相应部位有叩痛、压痛或红肿。全身症状，可兼见发热，头痛剧烈，口渴欲饮，口臭，大便秘结，小便短赤。舌红，苔黄，脉数有力。

治法：清胃泻火，宣肺通窍。

方药：凉膈散加减。若大便通利，可去芒硝；涕难出者，可加皂角刺；热甚伤阴者，可加麦冬、玄参之类。

(3)湿热蒸窦证

证候：涕黄绿黏稠而量多，鼻塞重而持续，嗅觉减退。鼻甲肿胀，黏膜色红，鼻窦相应部位多有叩痛、压痛。全身症状可见发热，口苦咽干，头闷痛或重胀，目眩，耳鸣，耳聋，烦躁易怒，失眠。舌红，苔黄，脉弦数或滑数。

治法:清利肝胆,化浊通窍。

方药:龙胆泻肝汤加减。一般加苍耳子、白芷、石菖蒲等化浊通窍;火热极盛,头痛较剧,便秘尿赤者,可用当归龙荟丸;病程日久,黄绿浊涕不止,并见口苦咽干,舌红苔黄,脉弦有力等肝胆郁热证者,可用奇授藿香丸,以木通、茵陈蒿煎水送服。

2.西医治疗

(1)抗生素治疗:首选青霉素,应足量足疗程。对青霉素过敏或已产生耐药性者,可改用红霉素、磺胺类药物或其他广谱抗生素。明确为牙源性或厌氧菌感染者,同时应用替硝唑或甲硝唑。在应用抗生素之前,如能做细菌培养和药敏试验,对正确选择抗生素更有帮助。

(2)黏液促排剂:合理选用黏液促排剂,能够增强窦腔和鼻腔黏膜上皮细胞纤毛运动功能,稀化黏液,有助于窦腔内脓性分泌物的排出。

(3)鼻部局部用药:血管收缩剂与抗生素滴鼻剂滴鼻,有利于促进鼻窦与鼻腔引流通畅,可以选用盐酸赛洛唑啉鼻喷剂或呋麻滴鼻液(应注意正确的滴鼻方法)。可用1%丁卡因加血管收缩剂混合液浸湿棉片,置于中鼻道前段最高处,每日1~2次,对引流和减轻头痛效果较好。局部用药中,可联合使用皮质类固醇激素。

(4)体位引流:目的是促进鼻窦内脓液的引流。

(5)物理治疗:局部红外线照射、超短波透热和热敷等物理疗法,对改善局部血液循环,促进炎症消退及减轻症状均有帮助。

(6)上颌窦穿刺冲洗:在全身症状消退和局部炎症基本控制后,可行上颌窦穿刺冲洗。此方法既有助于诊断,也可用于治疗。可每周冲洗1次,无脓液冲洗出为止。并可于冲洗后向窦内注入庆大霉素8万U、地塞米松5mg或双黄连粉针剂等。

(四)随访

(1)及时合理治疗感冒、急性鼻炎及邻近器官(如牙)疾病。

(2)注意鼻部清洁及正确的擤鼻方法,保持鼻腔通气良好。

(3)锻炼身体,增强体质,尽量避免急寒骤冷的刺激,以免诱发鼻窦炎急性发作。

(金成强　郭姗姗)

四、慢性鼻窦炎

慢性鼻窦炎是鼻窦黏膜的慢性炎症性疾病。急性鼻-鼻窦炎的鼻部症状持续超过12周而症状未完全缓解,进入慢性阶段。本病多因急性鼻-鼻窦炎反复发作未彻底治愈,迁延而致,以常流脓涕为主要特征。本病可单侧或单窦发病,但常为双侧或多窦相继发病。当双侧各窦均患病时,称全鼻窦炎。相当于中医的"慢鼻渊"。

(一)病因病机

1.病因

多因急性鼻-鼻窦炎治疗不当或未彻底治愈,以致反复发作、迁延不愈而转为慢性。除了与感染、变态反应、鼻腔解剖异常有密切关系外,环境、遗传因素、骨炎、胃食管反流、呼吸道纤毛系统疾病、全身免疫功能低下等均可为诱因。

2.病机

病有虚实之分。实者为郁热,病在肺与胆;虚者为气虚夹寒湿,病在肺、脾、肾。慢鼻渊的形成,与患者个体禀赋相关的病理体质条件有关。

(1)胆腑郁热:反复感受风热邪毒,邪热郁滞,胆失疏泄,气郁化火,蒸腐鼻窍肌膜,浊涕长流不止。

(2)气虚邪恋:鼻渊久不愈,耗伤肺脾之气,致肺脾气虚,清阳不升,湿浊上干,久滞窦窍,流浊涕不止。

(3)肾虚寒凝:久病伤气损阳,病变由脾及肾,督脉虚寒,湿浊上干,寒湿留滞窦窍,浊涕难已。

(二)诊断

1.临床表现

(1)全身症状:轻重不等,多数患者则无症状。较常见的症状为头昏、倦怠、精神不振、失眠、记忆力减退、注意力不集中等,尤以青年学生明显。

(2)局部症状:主要为鼻部症状。

多脓涕:为本病的特征性症状。呈黏脓性或脓性,色黄绿或灰绿。前组鼻窦炎的脓涕易从前鼻孔溢出,部分可流向后鼻孔;后组鼻窦炎的脓涕多由鼻孔流入咽部而表现为咽部多痰甚或频繁咳痰。

鼻塞:多呈持续性,患侧为重。鼻塞的程度随病变的轻重而不同,伴鼻甲肥大、鼻息肉者,鼻塞尤甚。

头痛:不一定有,即使有头痛,也不如急性鼻窦炎明显和严重。一般表现为钝痛和闷痛,或头部沉重感。若出现明显的头痛,应小心并发症可能。

嗅觉障碍:乃因鼻黏膜肿胀、肥厚或嗅器变性所致,多数为暂时性,少数为永久性。

2.辅助检查

(1)影像学检查:鼻窦X线平片和断层片是本病诊断的重要手段.可显示鼻腔大小、窦腔密度、液平面或息肉阴影等。必要时行鼻窦CT扫描及MRI检查,对精确判断各鼻窦,特别是后组筛窦炎和蝶窦炎,鉴别鼻窦占位性或破坏性病变有重要价值。

(2)上颌窦穿刺冲洗:对于慢性上颌窦炎,穿刺冲洗可用于诊断,也可用于治疗,其诊断价值可能优于鼻窦X线片。通过穿刺冲洗,可了解窦内脓液质、量、有无恶臭等,并便于做脓液细菌培养和药物敏感试验。

(3)纤维鼻咽镜或鼻内镜检查:鼻镜检查可见下鼻甲肿胀,少数患者也可表现为萎缩。或有中鼻甲息肉样变,钩突黏膜水肿(慢性鼻窦炎的重要体征)。可进一步查清鼻腔和窦口鼻道复合体病变性质、范围与程度。

3.综合评估

现比较注重内科治疗,尤其是中医辨证论治,具有独特的优势。手术治疗的目的则重在通畅引流,不宜轻易剥除窦内健康黏膜。应在正规的保守治疗无效后方可采用。包括传统手术和功能性鼻内镜手术两大类,现多趋向于开展功能性鼻内镜手术。治疗的关键,在于合理的调治患者的病理体质,最大限度地恢复窦腔引流和鼻腔正常生理功能,并重视抗变态反应的处理,以利于提高远期疗效。

本病需与慢性鼻炎、鼻腔、鼻窦恶性肿瘤相鉴别。

(三)治疗

1.中医辨证论治

(1)胆腑郁热,上犯窦窍证

证候:鼻涕浓浊,色黄或黄绿,或有腥臭味,鼻塞,头昏重。鼻黏膜红肿。兼见烦躁易怒,口苦咽干,小便黄赤。舌质红,苔黄腻,脉弦滑数。

治法:清泄胆热,利湿通窍。

方药:奇授藿香丸加味。一般加木通、茵陈、黄芩、栀子、鱼腥草。咽痛者,加牛蒡子、青黛;大便秘结者,可加大黄。

(2)气虚邪恋,留滞窦窍证

证候:鼻塞或轻或重,稍遇风冷则鼻塞加重,鼻涕黏白量多,无臭味,嗅觉减退。鼻黏膜晦暗,鼻甲肿大,或有息肉样变。全身症状见倦怠乏力,头闷或重胀,恶风自汗,咳嗽痰稀,食少腹胀,便溏。舌质淡或胖而有齿印,苔白或腻,脉濡弱。

治法:健脾补肺,渗湿化浊。

方药:参苓白术散合温肺止流丹加减。鼻塞甚者,可合苍耳子散。若鼻涕浓稠量多者,可酌加陈皮、半夏、枳壳、瓜蒌等;若畏寒肢冷、遇寒加重者可酌加防风、桂枝等。

(3)肾虚寒凝,困结窦窍证

证候:鼻塞,嗅觉减退,流黏白浊涕不止,遇风寒而症状加重,缠绵难愈。鼻黏膜淡红肿胀,中鼻甲水肿明显。并见形寒肢冷,精神萎靡,小便清长,夜尿多。舌淡苔白,脉沉细。

治法:温壮肾阳,散寒通窍。

方药:麻黄附子细辛汤加味,可合桂附八味丸。若脓涕较多者,可加苍耳子、藿香;头痛重者,可加川芎;倦怠乏力、精神萎靡者,可加黄芪、党参。

2.其他中医疗法

局部可配合应用红外线、微波、超短波及热敷等物理疗法。可经常用生理盐水或2%~3%高渗盐水冲洗鼻腔。

中成药:选用鼻炎康、千柏鼻炎片、鼻窦炎口服液、藿胆丸等,可同时配合应用补中益气丸、参苓白术丸等。合并有变态反应者,可配合玉屏风颗粒口服。

3.西医治疗

有急性发作迹象或有化脓性并发症者,应全身给予抗生素治疗。慢性鼻窦炎急性发作者,应合理选用敏感药物,用常规剂量,疗程不超过2周。不推荐局部使用抗生素。但是,由于大环内酯类药物具有抗炎作用,可以小剂量(常规抗菌剂量的1/2以下)口服,疗程不少于12周。结合应用鼻用糖皮质激素已成为慢性鼻–鼻窦炎的基础疗法。

(1)鼻腔用药:不推荐经常使用血管收缩剂。鼻塞严重者可以短期使用新型鼻用减充血剂如盐酸赛洛唑啉鼻喷剂(一般不超过7d),但应慎用。由于本病多与变态反应性因素有关,故必要时可于滴鼻液中适量加入类固醇类激素,或应用色甘酸钠等抗变态反应药物,或联合应用鼻用糖皮质激素。

(2)上颌窦穿刺冲洗:每周1~2次。必要时可经穿刺针导入硅胶管,留置于窦内,以便每日冲洗和灌注抗生素、激素或中药制剂。

(3)鼻窦负压置换疗法:用负压吸引法促进鼻窦引流,并将药液带入窦内,以达到治疗目的。本法尤适用于后组鼻窦炎及慢性全鼻窦炎。

(四)随访

(1)慎起居,调饮食,锻炼身体,增强或改善体质。

(2)注意防寒,预防感冒,特别是要提高或改善患者对寒冷的适应能力。

(3)积极彻底治疗急性鼻窦炎,以免转为慢性。

(4)注意鼻腔清洁,保持鼻腔、鼻窦引流通畅。

(金成强 郭姗姗)

第三节 急、慢性扁桃体炎

一、急性扁桃体炎

急性扁桃体炎为腭扁桃体的急性非特异性炎症,常伴有不同程度的咽黏膜和淋巴组织炎症。是一种常见咽部疾病。多见于儿童和青年。春秋季节气温变化时容易发病。相当于中医的"急乳蛾""风热乳蛾"。

(一)病因病机

1.病因

细菌及病毒感染为最常见致病因素。平素咽部黏膜与扁桃体隐窝内常存留某些共生性细菌,一般情况下不会致病。当某些诱因致机体抵抗力降低时,则可引发急性炎症。受凉、过度疲劳、烟酒过度、有害气体刺激、上呼吸道慢性病灶等,均可作为诱因。急性扁桃体炎时,病原体可通过飞沫或直接接触而传染,潜伏期为2~4d。

2.病机

临床证候多为阳热亢盛之症,其潜在的中医体质为失调质偏热型,可兼夹偏湿及偏瘀型。

(1)风热外侵,肺经有热:风热邪毒自口鼻入侵肺系,咽喉首当其冲,或风热外侵,肺气不宣,风热循经上犯,邪毒搏结于喉核,使脉络受阻,肌膜受灼而成乳蛾。

(2)邪热传里,肺胃热盛:外邪壅盛,乘势传里,肺胃受之,肺胃热盛,火热上蒸,搏结于喉核;或多食炙煿,过饮醇酒,以致脾胃蕴热,热毒上攻,搏结于喉核,以致脉络受阻,肌膜受灼而为病。

(二)诊断

1.临床表现

各型扁桃体炎的主要症状大致相似。急性卡他型者局部症状和全身症状较轻,表现咽痛、低热等;急性化脓型者,局部及全身症状较重,起病急,咽痛剧烈且常放射至耳部,伴吞咽困难,全身症状可有畏寒、高热、头痛、食欲下降、乏力、周身不适等。小儿可因高热而抽搐、呕吐、昏睡。

2.辅助检查

(1)专科检查

可见扁桃体及腭舌弓黏膜充血肿胀,扁桃体实质无明显肿大,表面无渗出物。急性化脓型者,见咽部黏膜充血,腭舌弓、腭咽弓充血肿胀,扁桃体红肿突起,隐窝口之间黏膜下或隐窝口有黄白色渗出物,可连成片状假膜,但不超出扁桃体范围,易于拭去,黏膜表面上皮无坏死,可伴有下颌角淋巴结肿大、压痛。

(2)实验室检查

血常规:白细胞总数升高,中性粒细胞增多。

(3)病原学检查

咽部分泌物涂片:可查见链球菌、葡萄球菌、肺炎球菌等病原菌。

乙型溶血性链球菌为主要致病菌,其次为非溶血性链球菌、葡萄球菌、肺炎双球菌、流感杆菌,也可以是腺病毒或鼻病毒等感染。细菌与病毒混合感染者不少见。

3.综合评估

常有受凉、疲劳等病史。临床表现起病急,咽痛剧烈,吞咽困难;检查见扁桃体及腭舌弓、腭咽弓充血肿胀,扁桃体表面可见黄白色脓点,或隐窝口有黄白色点状渗出物,或连成片状假膜。

(1)局部并发症,最常见者为扁桃体周脓肿,或引起急性中耳炎、急性鼻炎、鼻窦炎、急性喉炎、急性淋巴结炎及咽旁脓肿等。

(2)全身并发症:风湿热、急性关节炎、心肌炎、急性肾炎等,系靶器官与病原菌之间存在共同抗原,对链球菌所诱生的Ⅲ型变态反应有交叉反应。

本病应与咽白喉、樊尚咽峡炎及某些血液病引起的咽峡炎相鉴别。

(三)治疗

1.中医辨证论治

(1)风热袭咽证

证候:病初起,咽部干燥灼热,疼痛逐渐加剧,吞咽时疼痛尤剧。扁桃体红肿。伴有发热恶风,头痛,咳嗽。舌淡红,苔薄黄,脉浮数。

治法:疏风清热,消肿利咽。

方药:疏风清热汤加减。

(2)胃热熏咽证

证候:咽部疼痛剧烈,痛连耳根,吞咽困难,痰涎多。扁桃体红肿,有黄白色脓点,或连成假膜。下颌角淋巴结肿大、压痛。舌红,苔黄,脉洪数。

治法:清泻肺胃,消肿利咽。

方药:清咽利膈汤加减。若咳嗽,痰黄稠,下颌角淋巴结肿大、压痛者,加射干、贝母、瓜蒌以清化热痰而散结;高热者,加石膏、天竺黄以清热泻火、祛痰利咽;若扁桃体有脓点或假膜者,加入马勃、皂角刺以祛腐解毒;肿痛甚者,加射干、牡丹皮以消肿止痛。

2.其他中医疗法

卡他型者可以服用喉咽清口服液(颗粒)、新癀片等中成药制剂,化脓性且表现胃热熏咽者,可以服用六神丸、八宝丹等制剂。

3.西医治疗

(1)抗生素治疗:首选青霉素,肌注或静脉给药。用药2~3d病情无好转者,应改用其他广谱抗生素,或酌用激素。可加用抗病毒药如吗啉胍等。

(2)手术治疗

如反复发作,特别是已有并发症者,应在急性炎症消退后施行扁桃体切除术。

(3)局部治疗

①含漱:用复方硼砂溶液、1:5000呋喃西林液或淡盐水漱口,亦可选用金银花、连翘、荆芥、薄荷煎汤含漱。

②吹喉:选用冰硼散、冰珠散、珠黄散、西瓜霜、双料喉风散等,直接吹于咽喉患处,以达到清热解毒、消肿止痛的目的。每日6~7次。

③含药:选用华素片、溶酶菌含片、度米芬喉片、喉炎丸、六神丸、草珊瑚含片、新癀片等,含于口内,慢慢溶化,使药液较长时间润于咽喉患处,起到消肿止痛,清咽利喉作用。每日多次。

④蒸汽吸入或雾化吸入:地塞米松5mg,庆大霉素8万U,加生理盐水20mL,超声雾化吸入。亦可用内服中药煎水,装入保温杯中,趁热吸入药物蒸气;或用银黄注射液、鱼腥草注射液、双黄连注射液等雾化吸入,每日1~2次。

(四)随访

(1)注意口腔卫生,及时治疗邻近组织疾病。

(2)避免过食辛辣、肥腻、刺激食物。

(3)注意保暖,防止受凉、感冒。

(金成强　郭姗姗)

二、慢性扁桃体炎

慢性扁桃体炎是扁桃体的慢性非特异性炎症,多因急性扁桃体炎反复发作,或因扁桃体隐窝引流不畅,隐窝内感染演变为慢性过程而致。本病相当于中医的"慢乳蛾""虚火乳蛾"。

(一)病因病机

1.病因

多因急性扁桃体炎反复发作,使隐窝内上皮坏死,炎性渗出物积聚其中,隐窝引流不畅,感染演变为慢性过程而成为本病。也可继发于猩红热、麻疹、流感、白喉、鼻腔及鼻窦感染。

2.病机

本病患者常因素体虚弱,或久病损耗正气,抗邪无力迁延而成。其慢性炎症过程的体质病理学基础多表现虚实夹杂证型,主要为虚弱质,可兼夹所有的失调体质,即偏热型、偏寒型、偏湿型及偏瘀型。

(1)肺肾阴虚,虚火上炎:邪毒滞留,耗伤阴津,或温热病后,肺肾阴虚,津液不足,咽窍失养,阴虚内热,虚火上炎,结于喉核而为病。

(2)脾胃虚弱,喉核失养:素体脾胃虚弱,气血生化不足,喉核失养,或脾不化湿,湿浊内生,结于喉核而为病。

(3)痰瘀互结,凝聚喉核:余邪滞留,日久不去,气机阻滞,痰浊内生,气滞血瘀,痰瘀互结喉核,脉络闭阻而为病。

(二)诊断

1.临床表现

有急性扁桃体炎反复发作史,频发咽痛,易"感冒"。平时自觉症状较少,可有咽部不适、咽干、咽痒、异物感、刺激性咳嗽、口臭等症状。小儿扁桃体过度肥大,可致呼吸不畅,出现打鼾、言语含混不清、吞咽不利等症状。由于经常被咽下的脓性分泌物刺激胃肠,或因隐窝内感染性坏死物分解而产生的毒素被吸收,可引起消化不良、头痛、乏力、低热等全身症状。

2.辅助检查

(1)专科检查

腭扁桃体和腭舌弓慢性充血呈暗红色,隐窝口可见黄白色脓点,挤压时可见干酪样物渗出。扁桃体大小不一。青少年多表现肥大,成人则可表现为较小,但有瘢痕形成,表面凹凸不平,常与腭舌弓及腭咽弓粘连。下颌角淋巴结常有肿大。

(2)病原学检查

常见病原菌为链球菌及葡萄球菌。

3.综合评估

慢性扁桃体炎可经变态反应(主要是Ⅲ型变态反应)引发风湿性关节炎、心肌炎、肾炎等,常被视为全身性感染病灶之一。临床上应综合考虑相关因素,尤其是扁桃体感染"病灶"反复急性发作史与肾炎等继发病病情(包括相关检测指标,如尿中红细胞数量、尿蛋白改变,血沉、抗链球菌溶血素"O"、血清黏蛋白、心电图等的变化)的波动关系,以准确识别。

本病需与生理性扁桃体肥大、扁桃体角化症、扁桃体肿瘤相鉴别。

(三)治疗

应注意采用中西医结合方法对慢性扁桃体炎进行治疗。在有些情况下,特别是不愿意接受手术治疗,或存在明显的手术禁忌证者,中医药疗法有其优势。虽然手术是根治本病的有效方法,但是应严格掌握手术适应证。尤其是儿童,更应慎重。已成病灶者,在充分控制炎症及改善全身状况的基础上,应及早手术治疗。

1.中医辨证论治

(1)肺肾阴虚,火炎喉核证

证候:咽部不适,微痒微痛,灼热干燥,午后症状加重。扁桃体肥大或萎缩,表面不平,色暗红,或有黄白色脓点;扁桃体被挤压时,有干酪样物溢出。伴有咳嗽少痰、午后颧红、手足心热、耳鸣眼花、口干舌燥、腰膝酸软、大便干等症。舌红少苔,脉细数。

治法:滋养肺肾,清利咽喉。

方药:百合固金汤加减。偏于肺阴虚者,可用养阴清肺汤加减;偏于肾阴虚者,可选用知柏地黄丸。

(2)脾胃虚弱,喉核失养证

证候:咽部不适,微痒微干,异物梗阻感。扁桃体肥大,色淡红或微暗,挤压扁桃体时有白黏脓溢出。伴有咳嗽痰白,倦怠纳呆,胸脘痞闷,口淡不渴,易恶心呕吐,大便时溏。舌质淡,苔白腻,脉缓弱。

治法:益气健脾,和胃利咽。

方药:六君子汤加减。若湿邪重,加厚朴、枳壳以宣畅气机,祛湿利咽;若扁桃体肿大不消,加浙贝母、生牡蛎以化痰散结。

(3)痰瘀互结,凝聚喉核证

证候:咽干不利,或刺痛胀痛,异物梗阻感,迁延不愈。扁桃体肥大质硬,表面凹凸不平,色暗红,下颌角淋巴结肿大。舌质暗有瘀点,苔白腻,脉细涩。

治法:活血化瘀,祛痰利咽。

方药:会厌逐瘀汤合二陈汤加减。若喉核暗红,质硬不消,加昆布、莪术、牡蛎等以软坚散结。

2.其他中医疗法

(1)体针:选三阴交、足三里、鱼际、太溪等穴针之,平补平泻,留针20～30min,每日1次。

(2)耳针:取咽喉、肾上腺、皮质下、脾、肾等穴,用王不留行贴压,每日以中等强度按压2～3次。

(3)穴位注射:取天突、曲池、孔最,每次取单侧穴,两侧交替使用,注射10%葡萄糖溶液2mL,隔日1次,5～7次为1个疗程。

(4)烙法

中医烙法适用于慢性扁桃体炎无并发症者。且对于具有手术禁忌证者,如伴有心脏病、血液病等,本法也可适用。

(5)局部治疗

①含漱:用金银花、菊花适量煎水含漱,每日数次。

②吹药:扁桃体隐窝有脓点者,可选用珠黄散、双料喉风散等直接吹于患处,每日数次。

③含药:可选用铁笛丸、西瓜霜含片、新癀片等含服以清热解毒利咽。

④雾化吸入:可用清热解毒利咽的中草药煎水,蒸气吸入,或双黄连粉针剂雾化吸入,每日1～2次。

3.西医治疗

(1)免疫疗法

合理应用各种增强免疫力的药物,如转移因子等。

(2)手术疗法

可进行扁桃体切除术,包括剥离法、挤切法、低温等离子、超声刀,或施以激光、微波、射频等方法,但应注意预防手术并发症。

(四)随访

(1)彻底治愈急性扁桃体炎,以免迁延为慢性扁桃体炎。

(2)对于慢性扁桃体炎反复发作者,应积极治疗,以免形成并发症。

(3)注意口腔卫生,及时治疗邻近组织疾病。

(金成强　郭姗姗)

第四节　急性喉炎、会厌炎

一、急性喉炎

急性喉炎是喉黏膜的急性弥漫性卡他性炎症,以声音嘶哑、声带红肿为主要临床表现。本病占耳鼻咽喉科疾病的1%～2%,无显著性别差异。冬春季发病率较高。成人症状较轻,且很快恢复,儿童则较重,易导致声门下喉炎和急性喉阻塞。中医学称本病为"暴喑""急喉喑"。

(一)病因病机

1.病因

感染为最常见因素,常继发于急性鼻炎、急性咽炎,或与上述两病同时发生。受凉、疲劳等致机体抵抗力低下为常见诱因。此外,过度用声、剧烈咳嗽、粉尘、有害气体的刺激、烟酒过度及外伤等,均可诱发本病。

2.病机

喉为肺所属,主发音,司呼吸。风邪袭肺,肺气失宣,气机不畅,致使脉络受阻,声门开阖不利,发为急喉喑,属"金实不鸣"。

(1)风寒袭肺,脉络受阻:风寒为阴邪,滞而不发。风寒之邪犯肺,阻滞脉络,致使声门开阖不利,发为喉喑。

(2)风热犯肺,邪热壅结:风热之邪犯肺,或风寒化热,邪热上蒸,壅结咽喉,或平素肺胃积热,复感风热之邪,内外邪热互结,循经上犯,脉络痹阻,声门开阖不利,发为喉喑。

(3)过度用声,喉窍受损:喉为发声之器,过度用声或用声不当,使喉窍损伤,脉络受阻,声门开阖不利,故喑哑。

(二)诊断

1.临床表现

局部症状:声嘶是急性喉炎的主要症状。初起时咽喉痒,微痛,异物感,很快出现声音低沉,逐渐加重,可致声嘶或失音。可伴有咳嗽、咳痰,但一般不严重,如伴有声门下喉炎或气管炎,则咳嗽、咳痰加重。可有喉部不适或喉部微痛,不影响吞咽。

全身症状:较轻,可有周身不适或发热、畏寒等症,并伴有流涕等上呼吸道感染症状。

2.辅助检查

(1)专科检查:喉黏膜弥漫性充血,尤以声带明显,声带由白色变成粉红色或红色。有时可见声带黏膜下出血。声带因肿胀而变厚,两侧声带运动正常,但可有闭合不全。

(2)实验室检查

血常规:初起血象可无变化,继之可见白细胞总数略有增高。

(3)病原学检查

常见的病菌有流感病毒、柯萨奇病毒以及肺炎球菌、链球菌、金黄色葡萄球菌等。

本病需与急性声门下喉炎、过敏性喉水肿相鉴别。

(三)治疗

1.中医辨证论治

(1)风寒袭肺,喉窍不利证

证候:多见于病初起,卒然声嘶,咽喉不适,干痒,咳嗽。喉黏膜微红,声带充血呈暗红色,表面粗糙干燥。全身症状见畏寒发热,或不发热,鼻塞头痛。舌淡苔白,脉浮或浮紧。

治法:疏风散寒,宣肺开音。

方药:六味汤加减。可加苏叶、杏仁、蝉蜕宣肺开音。若咳嗽痰多,加半夏、白前以止咳祛痰;若表寒内热,可用麻杏石甘汤。

(2)风热犯肺,邪壅喉窍证

证候:音哑,咽喉疼痛,咳嗽,可有少量黄痰。声带充血肿胀,或黏膜下出血,声带表面可见少许黏液样分泌物。全身症状见发热、鼻塞、头痛。舌红,苔薄黄,脉浮或浮数。

治法:疏风清热,宣肺开音。

方药:疏风清热汤加减。可加蝉蜕、木蝴蝶、胖大海利喉开音。若无表证,可去荆芥、防风;若痰涎多,可加天竺黄、瓜蒌、前胡、竹茹以清热化痰。

(3)过度用声,喉窍受损证

证候:因用声过度或不当,如大声说话、喊叫后,突然声嘶,咽喉不适。喉黏膜充血、干燥,声门闭合不良,全身无明显不适,舌脉可正常。

治法:活血化瘀,清利咽喉。

方药:桃红四物汤加减。可酌加赤芍、诃子、菊花、金银花、桔梗、蝉蜕、甘草等。

(4)中成药

新雪丹颗粒、六神丸、新癀片、喉咽清口服液(颗粒),视病症选用。

2.其他中医疗法

(1)中药蒸气吸入:藿香、佩兰、苏叶、薄荷各适量,煎水,吸入其蒸气。

(2)中药茶:取金银花、麦冬各适量,胖大海一枚,泡茶频饮。

3.西医治疗

(1)一般治疗

禁声而使声带得到休息。多饮水,禁烟、酒刺激,保持大便通畅。

(2)超声雾化吸入:如庆大霉素液配地塞米松液,加生理盐水15~20mL,超声雾化吸入;高压泵雾化吸入效果更佳。

(3)抗生素及糖皮质激素的应用

可根据病情,选用合适的抗生素。如声带充血肿胀较重,可予糖皮质激素口服。小儿急性喉炎,病情较重且变化快,易引起呼吸困难,可给予地塞米松适量肌注。

(四)随访

(1)正确用声。尤其在气温骤降、上呼吸道感染期间或女性经期内,不宜过度用声或高声喊叫。

(2)忌烟酒过度,少食辛辣刺激性食物及寒凉之品。注意避免有害化学物质或粉尘刺激。

(3)积极治疗口、咽、鼻腔、鼻窦的急、慢性炎症,以防止感染下传。

(4)喉内镜检查时,注意谨慎操作,避免损伤声带。

(全成强　郭姗姗)

二、急性会厌炎

急性会厌炎又名急性声门上喉炎,是喉科的常见急性感染性疾病,以会厌充血肿胀、咽喉剧烈疼痛、吞咽困难、呼吸困难为主要临床表现。成人、儿童均可发病,但成人多于儿童,男性多于女性。全年均可发生,冬春季节多见。中医经典文献中无此病名,"咽喉痈""急喉风"等病症的描述与本病有类似之处。

（一）病因病机

1. 病因

本病多因感染、变态反应及其他理化因素,如误咽化学物质,吸入有害气体,颈部及喉部创伤及放射线损伤等,均可引起会厌的急性炎症。

2. 病机

本病多因平素肺脾蕴热,复感风热之邪,或创伤染毒,使风热搏结于外,火毒炽盛于内,风痰火毒壅结会厌所致。

（1）风热侵袭,热毒搏结:风热之邪侵袭,最易客犯咽喉,攻于会厌。或平素肺脾蕴热,复感风热之邪,风热邪毒搏结会厌,气道受阻,开阖不利。

（2）热毒壅盛,痰火结聚:热毒壅盛,郁滞化火,火动痰生,结聚咽喉,灼腐成脓。火毒痰涎壅滞,故咽喉肿痛,声音难出,汤水难下,呼吸困难。

（二）诊断

1. 临床表现

局部症状:咽喉疼痛较剧,吞咽时加重,咽下困难,口涎外溢,言语含混不清。局部症状虽较重,但因声带多无受累,故很少有声音嘶哑。

全身症状:起病急,有畏寒发热,表现为急性痛苦面容。儿童及老年人症状多较严重。体温在38℃～39℃。

2. 辅助检查

（1）专科检查:口咽部无明显改变,但会厌明显红肿,多呈球形。若脓肿形成,表面可见黄白色脓点。会厌红肿多见于舌面,喉面较少见。由于肿胀会厌的后倾遮掩,喉镜检查时不易见到声带、室带。

吸气性呼吸困难症:病情严重者,可出现不同程度的吸气性呼吸困难体征。

（2）实验室及其他检查

①血常规:白细胞总数显著增加,中性粒细胞比例增加。

②电子喉镜检查可明确诊断。

③喉部X线检查:喉侧位片可见到肿大的会厌。

（3）病原学检查

常见的致病菌为流感嗜血杆菌、溶血性链球菌、葡萄球菌、肺炎双球菌等,也可与病毒混合感染而发病,多经呼吸道途径而感染。

3. 综合评估

应密切关注患者的呼吸状态,病情严重者,可因急性喉阻塞而窒息死亡。保持气道通畅是成功救治本病患者的关键。密切观察病情变化,对婴幼儿及年老体弱者尤宜加强观察。如为轻度呼吸困难,可给吸氧、雾化治疗。若病情急重,呼吸困难达Ⅲ度以上,宜行气管切开术。如发生会厌脓肿,一般会自行破溃,无需特殊处理。但脓肿较大者,可在表麻下切开排脓。儿童患者取仰卧头悬垂位,直达喉镜下切开,用吸引器吸脓,以防脓液误入气管引起窒息。

本病需与小儿急性喉炎、喉水肿、喉白喉相鉴别。

(三)治疗

1.中医辨证论治

(1)风热邪毒,搏结声户证

证候:见于发病初期或病情较轻者,以咽痛、吞咽困难为主症。会厌充血、肿胀,但尚未成脓,呼吸平稳。全身症状可见发热恶寒,舌红苔黄,脉浮数或数。

治法:疏风清热,解毒消肿。

方药:五味消毒饮合银翘散加减。也可用疏风清热汤加减。

(2)热毒痰火,结聚声户证

证候:多见于病情较重者。咽痛剧烈,吞咽困难,痰涎较多,言语不清,或伴有呼吸困难。会厌红肿或有脓肿形成。全身症状可见高热,口干口臭,溲黄,大便秘结。舌红苔黄,脉洪数有力。

治法:泻火解毒,消肿散结。

方药:清咽利膈汤合仙方活命饮加减。

(3)中成药

新雪丹颗粒、六神丸、喉咽清口服液(颗粒)等,视病情辨证选用。病情严重者,可服用八宝丹。

(4)局部治疗

①蒸气或雾化吸入:选用中草药清热解毒芳香之品,如金银花、紫苏、鱼腥草、薄荷等,制成煎剂蒸气吸入;或以庆大霉素加地塞米松或布地奈德混悬液超声雾化吸入。

②含服药:含化铁笛丸或新癀片,日数次。

2.其他中医疗法

(1)体针:取合谷、曲池、少商,配少泽、商阳、天突等穴,泻法强刺激,可减轻疼痛。

(2)擒拿及提刮:于颈前近咽喉处,具有疏通经络、缓解疼痛之功效。

(3)放血疗法:以三棱针于少商、商阳穴点刺放血,有缓解疼痛的作用。

3.西医治疗

(1)抗生素疗法

全身应用足量抗生素,如青霉素类。病情严重及有耐药菌者,可联合应用足量头孢类抗生素静脉滴注。

(2)糖皮质激素的应用

糖皮质激素是消除局部水肿最迅速而有效的药物,一般宜早期与抗生素联合应用。成人可予以氢化可的松100~200mg/d或地塞米松5~10mg/d静脉滴注,儿童用量可酌减。

(3)保持气道畅通

对婴幼儿及年老体弱者尤宜加强观察。如为轻度呼吸困难,可给吸氧、雾化治疗。若病情急重,呼吸困难达Ⅲ度以上,宜行气管切开术。

(四)随访

(1)养成良好的饮食卫生习惯,防止吞咽过热食物,避免异物损伤咽喉部。

(2)避免吸入有害气体及过度烟酒刺激。

(3)患者应卧床休息,如有呼吸困难可取半卧位,保持室内安静。

(4)积极治疗,严密观察病情变化。吞咽困难明显者,应注意支持疗法。并适时做好气管切开术的准备。

(金成强 郭姗姗)

第五节 突发性耳聋

突发性耳聋亦称特发性突聋,简称突聋,是指短时间内迅速发生的原因不明的感音神经性聋,属于耳科急症。其发病率约为(5~20)/10万,且有逐渐上升之趋势。多发生于单耳,两耳发病率无明显差别,双耳同时发病少见;以40~60岁成年人发病率为高;春秋季节易发病。中医称"暴聋",多因外感风邪或邪气内盛、脏腑失调所致。

(一)病因病机

1.病因

特发性突聋的确切病因尚不明确,但一般认为与各类原因导致的内耳供血障碍、病毒感染、其他(10%左右的听神经瘤患者以ISD为首发症状、有些自身免疫性疾病如Cogan综合征患者伴有感音神经性聋,提示自身免疫反应可能参与ISD发生)因素相关。

2.病机

涉及邪、火、痰、瘀,但瘀滞之变可能贯穿整个病程当中。

(1)外邪侵袭,上犯耳窍:病之初期,风邪外感,肺金不利,邪闭窗笼,听力突降。

(2)肝火上炎,燔灼耳窍:外邪传里引动肝火,或因情绪骤变而肝郁化火,上扰清窍,耳窍功能失司,突发听力骤降,并可引发眩晕。

(3)痰火郁结,壅闭耳窍:在素有脾胃蕴热、痰火内积的病理基础上,肝火横逆犯及脾土,痰火上壅清窍,耳窍功能失司,故听力障碍,且可伴有眩晕。

(4)气滞血瘀,闭塞耳窍:急性期后,可遗留气机不利,气滞血瘀,痹阻窍络,听力恢复困难。

(二)诊断

1.临床表现

(1)耳聋:为本病的主要症状,听力可在数分钟或数小时内急骤下降到最低点。部分患者听力可在1~2周内逐渐自行恢复。

(2)耳鸣:为常见的伴发症状,以一侧为多见,常在耳聋发病之前数分钟到数小时发生。可能一开始即出现明显的耳鸣,多为高调性,亦可呈低频耳鸣。

(3)眩晕:约1/3患者表现旋转性眩晕,伴恶心、呕吐及耳内堵塞、耳周围沉重与麻木感。眩晕一般在1~2周内逐渐消失,少数患者则需数周之久。

(4)其他症状:部分患者还可伴有头痛、低热,或上呼吸道感染症状。

2.辅助检查

(1)专科检查

①外耳道、鼓膜检查:一般正常。眩晕发作期,可有自发性眼震及平衡失调症。

②听力学检查:纯音听阈测试,患耳多呈中度以上感音神经性聋,听力曲线以高频下降型及平坦型居多。声导抗测试时,鼓室导抗图正常,镫骨肌反射阈升高,无病理性衰减,但可有重振现象。

③前庭功能检查:急性期过后,可行冷热试验以评价前庭功能,包括双耳变温冷热试验和微量冰水试验。患耳前庭功能多为正常,也可以表现为降低,尤以伴有眩晕者更为明显。

(2)影像学检查

内听道MRI或CT扫描显示内听道及颅脑无异常。

3.综合评估

虽然本病病因不明,但内耳缺血、缺氧是导致本病的中心病理环节,故改善内耳微循环、促进供氧是治疗的基础。尽管有自愈倾向之说,但有相当一部分本病患者将发展成严重感音神经耳聋。因此,目前一般均按急症处理,应及时挽救听力。

本病需与梅尼埃病、听神经瘤、功能性耳聋相鉴别。

(三)治疗

1.中医辨证论治

(1)外邪侵袭,上犯耳窍证

证候:病初起,有外感病史,突然听力下降,呈感音神经性聋。或伴头痛、鼻塞、恶寒、发热、周身不适等症。苔薄白,脉浮。

治法:疏风宣肺,祛邪通窍。

方药:三拗汤加减。可酌加防风、僵蚕、葛根、石菖蒲之类以助祛风散邪,或用蔓荆子散加减。

(2)肝火上炎,燔灼耳窍证

证候:耳鸣耳聋突然发生,多因郁怒而发,鸣声洪而粗,耳内闭塞感。烦躁、易怒,口苦咽干,多伴有眩晕。舌红,苔黄,脉弦数有力。

治法:清肝泻火,开郁通窍。

方药:龙胆泻肝汤加减。一般可加郁金、石菖蒲。行气疏肝加香附、川芎之类;口燥便结者加酒制大黄、芒硝;头痛头晕者,可加生龙骨、生牡蛎、白芍。

(3)痰火郁结,壅闭耳窍证

证候:耳鸣耳聋暴发,甚则闭塞无闻,鸣声洪而粗,持续不歇。平素喜食炙煿厚味,并多因饮酒等因素而诱发。并见头昏头重或眩晕,胸腹痞满,或有恶心,大便不爽,小便黄。舌质红胖,苔黄腻,脉滑数或弦滑。

治法:清热化痰,开郁通窍。

方药:加味二陈汤加减。可加黄芩、枳壳、郁金、石菖蒲、路路通。

(4)气滞血瘀,闭塞耳窍证

证候:病之后期,听力恢复欠佳,鸣声持续不已。舌质暗或有瘀点。

治法:活血化瘀,通窍聪耳。

方药:桃红四物汤加减。一般可加柴胡、石菖蒲、地龙。若有肝经郁热者,加地龙、牡丹皮、黄芩,或以通窍活血汤加减。

2.其他中医疗法

(1)体针:主穴取听会、听宫、耳门、翳风。邪犯耳窍证,配合谷、列缺、太渊、迎香;肝火燔耳证,配行间、太冲、阳陵泉、中渚;痰火闭耳证,配百会、丰隆、三阴交、内关;血瘀耳窍证,配足三里、血海、腕骨。每次取3～5穴,每日1次,平补平泻法针之。

(2)耳针:取肺、鼻、下屏尖、肝、肾穴,用泻法。

3.西医治疗

(1)糖皮质激素:地塞米松等有抗炎和免疫抑制作用,对因病毒感染及自身免疫因素而发病者有明显疗效。通常是在头3d之内至少应用强的松60mg或等效剂量的其他同类药物,然后逐渐减量。如果有效,则继续用药,但需注意观察患者的全身反应及个体差异。不宜全身使用糖皮质激素的患者,可行药物局部鼓室内注射或圆窗微泵注射。

(2)血管扩张剂:钙通道拮抗剂,如尼莫地平、盐酸氟桂利嗪;组胺衍生物,如倍他司汀等;活血化瘀中药注射剂,如复方丹参注射液、川芎嗪注射液等;其他药物,如非选择性α-肾上腺素能受体阻滞剂盐酸丁咯地尔、前列地尔等。

(3)血浆增容剂:可用10%低分子右旋糖酐,但合并心衰及出血性疾病者禁用。

(4)维生素类:维生素B_1、维生素B_6、维生素B_{12}等有营养听神经、防止其变性的作用;维生素A、维生素E、维生素C可阻止毛细胞变性,促进细胞修复。

(5)高压氧疗法:10d为1个疗程,可根据情况休息3～5d后进行第2疗程治疗。临床观察有一定疗效,但尚有争议。

(6)抗血栓形成剂和溶栓剂:如巴曲酶、蝮蛇抗栓酶、尿激酶、链激酶等,但一般只可选用其中一种。治疗前及治疗过程中,须监测凝血功能,肝、肾功能等。

（四）随访

（1）注意卧床休息，避免噪声刺激，低钠饮食。

（2）如果患者伴有糖尿病、高血压病，则应有效控制血糖和血压，降低血脂水平，注意调节生活方式。

（3）如眩晕严重者，可予以镇静止吐药物。

（金成强　郭姗姗）

第六节　中耳炎

一、分泌性中耳炎

分泌性中耳炎亦称非化脓性中耳炎或渗出性中耳炎，是以耳内闷胀堵塞感、鼓室积液及传导性听力下降为主要特征的中耳非化脓性炎性炎症。本病以往同义词较多，如卡他性中耳炎、浆液性中耳炎、黏液性中耳炎等，易造成混乱。现国内外都已经将其统一于中耳炎条目之下，再区分为化脓性中耳炎和分泌性中耳炎，并分别区分为急性与慢性二型。可见于任何年龄，但发病率以小儿为高，是引起小儿听力下降的重要原因之一。相当于中医的"耳胀耳闭"。

（一）病因病机

1.病因

真正病因尚未完全明了。一般认为，以各类原因引起的咽鼓管阻塞及咽鼓管清洁和防御功能障碍是引起分泌性中耳炎的关键因素。此外，不少研究证实，感染、免疫病理反应、神经源性炎症机制学说、胃食管反流学说均可导致本病的发生。

2.病机

禀赋相关的病理体质可能为重要的内在发病基础。

（1）风邪外袭，痞塞耳窍：风邪外犯，首先犯肺，肺失宣降，鼻塞不利，耳闭不通，水湿停聚不化，积于鼓室，痞塞耳窍。

（2）气滞湿困，阻隔耳窍：七情所伤，肝气郁结，气机不利，血脉不畅，津液输布代谢障碍，变生痰湿，积于鼓室。若肝郁日久化热，或外感邪热内传，则肝经火盛，湿热搏结于耳，阻隔耳窍。

（3）脾虚痰湿，壅阻耳窍：久病伤脾，或先天禀赋不足，脾虚不能运化水湿，且土不生金，肺气也虚，肺失宣发，治节不利，水道与脉络不畅，水湿泛滥，积于鼓室，壅阻耳窍。

（4）痰瘀互结，滞于耳窍：久病入络，气机不利，血瘀痰凝，互结于鼓室，加重耳闭不通。

（二）诊断

1.临床表现

（1）耳痛:起病时可有耳痛。小儿常在夜间发作并哭闹不休;成人大多耳痛不明显,慢性者无明显耳痛。

（2）耳内闷胀堵塞感:耳内似有棉花堵塞之状,甚则为耳内胀痛不适。

（3）听力减退:可伴自听增强。鼓室积液较稀时,听力可随头位而变化,如头前倾或偏向健侧,或仰卧后,因积液离开蜗窗,有利于声音传导,故听力可暂时改善。小儿患者多无此主诉而易被忽视。

（4）耳鸣:可呈持续性或间歇性,有如机器轰鸣声、吹风声,或"噼啪"声。有时哈欠、擤鼻时可出现耳内气过水声,或运动、摇头时耳内可有水流动感。

2.辅助检查

（1）专科检查

①外耳道、鼓膜检查

急性期鼓膜可有放射状充血,鼓膜内陷,继而鼓室积液,鼓膜呈淡黄、橙红或琥珀色。有时可见到随头位而改变的液平面。鼓室积液较多时,鼓膜则向外隆凸,鼓膜活动受限。病久者可见鼓膜增厚,混浊明显,或出现钙化斑块,有的表现鼓膜萎缩菲薄,内陷明显,甚至与鼓室内侧壁粘连。鼻咽检查或可见鼻咽黏膜炎症表现。

②听力学检查

音叉试验或纯音听阈测试为传导性聋,但少数病例因鼓室积液质量影响传音结构及蜗窗膜阻抗,可表现骨导听力下降,造成混合性聋甚至感音神经性聋的假象。抽液后,骨导听力应随即恢复,否则提示有内耳损害。

③声导抗测试

是诊断本病的重要客观检查方法。其中平坦型（B型）鼓室导抗图为鼓室积液的特征性表现;负压型（C型）鼓室导抗图则提示鼓咽鼓管功能不良。有时,对高负压型鼓室导抗图患者行鼓膜穿刺,也可抽出积液。若患者鼓室导抗图由B型变为C型甚至As型,提示病情好转。

④诊断性鼓膜穿刺

可明确有无鼓室积液及积液的性质,同时也起治疗作用。

（2）影像学检查

颞骨CT显示鼓室内有低密度影,部分或全部乳突气房内积液,有些气房内可见液气平面。

3.综合评估

应采取综合治疗,清除中耳积液,控制炎症,改善咽鼓管通气引流功能,并积极治疗相关病灶性疾病。若一般治疗效果不佳可考虑以下手术治疗:①鼓膜穿刺排液。急性期鼓室积液明显者,可行鼓膜穿刺抽液,有利于迅速改善听力,缩短疗程。②鼓膜切开置管术。病情迁延久治不愈或反复发作者,可行鼓膜切开置管术。鼓膜切开后,将积液充分吸尽,再在切口处放置通气管改善通气。

本病需与鼻咽癌、化脓性中耳炎、腺样体肥大等疾病相鉴别。

(三)治疗

1.中医辨证论治

(1)风邪外袭闭耳证

证候:常于伤风感冒后出现耳内胀闷堵塞感,甚则耳胀微痛;耳鸣多为间歇性,按压耳屏则缓解。听力下降,鼓膜略淡红或内陷,鼓室积液初起,多为浆液性。可伴鼻塞流涕、头痛发热等外感症状。舌淡红,苔白或薄黄,脉浮或带数。

治法:疏风宣肺,祛湿通窍。

方药:杏苏饮加减。耳堵塞感重者,加柴胡、石菖蒲;鼻塞流涕者,加苍耳子散;热重者,加金银花、连翘、蒲公英;偏风寒者,加麻黄、桂枝、细辛。

(2)气滞湿困阻耳证

证候:起病急骤,耳胀堵感重,耳鸣多呈气过水声,听力下降明显。鼓膜多为橙红或琥珀色,鼓室积液迅速,多为浆液性。可伴情志不畅,或烦躁易怒,胸胁胀闷,口苦。舌暗红,脉弦或带数。

治法:理气行滞,化湿通窍。

方药:四逆散合排气饮加减。耳堵塞感重者,选加石菖蒲、藿香;鼓室积液多者,加桑白皮、车前子;见肝胆湿热者,改用龙胆泻肝汤加减。

(3)脾虚痰湿壅耳证

证候:起病日久,或反复发作,耳鸣持续,耳闭塞感加重,听力下降明显。鼓膜混浊内陷,鼓室积液可多可少,多为黏液性。可伴胸闷纳呆,肢倦乏力,面色不华,素易感冒,或常鼻塞、喷嚏、流清涕。舌淡胖,苔白腻,脉滑缓。

治法:健脾益气,利湿通窍。

方药:参苓白术散加减。耳闭塞感重者,加石菖蒲、藿香、丝瓜络;鼓室积液较多者,加四苓散;常鼻塞、喷嚏、流清涕者,苍耳子散合玉屏风散加减。

(4)痰瘀互结滞耳证

证候:耳内闭塞感明显,持续性耳鸣,经年不愈。听力减退较重,鼓膜增厚或菲薄,混浊内陷明显,鼓室积液如胶。舌黯或有瘀点,苔白腻,脉滑或涩。

治法:化痰祛瘀,行气通窍。

方药:通气散(《奇效良方》)加减。耳闭失聪重者,加路路通、桃仁、红花;兼脾气虚者,加黄芪、白术、茯苓;兼肝郁气滞者,加柴胡、郁金、枳壳。

2.西医治疗

(1)局部药物治疗:鼻腔应用黏膜血管收缩剂,在急性期应用,可以改善咽鼓管通气功能,常用药物如盐酸赛洛唑啉、麻黄碱等。耳痛明显者,可用酚甘油滴耳,或口服解热镇痛剂减轻耳痛。

(2)改善咽鼓管通气引流功能

咽鼓管吹张:可行捏鼻鼓气吹张法或导管吹张法,小儿用波氏球法。

黏液促排剂:可促进纤毛运动,稀化黏液,利于分泌物经咽鼓管排出。

鼓膜按摩:食指尖插入外耳道口,轻轻摇动数次后突然拔出,重复动作10次以上;或两手掌心稍用力加压于外耳道口,然后突然松开,反复20次。

(3)控制炎症:急性期患者耳痛明显时,可以考虑短时期应用敏感抗菌药物,或加用糖皮质激素如地塞米松、泼尼松等。

(4)抗变态反应药物的应用:可选用抗组胺药如西替利嗪、氯雷他定、地氯雷他定等,以抑制变态反应炎性介质的病理效应。

(5)病因治疗

积极治疗鼻咽、鼻窦疾病,如鼻窦炎、变应性鼻炎、腺样体肥大、鼻息肉、鼻中隔偏曲等疾病。

(四)随访

1. 鼻塞流涕时,应掌握正确的擤鼻方法,此时期应禁行咽鼓管吹张法。

2. 积极治疗原发疾病,如感冒、鼻病、咽疾等。

3. 应设法于急性期将本病治愈,以免迁延成慢性,或遗留中耳粘连。

(金成强 郭姗姗)

二、急性化脓性中耳炎

急性化脓性中耳炎是化脓性细菌感染所致的中耳黏膜及骨膜的急性化脓性炎症。病变范围主要在鼓室,并可延及鼓窦和乳突前房。好发于婴幼儿及学龄前儿童。冬春季节多见,常继发于上呼吸道感染。本病相当于中医的"急脓耳",属于中医文献"聤耳""风耳""耳漏""耳疳""耳风毒"等范畴。

(一)病因病机

1.病因

如患急性上呼吸道感染性疾病、急性传染病、污水经鼻入耳,以及哺乳、擤鼻不当,使乳汁、鼻涕经咽鼓管流入鼓室、鼓膜外伤等,均可引发本病。

2.病机

(1)外感风热,或风寒郁而化热,袭表犯肺,肺失清肃,致上焦风热壅盛,与气血搏结于耳窍而为本病。

(2)风热表邪失治,内传肝胆,或素有肝胆火热内盛,循经上蒸,致湿热之邪壅阻耳脉,燔灼气血,腐肉成脓,形成本病。

(二)诊断

1.临床表现

初期可表现为耳闷胀感,随即出现明显的耳部疼痛,继之发展为严重的耳深部刺痛或跳痛,可放射至同侧头部或牙列,吞咽或咳嗽时耳痛加重。常伴不同程度的体温升高、全身不适、食欲减退等全身症状。患儿可因耳痛而表现为抓耳、哭闹、不睡觉等,或伴高热惊厥、呕吐、腹泻等消化道症状。有耳鸣及听力下降,但常被耳痛症状掩盖。一旦鼓膜穿破流脓,耳痛顿减,全身症状迅速缓解。

2.辅助检查

(1)专科检查

①外耳道、鼓膜检查:早期鼓膜多呈弥漫性充血、肿胀、膨出、标志不清。流脓后,若为紧张部小穿孔,可见分泌物呈搏动性溢出症(灯塔症);若为鼓膜大穿孔,则脓液引流一般较为通畅。急性期可出现鼓窦区皮肤红肿及压痛,即所谓急性中耳炎的乳突反应。

②纯音听力检查

呈传导性耳聋,部分患者可呈混合性耳聋。

③实验室检查

白细胞总数增加,中性粒细胞比例升高。鼓膜穿孔后,血常规各项指标逐渐恢复正常。

(2)影像学检查

X线检查乳突部呈云雾状模糊,但无骨质破坏。

(3)病原学诊断

主要致病菌侵袭中耳,主要有肺炎链球菌、流感嗜血杆菌、乙型溶血性链球菌、葡萄球菌及铜绿假单胞菌等。

3.综合评估

应积极控制感染,促进疾病恢复。加强局部处理,保证引流通畅,避免迁延发展为慢性中耳炎及其他并发症。

本病应与急性外耳道炎及疖、大疱性鼓膜炎相鉴别。

(三)治疗

1.中医辨证论治

(1)风热犯耳证

证候:疾病初起,卒感耳痛,痛连及头,耳内闷堵不适,听力减退。鼓膜充血显著,标志不清。伴周身不适、发热、微恶风寒等。舌质红,苔薄黄,脉浮数。

治法:疏风清热,解毒消肿。

方药:蔓荆子散合五味消毒饮加减。高热者,加生石膏;耳内跳痛不止,鼓膜充血,肿凸明显者,加皂角刺等;口苦咽干甚者,加夏枯草等。

(2)湿热羁耳证

证候:耳内剧痛,听力减退,耳鸣,或耳内流脓,黄稠量多,脓出症减。鼓膜红肿外凸,或有紧张部穿孔,但引流不畅。伴发热头痛、口苦咽干、便秘尿赤等。舌红,苔黄腻,脉弦数。

治法:清肝泄热,解毒排脓。

方药:龙胆泻肝汤加减。耳内痛甚者,酌加赤芍、牡丹皮、乳香、没药、皂角刺等;流脓黄稠量多,加蒲公英、车前子等。

2.西医治疗

(1)局部治疗:鼓膜穿孔前,应用0.5%～1%麻黄素溶液滴鼻,或盐酸赛洛唑啉鼻喷剂喷鼻,以保持鼻腔通气和咽鼓管引流通畅。可以2%石炭酸甘油滴耳以减轻耳痛;鼓膜一旦穿孔,即应停用此药。鼓膜穿孔后,及时应用3%过氧化氢清洗外耳道脓液,然后滴用无耳毒性之抗生素滴耳剂,或以黄连滴耳液、鱼腥草注射液、银黄注射液等滴耳。若急性期耳痛剧烈,全身及局部症状显著,鼓膜红肿外突明显但久不穿孔,或虽穿孔,但穿孔小而引流不畅,或疑有并发症可能者,宜行鼓膜切开引流术。

(2)抗生素的应用:早期予以足量抗生素。一般选用青霉素类、头孢菌素类或大环内酯类等药物,疗程要够长。

此外,应积极治疗鼻及咽部急、慢性感染性病灶。

(四)随访

(1)预防感冒,积极治疗鼻及咽部急、慢性疾病。

(2)注意正确的擤鼻方法。

(3)避免不正确哺乳姿势,以防婴儿呛奶。

(4)戒除挖耳习惯,避免污水入耳。

(5)急性化脓性中耳炎病程中,密切注意病情变化,警惕并发症的发生。

(金成强 郭姗姗)

三、慢性化脓性中耳炎

慢性化脓性中耳炎是中耳黏膜、骨膜,或深达骨质的慢性化脓性炎症,鼓室与乳突气房常同时存在此类慢性炎症。一般认为,急性化脓性中耳炎6～8周未愈,即提示病变已转变为慢性。

本病以长期持续或间歇性流脓、鼓膜穿孔及听力下降为主要特点,可引起多种颅内、外并发症,甚至危及生命。慢性化脓性中耳炎为耳科常见疾病,以往分为单纯型和骨疡型,现分为活动期和静止期。骨疡型可与中耳胆脂瘤合并存在,因而也曾称为复杂型。本病相当于中医的"慢脓耳",属于中医文献的"脓耳""底耳""聤耳""缠耳""耳疳""震耳"等范畴。

(一)病因病机

1.病因

本病常因急性化脓性中耳炎未得到适当及彻底治疗,迁延而致,每于上呼吸道感染或污水进入耳内而复发或加重。此外,患者抵抗力低下,特别是儿童期急性传染病所并发的急性化脓性中耳炎,因病变重,可造成骨质或听骨坏死,容易转为慢性。如慢性鼻窦炎、慢性扁桃体炎、腺样体肥大、贫血及肺结核等,常为本病的重要诱因。

2.病机

本病主要因急性脓耳失治,湿热之邪稽留中焦,上犯蕴积于耳窍,蒸腐肌膜而为病。平素脾气虚弱,健运失职,湿浊内生,与滞留之邪毒互结,蚀损耳窍肌骨,或后天肾精亏耗,致肾元虚损,耳窍失养,邪毒乘虚侵袭或滞留,腐蚀耳窍肌骨而为病。

（二）诊断

1.临床表现

（1）单纯型

耳内间歇性流脓,量多少不等。上呼吸道感染时发作,或流脓增多。脓液性质为黏液脓,一般不臭。静止期流脓停止。

（2）骨疡型

耳内长期持续流脓,脓液黏稠,可为血性,常有臭味。

2.辅助检查

（1）专科检查

①外耳道、鼓膜检查:单纯型一般为鼓膜紧张部中央性穿孔,大小不一。鼓室黏膜微红或苍白,鼓室内有分泌物,而静止期则鼓室内干燥。骨疡型鼓膜紧张部大穿孔或边缘性穿孔,鼓室内可见息肉或肉芽。

②听力学检查:单纯型者听力下降程度不重,呈传导性聋;骨疡型者可有较重传导性聋;胆脂瘤型者可存在较重的传导性聋或混合性聋,但有时可因中断的听骨链被中耳内胆脂瘤所连接,而使听力不表现明显下降。

（1）影像学检查

乳突X线片及颞骨CT扫描可以显示,单纯型者为硬化型乳突,无骨质破坏;骨疡型者可有边缘模糊不清的透光区,上鼓室、鼓窦及乳突内有软组织阴影,或有轻度骨质破坏。

（3）病原学检查

致病菌以革兰阴性菌如变形杆菌、铜绿假单胞菌、大肠杆菌等为主。近年来,金黄色葡萄球菌培养阳性率极高,也可见两种以上细菌的混合感染;厌氧菌感染、厌氧菌与需氧菌混合感染、真菌感染等亦时有报道。

本病需与结核性中耳乳突炎、中耳癌相鉴别。

（三）治疗

1.中医辨证论治

（1）湿热蕴耳证

证候:耳内间歇性或持续流脓,色黄质稠,脓无臭或有臭,量多少不定,听力下降。鼓膜潮红或暗红,紧张部穿孔。头昏头重,口黏腻。舌质红,苔黄腻,脉濡数。

治法:清热除湿,解毒排脓。

方药:萆薢胜湿汤加减。苔黄脓多,加蒲公英、夏枯草;口苦甚者,加黄芩、黄连等。

（2）湿困耳窍证

证候：耳内流脓白黏，甚或牵拉成丝，或耳脓清稀如水，无味，时多时少，听力减退。鼓膜紧张部穿孔，鼓室黏膜色白而微肿，或可见肉芽或息肉。头晕头重，倦怠乏力。舌淡胖，苔白或白腻，脉缓弱。

治法：健脾益气，化湿托脓。

方药：托里消毒散加减。脓多色白者，加苍术、白术；脓多色黄者，加黄连、车前子；有肉芽、息肉者，加僵蚕、浙贝母等。

（3）虚火炎耳证

证候：耳内流脓，量不多，流脓不畅，有恶臭，耳脓秽浊或有豆腐渣样物，听力减退明显。鼓膜边缘部或松弛部穿孔，有灰白色或豆渣样物堆积。头晕，神疲，腰膝酸软。舌淡红，苔薄白或少苔，脉细弱。

治法：培补肾元，祛腐化湿。

方药：肾阴虚者，用知柏地黄汤加减；肾阳虚者，用肾气丸加减。均可选加穿山甲（现已禁用）、皂角刺、桃仁、红花、赤芍、乳香、没药、金银花、白芷、桔梗等。

2.其他中医疗法

（1）耳疳散：出蛾蚕茧10个，冰片0.15g。先将蚕茧放在火上烧存性为末，加入冰片混合，研细面外用，每日1次。

（2）蝎矾散：全蝎6g，白矾60g，冰片3g。白矾煅制为细面，全蝎焙干研粉，同冰片三味混合，研细面备用。吹耳，每日1次。

（3）枯矾10g，冰片3g，芦荟4g，赤石脂10g，麝香0.3g，老珠4g。除麝香外，皆研细末混合，临用之际加入麝香，吹耳，每日1次。

3.西医治疗

（1）积极治疗急性化脓性中耳炎和扁桃体炎、鼻窦炎等上呼吸道病灶性疾病。

（2）局部治疗

先用3%过氧化氢彻底清洗外耳道，仔细除去鼓室内脓性分泌物或痂皮后，再滴用抗生素溶液或抗生素与糖皮质激素的混合液，并根据鼓室病变的不同，选用乙醇或甘油等不同制剂，忌用腐蚀剂。需用抗生素滴耳液时应依据细菌培养及药敏试验选择，忌用有耳毒性药物的抗生素滴耳液。也可选用清热解毒的黄连滴耳液等滴耳。一般不主张耳内吹用药粉。但鼓膜穿孔大且脓液少者，也可用红棉散或胆矾散小心吹入1～2次。注意吹入的药粉宜少不宜多，以薄薄吹撒一层为宜，且应于每次吹药前将前次吹入的药粉彻底清洗干净。治疗过程中应密切观察病情变化。

（四）随访

（1）彻底治愈急性化脓性中耳炎，积极防治上呼吸道疾病。

（2）增强体质，预防感冒。

（3）注意外耳道清洁，保持脓液引流通畅；采取正确的滴药方法，合理运用吹耳药粉。

（4）防止污水入耳。

（5）密切观察病情变化，特别对于小儿与老人，若见伴有剧烈的耳痛、头痛、发热和神志异常，提示有并发症可能。

（金成强　郭姗姗）

第十一章 中医适宜技术

第一节 常用针灸穴位的归经主治

一、常用针灸穴位

1. 肝经

(1) 太冲

[定位] 在足背侧,当第1跖骨间隙的后方凹陷处。

[主治] 头痛,眩晕,疝气,月经不调,癃闭,小儿惊风,癫狂,胁痛,腹胀,咽痛咽干,目赤肿痛,下肢痿痹。

[刺灸法] 直刺0.5~0.8寸;可灸。

(2) 期门

[定位] 在胸部,当乳头直下,第6肋间隙,前正中线旁开4寸。

[主治] 胸胁胀满疼痛,呕吐,呃逆,腹胀,泄泻,饥不欲食,胸中热,咳喘。

[刺灸法] 平刺0.3~0.5寸;可灸。

2. 肺经

(1) 尺泽

[定位] 在肘横纹中,肱二头肌腱桡侧凹陷处。

[主治] 咳嗽,气喘,胸部胀满,咽喉肿痛,吐泻,肘臂挛痛。

[刺灸法] 直刺0.5~1寸。

(2) 列缺

[定位] 在前臂桡侧缘,桡骨茎突上方,腕横纹上1.5寸,当肱桡肌与拇长展肌腱之间。

[简便取穴]两手虎口自然平直交叉,一手食指按在另一手桡骨茎突上,指尖下凹陷中是穴。

[主治]伤风,头痛,项强,咳嗽,气喘,咽喉肿痛,口眼歪斜,齿痛。

[刺灸法]向上斜刺0.3~0.5寸。

3.心包经

内关

[定位]在前臂掌侧,当曲泽与大陵的连线上,腕横纹上2寸,掌长肌腱与桡侧腕屈肌腱之间。

[主治]心痛,心悸,胸痛,胃痛,呕吐,呃逆,失眠,癫狂,郁证,眩晕,中风,哮喘,肘臂挛痛。

[刺灸法]直刺0.5~1寸;可灸。

4.心经

神门

[定位]在腕部,腕掌侧横纹尺侧端,尺侧腕屈肌腱的桡侧凹陷处。

[主治]心烦,惊悸,健忘,失眠,癫狂痫,胸胁痛。

[刺灸法]直刺0.2~0.3寸。

5.大肠经

(1)合谷

[定位]在手背,第1、2掌骨间,当第2掌骨桡侧的中点处。

[简便取穴]以一手的拇指指间关节横纹,放在另一手拇、食指之间的指蹼缘上,当拇指尖下是穴。

[主治]头痛,目赤肿痛,鼻衄,齿痛,口眼歪斜,耳聋,痄腮,咽喉肿痛,多汗,腹痛,便秘。

[刺灸法]直刺0.5~1寸。

(2)曲池

[定位]在肘横纹外侧端,屈肘,当尺泽与肱骨外上髁连线中点。

[主治]咽喉肿痛,瘰疬,瘾疹,热病上肢不遂,手臂肿痛,腹痛吐泻。

[刺灸法]直刺0.5~1寸。

6.三焦经

(1)中渚

[定位]在手背部,当环指本节(掌指关节)的后方,第4、5掌骨间凹陷处。

[主治]头痛,耳聋,耳鸣,喉痹,肩背肘臂酸痛,手指不能屈伸。

[刺灸法]直刺0.3~0.5寸;可灸。

(2)外关

[定位]在前臂背侧,当阳池与肘尖的连线上,腕背横纹上2寸,尺骨与桡骨之间。

[主治]头痛,颊痛,耳聋,耳鸣,胁痛,肩背痛,肘臂屈伸不利,手颤。

[刺灸法]直刺0.5~1寸;可灸。

（3）角孙

[定位]在头部,折耳郭向前,当耳尖直上入发际处。

[主治]耳部肿痛,齿痛,头痛。

[刺灸法]平刺0.3~0.5寸;可灸。

7.小肠经

（1）后溪

[定位]在手掌尺侧,微握拳,当小指本节(第5指掌关节)后的远侧掌横纹头赤白肉际。

[主治]头项强痛,耳聋,腰背痛,癫狂痫。

[刺灸法]直刺0.5~1寸。

（2）听宫

[定位]在面部,耳屏前,下颌骨髁状突的后方,张口时呈凹陷处。

[主治]耳鸣,耳聋,齿痛。

[刺灸法]张口,直刺1~1.5寸。

8.脾经

（1）三阴交

[定位]在小腿内侧,当足内踝尖上3寸,胫骨内侧缘后方。

[主治]腹胀,泄泻,月经不调,带下,不孕,滞产,遗精,阳痿,遗尿,失眠,下肢痿痹。

[刺灸法]直刺1~1.5寸。

（2）阴陵泉

[定位]在小腿内侧,当胫骨内侧踝后下方凹陷处。

[主治]腹胀,泄泻,水肿,小便不利,膝痛。

[刺灸法]直刺1~2寸。

（3）血海

[定位]屈膝,在大腿内侧,髌底内侧端上2寸,当股四头肌内侧头的隆起处。

[简便取穴]患者屈膝,医者以左手掌心按于患者右膝髌骨上缘,二至五指向上伸直,拇指约呈45°斜置,拇指尖下是穴。对侧取法仿此。

[主治]月经不调,崩漏,经闭,瘾疹,湿疹。

[刺灸法]直刺1~1.5寸。

9.肾经

（1）涌泉

[定位]在足底部,卷足时足前部凹陷处,约当第2、3趾趾指缝纹头端与足跟连线的前1/3与后2/3交点上。

[主治]头顶痛,头晕失音,小便不利,大便难,足心热,癫疾,昏厥。

[刺灸法]直刺0.5~0.8寸;可灸。

(2)太溪

[定位]在足内侧,内踝后方,当内踝尖与跟腱之间的凹陷处。

[主治]头痛目眩,齿痛,耳聋,耳鸣,咳嗽,气喘,消渴,月经不调,失眠,健忘,遗精,阳痿,小便频数,腰脊痛,下肢厥冷,内踝肿痛。

[刺灸法]直刺0.5~0.8寸;可灸。

(3)照海

[定位]在足内侧,内踝尖下方凹陷处。

[主治]咽喉干燥,痫证,失眠,嗜卧,月经不调,小便频数。

[刺灸法]直刺0.5~0.8寸;可灸。

(4)复溜

[定位]在小腿内侧,太溪直上2寸,跟腱的前方。

[主治]水肿,腹胀,腿肿,足痿,盗汗,腰脊强痛。

[刺灸法]直刺0.8~1寸;可灸。

10.胃经

(1)天枢

[定位]在腹中部,平脐中,距脐中2寸。

[主治]腹胀肠鸣,绕脐痛,便秘,泄泻,痢疾。

[刺灸法]直刺1~1.5寸。

(2)水道

[定位]在下腹部,当脐中下3寸,距前正中线2寸。

[主治]小腹胀满,小便不利,痛经。

[刺灸法]直刺1~1.5寸。

(3)足三里

[定位]在小腿前外侧,当犊鼻下3寸,距胫骨前缘一横指(中指)。

[主治]胃痛,呕吐,腹胀,泄泻,痢疾,便秘,下肢痹痛,水肿,癫狂,虚劳羸瘦。

[刺灸法]直刺1~2寸。

(4)丰隆

[定位]在小腿前外侧,当外踝尖上8寸,条口外,距胫骨前缘二横指(中指)。

[主治]眩晕,痰多咳嗽,呕吐,便秘,癫狂,下肢痿痹。

[刺灸法]直刺1~1.5寸。

11.胆经

(1)风池

[定位]在项部,当枕骨之下,与风府相平,胸锁乳突肌与斜方肌上端之间的凹陷处。

[主治]头痛,眩晕,颈项强痛,目赤痛,鼻渊,鼻衄,耳聋,中风,口眼歪斜,感冒。

[刺灸法]针尖微下,向鼻尖方向斜刺0.5～0.8寸,或平刺透风府穴;可灸。

(2)阳陵泉

[定位]在小腿外侧,当腓骨小头前下方凹陷处。

[主治]半身不遂,下肢痿痹,膝肿痛,胁肋痛,口苦,呕吐。

[刺灸法]直刺或斜向下刺1~1.5寸;可灸。

(3)悬钟

[定位]在小腿外侧,当外踝尖上3寸,腓骨前缘。

[主治]半身不遂,颈项强痛,胁肋疼痛,膝腿痛。

[刺灸法]直刺0.5～0.8寸;可灸。

(4)足临泣

[定位]在足背外侧,当足4趾本节(第4趾关节)的后方,小趾伸肌腱的外侧凹陷处。

[主治]头痛,目外眦痛,目眩,胁肋痛,中风偏瘫,足跗肿痛。

[刺灸法]直刺0.5～0.8寸;可灸。

12.膀胱经

(1)肺腧

[定位]在背部,当第3胸椎棘突下,旁开1.5寸。

[主治]咳嗽,气喘,潮热,盗汗,鼻塞。

[刺灸法]斜刺0.5～0.8寸。

(2)心腧

[定位]在背部,当第5胸椎棘突下,旁开1.5寸。

[主治]心痛,惊悸,咳嗽,健忘。

[刺灸法]斜刺0.5～0.8寸。

(3)膈腧

[定位]在背部,当第7胸椎棘突下,旁开1.5寸。

[主治]呕吐,呃逆,气喘,咳嗽。

[刺灸法]斜刺0.5～0.8寸。

(4)肝腧

[定位]在背部,当第9胸椎棘突下,旁开1.5寸。

[主治]胁痛,目眩,癫狂痫,脊背痛。

[刺灸法]斜刺0.5～0.8寸。

(5)胆腧

[定位]在背部,当第10胸椎棘突下,旁开1.5寸。

[主治]口苦,胁痛,潮热。

[刺灸法]斜刺0.5～0.8寸。

（6）脾俞

[定位]在背部，当第11胸椎棘突下，旁开1.5寸。

[主治]腹胀，呕吐，泄泻，痢疾。

[刺灸法]斜刺0.5~0.8寸。

（7）胃俞

[定位]在背部，当第12胸椎棘突下，旁开1.5寸。

[主治]胃脘痛，呕吐，腹胀，肠鸣。

[刺灸法]斜刺0.5~0.8寸。

（8）肾俞

[定位]在腰部，当第2腰椎棘突下，旁开1.5寸。

[主治]遗尿，遗精，月经不调，水肿，腰痛。

[刺灸法]直刺0.5~1寸。

（9）关元俞

[定位]在腰部，当第5腰椎棘突下，旁开1.5寸。

[主治]腹胀，泄泻，小便频数，遗尿，腰痛。

[刺灸法]直刺0.8~1.2寸。

（10）膀胱俞

[定位]在骶部，当骶正中嵴旁1.5寸，平第2骶后孔。

[主治]小便不利，遗尿，腰脊强痛。

[刺灸法]直刺或斜刺0.8~1.2寸。

（11）委中

[定位]在腘横纹中点，当股二头肌腱与半腱肌肌腱的中间。

[主治]腰痛，下肢痿痹，吐泻，小便不利。

[刺灸法]直刺1~1.5寸，或用三棱针点刺腘静脉出血。

13.督脉

（1）大椎

[定位]在后正中线上，第7颈椎棘突下凹陷中。

[主治]热病，咳嗽，喘逆，项强，肩背痛，五劳虚损，中暑，风疹。

[刺灸法]斜刺0.5~1寸，可灸。

（2）百会

[定位]在头部，当前发际正中直上5寸，或两耳尖连线中点处。

[主治]头痛，眩晕，健忘，中风不语，癫狂，痫证，瘛病，脱肛。

[刺灸法]平刺0.5~0.8寸；可灸。

（3）神庭

[定位]在头部,当前发际正中直上0.5寸。

[主治]头痛,目赤肿痛,鼻渊,癫狂,痫证。

[刺灸法]平刺0.3～0.5寸;可灸。

(4)水沟

[定位]在面部,当人中沟的上1/3与中1/3交点处。

[主治]昏迷,晕厥,暑病,癫狂,痫证,急慢惊风,风水面肿,齿痛,牙关紧闭,脊膂强痛,挫闪腰疼。

[刺灸法]向上斜刺0.3～0.5寸,或用指甲按掐;可灸可不灸。

14.任脉

(1)中极

[定位]在下腹部,前正中线上,当脐中下4寸。

[主治]小便不利,遗溺不禁,阳痿,早泄,遗精,月经不调,痛经,带下,胞衣不下,水肿。

[刺灸法]直刺0.5～1寸;可灸。

(2)关元

[定位]在下腹部,前正中线上,当脐中下3寸。

[主治]中风脱证,虚劳,少腹疼痛,便血,小便不利,尿频,尿闭,遗精,阳痿,月经不调,经痛。

[刺灸法]直刺0.5～1寸;可灸。

(3)气海

[定位]在下腹部,前正中线上,当脐中下1.5寸。

[主治]绕脐腹痛,水肿,腹胀,水谷不化,大便不通,泄痢,遗尿,遗精,阳痿,月经不调,痛经,带下,脏气虚惫,形体羸瘦,四肢乏力。

[刺灸法]直刺0.5～1寸;可灸。孕妇慎用。

(4)神阙

[定位]在腹中部,脐中央。

[主治]中风虚脱,四肢厥冷,形惫体乏,绕脐腹痛,水肿鼓胀,脱肛,泄利,便秘,妇女不孕。

[刺灸法]禁刺;可灸。

(5)中脘

[定位]在上腹部,前正中线上,当脐中上4寸。

[主治]胃脘痛,腹胀,呕吐,呃逆,膨胀,肠鸣,泄利,便秘,虚劳。

[刺灸法]直刺0.5～1寸;可灸。

(6)天突

[定位]在颈部,当前正中线上胸骨上窝中央。

[主治]咳嗽,哮喘,胸中气逆,暴喑,噎嗝,梅核气。

[刺灸法]先直刺0.2～0.3寸,然后沿胸骨柄后缘,气管前缘缓慢向下刺入0.5～1寸;可灸。

[注意]本穴针刺不能过深,也不宜向左右刺,以防刺伤锁骨下动脉及肺尖。

二、针刺基本手法

(一)进针法

1.单手进针法

用拇、食指持针,中指端紧靠穴位,指腹抵住针身下段,当拇、食指向下用力按压时,中指随之弯曲,将针刺入,直至所要求的深度。

2.双手进针法

(1)指切进针法:以左手拇、食指或食指的指尖掐在穴位上,右手持针将针紧靠指甲缘刺入皮下。

(2)夹持进针法:用左手拇、食指捏住针身下段,露出针尖,右手拇、食指夹持针柄,在接近皮肤时,迅速把针刺入皮下,直至所要求的深度。

(3)舒张进针法:用左手食、中二指或拇、食二指将所刺腧穴部位的皮肤向两侧撑开,使皮肤绷紧,右手持针,使针从左手食、中二指或拇、食二指的中间刺入,此法主要用于皮肤松弛部位的腧穴。

(4)提捏进针法:用左手拇、食二指将所刺腧穴部位的皮肤提起,右手持针,从捏起的上端将针刺入,此法主要用于皮肉浅薄部位的腧穴,如印堂穴。

(二)基本手法

1.提插法

是将针刺入腧穴一定深度后,施以上提下插的操作手法。使针由浅层向下刺入深层的操作谓之插,从深层向上引退至浅层的操作谓之提,如此反复地做上下纵向运动就构成了提插法。

2.捻转法

即将针刺入腧穴一定深度后,施向前向后捻转动作使针在腧穴内反复前后来回旋转的行针手法。

（扈玟琳　王效白）

第二节 三棱针放血、艾灸、穴位注射的操作方法和技巧

一、三棱针操作方法和技巧

1.持针姿势

医者一般用右手持针,用拇、食两指捏住针柄中段,中指指腹从侧面紧靠针身下端,露出针尖3~5mm。

2.针刺方法

一般可分为点刺法、刺络法。

(1)点刺法:是用三棱针快速刺入腧穴放出少量血液或挤出少量黏液的方法。点刺时,常规消毒,押手固定点刺部位,刺手持针,对准所刺部位快速刺入退出,然后轻轻挤压针孔周围,使出血少许,再以无菌干棉球按压针孔。此法多用于指、趾末端和头面、耳部,如十宣、十二井穴、印堂、攒竹、耳尖等穴。

(2)刺络法:是用三棱针刺入浅表血络放出适量血液的方法。操作前,先用止血带结扎在拟刺血部位上端(近心端),常规消毒后,押手拇指压在被针刺部位下端,刺手持三棱针对准针刺部位的静脉向心斜刺,刺入2~3mm,立即出针,放出适量血液后,松开止血带。此法多用于曲泽、委中等穴,治疗急性吐泻、中暑、发热等。

二、灸法操作方法和技巧

1.艾炷灸

艾炷灸是将艾炷放在穴位上施灸的方法。将艾炷直接放在皮肤上施灸称艾炷直接灸。根据灸后有无烧伤化脓,艾炷直接灸又可分为化脓灸和非化脓灸。

2.艾柱间接灸

间隔灸或隔物灸,即在艾炷下隔物施灸的方法。

(1)隔姜灸:将新鲜生姜切成约0.5cm厚的薄片,用针穿刺数孔,上置艾炷,放在穴位施灸,直到局部皮肤潮红为止。多用于治疗外感表证和虚寒性疾病。

(2)隔盐灸:又称神阙灸,本法只适于脐部。患者仰卧屈膝,以纯白干燥的食盐,填平脐孔,再放上姜片和艾炷施灸。这种方法对急性腹痛、吐泻、痢疾、四肢厥冷和虚脱等证有效。

3.艾条灸

艾条灸是用特制艾条在穴位上熏灸或灼烫的方法,艾条灸可分为以下两种:

（1）悬起灸：将点燃的艾条悬于施灸部位之上的灸法，按操作方法分为温和灸、回旋灸和雀啄灸。

①温和灸：将艾卷的一端点燃，对准应灸的腧穴部位或患处，距离皮肤2～3cm，进行熏烧，使患者局部有温热感而无灼痛为宜，一般每穴灸10～15min，至皮肤红晕为度。

②雀啄灸：施灸时，艾卷点燃的一端与施灸部位的皮肤并不固定在一定的距离，而是像鸟雀啄食一样，一上一下地移动。

③回旋灸：施灸时，艾卷点燃的一端与施灸皮肤虽保持一定的距离，但位置不固定，而是均匀地向左右方向移动或反复旋转地进行灸治。

（2）实按灸：在施灸部位垫上布或数层纸，将药物艾条的一端点燃，趁热按到施术部位上，使热力透达深部的艾条灸。古代的太乙神针、雷火神针属此范畴。

三、穴位注射法

穴位注射法是将药水注入穴位以防治疾病的一种治疗方法。

操作方法：

根据所选穴位及用药量的不同，选择合适的注射器和针头。局部皮肤常规消毒后，用无痛快速进针法将针刺入皮下组织，然后缓慢推进或上下提插，探得酸胀等"得气"感后，回抽一下，如无回血，即可将药物推入。

疗程：每日或隔日注射一次，反应强烈者亦可隔2~3日一次，穴位可左右交替使用。10次为一疗程，休息5~7d再进行下一个疗程的治疗。

（扈玟琳　王效白）

第三节　推拿的基本理论和基本手法

推拿是指在中医理论的指导下，医者通过手法作用于人体体表的特定部位，从而达到防治疾病目的的一种方法。

一、推拿的作用原理

推拿手法通过作用于人体体表的特定部位而对机体生理、病理产生影响。概括起来，推拿具有疏通经络、行气活血，理筋整复、滑利关节，调整脏腑功能、增强抗病能力等作用。

1.疏通经络，行气活血

推拿手法作用于经络腧穴，行气活血，散寒止痛。其中的疏通作用有两层含义。首先，通过手法对人体体表的直接刺激,促进了气血的运行。其次,通过手法对机体体表做功,产生热效应,从而加速了气血的流动。

2.理筋整复,滑利关节

筋骨关节受损,必累及气血,致脉络损伤,气滞血瘀,为肿为痛,从而影响肢体关节的活动。推拿达到理筋整复、滑利关节的作用。

3.调整脏腑功能,增强抗病能力

推拿手法作用于人体在体表上的相应经络腧穴,可以改善脏腑功能,增强抗病能力。

4.推拿的治疗原则

整体观念,辨证施术;标本同治,缓急兼顾;以动为主,动静结合。

二、推拿的适应证和禁忌证及应用原则

(一)适应证

在骨伤科、内、妇、儿、五官科以及保健等方面都有推拿的适应证。尤其对慢性病、功能性疾病疗效较好。

(1)闭合性的软组织损伤,如腰椎间盘突出症、颈椎病、肩周炎、落枕、急性腰扭伤、膝关节侧副韧带损伤、梨状肌综合征等。

(2)肌肉韧带的慢性劳损,如慢性腰肌劳损、背肌劳损、腰棘上韧带劳损等。

(3)骨质增生性疾病,如退行性骨关节炎、膝关节骨关节炎等。

(4)儿科疾病,如婴幼儿腹泻、小儿营养不良、小儿遗尿、小儿斜颈、小儿脑瘫、小儿疳积、小儿麻痹后遗症等。

(5)保健、美容。

(二)禁忌证

(1)诊断尚不明确的急性脊柱损伤伴有脊髓症状的病人。

(2)急性软组织损伤且局部肿胀严重的患者。

(3)可疑或已经明确诊断有骨关节或软组织肿瘤的患者。

(4)骨关节结核、骨髓炎、有严重骨质疏松症的老年人等骨病患者。

(5)有严重心、脑、肺疾患的患者。

(6)有出血倾向的血液病患者;局部有皮肤破损或皮肤病的患者。

(7)妊娠妇女,严重精神疾病的患者。

三、推拿的基本手法

推拿的六类手法:摩擦类、挤压类、摆动类、振动类、叩击类、运动关节类。

(一)摩擦类手法

主要包括:推法、摩法、擦法。

1.推法

用指、掌或肘着力于机体的一定部位,做单方向的直线运动称为推法。

应用原则:指推法多用于头面部、颈部及肢体远端;掌推法适用于腰背、胸腹及上、下肢;肘推法用于形体肥胖、肌肉丰厚或因宿疾痹痛而感觉较迟钝的患者。

2.摩法

用指或掌在体表做环形摩擦移动称为摩法。

应用原则:常用于胸腹及胁肋部,治疗胃脘痛、胸胁胀满、消化不良、泄泻、便秘等。

3.擦法

用手掌紧贴体表,稍用力下压做直线往返摩擦,使之产生一定热量称为擦法。

应用原则:可用于治疗胃脘痛、消化不良、腰背酸痛、肢体麻木及软组织损伤。

(二)挤压类手法

包括:按、点、拿等手法。

1.按法

用指、掌或肘深压于体表一定部位或穴位称为按法。

应用原则:指按法适用于全身各部穴位。掌按法常用于腰背和腹部,治疗胃脘痛、头痛、肢体酸痛麻木等。

2.点法

用指端、肘尖或屈曲的指关节突起部分着力,点压在一定部位称为点法。

应用原则:常用在肌肉较薄的骨缝处,对脘腹挛痛,腰腿痛等病症常用本法治疗。

3.拿法

用拇指和其余四指相对用力,提捏一定部位称为拿法。

应用原则:常配合其他手法使用于颈项、肩部和四肢等部位。

(三)摆动类手法

包括:揉法、滚法和一指禅推法等。

1.揉法

用指、掌和前臂吸定于一定部位,做轻柔缓和的环转运动,并带动该处的皮下组织称为揉法。

2.滚法

用小鱼际侧部或掌指关节部附着于一定的部位上,通过腕关节的屈伸和前臂的摆动、旋转运动,使滚动产生的力持续作用于操作部位上称为滚法。

3.一指禅推法

用拇指着力于一定部位,运用腕部的往返摆动,使所产生的力持续作用于经络穴位上称为一指禅推法。

应用原则:适用于肩背部、颈部、腰骶部、臀部、四肢部等。

(四)振动类手法

包括：抖法、振法等。

1.抖法

用双手握住肢体远端做上下连续抖动，使关节肌肉产生松动感称为抖法。

应用原则：本法可用于四肢部，以上肢为常用，作为治疗的结束手法。

2.振法

以指或掌着力于一定部位做强烈的震颤称为振法。

应用原则：适用于全身各部位和穴位。

(五)扣击类手法

包括：拍法等。

拍法：手指自然并拢，掌指关节微屈曲，用手腕部屈伸带动虚掌着力于施术部位，平稳而有节奏地反复拍打的手法称为拍法。

应用原则：适用于肩背、腰臀及下肢，风湿酸痛，局部感觉迟钝或肌肉痉挛等症。

(六)运动关节类手法

包括：摇法、扳法等。

1.摇法

使关节做被动和缓回旋运动的手法，称为摇法。

根据运动关节的不同可分为：颈项摇法、腰椎摇法、肩关节摇法、肘关节摇法、腕关节摇法、髋关节摇法、膝关节摇法、踝关节摇法。

应用原则：该类手法用于全身各关节处，多用于治疗关节及其周围软组织损伤。

2.扳法

用双手同时做相反方向或同一方向协调扳动某关节，使关节产生伸展、屈曲或旋转等运动形式的手法，称之为扳法。

常见的扳法：颈椎扳法、腰椎扳法。

(1)颈椎扳法：颈椎斜扳法。

颈椎斜扳法操作方法：患者坐位，颈项放松，头略前俯或中立位，术者立于其侧后方，用一手扶住其后头顶部，另一手托握住其下颏部，两手协调反向运动，使颈椎做侧方旋转，当旋至最大限度稍有阻力时，略停顿片刻，随即双手用"巧力寸劲"协调、快速扳动，使颈椎过旋，此时颈椎可发出"咔嗒"的弹响声，随即松手。

应用原则：颈椎关节紊乱。

(2)腰椎扳法：腰椎斜扳法。

腰椎斜扳法操作方法：患者侧卧位，在上的下肢屈膝屈髋，在下的下肢自然伸直，术者面对患者而立，用一手或肘部扶按于其肩前部，另一手或肘扶按于患者的臀髂部。两手或两肘协调用力，扶按于肩部和臀髂部的手或肘同时用较小的力量向下按压，使肩部向背侧、臀部向腹侧转动，压后即松,使腰部形成小幅度的扭转而放松。待腰部完全放松后,再使腰部扭转至有明显阻力时,略停片刻,然后施以"巧力寸劲"做快速、有控制的扳动,此时腰椎常可发出"喀喀"的弹响声,随即松手。

应用原则:腰椎间盘突出症。

(扈玫琳　王效白)

第四节、刮痧、贴敷、拔罐、中药熏蒸适宜技术的应用

一、刮痧法

刮痧是用刮痧板蘸刮痧油反复刮动,摩擦患者某处皮肤,以治疗疾病的一种方法。

(一)刮痧器具

主要是刮痧板。

(二)刮痧部位

(1)背部:督脉及两侧膀胱经。此为最主要和常用的刮痧部位。

(2)头部:取眉心、太阳穴。

(3)颈部:取颈部两侧。

(4)胸部:取第2、4肋间,从胸骨向外侧刮,乳房禁刮。

(5)四肢:辨证选取相应的经络、穴位。

(三)操作方法

(1)病人取舒适体位,充分暴露其施治部位,并用温水洗净局部。

(2)将刮痧油均匀涂于施术部位,用刮痧板在需要刮痧的部位单向重复地刮。

(3)刮痧顺序一般是由上而下,或由身体中间刮向两侧,或每次都由内向外,不得来回刮动。

(4)刮痧时用力要均匀,力度由轻到重,以患者能够承受为度。

(四)适应证

刮痧法可用于内、外、妇、儿、五官等各科疾病,还可用于预防疾病和保健强身。

二、穴位贴敷法

穴位贴敷法是指在穴位上贴敷药物,通过药物和腧穴的共同作用达到防治疾病的方法。

（一）贴敷药物

1.药物的选择

临床上一般以熬膏或研末用做穴位贴敷。

（1）常用通经走窜、开窍活络之品。常用的药物有丁香、花椒、白芥子、乳香、没药、肉桂、细辛、白芷、姜、葱、蒜等。

（2）多选气味醇厚、力猛有毒之品，如生南星、生半夏、生川乌、生草乌等。

（3）选择适当溶剂，调和药性或熬膏使用。

2.药物剂型

根据病情及药物性能，临床中有多种剂型可供穴位贴敷使用。如膏剂、糊剂、熨帖剂等。

（二）操作方法

1.选穴处方：以辨证选穴为主，用穴力求少而精。也可选择病变局部或阿是穴、经验穴贴敷药物。

2.贴敷方法：贴敷药物之前，先对腧穴局部皮肤进行常规消毒。

（1）贴法：将已制备好的药物直接贴压于穴位上，然后外敷医用胶布固定；或先将药物置于医用胶布粘面正中，再对准穴位敷贴。硬膏剂可直接或温化后将其对准穴位贴牢。

（2）敷法：将已制备好的药物直接涂搽于穴位上，外覆医用防渗水敷料，再以医用胶布固定。

一般情况下，每隔1~3d换药1次；不需溶剂调和的药物，还可适当延长到5~7d换药1次。

（三）适用范围

本法使用范围较广泛，主要用于慢性病的治疗，也可治疗某些急性病，如哮喘、咳嗽、腹痛、便秘、小儿咳嗽、小儿哮喘、小儿泄泻、腰腿痛等。

三、拔罐法

拔罐法是以罐为工具利用燃火、抽气等方法排除罐内空气，造成负压，使之吸附于腧穴或应拔部位的体表，使局部皮肤充血、瘀血，以达到防治疾病的方法。

（一）罐的种类

竹罐、陶罐、玻璃罐、抽气罐。

（二）罐的吸附

1.火吸法

（1）投火法：将薄纸卷成纸卷，或裁成薄纸条，燃着到1/3时，投入罐里，将火罐迅速扣在选定的部位上。

（2）闪火法：用7～8号粗铁丝，一头缠绕石棉绳或线带，做好酒精棒。使用前，将酒精棒稍蘸95%酒精，用酒精灯或蜡烛燃着，将带有火焰的酒精棒一头，往罐底一闪，迅速撤出，马上将火罐扣在应拔的部位上，此时罐内已成负压，即可吸住。

（三）拔罐方法

1.留罐法

拔罐后，留置一定的时间，一般留置5~15min。罐大吸拔力强的应适当减少留罐时间，夏季及肌肤薄处，留罐时间也不宜过长，以免损伤皮肤。

2.走罐法

一般用于面积较大，肌肉丰富的部位，如腰背、大腿等部，须选口径较大的罐子，罐口要求平滑，最好用玻璃罐，先在罐口涂一些润滑油脂，将罐吸上后，以手握住罐底，稍倾斜，即后半边着力，前半边略提起，慢慢向前推动，这样在皮肤表面上下或左右来回推拉移动数次，至皮肤潮红为止。

3.闪罐法

罐子拔上后，立即起下，反复吸拔多次，至皮肤潮红为止。

4.刺血拔罐法

用三棱针、粗毫针等，先按病变部位的大小和出血要求，按刺血法刺破小血管，然后拔以火罐，可以加强刺血法的效果。

（四）拔罐的作用

拔罐法具有通经活络、行气活血、消肿止痛、祛风散寒等作用，一般多用于风寒湿痹、颈肩腰背痛、关节痛、软组织闪挫伤等。

四、中药熏蒸疗法

中药熏蒸疗法是以中医理论为指导，利用药物煎煮后所产生的蒸汽，通过熏蒸机体达到治疗目的的一种中医外治疗法。

（一）功效

活血化瘀、通络止痛、清热解毒、利湿消肿、改善肢体微循环。

（二）适用症状

风湿骨关节疾病；类风湿病、强直性脊柱炎、腰椎间盘突出症、软组织损伤、骨折恢复期等。

（三）分类

1.全身熏洗法

（1）浸泡法：将中药煎汤，待水温合适时倒入木桶，患者坐在桶内。用布单或毯子从上面盖住（仅露头在外面），勿使热气外泄，浸于药汤内沐浴，以出汗为度。熏洗完毕后，擦干全身用，浴巾盖住，卧床休息。

（2）淋浴法：将药物煎汤过滤去渣后，趁热装入小喷壶内，不断淋洗患处。

2.局部熏洗法

（1）手熏洗法：选定用药处方，准备好脸盆、毛巾、布单。将煎好的药物趁热倒入脸盆，患者先把手臂置于盆口上，上覆布单不使热气外泄。待药液不烫手时，把患手浸于药液中。熏洗完毕后用干毛巾擦干,避风。

(2)足熏洗法:选定用药处方。准备好水桶、小木凳、布单、毛巾。将煎好的药汤趁热倒入水桶中,桶内置一小木凳,略高出药汤面。患者坐在椅子上,将患足置于桶内小木凳上,用布单将桶口及腿盖严,进行熏疗。待药汤不烫足时,取出小木凳,把患足没于药汤中泡洗。根据病情需要,药汤可浸至踝关节或膝关节部位。熏洗完毕后,用干毛巾擦干患处皮肤,注意避风。

(3)坐浴法:选定用药处方,准备好脸盆、横木架或坐浴椅、毛巾。将煎好的药汤趁热倒入盆内,在盆上放置横木架,患者暴露臀部,坐在横木架上进行熏疗;或用坐浴椅,把盆放在椅子下熏疗。待药汤不烫手时,把臀部浸入盆中泡洗。熏洗完毕后,用干毛巾擦干,更换干净的内裤。

(扈玫琳　王效白)

第十二章　常见疾病的针灸治疗

第一节　颈椎病

颈椎病又称颈椎综合征,是一种常见的退行性疾病。它是指因颈椎间盘退变、颈椎骨质增生、韧带及关节囊的退变、肥厚等病变,刺激或压迫神经根、脊髓、血管、交感神经和其周围组织而引起的综合征。

一、临床表现

临床上可根据症状分为神经根型、脊髓型、椎动脉型、交感神经型。

1.神经根型

渐感颈项部僵硬板滞,疼痛部位都在受累神经根分布区内。疼痛常向颈肩背、前臂、手指及前胸等处放射,伴颈肩背痛、手臂麻木。颈后伸或向病侧弯曲时,上肢和手部麻木疼痛加重,有时出现受压神经根所支配的皮肤感觉减弱,肌力下降,肌肉萎缩,腱反射降低。

2.脊髓型

上下肢麻木酸软无力日渐加重,甚至出现不同程度的痉挛性瘫痪,有痛觉、触觉减退等感觉障碍,少数病人伴有大小便失禁。

3.椎动脉型

颈肩痛或颈枕痛,可出现位置性眩晕。

4.交感神经型

枕部疼痛,头晕头痛,心慌,胸闷,视物模糊,双侧瞳孔或睑裂大小不等,一侧面部无汗或多汗,手麻、肿、发凉,甚则有心律不齐、心动过速或过缓等交感神经功能紊乱的表现。

临床上如果同时存在两型或两型以上的各种症状,即为混合型。

二、诊查要点

(1)临床症状。

(2)影像学检查。

三、针灸治疗

针灸处方:颈夹脊穴、大椎、风池、肩井、曲垣、曲池、外关、后溪等。

针刺要点:

(1)颈夹脊穴取穴时遵循脊神经发出及走行路线,效果更佳。

(2)有头晕头痛时可针刺率谷、头维、百会。

(3)手指麻木时加刺合谷、中渚。

（侯雅慧　黄　敏）

第二节　肩关节周围炎

肩关节周围炎,简称肩周炎。本病主要是肩关节周围组织的病变,如肩峰下滑囊炎,肱二头肌长头肌腱鞘炎,冈上肌肌腱炎以及钙化性肌腱炎等,在外因的影响下,肩关节及其各周围组织,发生无菌性炎症粘连乃至钙化,从而出现相应的临床症状。

一、临床表现

(1)肩关节及其周围疼痛,常缓慢开始,病程常达数月以上,可因外伤或受凉后疼痛加重。

(2)肩关节活动受限逐步加重。

二、诊查要点

(1)肩臂部疼痛、僵硬、多处压痛以及活动受限。

(2)影像学检查。

(3)发病年龄多在中年以上,发病原因和肩关节劳作有关。

三、针灸治疗

主穴:肩髃、肩髎、肩贞、臂臑。

配穴:肩井、天宗、曲垣、曲池、手三里、合谷、后溪。

针刺要点:肩关节活动明显受限者可在针刺前做受累肌松解术。

(侯雅慧 黄 敏)

第三节 腰椎间盘突出症

腰椎间盘突出是纤维环破裂后髓核突出(或脱出)于后方或椎管内,导致相邻脊神经根遭受刺激或压迫,从而产生腰骶部疼痛,一侧下肢或双下肢麻木、疼痛等一系列临床症状。

一、临床表现

(1)腰部疼痛。

(2)下肢放射痛。

(3)腰部活动受限。

(4)间歇性跛行。

(5)感觉麻木。

二、诊查要点

(1)临床症状。

(2)影像学检查。

三、针灸治疗

主穴:腰夹脊穴、环跳、秩边。

配穴:

(1)下肢疼痛部位涉及足太阳经加殷门、承扶、委中、承山、飞扬。

(2)下肢疼痛涉及足少阳经加风市、阳陵泉、绝骨、足临泣。

操作:每次选取5~6穴即可。

针刺要点:根据腰椎旁压痛点以及下肢疼痛的部位准确判断椎间盘突出的位置,选取相应夹脊穴,使针感向下传导到病变部位,并可配合电针疏密波治疗。

(侯雅慧 黄 敏)

第四节 急性腰扭伤

急性腰扭伤是指腰部软组织卒然遭受扭闪或过度牵拉等间接外力所致腰部的肌肉、韧带、筋膜等软组织急性损伤。

一、临床表现

(1)一侧或两侧剧烈性腰痛。

(2)活动受限。

二、诊查要点

(1)多发于青壮年或负重劳作者,有明显的外伤史。

(2)有明显的损伤部位,腰肌紧张,腰骶部有压痛。常见第三腰椎横突处压痛明显。

(3)患者腰部各方向的活动均受限。

(4)影像学检查多无明显异常,或可发现腰椎退行性病变。

三、针灸治疗

主穴:阿是穴。

配穴:肾腧、大肠腧、关元腧、小肠腧、委中。若疼痛位于腰部正中,病在督脉者,远道可选水沟。

针刺要点:针刺水沟穴时,令病人取站位,可提捏人中沟,针尖向上斜刺0.5寸左右,使局部有胀痛或麻胀等针刺感应,在留针过程中间歇施行捻转泻法,嘱病人同时缓缓活动腰部。第三腰椎横突综合征时可使针尖从横突刺向第三腰椎椎体。

（侯雅慧 黄敏）

第五节 腰肌劳损

腰肌劳损是指腰部积累性的肌肉组织的慢性损伤,是引起慢性腰痛的常见疾患之一。病变主要在腰部深层肌肉纤维及筋膜组织,好发于腰背部、骶髂部及髂峰部。发病原因多因慢性损伤、受寒冷刺激、风湿病、脊椎病引起。

一、临床表现

(1)腰部隐隐作痛,时轻时重,反复发作。

(2)慢性腰痛,休息后减轻,劳累后加重,适当活动或变换体位时减轻。

(3)弯腰工作困难,若勉强弯腰则疼痛加剧。

(4)常喜双手捶腰,以减轻疼痛。

(5)可出现臀部及大腿后侧上部胀痛。

二、诊查要点

(1)一侧或两侧骶棘肌处、髂骨嵴后部或骶骨后面腰背肌止点处有压痛。

(2)影像学检查可提示腰椎退行性病变。

三、针灸治疗

针灸处方:肾腧、气海腧、大肠腧、志室、命门、腰眼、腰阳关及相应的夹脊穴。

(侯雅慧 黄 敏)

第六节 骨性膝关节炎

骨性膝关节炎是膝关节的局部损伤及炎症,和慢性劳损引起的以关节面软骨损害为特征,且病变累及软骨下骨、滑膜和关节周围软组织的慢性关节疾病。

一、临床表现

膝关节疼痛,活动受限,严重出现畸形。

二、诊查要点

(1)以前有过膝部软组织损伤,近1个月膝关节疼痛加剧。

(2)早晨起床时疼痛及晨僵较明显,活动后减轻,活动多时又加重,休息后症状缓解。

(3)影像学提示关节边缘有骨赘形成,关节间隙变窄。

三、针灸治疗

主穴：双侧膝眼、髌骨下。

配穴：血海、鹤顶、梁丘、阳陵泉、足三里。

针刺要点：

(1)髌骨下针刺时要穿过髌韧带直达胫骨平台。

(2)双侧膝眼要采用温针灸法。

（侯雅慧　黄　敏）

第七节　关节炎

关节炎是指以关节病变为主的一类疾病，临床表现为关节肿胀疼痛，酸楚重着，甚则关节僵硬，畸形，活动不利，骨胳肌萎缩。本节主要是类风湿性关节炎和风湿性关节炎。

一、临床表现

风湿性关节炎是一种常见的反复发作的急性或慢性结缔组织炎症。其关节滑膜及周围组织水肿，滑膜下结缔组织中有黏液性变，纤维素样变及炎症细胞浸润，由于渗出物中纤维素通常不多，易被吸收，一般不引起黏连。活动期过后并不产生关节强直或畸形等后遗症。

类风湿性关节炎是一种以关节滑膜炎为特征的慢性全身性自身免疫性疾病。滑膜炎持久反复发作，可导致关节内软骨和骨的破坏，关节功能障碍，甚至残废。此两种疾病均属中医学"痹证"范畴。

痹证的发生，乃正气不足和外邪侵袭。正气内虚是本病发生的主要病理基础。外因主要为感受风、寒、湿等外邪。风邪偏胜者为行痹。寒邪偏胜者为痛痹。湿邪偏胜者为着痹。若其人素体阳气偏盛，内有蕴热，或阴虚血少之体，当感邪后，易入里化热，流注关节，表现为红肿热痛者为热痹。

二、诊查要点

(1)晨僵至少1h，要大于等于6周。

(2)三个或三个以上的关节肿胀大于等于6周。

(3)腕、掌指关节或者近端的指间关节肿胀，大于等于6周。

(4)对称性的关节肿大于等于6周。

(5)皮下结节。

(6)手的X线片改变(至少有骨质疏松和关节间隙的狭窄)。

(7)类风湿因子的阳性,滴度要大于1:32。

符合以上的4项,就可以诊断类风湿关节炎。

三、针灸治疗

1.热痹(多见于急性活动期)

症状和体征:壮热、口渴,汗出,关节红肿,灼热疼痛,屈伸艰难,或见环形红斑,舌赤苔黄,脉数、疾或促。

针灸处方:大椎、曲池、外关、阳陵泉、血海、合谷、三阴交、患部相关腧穴。

操作方法:大椎点刺3~5点后闪火拔罐,余穴均施以平补平泻法。

2.湿热合痹

症状和体征:微热、恶寒,周身酸楚乏力,肢体疼痛。舌淡红,苔薄白,脉浮紧或浮数。

针灸处方:大椎、身柱、外关、合谷、委中、跗阳。

3.行痹

症状和体征:以手、足小关节游走性疼痛为特征,可伴有关节肿胀。舌红苔黄腻,脉滑数。

针灸处方:大椎、风门、膈腧、血海、病变关节局部腧穴。

4.着痹

症状和体征:痛有定处,关节肿胀或肿大畸形,或僵直难以屈伸,肌肉萎缩。舌质赤而瘦干,苔厚,脉沉数。兼见消瘦、贫血者为气血两衰,脉多沉细而数,舌淡。

针灸处方:脾腧、膈腧、肾腧、阳陵泉、三阴交、病变关节局部腧穴。

(侯雅慧　黄　敏)

第八节　网球肘

网球肘又称肱骨外上髁炎。是指肘关节外上髁局限性疼痛,并影响伸腕和前臂旋转功能的慢性劳损性疾病。

一、临床表现

肘关节外侧疼痛。

二、诊查要点

(1)本病好发于前臂劳动强度较大的工种。

(2)肘部外侧疼痛,疼痛呈渐进性发展。提重物、拧衣服、扫地、端壶倒水等活动时疼痛明显。

三、针灸治疗

针灸处方:阿是穴、手三里、曲池、天井、外关。

针刺要点:阿是穴可用一针多方向透刺,或一穴多刺(如齐刺、扬刺等),可用温针或针灸治疗后拔罐。

(侯雅慧　黄敏)

第九节　周围性面神经麻痹

周围性面神经麻痹为茎乳突孔内急性非化脓性面神经炎引起的周围性面神经瘫痪,是颅神经病变中最常见的疾患。

一、临床表现

主要症状为额纹消失、眼裂增宽、鼻唇沟变浅,鼓腮漏气,口角歪向健侧。病侧舌前2/3的味觉减退或消失。

二、诊查要点

(1)感染性疾病。

(2)耳源性疾病如中耳炎。

(3)外伤。

(4)肿瘤,如听神经瘤。

(5)代谢障碍,如糖尿病。

三、针灸治疗

采用局部取穴与远端配穴。

主穴:风池、翳风、阳白、下关、颧髎。

配穴:攒竹、阳白、丝竹空、地仓、颊车、夹承浆、合谷、足三里。

针刺要点:

(1)根据面神经在面部走行分布,针刺相应穴位,效果更佳。

(2)早期使用温针灸有助于缩短病程。

(3)禁忌早期使用强刺激手法,以及电针、拔罐。

(侯雅慧 黄敏)

第十节 中 风

中风相当于西医学的脑梗死,主要包括急性脑血管病的病种,如蛛网膜下腔出血、脑出血、脑血栓形成、脑栓死、肺脑综合征、心脑综合征等。

一、临床表现

中风分为中经络与中脏腑两大类。中经络者,病位较浅,病情较轻,一般无神志改变,仅表现为口眼㖞斜、语言不利,半身不遂。中脏腑者,病位较深,病情较重,主要表现为神志不清,㖞僻不遂。

二、针灸治疗

1. 中经络

诊断要点:平素头晕头痛,耳鸣目眩,腰酸腿软,突然发生口眼㖞斜,舌强语謇,半身不遂、舌质红或苔黄,脉弦细数或弦滑。

治则:醒脑开窍,疏通经络。

针灸:内关、水沟、三阴交、极泉、尺泽、委中。

加减:手足肿胀加八风、八邪。痰多加丰隆。

针刺要点:先刺双侧内关,施捻转提插相结合的泻法,施术1min。继刺水沟,向鼻中隔下斜刺,用雀啄手法,以眼睛有泪水为度。三阴交沿胫骨后缘进针,针尖向后斜刺与皮肤呈45°角,施提插泻法,至患侧下肢抽动3次为度。极泉在原穴下1寸处进针,施提插泻法,以患侧上肢抽动3次为度。尺泽施提插泻法,以患侧前臂及食指抽动3次为度。委中仰卧位抬腿取穴,施提插的泻法,以患侧下肢抽动3次为度。

2. 中脏腑

(1)闭证

诊断要点:突然昏仆,不省人事,牙关紧闭,两手握固,二便闭结,兼见颜面潮红,呼吸气粗,口臭身热,躁动不安,唇舌红、苔黄腻,脉弦滑而数。

治则:开窍启闭。

针灸:内关、水沟、十宣、风府。

加减:面赤气粗加内庭,便闭加丰隆,口噤加合谷、颊车。

针刺要点:内关、水沟手法同前,十宣以三棱针点刺,挤压出血,每穴出血量1~2滴。风府,低头取穴,直刺2~2.5寸,令麻电感到达肢端。

(2)脱证

诊断要点:突然昏仆,不省人事,目合口开,鼻鼾息微,手撒肢冷,汗多不止,二便自遗,肢体软瘫,舌謇,脉微欲绝。甚至呼吸浅促或停止,瞳子不等或散大。

治则:回阳固脱,醒神开窍。

针灸:内关、水沟、气海、关元、神阙、太冲、内庭、气舍。

加减:汗多不止加复溜、阴郄。

针刺要点:内关、水沟刺法同前。气海、关元、神阙用雷火针或隔盐灸、隔姜灸、隔附子饼灸法,持续时间4~8h,不以壮数为限。太冲、内庭施捻转提插相结合的补法,施术1min,气舍施捻转补法,连续运针持续时间1~3min,待其恢复自主呼吸。而呼吸较弱且有间歇时,继续运针,直至呼吸均匀为止。

特别提示:中风发生后如果有条件应及时送至当地有治疗条件的医院急诊治疗,切勿自行治疗,贻误病情。待病情稳定后可行针灸治疗。

3.后遗症

诊断要点:肢体无力,偏枯不用,手足挛急,舌强不语等。

治则:疏通经络,矫偏和络。

针灸:风池、风府、百会。

上肢肢体功能障碍加极泉、尺泽、合谷、八邪、肩髃、曲池、外关、合谷、中渚。

下肢肢体功能障碍加风市、伏兔、血海、三阴交、委中、阳陵泉、足三里、太冲。

语言不利,吞咽困难加廉泉、金津、玉液。足内外翻加丘墟透照海。

针刺要点:合谷向三间方向斜刺,施提插泻法,以拇、食指抽动3次为度。八邪直刺5~8分,施捻转泻法。肩髃向三角肌下斜刺1.5寸,曲池直刺1.5寸,外关、阳陵泉、解溪、通里等均直刺,使针感下行。丘墟向照海方向透刺3寸,施捻转泻法。金津、玉液点刺出血2~5ml。余穴同前。

(侯雅慧 黄 敏)

第十三章　常见疾病的推拿技术

第一节　颈椎病

颈椎病又称颈椎综合征,是由于颈椎间盘退行性改变,颈椎骨质增生以及颈椎部损伤等原因引起脊柱内外平衡失调,刺激或压迫颈椎神经根、椎动脉、脊髓或交感神经而引起的一组综合征。本病是中老年人的常见病、多发病。属中医学"项筋急""项肩痛""眩晕"等范畴。

一、临床表现

(1)风寒湿型:颈、肩、上肢窜痛麻木,以痛为主,头有沉重感,颈部僵硬,活动不利,恶寒畏风。舌淡红,苔薄白,脉弦紧。

(2)气滞血瘀:颈肩部、上肢刺痛,痛处固定,伴有肢体麻木。舌质暗,脉弦。

(3)痰湿阻络:头晕目眩,头重如裹,四肢麻木不仁,纳呆。舌暗红,苔厚腻,脉弦滑。

(4)肝肾不足:眩晕头痛,耳鸣耳聋,失眠多梦,肢体麻木,面红目赤。舌红少津,脉弦。

(5)气血亏虚:头晕目眩,面色苍白。心悸气短,四肢麻木,倦怠乏力。舌淡苔少,脉细弱。

二、诊查要点

(1)有慢性劳损或外伤史。或有颈椎先天性畸形、颈椎退行性病变。

(2)颈、肩背疼痛,头痛头晕,颈部僵硬,上肢麻木。

(3)颈部活动功能受限,病变颈椎棘突,患侧肩胛骨内上角常有压痛,可摸到条索状硬结,可有上肢肌力减弱和肌肉萎缩,臂丛牵拉试验阳性。压头试验阳性。

(4)X线正位摄片显示,钩椎关节增生,张口位可有齿状突偏歪,侧位摄片显示颈椎曲度变直,椎间隙变窄,有骨质增生或韧带钙化,斜位摄片可见椎间孔变小。CT及磁共振检查对定性定位诊断有意义。

本病需要与颈部扭伤、肩关节周围炎、颈肩肌筋膜炎相鉴别。

三、推拿治疗

1.治疗原则

舒筋活血、解痉止痛、理筋整复。

2.取穴与部位

风池、缺盆、肩井、天宗、曲池、小海、合谷等穴,颈肩背及患肢。

3.主要手法

㨰法、拿捏、点揉、拔伸、屈伸旋转、搓、牵抖、拍打法等。

4.操作方法

(1)准备手法:患者取坐位,医者站其后。先用㨰法放松患者颈、肩背部的肌肉3min左右;接着,用拇指与食中三指拿捏颈项两旁的软组织,由上而下操作约10遍。

(2)治疗手法:用拇指指腹点揉风池穴1min,以酸胀感向头顶放散为佳,再点揉太阳、百会、风府、天宗、曲池、合谷等穴,约3min,以局部酸胀为度;弹拨缺盆、极泉、小海等穴,以手指有触电样感为宜;医者两前臂尺侧放于患者两肩部并向下用力,双手拇指顶按在风池穴上方,其余四指及手掌托住下颌部,嘱患者身体下沉,术者双手向上用力,前臂与手同时向相反方向用力,把颈牵开,持续20s;接上势,边牵引边使头颈部前屈、后伸及左右旋转,其动度由小逐渐加大,当达到最大限度,结束,反复约5次。

(3)结束手法:拍打肩背部和上肢,约2min;搓揉患肢肌肉,往返4次;牵抖上肢20次。以上手法治疗用于颈椎病的神经根型、椎动脉型、交感型等三型,对早期脊髓型颈椎病应慎用。

5.注意事项

(1)在使用被动运动手法治疗时,动作应缓慢,切忌暴力、蛮力和动作过大,以免发生意外。

(2)低头位工作不宜太久,需坚持做颈保健操。

(3)注意颈肩部保暖,预防感冒。

(4)睡眠时枕头高低和软硬要适宜。

(5)神经根型颈椎病炎性反应重者,可配合静脉滴注消炎脱水药物治疗。

(6)对脊髓型颈椎病,推拿治疗效果不佳,或有进行性加重趋势,应考虑外科手术治疗。

(7)颈椎病是由颈椎退行性病变引起,除脊髓型外,其他各型预后都较好。脊髓型颈椎病若出现痉挛性瘫痪和排便障碍,以及骨质增生严重使椎间孔狭小、神经根受压不能缓解者,应采用手术治疗为好。

(曾兰蕊)

第二节　肩关节周围炎

肩关节周围炎是指肩关节及其周围的肌腱、韧带、腱鞘、滑囊等软组织的退行性变和急、慢性损伤,加之感受风寒湿邪致局部产生无菌性炎症,从而引起肩部的疼痛和功能障碍为主症的一种疾病。本病又名"五十肩""冻结肩""漏肩风""肩痹"等。本病体力劳动者多见,女性略多于男性。推拿治疗肩周炎有较好的疗效。

一、临床表现

(1)风寒湿型:肩部窜痛,遇风寒痛增,得温痛缓,畏风恶寒,或肩部有沉重感。舌质淡,苔薄白或腻,脉弦滑或弦紧。

(2)瘀滞型:肩部肿胀,疼痛拒按,以夜间为甚。舌质暗或有瘀斑,舌苔白或薄黄,脉弦或细涩。

(3)气血虚型:肩部酸痛,劳累后疼痛加重,伴头晕目眩,气短懒言,心悸失眠,四肢乏力。舌质淡,苔少或白,脉细弱或沉。

二、诊查要点

(1)慢性劳损,外伤筋骨,气血不足复感受风寒湿邪所致。

(2)肩周疼痛,以夜间为甚,常因天气变化及劳累而诱发,肩关节活动功能障碍。

(3)肩部肌肉萎缩,肩前、后、外侧均有压痛,外展功能受限明显,出现典型的"扛肩"现象。

本病需要与肩袖损伤、肩峰下撞击综合征、颈椎病相鉴别。

三、推拿治疗

1.治疗原则

对初期疼痛较敏感者,疏通经络,活血止痛;对后期粘连患者松解粘连,滑利关节,促进关节功能的恢复。

2.取穴及部位

肩井、肩髃、肩髎、秉风、天宗、肩贞、曲池、手三里、合谷等。肩臂部。

3.主要手法

撩、揉、拿捏、点压、弹拨、摇、扳、搓抖等手法。

4.操作方法

(1)准备手法:患者坐位,医者站于患侧,用一手托住患者上臂使其微外展,另一手用撩法或拿揉法施术,约3min,重点在肩前部、三角肌部及肩后部,同时配合患肢的被动外展、旋外和旋内活动,以缓解肌肉痉挛,促进粘连松解。

(2)治疗手法:接上势,医者用点压、弹拨手法依次点压肩井、秉风、天宗、肩髃、肩髎、肩贞等穴,约5min,以酸胀为度,对有粘连部位或痛点施弹拨手法,以解痉止痛,剥离粘连。接上势,医者一手扶住患肩,另一手握住其腕部或托住肘部,以肩关节为轴心做环转摇动,幅度由小到大,反复10次;然后再做肩关节内收、外展、后伸及内旋的扳动各5次。用拿捏手法施于肩部周围,约2min,然后握住患者腕部,将患肢慢慢提起,使其上举,并同时做牵拉提抖,反复10次。

(3)结束手法:用搓法从肩部到前臂,反复上下搓动3～5遍,并牵抖患肢15次,结束治疗。

5.注意事项

(1)有条件的情况下,在治疗前先拍X线片,以排除骨关节本身病变。

(2)运用手法要轻柔,不可施用猛力,以免造成骨折或脱位等严重损伤。

(3)注意局部保暖,防止受凉,以免加重病情,影响治疗效果。

(4)一定要进行适当的肩部功能锻炼,持之以恒,循序渐进。

(5)本病预后良好,一般功能均能恢复,且痊愈后很少复发,但有糖尿病史或结核病史的患者,治疗效果较差。

(曾兰蕊)

第三节　腰椎间盘突出症

腰椎间盘突出症又称腰椎间盘纤维环破裂症,是临床常见的腰腿痛疾病之一。其发病率约占门诊腰腿痛的15%,是由于腰椎间盘的退变与损伤,导致脊柱内外力学平衡失调,使椎间盘的髓核自破裂口突出,压迫腰骶脊神经根或马尾神经而引起腰腿痛的一种病症。本病好发于30～50岁的体力劳动者,男性多于女性。临床以腰4～5和腰5至骶1之间发病最多。

一、临床表现

(1)血瘀证:腰腿痛如刺,痛有定处,日轻夜重,腰部板硬,俯仰旋转受限,痛处拒按。舌质暗紫,或有瘀斑,脉弦紧或涩。

(2)寒湿证:腰腿冷痛重着,转侧不利,静卧痛不减,受寒及阴雨加重,肢体发凉。舌质淡,苔白或腻,脉沉紧或濡缓。

(3)湿热证:腰部疼痛,腿软无力,痛处伴有热感,遇热或雨天痛增,活动后痛减,恶热口渴,小便短赤。苔黄腻,脉濡数或弦数。

(4)肝肾亏虚:腰酸痛,腿膝乏力,劳累更甚,卧则减轻。偏阳虚者面色㿠白,手足不温,少气懒言,腰腿发凉,或有阳痿、早泄,妇女带下清稀,舌质淡,脉沉细。偏阴虚者,咽干口渴,面色潮红,倦怠乏力,心烦失眠,多梦或有遗精,妇女带下色黄味臭,舌红少苔,脉弦细数。

二、诊查要点

(1)有腰部外伤、慢性劳损或受寒湿史。大部分患者在发病前有慢性腰痛史。

(2)腰痛向臀部及下肢放射,腹压增加(如咳嗽、喷嚏)时疼痛加重。

(3)脊柱侧弯,腰生理弧度消失,病变部位椎旁有压痛,并向下肢放射,腰活动受限。

(4)下肢受累神经支配区有感觉过敏或迟钝,病程长者可出现肌肉萎缩。直腿抬高或加强试验阳性,膝、跟腱反射减弱或消失,拇趾背伸力减弱。

(5)X线摄片检查:脊柱侧弯,腰生理前凸消失,病变椎间盘可能变窄,相邻边缘有骨赘增生。CT检查可显示椎间盘突出的部位及程度。

本病需要与急性腰肌扭伤、慢性腰肌劳损、梨状肌综合征、增生性脊柱炎相鉴别。

三、推拿治疗

1.治疗原则

舒筋通络,活血化瘀,松解粘连,理筋整复。

2.取穴及部位

腰阳关、大肠腧、环跳、委中、承山、阳陵泉、绝骨及腰臀、下肢后外侧。

3.主要手法

按揉、点压、弹拨、拔伸、顶推、扳、踩跷、背、擦法等。

4.操作方法

(1)准备手法:患者俯卧位,医者用按揉手法在患者脊柱两侧膀胱经及臀部、下肢后外侧施术3~5min,以腰部为重点。

(2)治疗手法:医者用双手掌重叠用力,沿脊柱由上至下按压腰臀部,反复2~3遍;再用拇指或肘尖点压腰阳关、肾腧、环跳、承扶、委中等穴,约3min,以局部酸胀为度;并用拇指在腰痛点上做与肌纤维垂直方向的弹拨10次;然后,患者仰卧位,用强制直腿抬高以牵拉坐骨神经,反复5次;患者侧卧位,医者用腰椎定点斜扳法,左右各1次;接着,在助手配合持续拔伸牵引的情况下,用拇指顶推或肘尖按压患处(与突出物方向相反),反复3次;患者俯卧位,胸髋下分别垫枕,医者采用趾压踩跷法,持续1min;稍后,医者用揉、弹拨手法沿腰部及患侧坐骨神经分布区施术3~5min。

(3)结束手法:擦热腰骶部,腰下垫枕仰卧,结束治疗,用宽腰围固定。

5.注意事项

(1)如患者神经炎性反应严重,疼痛不能忍受者,可酌情静滴消炎脱水药和卧位腰椎牵引。

（2）推拿治疗后可能出现疼痛加重现象，应平卧硬板床休息1～2周。

（3）用宽腰围保护腰部，尽量避免弯腰动作，并注意保暖。

（4）病情好转后，适当进行腰背肌肉功能锻炼，促进康复。

（5）病程长，经多次推拿治疗无效者，影响工作和休息者，可考虑综合治疗。

（6）腰椎间盘突出症大多引起坐骨神经痛，在20世纪40年代以前本病被坐骨神经痛所代替，以后经临床观察，才认识到腰椎间盘突出和坐骨神经痛的因果关系，尝试手法治疗而取得较好的效果。其作用有两方面：一是通过手法挤压，迫使髓核回纳；二是通过手法改变髓核和神经根的相对位置，从而解除了突出物对神经根的压迫和刺激。

（曾兰蕊）

第四节　急性腰扭伤

急性腰肌扭伤是指腰骶、骶髂及腰背两侧的肌肉、筋膜、韧带、关节囊及滑膜等软组织的急性损伤，从而引起腰部疼痛及活动功能障碍的一种病症。俗称"闪腰岔气"，是腰痛疾病中最常见的一种，多发于青壮年体力劳动者。如治疗及时，手法运用恰当，疗效极佳。若治疗不当或失治，可致损伤加重而转变成慢性腰腿痛。

一、临床表现

（1）气滞血瘀：闪挫及强力负重后，腰部剧烈疼痛，腰肌痉挛。腰部不能挺直，俯仰屈伸转侧困难。舌暗红或有瘀点，苔薄，脉弦紧。

（2）湿热内蕴：劳动时姿势不当或扭闪后腰部板滞疼痛，有灼热感，可伴腹部胀痛，大便秘结，尿黄赤。舌苔黄腻，脉濡数。

二、诊查要点

（1）有腰部扭伤史，多见于青壮年。

（2）腰部一侧或两侧剧烈疼痛，活动受限，不能翻身、坐立和行走，常保持一定强迫姿势，以减少疼痛。

（3）腰肌和臀肌痉挛，或可触及条索状硬结，损伤部位有明显压痛点，脊柱生理弧度改变。

本病需要与严重的棘上、棘间韧带断裂，棘突、关节突骨折、横突骨折、椎体压缩骨折及腰椎间突出症相鉴别。

三、推拿治疗

1.治疗原则

舒筋通络、活血散瘀、消肿止痛。

2.取穴及部位

肾俞、命门、腰阳关、大肠俞、环跳、委中及腰臀部等。

3.主要手法

擦、揉、点压、弹拨、推、扳、擦法等。

4.操作方法

(1)准备手法:患者取俯卧位,自然放松。医者站于一侧,用擦、揉等轻柔手法在局部施术3～5min。

(2)治疗手法:医者用拇指点压、弹拨等稍重刺激手法依次点压肾俞、腰阳关、志室、大肠俞、环跳及阿是穴,约4min,在点压穴位时应加以按揉或弹拨以产生酸、麻、胀感觉为度;再以双掌根自上而下沿腰骶部直推,反复3～5遍。患者侧卧,医者施腰部斜扳法左右各1次,以听到有"咯嗒"声响为佳。

(3)结束手法:直擦腰部两侧膀胱经,横擦腰骶部,以透热为度。

5.注意事项

(1)损伤早期要减少腰部活动,卧板床休息,以利损伤组织的修复。

(2)治疗时应根据患者的具体情况,选择适宜的手法,以免加重损伤。

(3)疼痛严重者,可予局部痛点封闭,以缓解肌肉痉挛。

(4)注意局部保暖,病情缓解后,逐步加强腰背肌肉锻炼。

急性腰扭伤多由间接外力所致,90%以上发生在骶棘肌和腰骶关节,这是由于腰骶关节是脊柱的枢纽,外力集中的支点。骶棘肌是对抗外力的主力军,腰部运动中体重产生的压力和外来的冲击力主要作用于这些部位,故损伤的机会最多。推拿治疗本病效果很好,这是因为手法能舒筋通络,活血散瘀,改善血液循环,使损伤的组织修复,并对小关节紊乱、滑膜嵌顿者,可纠正其紊乱,使嵌顿的滑膜复位,具有显著的效果。轻则2～3d,重则2周左右,症状逐渐消失,基本恢复健康,但尚不能进行负重和腰部剧烈运动。

(曾兰蕊)

第五节　腰部慢性劳损

腰部慢性劳损或称"腰背肌筋膜炎""功能性腰痛"等。主要指腰骶部肌肉、筋膜、韧带等软组织的慢性损伤,导致局部无菌性炎症,从而引起腰骶部一侧或两侧的弥漫性疼痛,是慢性腰腿痛中常见的疾病之一,常与职业和工作环境有一定关系。

一、临床表现

(1)寒湿型:腰部冷痛重着,转侧不利,静卧不减,阴雨天加重。舌苔白腻,脉沉。

(2)湿热型:痛而有热感,炎热或阴雨天气疼痛加重,活动后减轻,尿赤。舌苔黄腻,脉濡数。

(3)肾虚型:腰部酸痛乏力,喜按喜揉,足膝无力,遇劳更甚,卧则减轻,常反复发作。偏阳虚者面色㿠白,手足不温,少气懒言,腰腿发凉,舌质淡,脉沉细。偏阴虚者心烦失眠,咽干口渴,面色潮红,倦怠乏力,舌红少苔,脉弦细数。

(4)瘀血型:腰痛如刺,痛有定处,轻则俯仰不便,重则因痛剧不能转侧,拒按。舌质紫暗,脉弦。

二、诊查要点

(1)有长期腰痛史,反复发作。

(2)一侧或两侧腰骶部酸痛不适。时轻时重,缠绵不愈。劳累后加重,休息后减轻。

(3)一侧或两侧骶棘肌轻度压痛,腰腿活动一般无明显障碍。

本病需要与增生性脊柱炎、陈旧性腰椎骨折、腰椎结核、腰椎间盘突出症相鉴别。

三、推拿治疗

1.治疗原则

舒筋通络,温经活血,解痉止痛。

2.取穴及部位

肾俞、腰阳关、大肠俞、八髎、秩边、委中、承山及腰臀部。

3.主要手法

按揉、点压、弹拨、擦、拍击、扳法等。

4.操作方法

(1)准备手法:患者俯卧位,医者先用柔和的掌根按揉法沿两侧足太阳膀胱经从上向下施术

5～6遍。

（2）治疗手法：用掌根在痛点周围按揉1～2min；医者以双手拇指依次点揉两侧三焦腧、肾腧、气海腧、大肠腧、关元腧、志室、秩边等穴位，约4min，以酸胀为度；并用双手拇指弹拨痉挛的肌索10次；然后，患者侧卧位，施腰椎斜扳法，左右各1次。

（3）结束手法：用掌擦法直擦腰背两侧膀胱经，横擦腰骶部，以透热为度；并拍击腰骶部，约2min，结束治疗。

5.注意事项

（1）在日常生活和工作中，注意姿势正确，尽可能变换体位，勿使过度疲劳。

（2）宜睡硬板床，同时配合牵引及其他治疗，如湿热敷、熏洗等。

（3）加强腰背肌肉锻炼，注意局部保暖，节制房事。

慢性腰肌劳损是一种动静力性损伤，主要由于腰肌疲劳过度。大多发生于姿势不良或长期从事弯腰和负重劳动者，引起腰背部肌肉和筋膜劳损。也可因先天畸形和肾虚而致。推拿治疗本病有较好疗效，但关键是要消除致病因素，即改变原来的腰部超负荷现象，才能达到满意的治疗效果。

（曾兰蕊）

第六节　腰椎骨性关节炎

腰椎骨性关节炎又称退行性脊柱炎、增生性脊柱炎、老年性脊柱炎、脊椎骨关节炎等，是指椎间盘退变狭窄，椎体边缘退变增生及小关节因退变而形成的骨关节病变。以椎体边缘增生和小关节肥大性变化为其主要特征。本病好发于中年以后，男性多于女性，长期从事体力劳动者易患此病。

一、临床表现

（1）风寒痹阻：腰腿酸胀重着，时轻时重，拘急不舒，遇冷加重，得热痛缓。舌淡苔白滑，脉沉紧。

（2）肾气亏虚：腰腿酸痛，腿膝无力，遇劳更甚，卧则减轻，形羸气短，肌肉瘦削。舌淡苔薄白，脉沉细。

（3）气虚血瘀：面色少华，神疲无力，腰痛不耐久坐，疼痛缠绵，下肢麻木。舌质瘀紫，苔薄，脉弦紧。

二、诊查要点

（1）患者多为40岁以上的体质肥胖者,有长期从事弯腰劳动和负重的工作史或有外伤史,起病缓慢。

（2）早期症状典型,患者常感腰背酸痛不适,僵硬板紧,不能久坐久站,晨起或久坐起立时症状较重,稍加活动后减轻,但过度活动或劳累后加重。

（3）腰部俯仰活动不利,但被动运动基本达到正常。

（4）急性发作时,腰痛较剧,且可牵掣到臀部及大腿,若骨刺压迫或刺激马尾神经时,可出现下肢麻木无力、感觉障碍等症状。

本病需要与强直性脊柱炎相鉴别。

三、推拿治疗

1.治疗原则

舒筋通络,行气活血,解痉止痛。

2.取穴及部位

肾俞、腰阳关、腰夹脊、气海俞、关元俞、委中、阳陵泉、承山等穴及腰骶部。

3.主要手法

滚、按揉、点压、弹拨、拿、扳、擦法等。

4.操作方法

（1）准备手法:患者俯卧位,医者用深沉有力的滚法施于腰背两侧骶棘肌,自上而下反复3～5遍;然后用掌根按揉3～5遍,以缓解肌肉痉挛。

（2）治疗手法:点压肾俞、大肠俞、腰阳关等穴,约3min;医者用拇指在腰背痛点上做与肌纤维垂直方向的弹拨,反复10次;再行腰椎后伸扳法扳动3～5次,然后用腰椎斜扳法,左右各1次,以滑利关节。有下肢牵掣痛者,可拿委中、承山,按揉阳陵泉、昆仑等穴,约3min。

（3）结束手法:患者俯卧位,医者以红花油或冬青膏为介质,在腰部督脉及两侧膀胱经施擦法,再横擦腰骶部,以透热为度。

5.注意事项

（1）避风寒,卧硬板床,适当进行腰部功能锻炼。

（2）劳动时腰部宜用腰围固定,以增加腰椎的稳定性。

（3）腰椎骨性关节炎以骨质增生为其特点,增生是不可逆的,所以一切治疗方法只能是减轻症状,缓解疼痛,增加腰脊柱的活动度。推拿治疗的目的是增加腰部的血液和淋巴液的循环,增强腰部肌肉的张力,从而控制脊柱的稳定性而使腰痛症状缓解。

（曾兰蕊）

第七节　强直性脊柱炎

强直性脊柱炎是一种常见的以中轴关节病变为主的慢性全身性自身免疫疾病,其不仅累及脊柱骨骼系统,而且影响外周关节,除侵犯与骨骼连接的韧带、肌腱、滑膜、软骨和肌肉等组织,还影响到眼、心、肺、血管等器官,常以腰背痛多见。特征性病理改变为肌腱端附着点炎。本病男性发病多于女性,具有一定的家族遗传倾向,发作期与缓解期交替,致残率高。属于祖国医学中"痹病"的范畴,更与古籍中"龟背风""竹节风""历节病""骨痹""筋痹""腰尻痛""腰痹"等病的描述相似。

一、临床表现

(1)湿热壅滞督脉:多见于强直性脊柱炎早、中期的急性活动期,腰部疼痛剧烈,拒按、僵硬,屈伸不利,活动后减轻,甚则不能活动,或伴下肢关节肿痛。舌红或暗红,苔黄腻或黄燥,脉弦数或滑数。

(2)寒湿留着督脉:多见于强直性脊柱炎早、中期,腰骶部冷痛或重着,骨节酸痛,得温则舒,身重转侧不利,晨起尤甚,活动后减轻,阴雨天加剧,舌淡红、苔白,脉濡缓或弦紧。

(3)脾肾阳虚,寒留督脉:多见于强直性脊柱炎中、晚期,腰脊强直,屈伸不利,腰酸腿软,肌肉萎缩,形寒肢冷,舌淡体胖,或有齿痕,苔薄白,脉沉细。

(4)肝肾精亏,督脉失养:多见于强直性脊柱炎中、晚期,腰背强直,屈伸不利,晨僵,腰腿酸软,肌肉萎缩,精神萎靡,头晕健忘,舌淡苔白,脉沉细弱。

本病需要与致密性髂骨炎、骶髂关节结核、退行性脊椎炎相鉴别。

二、诊查要点

早期为下腰部疼痛、僵硬(尤其是晨僵感),亦可出现交替性非典型性的坐骨神经痛,下蹲和腰部运动受限。绝大多数患者先骶髂关节受累,以后呈上行性发展,直至整个脊椎僵硬。同时可伴有消瘦、乏力、盗汗和原因不明的发热等全身症状。

晚期,脊椎大部分或全部强直,固定于圆背畸形姿势。头颈转侧不利,胸廓扩张运动限制,出现束带状胸痛,呼吸不畅,胸闷和肺活量显著减少;由于圆背畸形,使胸、腹腔容量减少,心、肺功能和消化功能明显障碍,稍活动后即感心慌、气急、疲劳、汗出等症状。双髋关节亦常受累,可出现步履和上、下楼梯困难,不能下蹲等髋关节强直的现象。

骶髂关节及病变处的脊椎段僵硬疼痛、压痛、叩击痛、活动受限,胸廓扁平,胸廓扩张度限制在2.5cm以下;双髋关节轻度屈曲畸形,"4"字试验、骨盆分离和骨盆挤压试验均为阳性。步履艰难,可出现"脊以代头,尻以代踵"的典型体征。红细胞沉降率增高。HLA—B27阳性。X线检查:首先是骶髂关节间隙的狭窄和破坏;在腰椎平片可见有韧带赘和竹节样改变。

三、推拿治疗

推拿疗法对早期强直性脊椎炎是有效的。能起到缓解疼痛,帮助脊椎及双髋关节恢复运动功能,减轻僵硬,防止圆背畸形的发生或减缓畸形的发展。一旦形成骨性强直,推拿是无效的。

1.治疗原则

疏经通络,滑利椎骨。

2.常用穴位及部位

脾腧、胃腧、肾腧、膏肓、命门、八髎、环跳、足三里、阳陵泉、绝骨、膻中等穴,及背部、骶部、髋关节等。

3.常用手法

㨰法、掌根按揉法、指压法、指揉法、拿法、弹拨法、擦法等,及脊柱、髋关节被动运动法。

4.操作方法

(1)患者侧卧位,屈髋屈膝,术者位于患者背侧,一手按于患者肩前,一手按于臀部,双手轻轻向相反方向推动,趁患者腰部放松时再适当用力抖扳。

(2)患者俯卧位,以双手拇指于腰眼处着力按压,并由外向脊柱正中推动腰肌,近于脊柱时使用双拇指相对按压。然后用掌根顺时针方向按揉腰部,配以腿部扳伸法。

(3)患者坐于方凳上,双脚分开固定,术者坐于患者背后,左拇指着力按压脊柱一侧棘突,然后术者右手拉患者颈部,使身体旋转近90°,至最大限度时再做抖动或扳动,左拇指同时用力可听到响声。

5.注意事项

(1)尽可能保持原先的正常工作、生活。

(2)一定要持之以恒地行做扩胸、深呼吸和下蹲运动。

(3)坚持仰卧硬板床和低枕。

(4)加强营养。

(5)注意保暖。

(曾兰蕊)

第八节 脑血管意外后遗症

脑血管意外,又称急性脑血管病变、脑卒中,中医称为中风。它是一类急性起病的脑血管循环障碍疾病,其后果往往导致偏瘫、语言障碍等严重残疾。脑血管意外的康复治疗非常关键。一般说,脑血管意外急性期需进行必要的药物治疗和手术治疗,在患者神志清醒后就应开始进行运动性康复治疗。缺血性患者在发病后2～3d开始,出血性患者在发病后10～14d开始,合并心肌梗死者在发病后21d左右开始。只要病人病情允许,康复治疗越早,功能恢复越好,后遗症也越轻。

一、临床表现

临床表现以脑髓神经受损的程度及有无神识昏蒙分为中经络与中脏腑两大类型。

(1)中经络:中络系偏身或一侧手足麻木,有一侧肢体力弱,或兼有口眼㖞斜者;中经则以半身不遂、口眼㖞斜、舌强语謇、偏身麻木为主症,中络、中经合称中经络,为无神识昏蒙者。

(2)中脏腑:中腑是以半身不遂、口眼㖞斜、舌强语謇或不语、偏身麻木、神识恍惚或迷蒙为主症者。

(3)后遗症:一侧上下肢瘫痪无力,肌肤不仁,口眼㖞斜,流口水,面色萎黄,舌强语謇。若不及时治疗,则肢体逐渐痉挛僵硬,产生肢体废用性强直、挛缩,导致肢体畸形和功能丧失等。

二、诊查要点

临床症状:半身不遂以单侧上下肢瘫痪无力、口眼㖞斜、舌强语謇等为主症。初期患者肢体软弱无力,知觉迟钝或稍有强硬,活动功能受限,以后逐渐趋于强直,患侧肢体姿势常发生改变和畸形等。

本病需要与脑肿瘤、脑外伤相鉴别。

三、推拿治疗

1.治疗原则

推拿治疗中风,主要适用于中经络和中风后遗症。治疗大法以疏通经脉,调和气血,促进功能的恢复为主。中脏腑的病人应综合抢救治疗。

2.取穴及部位

印堂、神庭、睛明、太阳、阳白、鱼腰、迎香、下关、颊车、地仓、人中、头侧部。肩髃、臂臑、曲池、手三里、上肢部。环跳、承扶、殷门、委中、承山、腰部、骶部、下肢后侧部。

3.主要手法

推法、按法、揉法、扫散法、拿法、擦法、一指禅推法、摇法、抖法、搓法、捻法、拍打法。

4.操作方法

（1）基本操作

患者仰卧，先推印堂至神庭，继之用一指禅推法自印堂依次至睛明、阳白、鱼腰、太阳、四白、迎香、下关、颊车、地仓、人中等穴，往返推之2遍。然后推百会穴1min，并从百会穴横行推到耳郭上方发际，强度要大，以微有胀痛感为宜。揉风池穴1min。同时用掌根轻揉痉挛一侧的面颊部。以扫散法施于头部两侧少阳经，拿五经，擦面部。后搓、抖上肢，捻五指。患者由仰卧位改侧卧位，先拿揉肩关节前后侧，继之肩关节周围，再移至上肢，依次上肢的后侧、外侧与前侧，往返2~3遍；然后按揉臂臑、曲池、手三里等上肢诸穴，每穴约1min；轻摇肩关节、肘关节及腕关节，拿捏全上肢10遍；点按膀胱经夹脊穴及八髎、环跳、承扶、殷门、委中、承山等穴；拍打腰骶部及背部；擦背部、腰骶部及下肢后侧，拿风池、按肩井，拿患肢外侧、前侧、内侧，往返3遍；后按揉髀关、风市、伏兔、血海、梁丘、足三里、三阴交等穴，每穴约1min；轻摇髋、膝、踝等关节。

（2）辨证加减

①语言謇涩：重点按揉廉泉、通里、风府、哑门。

②口眼歪斜：抹瘫痪一侧面部轻轻推抹5min，然后重按加颧髎、下关、瞳子髎。

③口角流涎：按揉面部一侧与口角部，推摩承浆穴。

5.注意事项

（1）由于本病病程的长短与康复有直接关系，所以尽早进行治疗是十分重要的。一般认为，病情基本稳定便可接受推拿治疗。治疗应以"治痿独取阳明"为指导，重点阳明经，其次是膀胱经。其手法操作基本相同，应加强患者肢体关节的被动活动。本病治疗时间较长，故在治疗过程中应视病情的变化，改变手法的刺激量、操作时间和重点部位等。

（2）重视先兆症的观察，并积极进行治疗是预防中风病发生的关键。加强护理是提高临床治愈率，减少并发症，降低死亡率和病残率的重要环节。

（3）患者应保持情绪安定，生活要有规律，禁忌烟、酒、辛辣等刺激性食物和脂肪过多的食品。

（曾兰蕊）

第九节　婴幼儿腹泻

腹泻是以大便次数增多，粪便稀薄或如水样，带有不消化的乳食及黏液为主症的消化道疾病，是小儿常见的胃肠道病症，多发于夏、秋两季。3岁以下婴幼儿较为多见，年龄愈小，发病率愈高。

一、临床表现

（1）寒湿泻：大便清稀多沫，色淡，无臭味，腹痛肠鸣，或伴有发热，鼻塞，流涕，轻度咳嗽，厌食，口不渴，面色淡白，四肢欠温，小便清长，苔白腻，脉濡，指纹色红。

（2）湿热泻：腹痛即泻，急迫暴注，色黄褐而臭，或见少许黏液，身有微热，口渴，尿少色黄，苔黄腻，脉滑数，指纹色紫。严重者可见暴泻黄色浊水，日泻一二十次不等，壮热烦渴，神情委顿，眼眶下陷，舌绛，苔干，脉细数，指纹色紫。

（3）伤乳食泻：腹痛胀满，泻前哭闹不安，泻后痛减，大便量多，酸臭如败卵，含有未消化残渣，常伴恶心呕吐，口嗳酸气，口臭纳呆，不思乳食，夜卧不安，面黄口渴，舌苔黄腻或微黄，脉滑数，指纹紫红而滞。

（4）脾虚泻：久泻不愈，大便溏薄，夹有奶块及食物残渣或如水样，每于食后即泻，次数频多，面色萎黄，四肢厥冷，精神萎靡，食欲不振，舌淡苔薄，脉濡，指纹色淡。严重者可见泻下不止，完谷不化，神昏，脉微欲绝等危象。

根据腹泻症状的轻重，可将其分为轻型腹泻和重型腹泻。轻型每天大便次数少于10次，无酸中毒症状和明显脱水；重型临床症状较重，每天大便10次以上，便中含大量水分，伴有酸中毒症状或中度以上脱水。患儿食欲低下，常并发呕吐、发热等，体重很快下降，出现脱水者表现为精神萎靡、表情淡漠、口唇干燥、皮肤弹性差、前囟及眼窝下陷等；出现酸中毒者表现为呼吸深快、带果酸味甚至昏迷。若不及时治疗，可危及生命，故在临床中必须严密观察病情变化。

二、诊查要点

（1）大便次数增多，每日3～5次，甚者多达10次以上，呈淡黄色，如蛋花汤样，或色褐而臭，可有少量黏液，或伴有恶心、呕吐、腹痛、发热、口渴等症。

（2）有乳食不节、饮食不洁或感受时邪的病史。

（3）重者腹泻及呕吐较严重者，可见小便短少、体温升高、烦渴神萎、皮肤干瘪、囟门凹陷、目珠下陷、啼哭无泪、口唇樱红、呼吸深长、腹胀等症。

（4）大便镜检可有脂肪球，少量红、白细胞。

（5）大便病原体检查可有致病性大肠杆菌等生长，或分离轮状病毒等。

（6）重症腹泻有脱水、酸碱平衡失调及电解质紊乱。

本病需要与痢疾相鉴别。

三、推拿治疗

1.寒湿泻

（1）治疗原则：温中散寒，化湿止泻。

（2）取穴及部位：推三关、揉外劳宫温阳散寒，配补脾经、揉脐、摩腹与按揉足三里能健脾化湿，温中散寒；补大肠、推上七节骨、揉龟尾温中止泻。

（3）操作方法：补脾经300次，推三关300次，补大肠300次，揉外劳宫100次，推上七节骨200次，揉龟尾300次，按揉足三里 50次，揉脐、摩腹各5min。

（4）加减：腹痛、肠鸣重者加揉一窝风、拿肚角；体虚加捏脊；惊惕不安加清肝经、掐揉五指节。

2.湿热泻

（1）治疗原则：清热利湿，调中止泻。

（2）取穴及部位：清脾胃以清中焦湿热；清大肠、揉天枢清利肠腑湿热积滞；清天河水、退六腑、清小肠清热利尿除湿。

（3）操作方法：配揉龟尾以理肠止泻。清脾胃300次，清大肠300次，清小肠300次，清天河水300次，退六腑300次，揉天枢50次，揉龟尾300次。

（4）加减：高热加推脊。

3.伤食泻

（1）治疗原则：消食导滞，和中止泻。

（2）取穴及部位：补脾经、揉中脘、运内八卦、揉板门、摩腹健脾和胃，行滞消食；清大肠、揉天枢疏调肠腑积滞；配揉龟尾以理肠止泻。

（3）操作方法：补脾经300次，清大肠300次，揉板门100次，运内八卦100次，揉天枢200次，揉龟尾100次，揉中脘、摩腹各5min。

4.脾虚泻

（1）治疗原则：健脾益气，温中止泻。

（2）取穴与部位：补脾经、补肾经、补大肠，补脾肾之阳，固肠实便；推三关、摩腹、揉脐、捏脊温阳补中；配推上七节骨、揉龟尾以温阳止泻。

（3）操作方法：补脾经300次，补肾经200次，补大肠300次，推三关100次，摩腹、揉脐各5min，推上七节骨200次，揉龟尾100次，捏脊9遍。

（4）加减：肾虚者加补肾经，揉外劳宫；腹胀加运内八卦；久泻不止加按揉百会。

5.注意事项

患儿在腹泻期间宜清淡饮食，少吃粗纤维的蔬菜和难以消化的食品，注意饮食卫生，不吃生冷不洁及油腻之品。平时应注意合理喂养，做到乳食有节，饥饱有度。每次便后用温水洗净肛门，勤换尿布，保持皮肤清洁干燥。

（曾兰蕊）

第十四章　中医康复技术

第一节　脊髓损伤

脊髓损伤是因各种致病因素(外伤炎症、肿瘤等)引起的脊髓的横贯性损害造成损害平面以下的脊髓神经功能(运动、感觉、括约肌及自主神经功能)的障碍。

一、临床表现

(1)脊髓震荡:脊髓损伤后出现短暂性功能抑制状态。损伤平面以下立即出现迟缓性瘫痪,经过数小时至两天,脊髓功能即开始恢复,且日后不留任何神经系统的后遗症。

(2)脊髓休克:脊髓遭受严重创伤和病理损害时即可发生功能的暂时性完全抑制,临床表现以迟缓性瘫痪为特征,各种脊髓反射包括病理反射消失及二便功能均丧失。全身性改变,主要可有低血压或心排出量降低、心动过缓、体温降低及呼吸功能障碍等。

脊髓休克在伤后立即发生,可持续数小时至数周。儿童一般持续3~4d,成人多为3~6周。脊髓损伤部位越低,其持续时间越短。如腰、骶段脊髓休克期一般小于24h。出现球海绵体反射或肛门反射或足底跖反射是脊髓休克结束的标记。脊髓休克期结束后,如果损伤平面以下仍然无运动和感觉,说明是完全性脊髓损伤。

二、诊查要点

1.脊髓损伤的水平

脊髓神经解剖结构的节段性特点决定了脊髓损伤的节段性表现。脊髓损伤后在损伤水平以下脊髓的运动感觉、反射及括约肌和自主神经功能受到不同程度的损害。脊髓损伤水平的确定反映脊髓损伤的严重性,颈椎损伤(C-T_1)造成四肢瘫,胸椎损伤(T_1以下)造成截瘫。脊髓损伤水平是确定患者康复目标的主要依据。

(1)运动水平:指的是脊髓损伤后,保持运动功能(肌力3级或以上)的最低脊髓神经节段(肌节)。运动水平左、右可以不同。

(2)感觉水平:脊髓损伤后,保持正常感觉功能(痛温、触压及本体感觉)的最低脊髓节段(皮节)。皮节分布应参照脊神经皮肤感觉节段分布。

(3)脊髓功能部分保留区:完全脊髓损伤患者在脊髓损伤水平以下大约1~3个脊髓节段中仍有可能保留部分感觉或运动功能,脊髓损伤水平与脊髓功能完全消失的水平之间的脊髓节段,称为脊髓功能部分保留区。

2.脊髓损伤程度

(1)完全性脊髓损伤在脊髓损伤平面以下的最低位骶段,感觉运动功能完全丧失。骶部的感觉功能包括肛门皮肤黏膜交界处感觉及肛门深感觉,运动功能是肛门指检时肛门外括约肌的自主收缩。

(2)不完全性脊髓损伤,脊髓损伤后,损伤平面以下的最低位骶段(S_3~S_5)仍有运动或感觉功能存留。不完全性脊髓损伤提示脊髓损伤平面未发生完全性的横贯性损害,临床上不完全性脊髓损伤有不同程度恢复的可能。

3.ASIA脊髓损伤分类及评分标准

A级完全损伤,骶段S_4~S_5无任何运动感觉功能保留。

B级:不完全损伤脊髓功能损伤平面以下至骶段S_4~S_5,无运动功能而有感觉的残留。

C级:不完全损伤,脊髓损伤平面以下有运动功能保留,但一半以下关键肌的肌力在3级以下。

D级:不完全损伤,脊髓损伤平面以下有运动功能保留,且至少一半关键肌的肌力均大于或等于3级。

E级:正常,运动、感觉功能正常。

三、康复治疗

脊髓损伤的康复治疗包括急性期的康复治疗和恢复期的康复治疗,采用物理治疗、作业治疗、辅具、心理治疗等康复措施,并需注意及时处理并发症。

1.急性期的康复治疗

患者生命体征和病情基本平稳、脊柱稳定即可开始康复训练。急性期主要采取床边训练的方法,主要目的是及时处理并发症,防止废用综合征,为以后的康复治疗创造条件。

(1)体位摆放:患者卧床时应注意保持肢体处于功能位置。

(2)关节被动运动:对瘫痪肢体进行关节被动运动训练,每日2次,每一关节在各轴向活动20次即可,以防止关节挛缩和畸形的发生。

(3)体位变换:对卧床患者应定时变换体位,一般2h翻身一次,以防止压疮形成。

(4)早期坐起训练:对脊髓损伤已行内固定手术、脊柱稳定性良好者应早期(伤后或术后1周左右)开始坐位训练,每日2次,每次30min。开始时将床头摇起30°,如无不良反应,则每天将床头升高15°逐渐增加到90°,并维持继续训练。一般情况下,从平卧位到直立位需1周的适应时间,适应时间长短与损伤平面有关。

(5)站立训练:患者经过坐起训练后无直立性低血压等不良反应,即可考虑进行站立训练。训练时应保持脊柱的稳定性,佩戴矫形器或腰围,训练起立和站立活动。患者站起立床,从倾斜20°开始,角度渐增,8周后达到90°,如发生不良反应,应及时降低起立床的角度。

(6)呼吸及排痰训练:对颈髓损伤呼吸肌麻痹的患者,应训练其腹式呼吸、咳嗽、咳痰能力以及进行体位排痰训练,以预防及治疗呼吸系统并发症,并促进呼吸功能恢复。

2.恢复期的康复训练

恢复期的康复训练指患者进入康复医学科住院或门诊后,依患者病情,进行的训练。进入恢复期的时间可早可迟,骨折部位稳定、神经损害或压迫症状稳定、呼吸平稳后即可进入恢复期治疗。

(1)肌力训练:完全性脊髓损伤患者肌力训练的重点是肩和肩胛带的肌肉,特别是背阔肌上肢肌肉和腹肌。不完全性脊髓损伤患者,应对肌力残留的肌肉一并训练。肌力达3级时,可以采用主动运动;肌力2级时可以采用助力运动、主动运动;肌力1级时采用功能性电刺激被动运动的方式进行训练。肌力训练的目标是,使肌力达到3级以上。

(2)垫上训练:①翻身训练。适用于早期未完全掌握翻身动作技巧的患者继续练习。②牵伸训练。主要牵伸下肢的腘绳肌、内收肌和跟腱。牵伸腘绳肌是为了使患者直腿抬高大于90°,以实现独立长坐位。牵伸内收肌是为了避免患者因内收肌痉挛而造成会阴部清洁困难。牵伸跟腱是为了防止跟腱挛缩,以利于步行训练。③垫上移动训练。④手膝位负重及移行训练。

(3)坐位训练:可在垫上及床上进行。坐位可分为长坐位(膝关节伸直)和端坐位(膝关节屈曲90°),进行坐位训练前,患者的躯干需有一定的控制能力,双侧下肢各关节需要一定的活动范围,特别是双侧髋关节活动范围需接近正常。坐位训练可分别在长坐位和端坐位两种姿势间进行。

(4)转移训练:转移包括帮助转移和独立转移。帮助转移分为3人帮助、2人帮助和1人帮助。独立转移则由患者独立完成转移动作。转移训练包括床与轮椅之间的转移、轮椅与坐便器之间的转移、轮椅与汽车之间的转移及轮椅与地之间的转移等。

(曾兰蕊)

第二节　骨折后遗症

骨折是临床常见的创伤,在平时和战时都很常见,骨折发生后如处理不当,则功能障碍发生率高,致残率也高。

一、临床表现

骨折后遗症是骨折患者在治疗骨折或骨折恢复后遗留的身体功能障碍,常见的有损伤性骨化、关节僵硬、骨萎缩、骨坏死、肌肉痉挛等,这些后遗症可能影响患者骨和关节的活动,会造成对生活的影响。

二、诊查要点

(1)外伤史骨折患者都有外伤史,外伤也是引起病理性骨折的重要因素,尽管引起骨折的暴力可能较小。

(2)疼痛与压痛骨折发生后,均有不同程度的疼痛与压痛。局部肿胀骨折时骨组织或周围软组织血管破裂出血,局部肿胀,有些还会出现瘀斑,血肿的部位及大小对判断骨折的部位及严重程度很有帮助。

(3)畸形骨折移位大者可出现肢体畸形,这是由于骨折断端移位较大造成的。如两断端重叠移位可出现短缩畸形,骨折远端由于失去正常的骨连续性,在重力和肌肉牵拉的作用下,可出现旋转畸形和成角畸形。

(4)功能障碍:骨折后由于疼痛、肌肉反射性痉挛、肌肉失去骨应有的杠杆作用,特别是合并有神经损伤时,会丧失正常功能。

(5)异常活动及骨擦音在检查或移动患肢时,会出现异常活动及骨折断端摩擦而产生的骨擦音,而且畸形会更加明显,这是骨折的重要表现。

(6)X线检查:X线检查是确定骨折部位、程度及骨折类型的可靠方法。

三、康复治疗

根据骨折愈合的过程,康复治疗可分为早期和后期两个阶段。骨折固定期(早期)疼痛和肿胀是骨折复位固定后最主要的症状和体征,持续性肿胀是骨折后致残的最主要原因。因此要及早开始康复治疗。

1.早期

(1)主动运动:是消除水肿的最有效、最可行和花费最少的方法。主动运动有助于静脉和淋巴回流。

伤肢近端与远端未被固定的关节需行全范围关节运动,每天数次,以保持各关节的活动度,防止挛缩。尽可能进行主动运动和抗阻运动,以防止肌肉萎缩,改善患肢血液循环。有困难时,可进行助力运动或被动运动。上肢应特别注意肩外展及外旋,掌指关节屈曲及拇指外展;下肢则需注意踝关节背伸运动。

骨折固定部位进行肌肉有节奏的等长收缩练习,以防止肌肉废用性萎缩,并使骨折端挤压产生应力,有利于骨折愈合。无痛时可逐渐增加用力程度,每次收缩持续5s,每次练习收缩20次,每天进行3～4次。

关节内骨折,常遗留严重的关节功能障碍,为减轻障碍程度,在固定2～3周后,如有可能,应每天短时取下外固定装置,在保护下进行受损关节不负重的主动运动,并逐步增加关节活动范围,运动后继续维持固定。每次运动6～10次,每天进行1～2次。如有可靠的内固定,术后1～2d开始连关节被动治疗仪治疗,可获良好的效果。

对健肢和躯干应尽可能维持其正常活动,必须卧床的患者,尤其是年老体弱者,应每天做床上保健操,以改善全身情况,防止压疮、呼吸系统疾患等并发症。

患肢抬高:有助于肿胀消退,肢体的远端必须高于近端,近端要高于心脏平面。

(2)物理因子治疗:能改善肢体血液循环,消炎、消肿,减轻疼痛,减少粘连,防止肌肉萎缩,促进骨折愈合。

温热疗法:传导热疗(如蜡疗)辐射热疗(如红外线、光浴)均可应用。

超短波疗法或低频磁疗:可使成骨再生区代谢过程加强,纤维细胞和成骨细胞提早出现。对软组织较薄部位的骨折(如手、足部骨折)更适合用低频磁场治疗,而深部骨折适合超短波治疗。此法可在石膏外进行,但有金属钢板内固定时禁用。

音频电或超声波治疗:可减少瘢痕与粘连,促进骨痂生长。

2.后期

此期的康复目标主要是消除残存的肿胀,软化和牵伸挛缩的纤维组织,增加关节活动范围和肌力,重新训练肌肉的协调性和灵巧性。治疗方法主要是通过运动疗法,促进肢体运动功能的恢复。若基本运动功能恢复不全,影响日常生活活动能力时需进行ADL训练和步行功能训练。以适当的物理因子疗法做辅助,装配矫形器、拐杖、手杖、轮椅等作为必要的功能替代工具。

(1)恢复关节活动度:

①主动运动:受累关节进行各运动轴方向的主动运动,轻柔牵伸挛缩、粘连的组织。运动时应遵守循序渐进的原则,运动幅度逐渐增大。每个动作重复多遍,每天数次。

②助力运动和被动运动:刚去除外固定的患者可先采用主动助力运动,以后随着关节活动范围的增加而相应减少助力。对组织挛缩、粘连严重者,可应用被动运动,但被动运动方向与范围应符合解剖及生理功能。动作应平稳缓和、有节奏,以不引起明显疼痛为宜。

③关节松动技术:对僵硬的关节,可配合热疗进行手法松动。治疗师一手固定关节近端,另一手握住关节远端,在轻度牵引下,按其远端需要的方向(前或后、内或外、外展或内收、旋前或旋后)松动,使等关节的骨端能在关节囊和韧带等软组织的弹性范围内发生移动。如手的掌指关节可有被动的前后滑动、侧向滑动、外展内收和旋前旋后滑动。对于中度或重度关节挛缩者,可在运动与牵引的间歇期,配合使用夹板,以减少纤维组织的回缩,维持治疗效果。随着关节活动范围的逐渐增加,夹板的形状和角度也做相应的调整。

④关节功能牵引:轻度的关节活动度障碍经过主动、助力及被动运动练习,可以逐步消除。存在较牢固的关节挛缩粘连时,做关节功能牵引,特别是加热牵引,可能是目前最有效的方法。

关节活动度练习前做适当的热疗也可增强练习的效果。治疗中宜经常进行关节活动度检查,以观察疗效。进步不明显时需考虑改进治疗方法。最后若关节活动度停止进步,应根据实际功能恢复程度采取相应的对策,如对日常生活及工作无明显妨碍时,可结束康复治疗。

(2)恢复肌力:逐步增加肌肉训练强度,引起肌肉的适度疲劳。骨折时,如不伴有周围神经损伤或特别严重的肌肉损伤,伤区肌力常在3级以上,则肌力练习应以抗阻练习为主,可以按渐进抗阻练习的原则做等长、等张肌肉收缩练习或等速收缩练习。等张、等速收缩练习的运动幅度随关节活动度的恢复而增加。肌力练习应在无痛的运动范围内进行,若关节内有损伤或其他原因所致运动达一定幅度时有疼痛,则应减小运动幅度。受累的肌肉应按关节运动方向依次进行练习,并达到肌力与健侧相等或相差小于10%为止。肌力的恢复为运动功能的恢复提供了必要条件,同时亦可恢复关节的稳定性,防止关节继发退行性变,这对下肢负重关节尤为重要。

(3)物理因子治疗:局部紫外线照射,可促进钙质沉积与镇痛。红外线、蜡疗可作为手法治疗前的辅助治疗,具有促进血液循环,软化纤维瘢痕组织的作用。音频电、超声波疗法可软化瘢痕、松解粘连。局部按摩对促进血液循环、松解粘连有较好的作用。治疗结束后冷敷15~20min有利于消肿止痛。

恢复ADL能力及工作能力:可采用作业治疗和职业前训练,改善动作技能与技巧,增强体能,从而恢复至患者伤前的ADL及工作能力。

平衡及协调功能练习:应逐步增加动作的复杂性、精确性,加强速度的练习与恢复静态动态平衡及防止跌倒的练习。在下肢骨折后,肌力及平衡协调功能恢复不佳,是引起踝关节扭伤或因跌倒引起再次骨折及其他损伤的重要原因,对老年人威胁更大,需特别注意。

(曾兰蕊)

第三节　周围神经损伤炎

周围神经由神经节、神经丛、神经干和神经末梢等组成,分为脊神经、脑神经和内脏神经。周围神经多为混合性神经,含有感觉纤维、运动纤维和自主神经纤维。

周围神经病损一般可分为周围神经损伤和神经病两大类。周围神经损伤是由于周围神经丛、神经干或其分支受外力作用而发生的损伤,如挤压伤、牵拉伤、挫伤、撕裂伤、切割伤、火器伤、医源性损伤等;神经病是指周围神经的某些部位由于炎症、中毒、缺血、营养缺乏、代谢障碍等引起的病变,轴突变性是其常见的病理改变。

一、临床表现

（1）神经失用：神经轴突和神经膜均完整，传导功能暂时丧失。

（2）神经轴突断裂：神经外膜、神经束膜、神经内膜和施万细胞完整，神经轴突部分或完全断裂，出现瓦勒变性，运动和感觉功能部分或完全丧失。

（3）神经断裂：指神经的连续性中断，导致运动和感觉功能完全丧失。神经断裂多为严重拉伤或切割伤所致，必须手术修复，术后神经功能可恢复或恢复不完全。

二、诊查要点

（1）运动障碍：出现弛缓性瘫痪、肌张力降低、肌肉萎缩。

（2）感觉障碍：表现为感觉减退或消失、感觉过敏，主观有麻木感、自发疼痛等。

（3）反射障碍：腱反射减弱或消失。

（4）自主神经功能障碍：皮肤发红或发绀，皮温低，无汗、少汗或多汗，指（趾）甲粗糙变脆等。

三、康复治疗

康复治疗的目的是早期防治各种并发症（炎症、水肿等），晚期促进受损神经再生，以促进运动功能和感觉功能的恢复，防止肢体发生挛缩畸形，最终改善患者的日常生活和工作能力，提高生活质量。康复治疗应早期介入，介入越早，效果越好。治疗时根据疾病的不同时期进行有针对性地处理。

1.早期

早期一般为发病后5～10d。首先要去除病因，减少对神经的损害，预防关节挛缩的发生为神经再生做好准备。具体措施有：

（1）受累肢体各关节功能位的保持应用矫形器、石膏托甚至毛巾，将受累肢体各关节保持在功能位。如垂腕时将腕关节固定于背伸20°~30°的功能位，足下垂时将踝关节固定于背伸90°的功能位等。

（2）受累肢体各关节的主被动运动由于肿胀、疼痛、不良肢位、肌力不平衡等因素，周围神经损伤后常易出现关节挛缩和畸形，故受累肢体各关节应早期做全范围各轴向的被动运动，每天至少1~2次，以保持受累关节正常活动的范围。若受损程度较轻，则进行主动运动。

（3）受累肢体出现肿胀的处理。可采用抬高患肢、弹力绷带包扎、做轻柔的向心性按摩与受累肢体的被动活动、冰敷等措施。水肿与病损后血液循环障碍、组织液渗出增多有关。

（4）物理因子的应用。早期应用超短波、微波、红外线等温热疗法，既有利于改善局部血液循环，促进水肿、炎症吸收，又有利于神经再生。有条件时可用水疗。

（5）受累部位的保护。由于受累肢体的感觉缺失，易继发外伤，应注意保护受累部位，如戴手套、穿袜等。若出现外伤，应选择适当的物理因子进行物理因子治疗，如紫外线治疗，促进伤口早期愈合。

2.恢复期

早期炎症水肿消退后,即进入恢复期,早期的治疗措施仍可有选择地继续使用。此期的重点是促进神经再生、保持肌肉质量;增强肌力和促进感觉功能恢复。

(1)神经肌肉电刺激疗法:周围神经病损后,肌肉瘫痪,可采用神经肌肉电刺激疗法以保持肌肉质量,迎接神经再支配。失神经支配后的1个月,肌肉萎缩得最快,宜及早进行神经肌肉电刺激治疗,失神经后数月仍有必要施用神经肌肉电刺激治疗。通常选用三角形电流进行电刺激,此外还可选用直流电、调制中频、温热等进行治疗。

(2)肌力训练:受累神经支配的肌肉肌力为0~1级时,进行被动运动、肌电生物反馈等治疗。受累神经支配的肌肉肌力为2~3级时,进行助力运动、主动运动及器械性运动,但应注意运动量不宜过大,以免肌肉疲劳,随着肌力的增强,逐渐减少助力。受累神经支配的肌肉肌力为3~4级时,可进行抗阻练习,以争取最大肌力恢复,同时进行速度、耐力、灵敏度、协调性与平衡性的专门训练。

(3)ADL训练:在进行肌力训练时应注意结合功能性活动和日常生活活动训练。如上肢练习洗脸、梳头、穿衣、伸手取物等动作,下肢练习踏自行车、踢球动作等。治疗中不断增加训练的难度和时间,以增强身体的灵活性和耐力。

(4)作业治疗:根据功能障碍的部位及程度肌力及耐力的检测结果,进行有关的作业治疗。上肢周围神经损伤患者可进行木工、编织、泥塑、打字、修配仪器、套圈、拧螺丝等操作,下肢周围神经损伤患者可进行踏自行车、缝纫机等练习。

(5)感觉训练:先进行触觉训练,选用软物(如橡皮擦)摩擦手指掌侧皮肤,然后是振动觉训练。后期训练涉及对多种物体大小、形状、质地和材料的鉴别,可将一系列不同大小、不同形状、不同质地、不同材料的物体放在布袋中让患者用手触摸辨认,如钥匙、螺钉、回形针、扣子、硬币、橡皮块等。训练的原则是由大物体到小物体,由简单物体到复杂物体,由粗糙质地到纤细质地,由单一类物体到混合物体。

(6)促进神经再生:可选用神经生长因子、维生素 B_1、维生素 B_4、维生素 B_{12} 等药物,以及超短波、微波、红外线等物理因子治疗,有利于损伤神经的再生。

(7)手术治疗:对保守治疗无效而又有手术指征的周围神经病损患者,应及时进行手术治疗。闭合性神经损伤一般观察3个月,如没有神经再生及好转的迹象,需考虑行手术治疗,如神经探查术、神经松解术、神经移植术、神经缝合术等。

(曾兰蕊)

第四节 脑血管病

脑血管疾病是指由于各种脑血管病变所引起的脑部病变。脑卒中则是指急性起病、迅速出现局限性或弥漫性脑功能缺失征象的脑血管性临床事件。脑卒中发病率、患病率和死亡率随年龄增长而增加,脑卒中的发病与环境因素、饮食习惯和气候(纬度)等因素有关,中国脑卒中发病率总体分布呈现北高南低、西高东低的特征。

一、临床表现

脑血管病的类型不同,症状表现也不同,主要表现为肢体瘫痪、口角歪斜、头痛、呕吐、意识障碍、言语表达能力丧失、精神行为障碍等,严重者可危及生命。

二、诊查要点

(1)依据神经功能缺失症状持续的时间将发病不足24h者称为短暂性脑缺血发作(TIA),超过24h者称为脑卒中。

(2)依据病情严重程度可分为小卒中、大卒中和静息性卒中。

(3)依据病理性质可分为缺血性卒中和出血性卒中。前者又称为脑梗死,包括脑血栓形成和脑栓塞,后者包括脑出血和蛛网膜下腔出血。

三、康复治疗

1.急性期(早期卧床期)康复训练

体位交换,保持良好体位,进行被动运动起坐训练、床上运动训练和开始ADL训练。

(1)体位变换:急性期患者大部分时间在床上度过,因此这时的床上卧位姿势格外重要,不良姿势会加剧痉挛程度,甚至会造成关节挛缩的严重后果。可以说保持急性期床上的正确卧位,关系到康复的成败,必须给予重视。

(2)关节活动度的训练:从早期开始进行关节活动度的训练,可以维持关节正常的活动范围,有效防止肌肉废用性萎缩的发生,促进全身功能恢复。患者在发病急性期不能到训练室,应该在病房中实施关节活动度的训练。在急性期应该每天做两次,每次10～20min。全身各个关节向各个运动方向做全活动范围的运动2～3次。

(3)保持正确的椅子及轮椅上的坐姿:与卧位相比,坐位有利于躯干的伸展,可以促进身体及精神状态的改善。因此,在身体条件允许的前提下,应尽早离床,采取坐位。

(4)转移动作训练:在急性期肢体处于弛缓状态相对较多见,该阶段转移动作多需辅助,治疗者可以根据患者功能恢复的不同程度加以辅助。转移动作可以分为床上的转移、从床上坐起或起立、从床向轮椅的转移等。

(5)上肢自我辅助训练:肩部及肩关节的活动性在很大程度上影响上肢运动功能的恢复,因此必须从早期采取措施,既能对容易受损的肩关节起到保护作用,又能较好地维持其活动性。

(6)活动肩胛骨:肩胛骨是否具有良好的活动性,在相当大的程度上影响肩关节的运动能力、上肢的应用能力、平衡反应的效果以及步行的质量。因此,必须从早期开始对肩胛骨施以必要的活动,防止由于肩胛骨周围的肌肉痉挛引起运动受限。具体方法为:活动肩胛骨可以在仰卧位和健侧卧位或坐位进行。治疗者一手握住患侧上肢保持肩关外旋位,另一手沿肩胛骨内侧缘使肩胛骨向上方、下方、前方运动。

2.恢复期康复训练

(1)上肢恢复训练:在这个阶段应通过运动疗法和作业疗法相结合的方式,将运动疗法所涉及的运动功能,通过作业疗法充分应用到日常生活中,并不断训练和强化,使已经恢复的功能得以巩固。因此,这个时期运动疗法师和作业疗法师应密切配合,确定患者所存在的关键问题,充分理解训练内容和训练项目的主要目的。

(2)下肢恢复训练:恢复期下肢功能训练主要以改善步态为主。

恢复步行能力的偏瘫患者,往往由于缺乏膝关节良好的选择性屈伸运动,和踝关节选择性背屈、跖屈运动,以及平衡能力不够充分等原因造成步态异常。在进行改善步态训练时,应该从这些方面入手,通过训练力求完成患足先足跟、后足尖着地的步行。

(曾兰蕊)

第五节　颅脑外伤

颅脑损伤是指外力作用于头部所导致的颅骨、脑膜、脑血管和脑组织的机械形变引起的暂时性或永久性神经功能障碍。在中国,发病率仅次于四肢创伤。大多数颅脑损伤的成年患者在伤后6个月内开始恢复,然后继续较小进步与逐步适应,一般需2年左右功能渐稳定。儿童患者预后通常较好,即使损伤严重也可在短期内恢复良好,继续进步和好转的时间也较长。颅脑损伤后所致的残疾对伤者本人及其家庭、经济和社会的影响巨大,越来越成为当今世界各国一个严重的社会问题。

一、临床表现

(1)意识障碍:绝大多数病人伤后即出现意识丧失,时间长短不一。意识障碍由轻到重表现为嗜睡、蒙眬、浅昏迷、昏迷和深昏迷。

(2)头痛、呕吐:伤后的常见症状,如果不断加剧应警惕颅内血肿。

(3)瞳孔:伤后一侧瞳孔立即散大,光反应消失,病人意识清醒,一般为动眼神经直接原发损伤;若双侧瞳孔大小不等且多变,表示中脑受损;若双侧瞳孔极度缩小,光反应消失,一般为桥脑损伤;若一侧瞳孔先缩小,继而放大,光反应差,病人意识障碍加重,为小脑幕切迹疝表现;若双侧瞳孔散大固定,光反应消失,多为濒危状态。

(4)生命体征:生命体征紊乱时间延长,且无恢复迹象,表明脑干损伤;如伤后生命体征已恢复正常,随后逐渐出现血压升高、呼吸和脉搏变慢,常暗示颅内继发血肿。

二、诊查要点

(1)按伤后脑组织与外界相通与否,分为闭合性损伤和开放性损伤。

(2)按损伤病理机制,分为原发性损伤和继发性损伤。前者指在头部受到撞击后即刻发生的损伤,如脑震荡、脑挫裂伤;后者是在原发性损伤的基础上因颅内压增高或脑受到压迫而出现的一系列病症。

(3)依部位不同,分为硬膜外血肿、硬膜下血肿及脑内血肿等。早期及时处理,可在很大程度上改善预后。

三、康复治疗

康复治疗可以分3个阶段进行:早期、恢复期和后遗症期康复治疗。早期指的是病情稳定后以急症医院为主的康复治疗,患者处于恢复早期阶段;恢复期指的是经早期康复处理以后,一般1~2年以内的治疗,主要在康复中心门诊或家庭完成;后遗症期是指病程在2年以上、各器官功能障碍恢复到一定水平,以社区及家庭重新融入性训练为主的治疗。

1.早期

(1)药物和外科手术治疗:目的是减少脑水肿、治疗脑积水、清除血肿及监测脑压和脑灌注等。一般说来,一旦患者病情包括基础疾患、原发疾患、并发症等,稳定48~72h后,即使患者仍处于意识尚未恢复的状态,也应考虑加以康复治疗。

(2)支持疗法:给予高蛋白、高热量饮食,避免低蛋白血症,提高机体的免疫力,促进创伤的恢复及神经组织的修复和功能重建。

(3)保持良好姿位:让患者处于感觉舒适、对抗痉挛模式、防止挛缩的体位。头的位置不宜过低,以利于颅内静脉回流;偏瘫侧上肢保持肩胛骨向前、肩前伸、肘伸展,下肢保持髋、膝微屈,踝中立位。要定时翻身、变换体位,预防压疮、肿胀和挛缩。可使用气垫床、充气垫圈,预防压疮的发生。每日至少1次全身热水擦身,大小便后用热毛巾擦干净。

(4)促醒治疗:严重颅脑损伤的恢复首先从昏迷和无意识开始,功能恢复的大致顺序为:自发睁眼→觉醒周期性变化→逐渐能听从命令→开始说话。可以应用各种神经肌肉促进和刺激方法加速其恢复的进程,帮助患者苏醒、恢复意识。应对昏迷的患者安排适宜的环境,有计划地让患者接受自然环境发出的刺激,让家庭成员参与并对其教育和指导,定期和患者语言交流。家庭成员和治疗人员须了解与患者说话的重要性,在床边交谈时须考虑患者的感觉,尊重患者的人格,并提供特定的输入,鼓励患者主动的反应。家庭成员应提供一些重要的信息,如患者喜欢的名字、兴趣爱好和憎恶等,还可以让患者听喜爱和熟悉的歌曲、音乐等。通过患者的面部表情或脉搏、呼吸、睁眼等变化观察患者对各种刺激的反应,肢体按摩、被动运动及快速擦刷、拍打、挤压、冰刺激瘫肢皮肤,对大脑有一定的刺激作用,同时维持与恢复关节的活动范围。还可利用一些不断变化的五彩灯光刺激视网膜、大脑皮质等。

(5)排痰引流,保持呼吸道通畅:每次翻身时用空掌从患者背部肺底部顺序向上拍打至肺尖部,帮助患者排痰;指导患者做体位排痰引流。

(6)维持肌肉和其他软组织的弹性,防止挛缩或关节畸形:进行被动关节活动范围的练习对易于缩短的肌群和其他软组织进行伸展练习,每天2次以保持关节、软组织的柔韧性。

(7)尽早活动:一旦生命体征稳定、神志清醒,应尽早帮助患者进行深呼吸、肢体主动运动,床上活动和坐位、站位练习,循序渐进。可应用起立床对患者进行训练,逐渐递增起立床的角度,使患者逐渐适应,预防体位性低血压。在直立练习中应注意观察患者的呼吸、心率和血压的变化。应让患者在其能耐受的情况下站立足够长的时间,以牵拉易于缩短的软组织使身体负重,防止骨质疏松及尿路感染。

(8)物理因子治疗:对弛缓性瘫痪患者,可利用低频脉冲电刺激疗法增强肌张力、兴奋支配肌肉的运动或感觉神经,以增强肢体运动功能。

(9)矫形支具的应用:如果运动和训练不能使肌肉足够主动拉长,应使用矫形器固定关节于功能位;对肌力较弱者给予助力,使其维持正常运动。

(10)高压氧治疗:颅脑损伤后及时改善脑循环,保持脑血流相对稳定,防止灌注不足或过多,有利于减轻继发性损害,促进脑功能恢复。高压氧在这方面有不可低估的作用。

2.恢复期

(1)认知障碍的治疗:处于恢复期的患者一般都具有一定程度的运动和认知功能障碍。除有运动功能障碍外,常伴有记忆困难、注意力不集中、思维理解困难和判断力降低等认知障碍,认知功能训练是提高智能的训练,应贯穿于治疗的全过程。

记忆训练:记忆是过去感知过、体验过和做过的事物在大脑中留下的痕迹,是过去的经验在人脑中的反映,是大脑对信息的接收、储存及提取的过程。进行记忆训练时,注意进度要慢,训练从简单到复杂,将记忆作业化整为零,然后逐步串接。每次训练的时间要短,开始要求患者记住的信息量要少,信息呈现的时间要长,以后逐步增加信息量。患者成功时应及时强化,给予鼓励,增强信心。如此反复刺激,反复训练,提高记忆能力。

注意力训练:注意力是心理活动对一定事物的指向和集中。

思维训练:思维是心理活动最复杂的形式,是认知过程的最高阶段,是脑对客观事物概括和间接的反映。思维包括推理、分析、综合、比较、抽象、概括等多种过程,而这些过程往往表现在人类对问题的解决中。根据患者存在的思维障碍进行有针对性的训练。

(2)知觉障碍的治疗

功能训练法:在功能训练中,治疗是一个学习的过程,要考虑每个患者的能力与局限性,将治疗重点放在纠正患者的功能问题上,而不是放在引起这些问题的病因上,使用方法是代偿和适应。要对存在的问题进行代偿,首先要让患者了解自己存在的缺陷及其含义,然后教会其使用健存的感觉和知觉技能。适应指的是对环境的改进。训练中应注意用简单易懂的指令,并建立常规方法,用同样的顺序和方式做每个活动,并不断地重复。

转移训练法:是需要一定知觉参与的活动练习,对其他具有相同知觉要求的活动能力有改善作用。使用特定的知觉活动,如样本复制、二维和三维积木、谜语这类活动可以促进ADL的改善。

感觉运动法:通过给予特定的感觉刺激并控制随后产生的运动,可以对大脑感觉输入方式产生影响。

(3)行为障碍的治疗

创造适合于行为治疗的环境:环境安排应能保证增加适当行为出现的概率,尽量降低不适当行为发生的概率。稳定、限制的住所与结构化的环境,是改变不良行为的关键。

药物:一些药物对患者的运动控制、运动速度、认知能力和情感都有一定效果。多应用对改善行为和抑制伤后癫痫发作有效而副作用少的药物,如卡马西平、乙酰唑胺、氯巴占等。

行为治疗:行为障碍可分为正性行为障碍和负性行为障碍。正性行为障碍常表现为攻击他人,而负性行为障碍常表现为情绪低落、感情淡漠,对一些能完成的事不愿意做。

3.后遗症期

(1)日常生活活动能力训练:利用家庭或社区环境继续加强日常生活活动能力的训练,强化患者自我照料生活的能力,逐步与外界社会直接接触。学习乘坐交通工具、购物、看电影等。

(2)职业训练:患者中大部分是青壮年,其中不少在功能康复后尚需重返工作岗位,部分可能要变换工作。应尽可能对患者进行有关工作技能的训练。

(3)矫形器和辅助器具的应用:有些患者需要应用矫形器改善功能。对运动障碍患者可能需要使用各种助行工具;自理生活困难时,可能需要各种自助具等。

(曾兰蕊)

第十五章　急诊急救技术

第一节　心肺脑复苏

心脏骤停是心脏射血功能突然停止,患者出现对刺激无反应、无脉搏、无自主呼吸或濒死叹息样呼吸,如不能得到及时有效救治,常致患者即刻死亡,即心脏性猝死。

心肺复苏分三个阶段,包括基础生命支持(BLS)、高级生命支持(ALS)、心脏骤停后的管理和治疗。

一、基础生命支持(BLS)

基础生命支持是心脏骤停后挽救生命的基础。基本内容包括识别心脏骤停、启动(EMSS)急救系统,迅速开始胸外按压,尽早使用除颤器(AED)。可由专业人员或受过培训的非专业人员操作。

1.心脏骤停的识别

突然意识丧失或是目视倒地,大动脉搏动消失,触、摸颈、股动脉是否有搏动(判断要求10s内完成),颈动脉位于喉部甲状软骨两侧1~2cm,胸锁乳突肌的内侧,呼吸停止、叹息样或抽泣样呼吸。

2.心肺复苏操作方法

心肺复苏的基本程序为C、A、B、D。(Compressions——胸外按压、Airway——开放气道、Breathing——人工呼吸、Defibrilation——电除颤)。

(1)胸外按压:有效地按压,应使大动脉脉搏可被触及,SBP达到60mmHg。复苏体位:仰卧位,硬质平面或地面。按压部位:胸骨中下段1/3交界处(男性两乳头连线中点的胸骨上)。按压手法:双手交叉、十指相扣、指尖上翘,掌根与病人的胸骨重合。按压姿势:肩、肘、腕呈一直线,以髋关节为支点垂直向下。按压深度:成人5~6cm或胸廓下陷三分之一。按压频率:100～120次/min;按压与放松比1:1,按压间隙手掌不离开胸壁,使胸廓充分回弹。按压与通气比:成人30:2;儿童、婴儿单人30:2,双人15:2(尽量不要因为人工呼吸而中断胸部按压)。在心肺复苏中使用高级气道(气管插管)后,医护人员可6s进行一次人工呼吸(每分钟10次),同时进行持续的胸部按压。

(2)开放气道:首先清除口鼻异物,解除舌根后坠及异物阻塞气道。常用的方法:①压额抬颏法:将一手小鱼际置于患者前额部,用力使头部后仰,另一手食指和中指置于下颏骨骨性部分向上抬颏。使下颌尖、耳垂连线与地面垂直,以开放气道。手法开放气道的优点是简单、迅速、有效,要点为去枕、仰头、压额、提颏。②双手托颌法(疑似颈部损伤者使用):将双手放在患者头部两侧并握紧下颌角,同时用力向上托起下颌。如果需要人工呼吸,则将下颌持续上托,用拇指把口唇分开,捏紧患者的鼻孔进行吹气。

(3)人工呼吸。包括,①口对口人工呼吸:吹气口型要求全口相对,完全吻合密闭;吹气压力要防止漏气,捏闭鼻孔(一捏一松);吹气力要自然吸气,适力吹气,避免过度通气;吹气时间要持续1s以上,吹气是否有效要观察胸廓起伏;吹气频率是6~8s进行1次。②口对鼻呼吸:当不能进行口对口呼吸时,应给予口对鼻呼吸,如溺水、口腔外伤等。③球囊-面罩通气:去枕仰卧,头后仰,抢救者位于患者头顶端手法。EC手法固定面罩,面罩与面部充分贴合,避免漏气,1 L 球囊的1/2～2/3,(潮气量400～600mL),胸廓扩张,通气时间超过1s,应能看到胸廓起伏。

(4)电除颤:对于有目击的成人心脏骤停,应尽快使用除颤器。院外目击SCD且现场有AED可用时,应尽早使用AED除颤;对于院内SCD患者,应立即进行CPR,一旦AED或除颤仪准备就绪,宜立即除颤。对于院外发生的SCD且持续时间大于4～5min或无目击者的SCD患者,应立即给予5个周期约2min的CPR(一个CPR周期包括30次胸部按压和2次人工呼吸)后再除颤。强调每次电击后立即CPR,尽早除颤。室颤是临床上最常见的导致SCD的心律失常,电除颤是终止VF最有效的方法;随着时间的推移,除颤成功率迅速下降。在未同时实施心肺复苏的情况下,从电除颤开始到生命终止,每延迟1min,室颤致SCD患者的存活率下降7%～10%,短时间内室颤即可恶化并导致心脏停搏。

除颤时注意事项:患者平卧于硬质地面或衬有复苏板的病床上,将胸前衣物解开并移走其他异物,特别是金属类物品;电极板上均匀涂上导电糊;一个电极板置于胸骨右缘、锁骨下,另一电极板中线与腋中线重合,电极板上缘平乳;双相波除颤仪能量选150～200J,单相波除颤仪选择能量360J,如果首次双相波电击没有成功消除VF,则后续电击至少使用相当的能量级别,如果可行,可以考虑更高能量级别。

实施CPR期间,当确认患者发生VF或无脉室速时,急救者应立即给予1次电除颤,电击时所有人员应脱离患者。单人复苏时,急救者应熟练地联合运用CPR和AED。电除颤前后中断胸部按压的时间要尽可能短,胸部按压和电击间隔时间越短,除颤成功的可能性越大。应在除颤器准备放电时才停止胸部按压,急救者一旦完成电击,应立即重新开始胸部按压,实施5个周期的

CPR后再次检查脉搏或评估心律。

二、高级生命支持(ALS)

是由专业急救、医护人员应用急救器材和药品所实施的一系列复苏措施,主要包括:人工气道的建立、机械通气、循环辅助设备、药物和液体的应用、病情和疗效评估、复苏后脏器功能的维持等。

(1)人工气道的建立:口咽通气管、喉罩、气管插管术或环甲膜穿刺、环甲膜切开(临时应急)。

(2)球囊面罩:球囊面罩由球囊和面罩两部分等,球囊面罩通气是CPR最为基本的人工通气技术,所有的急救者都应熟练掌握其使用方法。球囊面罩可为复苏开始数分钟内不能及时应用高级气道或应用失败的患者提供通气支持。潮气量(6～7mL/kg或500～600mL)使得胸廓扩张超过1s,该通气量可使胃胀气的风险最小化。

(3)气管插管术:经口气管插管/经鼻气管插管/经环甲膜气管插管。优点:能长时间维持气道开放,方便抽吸呼吸道分泌物,可进行高浓度供氧和潮气量可调的通气,提供备选的药物输入途径,避免误吸的发生。

(4)复苏药物使用:用药目的是增加心脑血流,提高心肌灌注,尽早恢复心跳,提高室颤阈,为电击除颤创造条件,控制心律失常,纠正酸中毒。心脏骤停时,CPR和早期除颤极为重要,用药其次。给药途径包括:静脉途径和气管内途径。

气管内给药:某些复苏药物可经气管内给予(如果静脉无法完成)。利多卡因、肾上腺素、阿托品、纳洛酮和血管加压素经气管内给药后均可吸收。同样剂量的复苏药物,气管内给药比静脉给药血浓度低,因此,复苏时最好静脉给药,一般情况下气管内给药量应为静脉给药量的2～2.5倍,气管内给药时应用注射用水或生理盐水稀释至5～10ml,然后直接注入气管。

(5)治疗药物与使用方法

肾上腺素:因不可电击心律引发心脏骤停后,应尽早给予肾上腺素。剂量:1mg静脉内推注,3～5min一次。如果IV通道延误或无法建立,可用肾上腺素2～2.5mg,10ml生理盐水稀释后气管内给药。

胺碘酮:可以考虑用于对除颤、CPR和血管加压药无反应的VF或无脉VT患者的治疗。首剂300mg,静脉推注,若无效10min后可重复追加150mg,静脉推注。VF终止后,可用胺碘酮维持量静脉滴注。最初6h以1mg/min速度给药,随后18h以0.5mg/min速度给药,24h用药总量应控制在2.0g以内。

注意事项:静脉应用胺碘酮可产生扩血管作用,导致低血压,使用胺碘酮前给予缩血管药可以预防低血压发生。注意用药(胺碘酮)不应干扰CPR和电除颤。

利多卡因:若是因VF/无脉VT导致的心脏骤停,恢复自助循环后,可以考虑立即开始或继续给予利多卡因。初始计量1~1.5g/kg,静脉推注,如果VF/无脉VT持续,每隔5~10min可再用0.5~0.75mg/kg,静脉推注,直到最大量为3mg/kg。

硫酸镁:硫酸镁仅用于尖端扭转型VT和伴有低镁血症的VF/VT以及其他心律失常两种情

况。用法:可给予1~2g硫酸镁稀释后静脉推注5~20min。或1~2g加入50~100ml液体中静滴。必须注意,硫酸镁快速给药有可能导致严重低血压和CA。

阿托品:对于因迷走神经亢进引起的窦性心动过缓和房室传导障碍有一定治疗作用。不推荐在心脏静止和电机械分离中常规使用。

碳酸氢钠:对于CA时间较长的患者,应用碳酸氢盐治疗,可能有益,但只有在除颤、胸外心脏按压、气管插管、机械通气和血管收缩药治疗无效时方可考虑应用该药。

三、心脏骤停后的治疗

自主循环恢复后,系统的综合管理才能改善存活患者的生命质量。心脏骤停后综合管理对减少早期由于血流动力学不稳定导致多脏器衰竭及脑损伤有重要意义。包括:亚低温治疗、血流动力学及气体交换的最优化,当有指征时积极PCI,血糖控制,神经学诊断、管理及预测等。

(张　红　许新艳)

第二节　休　克

休克是由各种致病因素引起的有效循环血容量急剧减少,导致器官和组织微循环灌注不足,致使组织缺氧、细胞代谢紊乱、器官功能受损乃至结构破坏的综合征。

一、临床表现

1.临床分期

(1)早期代偿期表现:主要以交感神经兴奋,容量血管收缩代偿为主。表现为皮肤、面色苍白,手足发冷,口渴,心动过速,呼吸急促,精神紧张、焦虑,注意力不集中,烦躁,脉搏细速,尿量正常或减少等。此时期,血压可能正常甚至偏高。

(2)晚期失代偿期表现:组织缺血进一步加重,病人出现神志淡漠、反应迟钝甚至昏迷,口唇、黏膜发绀,四肢湿冷,脉搏细数,血压下降,脉压明显缩小,严重时少尿、无尿,皮肤花斑。脉搏不清、血压测不出等。皮肤黏膜出现花斑、消化道出血,提示进展至DIC阶段。如出现进行性呼吸困难,严重低氧血症,已发生ARDS。

2.临床分级

休克的临床表现病情随时变化,根据休克的严重程度分为:轻度、中度、重度、极重度。见表15-1。

表15-1 休克的临床分级

临床表现	轻度	中度	重度	极重度
神志	神清、焦虑	表情淡漠	意识模糊	昏迷、呼吸不规则
口渴	口感	非常口渴	极度口渴	无反应
皮肤、黏膜色泽、温度	面色苍白、发绀 温暖或稍凉	面色苍白、发绀 四肢发凉	皮肤发绀、花斑 四肢湿冷	极度发绀或皮下出血 四肢冰凉
血压 收缩压 脉压	80~90 <40	60~80 <30	40~60 <20	
脉搏 （次/分）	>100 有力	100~120 脉细速	脉细弱无力	难以触及
心率	>100	100~120	>120	心率快或不齐
体表血管	正常	充盈迟缓	明显迟缓	极度迟缓
尿量	略减	<17ml/h	明显减少或无尿	无尿
休克指数（脉率/收缩压）	0.5~1.0	1.0~1.5	1.5~2.0	>2.0

二、辅助检查

包括血常规、尿、便常规、血生化、出凝血功能等。辅助检查包括心电图、血流动力学监测等。根据休克可能病因选择做其他辅助检查。

三、诊断

(1)具有休克的病因。

(2)意识障碍。

(3)脉搏>100次/min 或不能触及。

(4)四肢湿冷,胸骨部位皮肤指压征阳性(再充盈时间>2s),皮肤花斑、黏膜苍白或发绀;尿量<0.5ml/(kg·h)或无尿。

(5)收缩压<90mmHg。

(6)脉压<30mmHg。

(7)原有高血压者收缩压较基础水平下降30%以上。

凡符合(1)、(2)、(3)、(4)中的两项,和(5)、(6)、(7)中的一项者,即可诊断。

四、急诊处理

（1）一般处理：镇静、吸氧、禁食、减少搬动；仰卧头低位，下肢抬高20°~30°，有心衰或肺水肿者半卧位或端坐位。行心电、血压、脉氧饱和度和呼吸监护，血常规、血气分析及生化检查、12导联心电图、胸片等检查，留置导尿管，监测尿量，注意保暖。

（2）原发病治疗：应按休克的病因针对性治疗。

（3）补充血容量：除心源性休克外，补液是抗休克的基本治疗。尽快建立大静脉通道或双通路补液，先快速补充等渗晶体液（如林格液或生理盐水），相继补充胶体液（低分子右旋糖酐、血浆、白蛋白或代血浆），必要时进行成分输血，根据休克的监护指标调整补液量和速度，动脉血压和中心静脉压是简便客观的监护指标。液体选择应根据休克类型和临床表现不同而异，血细胞比容降低时应输红细胞，血液浓缩宜补等渗晶体液，血液稀释宜补胶体液。补液时应警惕发生肺水肿。

（4）纠正酸中毒：休克时常合并代谢性酸中毒，当机械通气和液体复苏后仍无效时，可给予碳酸氢钠100~250ml，静脉滴注，根据血气分析结果调整，治疗还需结合病史、电解质等因素综合考虑，并注意纠正电解质紊乱。

（5）改善低氧血症：①保持呼吸道通畅；②宜选用可携氧面罩或无创正压通气，使血氧饱和度保持>95%，必要时行气管插管和机械通气；③选择广谱抗生素控制感染。

（6）应用血管活性药物：适用于经补足血容量后血压仍不稳定，或休克症状未见缓解，血压仍继续下降的严重休克。常用药物有：多巴胺、多巴酚丁胺、去甲肾上腺素、异丙肾上腺素、肾上腺素等药物，可根据不同的情况选择用药。还包括糖皮质激素、纳洛酮等，以及其他对症支持治疗药物。

（张　红　许新艳）

第三节　昏　迷

昏迷是人体对内外环境认知功能下降，是脑功能受到高度抑制而产生的意识丧失和随意运动消失，并对刺激反应异常或反射活动异常的一种病理状态。

一、病情评估

对已昏迷的病人，注意保持呼吸道通畅，必要时紧急清除气道分泌物及异物，维持呼吸、循环稳定,尽快依据病史做全面的体格检查和昏迷危重程度的评估。目前常用格拉斯哥昏迷量表(Glasgow coma scale,gs)作为昏迷程度的量化标准(见本节附1)

1.病史与伴随症状

昏迷病人的主诉多来自家属或目击者,所提供信息可能存在偏差,但既往史如高血压、肝病、糖尿病、创伤、酗酒等,昏迷发生的缓急和伴随表现有参考意义。突然昏迷多考虑脑出血、脑栓死或高血压脑病;发热多考虑感染原因;昏迷前如有剧烈头痛、呕吐,可能有颅高压,应考虑脑肿瘤、脑出血、脑脓肿、脑膜炎等。根据伴随症状鉴别不同病因可能,包括是否存在喷射性呕吐,尿、便失禁,抽搐,高热,低体温,呼吸气味、频率及节律变化,不自主运动,及面色等。

2.生命体征检查

(1)体温:急性昏迷高热达39℃以上多为中枢性高热,多为脑干、脑室出血,此外,脑炎、脑膜炎、脑型疟疾、脑脓肿、败血症等,也可有体温升高。糖尿病性昏迷、低血糖昏迷、肝性脑病及某些中毒体温降低。

(2)呼吸:呼吸深长(Kussmaul呼吸),见于糖尿病酮症酸中毒和尿毒症性昏迷,并分别伴有烂苹果味和尿氨味;浅而慢呼吸见于镇静安眠药及成瘾性药物中毒;鼾声呼吸见于脑出血;肝性脑病和酒精中毒病人呼吸分别有肝臭味和酒味;潮式呼吸和间歇呼吸多见于中枢神经系统疾病,间歇式呼吸病人多预后不良。

(3)脉搏:如心律失常所致脑缺血综合征昏迷伴有脉搏强弱不等、快慢不匀,很可能是心房纤颤所致脑栓塞。脑内病变颅压增高者脉搏缓慢,伴发热则脉搏加快。

(4)血压:血压升高见于颅压升高、脑出血、高血压脑病、尿毒症等;血压降低见于感染、糖尿病性昏迷、镇静安眠药和成瘾性药物中毒者。

3.体格检查

(1)皮肤黏膜:观察皮肤颜色、皮疹出血点、出汗及外伤等。发绀见于窒息、肺性脑病等;皮肤苍白见于休克、贫血、尿毒症、低血糖性昏迷等;皮肤巩膜黄染见于肝性脑病;面色潮红见于CO_2、颠茄类及酒精中毒;皮肤湿冷见于休克、低血糖昏迷、吗啡类药物中毒;疱疹、皮肤瘀斑、皮疹等须与疱疹性脑炎、流行性脑脊髓膜炎、脓毒症、流行性出血热等相鉴别。

(2)全身检查:头颈部有无皮肤外伤、浣熊眼、脑脊液漏、耳鼻及皮下出血、舌咬伤等,可鉴别颅脑外伤及癫痫大发作等。

(3)特殊检查:对于昏迷病人,应特别注意以下几项检查内容。

神经系统检查:包括瞳孔大小、对光反射、眼球运动、脑干功能及运动反应、各种反射和脑膜刺激症等。

眼底检查:高血压、糖尿病、尿毒症或颅压增高均可见视神经盘水肿或视网膜出血;成年人玻璃体膜下出血,高度提示蛛网膜下腔出血;严重的视神经盘水肿多数是较长时间的颅压增高所致,应考虑颅内肿瘤、脓肿等占位性病变。

二、辅助检查

(1)实验室检查:血、尿常规,血糖、血氨、电解质、肝肾功能等生化检查、血气分析等。

(2)脑脊液检查:对了解颅内压力改变、有无颅内感染及出血有着非常重要的意义。

(3)其他相关检查:包括脑电图、脑血流图、头部CT、磁共振、数字减影血管造影等检查。

三、急诊处理

(1)对于危及生命的昏迷病人应立即给予有效处置,保持呼吸道通畅,必要时气管插管,呼吸机辅助通气,应用呼吸兴奋剂等;纠正休克,维持有效循环。

(2)建立静脉通道,连续呼吸、心率、血压和体温监测,GCS≤8分时,持续昏迷病人应予气道管理。创伤病人除给予液体复苏外,应注意是否存在脊柱损伤。

(3)急诊行血、尿常规,肝、肾功能,电解质,血气分析等检查。

(4)有颅压增高表现者给20%甘露醇、呋塞米、甘油果糖等降颅压治疗,必要时行侧脑室穿刺引流。

(5)控制癫痫发作、高血压及高热,预防感染。

(6)昏迷伴呼吸衰竭、休克、心力衰竭及癫痫者应予及时救治;严重颅脑外伤昏迷伴高热、抽搐、去大脑强直发作可用人工冬眠疗法。

(7)昏迷病人的治疗原则是找出导致昏迷的原因,对主要疾病进行病因治疗。

(8)其他治疗

①止血:颅内出血、内脏应激性溃疡出血或外伤失血均应给予适当的止血药物,如6-氨基己酸、酚磺乙胺、氨甲环酸等。

②抗感染:因昏迷病人容易合并感染,应选择抗生素经验性治疗。

③促进脑细胞功能恢复:可用促脑细胞代谢剂如ATP、辅酶A、谷氨酸、γ氨基丁酸和肌苷等。

④促醒:常用有纳洛酮、胞磷胆碱、脑活素和醒脑静注射液等。

⑤对症支持治疗:昏迷病人多有进食障碍、呕吐及多汗等,需注意补充营养及水、电解质的平衡。有呕吐及呃逆者,应用维生素B_6甲氧氯普胺肌内注射等。

附1:格拉斯哥昏迷量表

格拉斯哥昏迷量表(Glasgow coma scale,GCS),目前临床上最常用的一种判定昏迷的方法,主要根据病人的语言反应、眼球活动及肢体运动反应三项内容将昏迷程度由轻到重分为四级。正常:15分;轻度昏迷:14~12分;中度昏迷:11~9分;8分以下为重度昏迷。其中7~4分者预后极差,3分及以下者多不能生存。如表15-2。

表15-2

检查内容	病人反应	计分
睁眼反应(E)	自动睁眼	4
	语言刺激睁眼	3
	疼痛刺激睁眼	2
	任何刺激不睁眼	1
言语反应(V)	正常	5
	答错话	4
	能理解,不连贯	3
	难以理解	2
	不能言语	1
运动反应(M)	按指令动作	6
(非瘫痪侧)	自己能定位	5
	刺激时有逃避反应	4
	刺激时有屈曲反应	3
	刺激时有过伸反应	2
	肢体无活动	1

注:积分范围为3~15分,3分为意识状态最差,15分是正常人的意识状态。

(张 红 许新艳)

第四节 急性左心衰

急性左心衰是指各种原因引起的急性发作或加重的心肌收缩力明显降低、心脏负荷加重,造成急性心排血量骤然下降和肺循环压力突然升高、周围循环阻力增加,引起急性肺瘀血、肺水肿并可伴组织器官灌注不足和心源性休克的一组临床综合征。包括新发的急性心衰和慢性心衰急性失代偿。

一、临床表现

突发呼吸困难是左心衰竭较早出现的主要症状。

(1)早期表现:原因不明的疲乏或运动耐力减低,心率加快。喜高枕位睡觉,出现劳力性呼吸困难及夜间阵发性呼吸困难。

（2）急性肺水肿：突发严重的呼吸困难，呼吸频率可达30~40次/min，强迫坐位，常表现为两腿下垂，双手抓床沿，以助呼吸，频繁咳嗽，严重肺水肿患者表现为极度烦躁不安，口唇发绀，大汗淋漓，有濒死感，偶有咳出粉红色泡沫样痰，甚至血痰从鼻孔中涌出。

（3）交感神经兴奋：面色苍白、大汗、四肢湿冷，动脉压增高，心率增快。

体征：听诊可闻及两肺湿啰音或哮鸣音。在心尖部有舒张期奔马律、P$_2$亢进、心率增快。严重时有交替脉。

二、辅助检查

胸部X线显示：早期表现为间质性肺水肿，上肺静脉充盈、肺门血管影模糊、小叶间隔增厚；肺水肿时表现为蝶型肺门；严重肺水肿时为弥漫性满肺的大片渗出模糊影。

三、急诊处理

1. 一般处理

（1）体位：静息时明显呼吸困难者应半卧位或端坐位，双腿下垂以减少回心血量，降低心脏前负荷。

（2）吸氧：大流量吸氧，保持血氧饱和度93%以上。

（3）建立静脉通道；控制液体入量：不宜太快，存在相对性血容量不足。

（4）监护：进一步监护心电、血压、脉搏和呼吸。

2. 药物治疗

（1）镇静剂：吗啡2~4mg，3min内缓慢静脉注射，必要时15min后重复；使用吗啡时特别是老年人，如出现呼吸抑制，可用纳洛酮对抗。从对抗伴慢性肺部疾病、神志障碍等情况时禁用吗啡。

（2）利尿剂：降低心脏前负荷（使用利尿剂是治疗心力衰竭的基础）；能快速缓解心衰症状。呋塞米：20~40mg静脉推注，必要时增加剂量或重复使用，也可静脉滴注，持续滴注呋塞米达到靶剂量比单独大剂量应用更有效。

（3）血管扩张剂

硝普钠：静脉注射后2~5min起效，起始剂量0.3μg/(kg·min)静脉滴注，小剂量慢速给药，根据血压逐步加量。使用时需密切监测血压变化。因含有氰化物，用药时间不宜连续超过24h。

硝酸酯类：常用药物包括硝酸甘油、硝酸异山梨醇酯。后者耐药性和血压、浓度稳定性优于硝酸甘油。

（4）氨茶碱：解除支气管痉挛并有一定的增强心肌收缩力、扩张外周血管及加强利尿的作用，特别是在心源性哮喘和支气管哮喘不易鉴别时亦可应用。

（5）正性肌力药物

洋地黄：适用于伴有快速心室率的心房纤颤患者的急性心衰，治疗目的是控制心室率，治疗急性肺水肿作用次要。西地兰首剂:0.2～0.4mg静脉缓推,2h后可酌情重复一次。

3.非药物治疗

①无创或有创机械通气。②连续性肾脏替代治疗(CRRT)。③机械辅助循环支持装置等。

4.病因治疗

应根据条件适时对诱因及基本病因进行治疗。

(张　红　许新艳)

第五节　急性冠脉综合征

急性冠状动脉综合征(ACS),是由急性心肌缺血引起的一组临床综合征,根据冠状动脉血栓堵塞程度的不同,可表现为ST段抬高心肌梗死(STEMI)和非ST段抬高(NSTE-ACS)。NSTE-ACS包括不稳定型心绞痛和非ST段抬高心肌梗死(NSTEMI)。在大多数成人中,ACS是心源性猝死的最主要原因。

一、临床表现

(1)症状:典型表现为发作性胸骨后疼痛、紧缩压榨感、压迫感或烧灼感,可向左上臂、下颌、颈、背、肩部或左前臂尺侧放射,呈间断性或持续性,部分病人疼痛位于上腹部,易被误认为急腹症,少数病人可以无疼痛,开始即表现为休克和急性心力衰竭。病人发病时可表现为烦躁不安、出汗。病情严重者可伴有心律失常、低血压、休克、心力衰竭等。

部分患者在急性心肌梗死发病前数日有乏力、胸部不适、活动时心悸、气急、烦躁、心绞痛等前驱症状。UA病人胸部不适的性质与典型的稳定型心绞痛雷同但程度更重,时间持续更长。

(2)体征:注意皮肤、黏膜颜色、动脉血压、神志变化。肺部湿性啰音及出现部位,颈静脉是否怒张、心率及节律的改变。如闻及心脏杂音,常提示有心肌收缩力异常。

二、辅助检查

(1)心电图:不仅可帮助诊断,而且根据其异常的范围和严重程度可提示预后。症状发作时的心电图尤其有意义,与之前心电图对比,可提高诊断价值。

急性心肌梗死的心电图演变:最早变化为R波和T波振幅增加,即典型的超急性期ECG表现为T波高尖,之后ST段迅速抬高至最大限度,多数患者在最初12h内ST段逐渐恢复。R波降低和异常Q波在最初2h内可见,ST段抬高导联常出现T波倒置。下壁STEMI的心电图演变比前壁更快,梗死后持续数周或数月仍有ST段抬高,表明可能使壁瘤形成,STEMI急性期再度出现ST段抬高,表明可能发生梗死扩展。

（2）心脏标志物检查。常用心肌三联包括:肌钙蛋白、肌红蛋白及肌酸激酶同工酶。其中心脏肌钙蛋白(cTn)T及I具有更高的敏感性和特异性。肌红蛋白起病后2h内升高,12h内达高峰;24~48h内恢复正常;肌钙蛋白I(cTnI)或T(cTnT)起病2~4h后升高,cTnI于10~24h达高峰,7~14d降至正常,cTnT于10~24h达高峰,10~21d降至正常。CK-MB升高,在起病后6h内开始增高,18~24h达高峰,3~4d恢复正常。

三、急诊处理

治疗主要有两个目的:即刻缓解缺血和预防严重不良后果(即猝死)。其治疗包括抗缺血治疗、抗血栓治疗和根据危险分层进行有创治疗。

1.早期一般治疗

对ACS胸痛患者,立即进行心电、血压、呼吸、血氧饱和度监测,常规12导联心电图检查,对怀疑STEMI患者嚼服阿司匹林150~300mg或氯吡格雷300mg(注意排出主动脉夹层),建立静脉通路,时刻做好电除颤和CPR的准备。

（1）止疼剂:静脉注射吗啡2~4mg,如效果不佳,5~10min后可重复使用。

（2）硝酸甘油:刚开始滴速10~20μg/kg,5~10min增加10μg/min,注意观察血压变化,治疗终点是临床症状得到控制。收缩压<90mmHg时,应减慢滴速或暂停使用。

（3）β受体阻滞剂及抗心律失常药:根据患者实际情况给予。

常用药物美托洛尔和比索洛尔及艾司洛尔。艾司洛尔是一种快速作用的β受体拮抗剂,可以静脉使用,安全而有效,甚至可用于左心功能减退的病人,药物作用在停药后20min内消失。口服β受体拮抗剂的剂量应个体化,可调整到病人安静时心率50~60次/min。

（4）抗凝治疗:可使用依诺肝素1mg/kg,皮下注射,2次/日,或普通肝素使部分活化凝血酶时间(APTT)维持在50~70s。

（5）调脂治疗:他汀类药物在急性期应用可促使内皮细胞释放一氧化氮,有类硝酸酯的作用,远期有抗炎症和稳定斑块的作用,能降低冠状动脉疾病的死亡和心肌梗死发生率。

2.再灌注治疗

（1）溶栓治疗:就诊时间<3h,或不能行介入治疗,无法提供介入治疗条件。

溶栓适应证:①无溶栓禁忌证。②胸痛症状出现后,12h内至少两个胸导联或两个肢体导联的ST段抬高,超过0.1mV,或有新发左束支传导阻滞或可疑左束支传导阻滞。③症状出现后,12~24h内仍有持续缺血症状,并有相应导联ST段抬高。

溶栓禁忌证:明确3个月内有颅内出血史;严重头面部创伤;未控制的高血压或脑卒中;有活动性出血或有出血因素(包括月经);对有颅内出血危险的STEMI患者应选择PCI治疗。

溶栓药物:重组组织纤溶酶原激活剂(rt-PA)50~100mg,30min内静脉滴注;链激酶150万~

200万IU,30min内静脉滴注。尿激酶150万~200万IU,30min内静脉滴注。溶栓后应用普通肝素800~1000IU/h,使APTT延长1.5~2倍。

（2）介入治疗（PCI）：①须具备专业的PCI导管室,并有手术能力。②就诊至行球囊扩张时间<90min。③STEMI患者并发心源性休克,killip分级≥Ⅲ级。④有溶栓禁忌证。（出血风险性增加和颅内出血）。⑤就诊延迟（症状发作>3h）。

（张 红 许新艳）

第六节 脑卒中

脑卒中分为出血性卒中（如脑出血）和缺血性卒中（如脑梗死）。

一、脑出血

脑出血是脑部动脉、静脉或毛细血管破裂引起的脑实质内和脑室内出血,其中动脉破裂出血最为常见。脑出血起病急,病情重,病死率、致残率高。脑出血多数发生在大脑半球内,只有少部分原发于小脑、脑干和脑室。

（一）临床表现

脑出血多发生于50岁以上有高血压病史的病人,一年四季均可发病,寒冷或气温骤变时节发生较多。通常在剧烈活动、情绪激动、精神紧张等诱因下发病。由于出血部位及范围不同,可产生某些特殊定位性临床症状。

（1）壳核-内囊出血:是最常见出血部位,出血病灶对侧常出现"三偏综合征",即偏瘫、偏侧感觉障碍与偏盲。双眼向病灶侧凝视,呈"凝视病灶"。优势半球发生病变可有失语。

（2）丘脑出血:丘脑出血几乎都有眼球运动障碍,如下视麻痹、瞳孔缩小等。有明显的意识障碍,甚至昏迷,对侧肢体完全性瘫痪,脑膜刺激症等。丘脑内侧或下部出血,出现双眼内收,下视鼻尖,上视障碍,是丘脑出血的典型体征。

（3）脑叶出血:急性起病,多先有头痛、呕吐或抽搐,甚至尿失禁等;意识障碍少而轻;偏瘫较基底节出血少且较轻,有昏迷者多为大量出血压迫脑干所致。

（4）小脑出血:多表现为突然发作的枕部头痛、眩晕、呕吐、肢体或躯干共济失调及眼球震颤等,当血肿影响到脑干和脑脊液循环通路时,出现脑干受压和急性梗阻性脑积水。小而局限的出血,多无意识障碍,只有CT检查方可确诊;重者短时间内迅速昏迷,发生小脑扁桃体疝可致突然死亡。

（5）原发性脑干出血:90%以上的高血压所致的原发性脑干出血发生在脑桥,少数发生在中脑。常迅速出现深昏迷,瞳孔呈针尖样缩小,但对光反射存在;四肢瘫痪,双侧锥体束体征阳性,常伴有高热、呼吸不规则、血压不稳;部分病人并发消化道出血,病情进行性恶化,可在短时间内死亡。如果延髓出血,一经发生,多数很快死亡。

(二)辅助检查

(1)颅脑CT扫描:在高清晰度的CT图像上,脑出血的诊断几乎可达100%。

(2)颅脑MR扫描:尽管目前CT仍是急性脑出血的首选检查方法,但核磁诊断亚急性与慢性血肿比CT敏感。尤其对陈旧性血肿,MRI可清晰显示含铁血黄素衬边的低信号残腔,容易与陈旧性脑梗死鉴别。

(三)诊断

病人年龄多在50岁以上,既往有高血压动脉硬化史;多在情绪激动或体力劳动中发病起病突然,发病后出现头痛、恶心、呕吐,半数病人有意识障碍或出现抽搐、尿失禁;可有明显神经定位体征,如偏瘫、脑膜刺激症;发病后血压明显升高;CT扫描及MRI可见出血灶。

(四)急诊处理

(1)急诊处理:保持呼吸道通畅,对昏迷病人应及时清除口腔和呼吸道分泌物,对呼吸衰竭病人必要时行气管插管给予人工辅助通气。简明扼要询问病史,做较全面体查,对血压过高、脑疝危象、抽搐者给予及时处理,尽量减少不必要的搬动。建立静脉通路,监测生命指征。

(2)内科保守治疗:早期治疗主要目的是挽救病人生命,降低致残率,防止复发。治疗原则是维持生命体征、止血和防止再出血,减轻颅高压和控制脑水肿,预防和治疗各种并发症。

一般处理:绝对卧床休息、监测生命指征,如烦躁不安,可用地西泮类药物,禁用吗啡类药物;保持呼吸道通畅,吸氧,必要时行气管插管或行气管切开术。有尿潴留者保留导尿。

特殊治疗:急性期血压的处理是脑出血后一般血压升高,收缩压>200mmHg时,应给予降压药物,这也是防止进一步出血的关键。使血压维持在160/100mmHg左右;控制脑水肿,降低颅内压;应立即使用脱水剂。甘露醇的疗效最为确切,作用最快,常用量为20%的甘露醇125~250ml静脉滴注,可4~6h,1次,对于发生脑疝的病人立即应用。止血药物的应用:除有出血倾向和并发消化道出血的病人可适当应用止血药物外,多数病人不必常规使用。脑保护剂与低温疗法:常用维生素C、尼莫地平及神经营养药物,低温治疗对脑组织损伤有确切的保护作用,常用头枕冰袋、冰帽,可起到一定的作用。

(3)急诊手术:具体应根据出血量、部位、手术距离出血的时间、病人年龄和全身情况以及术者的经验来决定。

(张 红 许新艳)

二、脑梗死

脑梗死又称缺血性卒中,是由于脑血液供应障碍引起缺血、缺氧所致局限性脑组织坏死或软化。包括脑血栓形成、腔隙性梗死和脑栓塞等,是最常见的脑血管病急症。常见病为动脉粥样硬化。

(一)临床表现

可因病灶的部位及大小不同,表现为多种多样的症状和体征。

颈内动脉系统:病灶对侧出现偏瘫,偏身感觉障碍包括同向偏盲,双眼向病灶侧凝视,面部痛觉减退,言语不清,饮水呛咳,吞咽困难,优势半球受累可有失语等,大面积脑梗死及丘脑梗死者可有意识障碍,常表现为嗜睡、昏睡,病情危重者可出现脑疝而死亡。

椎-基底动脉系统:较特征性的表现为各种类型的交叉瘫。如Weber综合征(眼动脉交叉瘫),为病灶同侧动眼神经麻痹,病灶对侧中枢性面瘫、舌瘫和偏瘫。Millard-Gubler综合征(面神经交叉瘫)为病灶同侧周围性面瘫,病灶对侧中枢舌瘫和偏瘫。特殊类型有:①脑桥梗死。发病即表现为昏迷,双侧瞳孔针尖样大小,四肢瘫、双侧病理指征阳性,常伴有呼吸节律的改变。②基底动脉尖综合征。发病即表现为昏迷,双侧瞳孔不等大,病灶侧瞳孔散大,似急性脑疝,四肢瘫,双侧病理指征阳性。③延髓背外侧综合征:眩晕、恶心、呕吐;病灶同侧小脑性共济失调;病灶同侧Horner征:饮水呛咳、吞咽困难,咽反射消失;交叉性感觉减退(病灶同侧面瘫及对侧偏瘫)。

(二)辅助检查

神经系统查体:有局灶性神经受损的体征,如偏盲、偏瘫、偏侧感觉障碍、失语等。

颅脑CT:发病24h内未能显示梗死灶,但可以除外脑出血及颅内肿瘤,有助于早期确诊。24h后可见梗死灶,在CT显示低密度病灶,皮质病变呈底朝外楔形或长方形,髓质病变呈椭圆形、条形等。但脑干及小脑病灶CT扫描显示欠佳。

颅脑MRI可在发病1h后发现新发病灶,且可以清晰地显示脑干及小脑部位的梗死灶。

(三)诊断

颅内占位性病变:颅内肿瘤、硬膜下血肿和脑脓肿等经CT或MRI检查可以确诊。

(四)急诊处理

1.急性期血压的控制

缺血性脑卒中发生后血压升高一般不需要紧急处理。对于拟行静脉溶栓或血管再通治疗时,血压应降至收缩压<180mmHg,舒张压<110mmHg。如发病后24~48h内收缩压>220mmHg或舒张压>120mmHg或平均动脉压>130mmHg,应使血压下降幅度不超过15%,避免过度降压使灌注压下降而导致卒中恶化。

2.早期溶栓

早期溶栓再通可以降低死亡率、致残率,保护神经功能。

(1)溶栓适应证:

①年龄18~80岁。②发病4.5h以内使用rt-pA,6h内使用尿激酶。③脑功能损害的体征持续时间>1h,且较严重。④颅脑CT除外脑出血,且无早期大面积脑梗死影像学改变。⑤既往MRI发现有少量微出血灶(数量1~10个)。⑥家属及本人在了解溶栓可致脑出血及全身出血并发症后,

签署知情同意书。

（2）溶栓绝对禁忌证

①近3个月有重大颅外伤史或卒中史，有颅内或椎管内手术。②可疑蛛网膜下腔出血。③既往颅内出血。④近一周内有位于不易压迫部位的动脉穿刺。⑤颅内肿瘤、动静脉畸形、动脉瘤。⑥活动性内出血或急性出血倾向。⑦收缩压≥180mmHg或舒张压≥100mmHg。⑧血糖<2.7mmol/L。⑨CT检查低密度影>1/3大脑半球，提示脑叶梗死。⑩既往MRI发现大量微出血灶（数量>10个），症状性脑出血风险增加。

（3）静脉溶栓疗法

①重组组织型纤溶酶原激活剂（rt-PA）：一次用量0.9mg/kg（最大剂量为90mg）静脉滴注，其中10%的剂量先于1min内静脉注射，其余剂量在60~90min内持续静脉滴注。②尿激酶（UK）：100万~150万IU，溶于生理盐水100~200ml，持续静脉滴注30min。

3.抗血小板治疗

急性脑梗死病人在发病2~48h内应用阿司匹林，可降低死亡率与复发率，但溶栓治疗24h内不得使用。对不能耐受阿司匹林者，可考虑选用氯吡格雷等。

中药治疗：可使用丹参、银杏叶制剂或水素等中药辅助治疗，可降低血小板集，改善脑血流，降低血黏滞度，并具有一定的神经保护作用。

（张 红 许新艳）

第七节 自发性气胸

自发性气胸是指无创伤或无医源性损伤因素，肺组织及脏层胸膜自发性破裂，气体进入胸膜腔内。可分为原发性和继发性，前者发生在无基础肺疾病的健康人，后者发生在有基础肺疾病的病人。气胸是常见的内科急症，男性多于女性。气胸发生后胸膜腔内压力升高，甚至由负压变成正压，致使静脉回流受阻，产生程度不同的心肺功能障碍。

一、临床表现

临床表现取决于胸膜腔内的气体量、发生的速度及压力大小。同时与有无肺部基础疾病及肺功能情况密切相关。

1.症状：起病急骤，突感一侧胸痛，疼痛尖锐，为针刺样或者刀割样。持续时间短暂，继之出现呼吸困难，可伴有刺激性干咳。有时也可发生双侧气胸，呼吸困难更为突出。对于原已有较严重的慢性肺疾病者,呼吸困难更加显著。病人多不能平卧。张力性气胸时,因胸腔内压力持续增高,肺被压缩,纵隔移位,患者迅速出现严重的呼吸循环障碍,病人表现为表情紧张、烦躁不安、发绀、出冷汗、脉速、心律失常,甚至发生休克及呼吸衰竭。

(2)体征:主要与积气量的多少和是否伴有胸腔积液密切相关。少量气胸体征不明显,尤其是肺气肿病人更加难以确定,听诊呼吸音减弱具有重要意义。大量气胸时,可使气管向健侧移位,患侧胸部隆起,肋间隙膨隆,呼吸运动与触觉语颤减弱,叩诊过清音或鼓音,心或肝浊音界缩小或消失,听诊呼吸音减弱或消失。

(3)严重程度评估:为了便于临床观察和处理,根据临床表现把自发性气胸分成稳定型和不稳定型,即生命体征稳定和生命体征不稳定。符合下列所有表现者为生命体征稳定型,否则为不稳定型:呼吸频率<24次/min;心率60~120次/min;血压正常;不吸氧时SaO$_2$>90%;在两次呼吸间隔之间说话能成句。

二、辅助检查

(1)胸部X线检查:是诊断气胸的可靠方法,胸部X线检查可显示肺内病变情况以及有无胸膜粘连、肺受压程度、是否存在胸腔积液及纵隔移位等。一般拍立位后前位,必要时可拍侧位胸片。气胸的典型表现为外凸弧形的细线条形阴影,称为气胸线,线内为压缩的肺组织,线外透亮度增高,无肺纹理。大量气胸时,肺脏向肺门压缩,呈圆球形阴影。大量气胸或张力性气胸常显示纵隔及心脏向健侧移位。合并纵隔气肿在纵隔旁和心缘旁可见透光带。肺部慢性炎症或肺结核常常使胸膜多处粘连,气胸发生时多呈局限性包裹,有时气胸相互连通。

(2)胸部CT:表现为胸膜腔内出现极低密度的气体影,伴有肺组织不同程度的压缩改变。

(3)肺部超声:肺部超声已成为评估呼吸系统疾病的一项敏感技术,并在创伤及危重病人的气胸诊断中有良好的敏感性及阳性诊断价值。

(4)气胸容量:评估可依据X线胸片判断。从侧胸壁与肺边缘的距离≥2cm为大量气胸,<2cm为小量气胸。如从肺尖气胸线至胸腔顶部估计气胸大小,距离≥3cm为大量气胸,<3cm为小量气胸。目前大多数医院使用影像归档与通信系统的辅助功能可测定气胸量。

根据临床症状、体征及影像学表现,气胸的诊断一般并不困难。自发性气胸尤其是老年人和原有慢性心、肺疾病者,临床表现酷似其他心、肺急症,应注意鉴别诊断。

三、急诊处理

目的是促进压缩的肺复张、积极消除病因及减少复发。影响肺复张的因素包括病人的年龄、基础肺疾病以及气胸类型、肺压缩时间长短以及所采取的治疗手段等。老年人肺复张的时间通常较长。

1.保守治疗

适用于稳定型小量气胸,症状较轻、首次发生的闭合性气胸。患者应严格卧床休息,酌情给予镇静、镇痛等药物。高浓度吸氧可加快胸腔内气体吸收。保守治疗需密切监测病情改变,尤其在气胸发生后24~48h内。如病人年龄较大、合并有肺基础疾病如慢阻肺,此类病人胸膜破裂口愈合慢,呼吸困难症状严重,即使齐胸量较小,原则上亦不主张保守治疗。数据分析显示,在内科治疗成功后1年内亦有17%~54%的患者会复发。

2.排气治疗

(1)胸腔穿刺抽气:对大量气胸或伴有明显呼吸困难、低氧血症或剧烈疼痛的病人可采取穿刺排气。张力性气胸病情危急,一旦确诊应立即处理,如无其他抽气设备时,为了抢救患者生命,可用粗针迅速刺入胸膜腔以达到暂时减压的目的。也可在粗注射针头尾部末端扎上剪一小裂缝的橡皮指套,插入胸腔做临时排气,同时使外界空气不能进入胸膜腔。

(2)胸腔闭式引流:适用于呼吸困难明显的不稳定型气胸,肺压缩程度较重,交通性或张力性气胸,以及反复发生气胸的患者。经胸腔穿刺抽气效果不佳者也应行闭式引流。

3.手术治疗

由于气胸复发率高,为了预防其复发,可采用包括化学性胸膜固定术、支气管内封堵术、胸腔镜以及开胸手术等治疗。

(张 红 许新艳)

第八节 急性中毒

急性中毒是指短时间内吸收大量毒物导致躯体脏器损害,特点是起病急骤,症状严重,病情变化快,如不及时采取有效措施,常常危及生命。急性中毒是急诊常见病,因此掌握中毒的诊断和治疗策略尤为重要。

一、有机磷农药中毒

急性有机磷杀虫药中毒是急诊常见的危重症,占急性中毒的49.1%,占中毒死亡的83.6%。其主要中毒机理在于抑制乙酰胆碱酯酶,引起乙酰胆碱堆积,胆碱能使神经持续冲动,导致先兴奋后衰竭的一系列毒蕈碱样、烟碱样和中枢神经系统症状,严重者可因呼吸衰竭而死亡。

(一)临床表现

胆碱能危象发生的时间与毒物的种类、剂量和侵入途径密切相关。口服中毒多在10min至2h内发病;吸入中毒30min内发病;皮肤吸收中毒者常常在接触后2h发病。

毒蕈碱样症状:又称M样症状,症状出现最早,类似毒蕈碱作用。临床表现为腹痛、腹泻、恶心、呕吐、多汗、全身湿冷(躯干和腋下部位明显)、尿频、大小便失禁、流泪、流涎、心率减慢、瞳孔缩小(严重时呈针尖样)、气道分泌增加、支气管痉挛,严重时可出现肺水肿,如不及时救治,可因呼吸衰竭导致死亡。

烟碱样症状:又称N样症状,临床表现为颜面、眼睑、四肢和全身横纹肌发生肌纤维颤动,甚至强直性痉挛,后期出现肌力减退或瘫痪,严重时并发呼吸肌麻痹,最终引起周围性呼吸衰竭。

中枢神经系统症状:主要表现为头晕、头疼、乏力、共济失调、烦躁不安、谵妄、抽搐、昏迷等。

(二)辅助检查

血胆碱酯酶活力测定,不仅可以诊断有机磷杀虫药中毒,而且还能判断中毒的严重程度,评估疗效及判断预后。

(三)诊断

根据毒物接触史,结合特征性的临床表现,如呼出气有大蒜味、瞳孔针尖样缩小、流涎、大汗淋漓、肌纤维颤动和意识障碍等,一般不难做出诊断。如实验室检查,全血胆碱酯酶活力降低,则可确诊。

中毒程度分级:

1.轻度中毒

以蕈碱样症状为主,表现为头晕、头痛、出汗、流涎、恶心、呕吐、腹痛及无力等。胆碱酯酶活力为50%~70%。(正常人胆碱酯酶活力为100%)

2.中度中毒

在毒蕈碱样症状和中枢神经系统症状加重的同时,出现较为明显的烟碱样症状,表现为呕吐、腹泻、瞳孔缩小、视物模糊、多汗、胸闷、表情淡漠和出现肌颤。胆碱酯酶活力为30%~50%。

3.重度中毒

除上述症状进一步加重外,中枢神经系统症状更为明显,表现为神志不清、昏迷、抽搐、伴有大汗淋漓、瞳孔极度缩小、全身肌颤、两肺出现啰音、呼吸困难、心跳缓慢、心律不齐、血压下降、大小便失禁等。可合并肺水肿、脑水肿、呼吸衰竭。胆碱酯酶活力在30%以下。

(四)急诊处理

1.急救原则

抗毒药应用原则是早期、足量、联合、重复用药。

2.清除毒物

包括脱离中毒现场,清洗皮肤,毛发、指甲及更换衣物等,反复彻底洗胃、导泻及血液净化治疗,血液净化应在中毒后1~4d内进行。

3.特效解毒药

(1)胆碱酯酶复活剂:能使磷酰化胆碱酯酶活性重活化,因此这类药物也称复活剂或复能剂,为治本药物。常用药物有氯解磷定、碘解磷定及双复磷。

(2)抗胆碱药:此类药物可与乙酰胆碱争夺胆碱能受体,从而阻断乙酰胆碱的作用,为治标药物。常用药物阿托品,能阻断乙酰胆碱对副交感神经和中枢神经系统毒蕈碱受体的作用,因此可有效解除毒蕈碱样症状及呼吸中枢抑制,阿托品治疗时,应根据中毒程度选用适当剂量、给药途径及间隔时间。严密观察患者瞳孔、皮肤、心率、肺部啰音及神志变化,随时调整剂量,使病人尽快达到阿托品化并能够维持阿托品化,并避免发生阿托品中毒。

阿托品化是指应用阿托品后,病人瞳孔较前扩大,出现口渴、皮肤干燥、颜面潮红、心率加快、肺部啰音消失等表现,此时应逐步减少阿托品用量。如病人瞳孔较前明显扩大,出现神志模糊、烦躁不安、谵妄、惊厥、昏迷及尿潴留等情况则提示阿托品中毒,此时应立即停用阿托品,可给予毛果芸香碱对抗,必要时采取血液净化治疗,阿托品中毒是造成有机磷农药中毒死亡的重要因素。

4.对症治疗

危重病人首先应保持呼吸道通畅,正确氧疗,必要时机械通气。发生肺水肿时,以阿托品治疗为主;及时应用血管活性药物纠正休克;脑水肿时给予甘露醇和糖皮质激素脱水;病情危重者应及时行血液净化治疗,中毒严重者需留院观察至少3～7日,以防止复发。

(张　红　许新艳)

二、急性灭鼠剂中毒

灭鼠剂根据作用机制不同,分为三类:①抗凝血类灭鼠剂,如敌鼠钠、溴鼠隆等。②中枢神经系统兴奋性灭鼠剂,如毒鼠强、氟乙酰胺等。③其他无机化合物类,如磷化锌等。

(一)临床表现

(1)敌鼠钠、溴鼠隆:为抗凝血类灭鼠剂,可竞争性抑制维生素K使凝血酶原和凝血因子合成受阻,导致凝血时间和凝血酶原时间延长,同时其代谢产物可直接损伤毛细血管壁,从而使血管壁通透性增加,导致严重的出血。临床主要表现为广泛出血,如皮肤紫癜、齿龈出血、皮下出血、咯血、便血、血尿等,严重者出现肾功能不全。实验室检查:出凝血时间和凝血酶原时间延长。

(2)毒鼠强:为中枢神经系统兴奋性灭鼠剂,因其为中枢神经系统抑制γ-氨基丁酸的拮抗剂,因此可阻断γ-氨基丁酸对神经元的抑制作用,使运动神经元过度兴奋,导致强直性痉挛和惊厥。临床主要表现为阵挛性惊厥,癫痫样大发作。

(3)氟乙酰胺:为有机氟杀鼠剂,主要抑制乌头酸酶、三羧酸循环受阻。对神经系统有强大的诱发痉挛作用,因此主要表现为神经系统症状。也可直接作用于心肌,导致心律失常、室颤等急性循环衰竭。临床表现为昏迷,抽搐,心脏损害,呼吸、循环衰竭。

(4)磷化锌:为高毒类毒物,误服后,在胃内生成磷化氢和氯化锌,前者能抑制细胞色素氧化酶,主要作用于神经系统,使中枢神经系统功能紊乱。后者具有强腐蚀性,引起胃肠黏膜腐蚀性损害。临床主要表现为特殊的蒜臭味、惊厥、昏迷及上消化道出血等。

(二)急诊处理

首先清除毒物,包括洗胃、导泻等。其次,抗凝血类杀鼠剂中毒,特效解毒药为维生素K_1,根据中毒的严重程度,选择剂量和给药途径。如无出血倾向,凝血酶时间、凝血酶原活动度正常者,应密切观察;轻度中毒者,用维生素K$_1$10~20mg,肌注,每日3~4次;出血严重者,维生素K$_1$首剂10~20mg静注,然后60~80mg静滴,出血症状好转后逐渐减量,一般连用10~14d,出血现象消失,凝血酶原时间和凝血酶原活动度恢复至正常。糖皮质激素可以减轻炎症反应,减少毛细血管通透性,可酌情使用,同时可给予大剂量维生素C。出血严重者可输新鲜血液、血浆或凝血酶原合物,以迅速止血;毒鼠强中毒无特效解毒药,主要在于清除毒物,抗惊厥治疗可选用地西泮或苯巴比妥钠。氟乙酰胺中毒,清除毒物可用石灰水洗胃,其特效解毒药为乙酰胺。

用法:2.5~5g肌内注射,每天三次,疗程5~7d。磷化锌中毒,无特效解毒药,主要在于清除毒物,对症治疗。

（张 红 许新艳）

三、气体中毒

急性气体中毒主要有两大类,刺激性气体中毒和窒息性气体中毒。刺激性气体对机体作用的共同特点是对眼和气道黏膜的刺激、损伤并可致全身中毒,常见的刺激性气体有氯气、氨气、氟化氢、二氧化硫、三氧化硫及其他强酸强碱性等。窒息性气体是指造成组织缺氧的有害气体。常见的窒息性气体可分为:单纯性窒息性气体,主要有甲烷、二氧化碳及惰性气体;化学性窒息性气体,主要有一氧化碳、硫化氢、氢化物等。化学性窒息性气体吸收后与血红蛋白,或细胞色素氧化酶结合,影响氧在组织细胞内的利用,导致细胞缺氧,又称为"内窒息"。

（一）刺激性气体中毒——氯气中毒

氯气为黄绿色,有强烈刺激性的气体,遇水生成次氯酸和盐酸,对黏膜有刺激和氧化作用,引起黏膜充血、水肿和坏死。较低浓度作用于眼和上呼吸道,高浓度作用于下呼吸道,极高浓度时刺激迷走神经,引起反射性呼吸,心脏骤停。

1.临床表现

(1)轻度中毒:主要表现为急性化学性支气管炎和支气管周围炎,表现为咳嗽、咳痰、胸闷等。查体两肺可闻及散在干啰音或哮鸣音,可有少量湿啰音,胸部X线表现为肺纹理增粗,边缘不清,经治疗后症状于1~2日内消失。

(2)中度中毒:主要表现为急性化学性支气管肺炎,间质性肺水肿或局限的肺泡肺水肿,表现为阵发性咳嗽、咳痰,有时咯粉红色泡沫痰或痰中带血。以及胸闷、心悸、呼吸困难等,头痛、乏力、恶心、呕吐、腹胀常见,查体可见轻度发绀,两肺闻及干湿性啰音,胸部X线显示肺门影不清,透光度降低或局限性散在的点片状渗出改变。

(3)重度中毒:表现为弥漫性肺泡性肺水肿或成人呼吸窘迫综合征,支气管哮喘,喘息性支气管炎;由于喉头、支气管痉挛或水肿,造成窒息;高浓度氯气吸入后,可引起迷走神经反射性呼吸心脏骤停,造成"闪电式死亡";也可出现深度昏迷、休克;严重的气胸,纵隔气肿,可并发严重的心肌损害等,均可直接危及生命。

2.急诊处理

(1)迅速脱离现场 将病人转移至上风口空气新鲜处,眼和皮肤接触可立即用清水彻底冲洗。

(2)轻度中毒者给予对症处理,至少观察12h。中、重度中毒者需注意保持呼吸道通畅、解除支气管痉挛,可用沙丁胺醇气雾剂或氨茶碱、地塞米松或布地奈德雾化吸入,也可以用5%的碳酸氢钠加地塞米松雾化吸入。

(3)积极防治喉头水肿、痉挛、窒息,必要时需气管切开。

(4)合理进行氧疗,高压氧治疗有助于改善缺氧和减轻脑水肿。

(5)早期适量短程应用肾上腺皮质激素,积极防治肺水肿和继发感染。

(二)窒息性气体中毒——一氧化碳中毒

一氧化碳是无色、无味、无刺激性的气体,在生产和生活中,所有含碳物质不完全燃烧均可产生,如炼焦、炼钢、矿井爆破、内燃机排出的废气等。家庭用煤炉、煤气泄漏、保护不周或通风不良的生活环境,过量吸入后可发生急性一氧化碳中毒,俗称煤气中毒。

1.临床表现

(1)轻度中毒:表现为头晕、头痛、恶心、呕吐、全身无力等。血中碳氧血红蛋白检测浓度10% ~ 30%。

(2)中度中毒:上述症状加重,皮肤黏膜可呈樱桃红色。可出现兴奋、判断力减低、运动失调、幻觉、视力减退、意识模糊或浅昏迷等。血中碳氧血红蛋白浓度达30% ~ 40%。中度中毒,如能及时抢救,吸入新鲜空气或氧气后,一般数日后恢复,无后遗症状。

(3)重度中毒:表现为抽搐、深昏迷、低血压、心律失常、呼吸衰竭,甚至可因深昏迷导致误吸,发生吸入性肺炎,血碳氧血红蛋白浓度达40%以上。重度中毒者,常合并有并发症,如肺水肿、吸入性肺炎、心肌损害等,有时可见皮肤水泡。少数重症患者(3% ~ 30%)抢救苏醒后经2 ~ 60d"假愈期",可出现迟发性脑病的症状。

一氧化碳中毒迟发型脑病主要症状:①急性痴呆型木僵性精神障碍。表现为清醒后突然出现定向力丧失、记忆力障碍,语无伦次、狂喊乱叫,出现幻觉,数天后逐渐加重,出现痴呆木僵。②神经症状。可出现癫痫、失语、肢体瘫痪、感觉障碍、失明、偏盲、惊厥、再度昏迷,甚至出现"去大脑皮质综合征"。③震颤麻痹。因波及基底节及苍白球,可出现锥体外系损害,逐渐出现表情淡漠、四肢肌张力增高、静止性震颤等症状。④周围神经炎。中毒后数天可发生皮肤感觉障碍、水肿等,有时发生球后视神经炎或其他脑神经麻痹。

2.急诊处理

(1)脱离中毒现场:立即打开门窗或迅速转移患者于空气新鲜处,松解衣领腰带,但要注意保暖。

(2)监测生命体征:保持呼吸道通畅,观察患者意识状态,评估病情危重程度,发现危及生命的情况及时处理。对昏迷、窒息或呼吸停止者,都应及时行气管插管,机械通气。

（3）氧疗：氧疗能加速血液氧碳血红蛋白解离和一氧化碳排出，是治疗一氧化碳中毒最有效的方法；对于神志清醒者，应用面罩吸氧，氧流量5~10L/min，持续吸氧两天才能使血液碳氧血红蛋白浓度降至15%以下，症状缓解和血液碳氧血红蛋白浓度降至5%，可停止吸氧；高压氧治疗能增加血液中物理溶解氧的含量，提高总体氧含量，同时也可改善缺氧、脑水肿，改善心肌缺氧及酸中毒。因此高压氧治疗应积极、尽早使用，最好在4h之内进行。通常适用于中、重度一氧化碳中毒或出现神志改变等神经症状。老年人或妊娠妇女一氧化碳中毒，首选高压氧治疗。一般高压氧治疗每次1~2h，每天1~2次。

（4）脑水肿防治：急性中毒后2~4h即可出现脑水肿，一般在24~48h脑水肿可达高峰，并可持续数天，应积极采取措施降低颅内压，恢复脑功能。主要包括脱水治疗，常用20%的甘露醇1~2g/kg快速静脉滴注，6~8h一次，症状缓解后减量。也可用速尿20~40mg静脉注射。肾上腺皮质激素能降低机体的炎症反应，减少毛细血管通透性，有助于缓解脑水肿，常用氢化考的松200~300mg，或地塞米松10~20mg静滴，脱水过程中应注意水电平衡，适当补钾。积极控制抽搐，可使用地西泮10~20mg静脉注射，积极促进脑细胞功能恢复，使用神经营养药物。

（张 红 许新艳）

四、镇静催眠药中毒

镇静催眠药通常分为三大类，第一大类是苯二氮卓类的安眠药，常用的有地西泮、劳拉西泮、奥沙西泮、阿普唑仑、艾司唑仑等。第二大类是新型的镇静安眠药，是非苯二氮卓类安眠药，其中有酒石酸唑吡坦、佐匹克隆、右佐匹克隆、扎来普隆等。第三大类为抗精神病类药物，种类繁多，特别是抗抑郁焦虑药物，目前使用较多。

（一）临床表现

苯二氮卓类中毒主要表现为头晕、无力、嗜睡、言语模糊、意识不清、共济失调等。非苯二氮卓类根据服药量可不同程度出现嗜睡、昏睡、浅昏迷、呼吸减慢、眼球震颤等。严重者可出现深昏迷，呼吸浅慢，甚至停止，心律失常，血压下降，体温不升，并发脑水肿及急性肾功能衰竭。抗焦虑、抑郁药物中毒，临床可出现躁狂状态，锥体外系反应及自主神经失调症状。病人在中毒昏迷前，常可表现为兴奋、激动、谵妄、体温升高、肌肉抽搐、肌阵挛和癫痫样发作。同时，可有心血管系统症状，如血压先升高后降低、心肌损害、心律失常甚至猝死。个别药物具有抗胆碱症状，有口干、瞳孔扩大、视物模糊、皮肤黏膜干燥、发热、心动过速、尿潴留等。

（二）辅助检查

药物浓度测定，血尿及胃液中药物浓度检测对诊断具有价值。

（三）诊断

根据患者大剂量服药史；临床出现意识障碍、呼吸抑制、血压下降等情况；实验室检测血、尿及胃液中药物成分。鉴别诊断应与颅脑疾病、代谢性疾病及其他中毒所致的昏迷相鉴别。

(四)急诊处理

(1)评估病情,维护重要器官功能:主要是维护呼吸、循环和脑功能,可应用纳洛酮等药物促醒。

(2)清除毒物:包括反复彻底洗胃、导泻及血液净化治疗,血液净化治疗对镇静催眠药中毒有很好疗效。

(3)解毒特药:氟马西尼是苯二氮卓类特异性拮抗剂,能竞争抑制苯二氮卓受体,阻断该药物对中枢神经系统的作用。用法。氟马西尼0.2mg缓慢静脉注射,必要时重复使用,总量可达2mg。

(张 红 许新艳)

第九节 动物咬伤

大多数动物咬伤是由人类熟悉的动物(宠物)所致,常见的有狗、猫、鼠咬伤等。狗、猫、鼠咬伤以四肢、头面部、颈部等部位多见。咬伤时,除造成局部组织撕裂损伤外,由于动物口腔、牙缝、唾液内常存在多种致病菌或病毒,尤其是有丰富的厌氧菌,如破伤风杆菌、气性坏疽杆菌族等,可造成伤口迅速感染。

动物咬伤的伤口特点:伤口可能较小但较深,组织破坏多,非常适合厌氧菌繁殖并容易发展成非常危险的状态,甚至导致死亡。正确的伤口处理、高危感染伤口预防性应用抗生素、根据需要及免疫史进行破伤风和(或)狂犬病等疾病的预防是动物致伤处理的基本原则。

一、临床表现

(一)犬咬伤临床特点

犬咬伤可导致从小伤口(如抓伤、擦伤)到较大且复杂的伤口(如深部开放撕裂伤、深部刺伤、组织撕脱和挤压伤)的多种损伤。大型犬的咬合可产生强大力量,会导致严重的损伤。致死性的损伤(尽管比较罕见)通常发生在幼儿的头部和颈部,或见于幼儿重要器官的直接贯穿伤。当大龄儿童或成人被犬咬伤时,四肢(尤其是优势手)是最易受伤的部位。

(二)猫咬伤临床特点

2/3的猫咬伤都涉及上肢,抓伤通常发生在上肢或面部。由于猫具有细长锋利的牙齿,应特别注意深部穿刺伤。当这类穿刺伤发生在手部时,细菌可被接种至手部间隙、骨膜下或关节内,导致手部间隙感染、骨髓炎或脓毒性关节炎。

(三)人咬伤临床特点

发生在幼童的人咬伤一般位于面部、上肢或躯干部,青少年和成人的人咬伤常表现为覆盖在掌指关节上的小伤口,尽管这些伤口通常很小(最长15mm),考虑到指关节上的皮肤临近关节囊,很容易感染。

(四)伤口感染特征

咬伤伤口感染的临床表现除红、肿、热、痛外,可有脓性引流物和淋巴管炎,并发症包括皮下脓肿、手部间隙感染、骨髓炎、脓毒性关节炎、肌腱炎和菌血症。部分病例在咬伤后12~24h即出现红斑、肿胀和剧烈疼痛,咬伤后治疗延迟是导致感染发病的重要因素之一。受伤超24h就诊的患者很可能已经出现感染,并且就诊的原因往往是因为感染性体征或症状。

二、急诊处理

(一)犬咬伤

1.伤口处理

如伤口流血,只要流血不是过多,不要急于止血。流出的血液可将伤口残留的狂犬唾液带走,起到一定的消毒作用;且需要从近心端向伤口处挤压出血,以利排毒。在2h内,尽早彻底清洗,减少狂犬病毒感染机会;需采用肥皂水(或其他弱碱性清洗剂)和流动清水交替清洗所有咬伤处约15min;采用无菌纱布或脱脂棉吸尽伤口处残留液,若患者清洗时疼痛剧烈,可给予局部麻醉;采用生理盐水冲洗伤口,避免伤口处残留肥皂水或其他清洗剂。有证据表明:即使在没有狂犬病免疫球蛋白的情况下,通过有效地伤口清洗加立即接种狂犬疫苗并完成暴露后的预防程序,99%以上的患者可以存活。

彻底冲洗后采用稀碘伏或其他具有灭活病毒能力的医用制剂涂擦或清洗伤口内部,可灭活伤口局部残存的狂犬病病毒。犬咬伤伤口尤其撕裂伤需清创去除坏死组织,必要时行扩创术。伤口深而大者应放置引流条,以利于污染物及分泌物的排除。只要未伤及大血管,一般不包扎伤口,不做一期缝合;美观需要时,如面部撕裂伤,可选择一期修复。缝合咬伤伤口时,须进行充分冲洗、清创,避免深部缝合(如果可能),并进行预防性抗生素治疗及密切随访。对于>6h的伤口和易感染患者(如免疫机能受损、无脾或脾功能障碍、静脉瘀滞、成人糖尿病),这类感染风险较高的伤口不进行一期闭合,早期行伤口清洁和失活组织清创,将咬伤伤口开放引流,定时更换敷料,受伤72h以后可视伤口情况行延迟闭合。对于伤及大动脉、气管等重要部位或创伤过重时,须迅速予以生命支持措施。

2.免疫预防

狂犬病是动物咬伤的常见问题,尤其是动物呈现病态,或是野生、流浪的。犬咬伤暴露风险评估及免疫预防程序如15-3。狂犬病暴露后狂犬病疫苗免疫接种程序包括:"2-1-1"程序和"五针法",对于符合应用被动免疫制剂的暴露应给予被动免疫的注射,早期伤口冲洗、清创是更为重要的预防措施。

破伤风风险评估:犬咬伤伤口为污染伤口,破伤风暴露风险高,应进行破伤风的免疫预防措施。任何皮肤破损的咬伤,均应确定患者的破伤风免疫接种状态,合理使用破伤风类毒素、破伤风抗毒素,给予适宜的免疫预防。

3.抗感染治疗

应密切观察伤口情况,早期识别感染征象,并注意可能的病原体,尤其注意抗厌氧菌。如咬伤伤口疑似被感染,应采取以下措施:①经验性应用抗生素,常用的方法是初始静脉给药治疗直到感染缓解,然后改用口服治疗,总疗程10~14d。②无脓肿形成的浅表伤口感染,可给予伤口清创,口服抗生素治疗及密切门诊随访;较深结构的感染(如骨髓炎)需要更长的治疗疗程。③如已形成脓肿或怀疑存在骨、关节或其他重要深部结构的感染,可能须行手术探查和清创术,引流物应需氧及厌氧菌培养。

表15-3 犬咬伤后狂犬病暴露分级及免疫预防处置程序

暴露分级	接触方式	暴露后预防处置
I	完好的皮肤接触动物及其分泌物或排泄物	清洗暴露部位,无须进行其他医学处理
II	符合以下情况之一者: ①无明显出血的咬伤、抓伤; ②无明显出血的伤口或已闭合但未完全愈合的伤口接触动物及其分泌物或排泄物	①处理伤口; ②接种狂犬病疫苗; ③必要时采用狂犬病被动免疫制剂
III	符合以下情况之一者: ①穿透性的皮肤咬伤或抓伤,临床表现为明显出血; ②尚未闭合的伤口或黏膜接触动物及其分泌物或排泄物; ③暴露	①处理伤口; ②采用狂犬病被动免疫制剂; ③接种狂犬病疫苗

(二)猫咬伤

猫咬伤后伤口局部红肿、疼痛,易于感染,严重的可引起淋巴管炎、淋巴结炎或蜂窝织炎。如猫染有狂犬病,后果更严重。被咬伤后,应及时按犬咬伤处理。

(三)鼠咬伤

老鼠喜欢吃带有奶味的婴儿嫩肉,所以婴儿被鼠咬伤的事件时有发生。当熟睡婴儿突然啼哭时,需仔细检查婴儿,是否有鼠咬伤。鼠咬伤的伤口很小,易被忽视。老鼠能传播多种疾病,如鼠咬热、钩端螺旋体病、鼠斑疹伤寒和鼠疫等,被咬伤后,应及时处理:①立即用嘴吮吸2~3次,用流动水和肥皂水冲洗伤口,把伤口内的污血挤出,再用过氧化氢溶液消毒;②尽快按犬咬伤的伤口处理,口服抗生素。

(张 红 许新艳)

第十节　创　伤

　　局部创伤可表现为伤区疼痛、肿胀、压痛,骨折脱位时有畸形及功能障碍。严重创伤可引起全身性反应,可能导致致命性大出血、休克、窒息及意识障碍等。严重创伤病情多复杂危重,处理是否及时、准确,直接关系到伤员的生命安全和功能恢复,因此必须十分重视创伤的急救,特别是早期的处理。

　　创伤现场救治原则:应优先解除危及生命的情况,使伤情得到初步控制,然后进行后续处理,遵循"抢救生命第一,保护功能第二,先重后轻,先急后缓"的原则。

一、创伤的评分和分拣

　　创伤评分能够客观对患者的严重程度进行评估,以下几种是常用的院前评分和分拣(triage)方法。包括:①创伤指数(trauma index,TI);②CRMAS评分法;③创伤评分(trauma scoring,TS);④院前指数(prehospital index,PHI);⑤批量伤员的现场分拣方法。

二、创伤的基本生命支持(basic trauma life support,BTLS)

　　创伤的基本生命支持主要包括:通气、止血、包扎、固定、搬运。

1.气道管理

　　保持呼吸道通畅:对有呼吸困难或呼吸停止的伤员,应紧急开放气道。可采用手法开放气道或辅助工具开放气道。手法开放气道一般包括仰头抬颏法和托颌法,对于无颈椎损伤的患者可采用仰头抬颏法开放气道,对于怀疑有颈椎损伤者采用托颌法开放气道。辅助工具开放气道可使用口咽或鼻咽通气管、喉罩等。应尽早建立确切的人工气道,多采用气管内插管。对喉部伤而致上气道堵塞者可用大号针头做环甲膜穿刺。心脏骤停者进行连续胸外按压,具体详见心肺复苏一节。

2.止血

　　不同的出血部位有不同的止血方法,可根据具体情况选择。

　　(1)指压法:是止血的应急措施,用手指压迫出血部位的近心端,把动脉压迫在临近的骨面上阻断血流,达到止血的目的。此方法适用于头、面部和四肢的动脉出血。

　　(2)加压包扎止血法:是创伤现场最常用的止血方法,可用无菌纱布或干净辅料覆盖伤口,对较深、较大的出血伤口,宜先用敷料填充,再用绷带加压包扎,力量以能够止血而肢体远端仍有血液循环为度。包扎后将伤肢抬高,以增加静脉回流并减少出血,此方法适用于四肢、头颈部、躯干等体表血管伤时。

（3）止血带止血法：主要适用于肢体出血，使用方便，是大血管损伤时救命的重要手段，如使用得当可挽救一些大出血伤员的生命，如使用不当则会带来严重并发症，以致引起肢体坏死，急性肾衰竭，甚至死亡。

止血带使用部位：①上臂大出血应扎在上臂上 1/3；前臂或手外伤大出血应扎在上臂下 1/3 处，上臂中下 1/3 有神经紧贴骨面，不宜扎止血带，以免损伤神经。②下肢大出血应扎在股骨中下 1/3 交界处，将止血带尽量靠近出血部位。

止血带的松紧度以刚好达到伤肢远端动脉搏动消失、阻断动脉出血为度。

使用止血带的注意事项：①止血带使用时间应小于 1h，必须延长时需在 1h 左右放松一次（3~5min），放松时应缓慢，可指压止血。②必须做出显著标注，注明开始上止血带的时间。③扎止血带时应在肢体上放衬垫，以免造成皮肤及软组织损伤。

（4）钳夹止血法：如有必要可在伤口内用止血钳夹住出血的大血管断端，连止血钳一起包扎在伤口内，注意必须判断准确，避免盲目钳夹，损伤临近神经或正常血管，影响后期修复。

（5）止血敷料的应用：目前有很多种止血材料，其共同特点是直接与出血部位接触，发挥止血功能。

3.包扎

包扎的目的是保护伤口，减少污染，固定辅料和协助止血。

（1）包扎的材料：一般用绷带和三角巾，绷带有不同的长度和宽度，三角巾可用边长为 1m 的正方形白布沿对角剪开，即为两块三角巾。尼龙网套主要用于头部的包扎与固定，操作便捷。在特殊情况下，也可就地取材，如衣服、毛巾、床单等。

（2）包扎的方法：根据不同的部位选用不同的方法及包扎材料。

绷带包扎法。可采用：①环形包扎法。适用于手腕部或肢体粗细相等的部位。②螺旋包扎法。适用于上下肢粗细不同的部位。③"8"字包扎法。适用于屈曲的关节，如肘关节、膝关节及踝关节等。④回返包扎法。适用于有顶端的部位，如头顶、指端或断肢残端。

三角巾包扎法。包括：①头部包扎法。②头部风帽式包扎法。③面部面具式包扎法。④腹部包扎法。有腹部内脏脱出时不要还纳脱出的脏器（除非有内脏绞窄），以免引起腹腔感染，可先用生理盐水浸湿的灭菌纱布覆盖，然后用换药碗或钢盔等凹型物扣上，再用三角巾包扎。⑤前胸或背部包扎法。背部创伤，底边打结应放在胸部，胸部伤伴有气胸者，要包扎紧密，阻断气体从伤口进出。⑥燕尾三角巾，单、双肩包扎法。⑦盆骨包扎法。⑧上肢包扎法。⑨手足包扎法。

（3）包扎注意事项：①包扎动作要求轻、快、准、牢。②对暴露伤口，尽可能先用无菌敷料覆盖伤口，再进行包扎。③打结时避开伤口，以免压迫伤口增加痛苦。④包扎松紧适度，过松容易滑脱，过紧会影响远端血液循环，四肢包扎时，要露出指（趾）末端，以便于观察肢端血液循环。

4.固定

对骨折部位尽早进行固定，可以有效防止因骨折断端移位而损伤血管、神经等组织，减轻伤员痛苦,保护伤肢。

(1)固定的目的。限制受伤部位的活动度,避免再伤,便于转运,减轻在搬运及运送途中伤者的痛苦。

(2)固定的原则。注意伤员的全身情况,对外露的骨折端暂不应送回伤口,对畸形的伤部也不必复位,固定要牢靠,松紧要适度。固定时应包含伤部上下两个关节面。

(3)固定的材料。①夹板:常用的有木制夹板、塑料夹板和充气式夹板、负压固定器等。②敷料:衬垫、三角巾、绷带等。③颈托、颈围、胸围、脊柱固定系统、盆腔固定器等器具。④外固定支具。⑤就地取材,如木棒、树枝、纸板等。

(4)固定的方法

夹板固定法:根据骨折部位选择适宜的夹板,并辅以棉垫、纱布、三角巾、绷带等来固定,多用于上下肢骨折。

器械固定法:用特殊器械进行固定,包括负压固定器、骨盆固定器以及脊柱固定系统等。

自体固定法:用三角巾或绷带将伤肢和健肢捆绑在一起,适用于下肢骨折。

5.搬运

(1)搬运目的:使伤员及时、迅速、安全的搬离事故现场,避免伤情加重。

(2)注意事项:必须先在原地检伤、包扎、止血及固定后再搬运。凡怀疑有脊柱、脊髓损伤者,搬运时必须进行充分的固定;搬运过程中严密观察伤者生命体征,维持呼吸通畅,防止窒息,积极防治休克,及时补充液体,并注意保暖。

(3)徒手搬运方法:有扶行法、背负法、拖行法、轿缸法及双人拉车式等。

(4)各部位损伤的搬运

颈椎骨折的搬运:由专人牵引伤员头部,使用颈托固定后再进行搬运,转运途中,头部应用固定器固定,防止头部左右扭转或前屈、后伸。

胸、腰椎骨折的搬运:急救人员分别托住伤员的头、肩、臀和下肢,动作一致将伤员抬到或翻到担架上(整体翻身),并固定。或使用脊柱损伤的固定装置,如脊柱板、颈托、头部固定器、固定带等将伤员固定在脊柱板上,最大限度地减少伤员在搬运过程中脊柱的活动。当伤者为高速的机动车事故、高度大于伤者身高的三倍坠落、存在轴向负重、跳水意外、穿过或靠近脊柱的穿透伤、头部或颈部的运动损伤、处于无意识状态的创伤伤者时均考虑使用脊柱运动限制系统。脊柱运动限制系统,包括脊板板、颈托、固定带、头部固定器、气道处理组件五部分。

颅脑损伤搬运:保持呼吸道通畅,头部两侧用沙袋或头部固定器固定,防止转运途中晃动。

胸部损伤搬运:开放性气胸首先用辅料堵塞伤口,使伤口变为闭合性,搬运时伤员应取半卧位并斜向伤侧;对于闭合性气胸如诊断为张力性气胸,应立即用9~16号针头作为穿刺针,在锁骨中线第二、三肋间或腋前线第四肋间刺入胸膜腔排气减压,同时给予高流量吸氧,以改善缺氧状态。对于连枷胸首先应徒手按压连枷区域使其稳定,然后可以用加厚的敷料固定胸壁搬运。

颌面部损伤搬运:伤员应采取健侧卧位或俯卧位,便于口内血液和分泌液向外流出,注意保持呼吸道通畅,防止窒息。

腹部伤伴有内脏膨出,应用生理盐水浸泡的无菌敷料覆盖伤口,碗状物扣盖然后包扎固定搬运,禁止还纳造成腹腔感染。对于重度休克者应取抬高头部15°,下肢抬高30°的休克体位,禁止给伤员饮水。

对于四肢骨折伤者可用夹板、木棍等将骨折部上下两个关节固定,如若没有固定物,也可将受伤的上肢固定在胸部,受伤的下肢与健侧肢体绑在一起固定搬运;对于开放性骨折伴有出血者,应先止血、包扎再固定,且勿将骨折断端推回到伤口内;骨盆骨折伤,休克的发生率高达30%~60%,早期外固定对骨盆骨折引起的失血性休克意义重大,可采用专用的骨盆固定带,如果现场缺乏,可简单地用床单、胸腹带等包裹及固定骨盆,同时将双足内旋固定,避免由于转运途中因车辆颠簸导致骨盆固定不牢靠。

注意止痛:剧烈疼痛可诱发或加重休克,以及造成精神创伤,可皮下或肌肉注射吗啡等止痛药物。

保存好断离的器官或组织:用灭菌的纱布或清洁的布多层将断离的肢体、指、趾、耳、鼻等包好,放入干燥密封的塑料袋中,然后放在冰块上或冰水混合物中,注明受伤时间,随同伤员尽快送往医院。

(张　红　许新艳)

第十六章　合理用药

第一节　十八反与十九畏

　　"十八反歌"最早见于张子和《儒门事亲》："本草明言十八反，半蒌贝蔹芨攻乌，藻戟遂芫俱战草，诸参辛芍叛藜芦。"共载相反中药十八种，即：半夏、瓜蒌(包括瓜蒌皮、瓜蒌子、天花粉)、贝母(包括浙贝母、川贝母)、白蔹、白芨反乌头(包括川乌、草乌、附子、天雄、侧子)；海藻、大戟、甘遂、芫花反甘草；人参、党参、太子参、玄参、沙参、苦参、细辛、白芍、赤芍反藜芦。

　　"十九畏"歌诀首见于明·刘纯《医经小学》："硫黄原是火中精，朴硝一见便相争，水银莫与砒霜见，狼毒最怕密陀僧，巴豆性烈最为上，偏与牵牛不顺情，丁香莫与郁金见，牙硝难合京三棱，川乌草乌不顺犀，人参最怕五灵脂，官桂善能调冷气，若逢石脂便相欺，大凡修合看顺逆，炮爁炙煿莫相依。"这里总结的相畏药物是：硫黄畏朴硝、芒硝、皮硝、玄明粉；水银畏砒霜、信石、红砒、白砒；狼毒畏密陀僧；巴豆、巴豆霜畏牵牛子(黑丑、白丑)；公丁香、母丁香畏郁金(黑郁金、黄郁金)；牙硝、玄明粉畏三棱；川乌、草乌、附子、天雄畏犀牛角、广角；人参畏五灵脂；肉桂、官桂、桂枝畏赤石脂。

　　反药能否同用，历代医家众说纷纭。一些医家认为反药同用会增强毒性、损害机体，因而强调反药不可同用。除《神农本草经》提出"勿用相恶、相反者"外，《本草经集注》也谓："相反则彼我交仇，必不宜合。"孙思邈则谓："草石相反，使人迷乱，力甚刀剑。"等等，均强调了反药不可同用，有的医家如《医说》，则描述了相反药同用而致的中毒症状及解救方法。现代临床、实验研究也有不少文献报道反药同用(如贝母与乌头同用、巴豆与牵牛同用)引起中毒的例证。因此，《中国药典》1963 年版"凡例"中明确规定："注明畏、恶、反，系指一般情况下不宜同用。"

　　此外古代也有不少反药同用的文献记载，认为反药同用可起到相反相成、反抗夺积的效能。如《医学正传》谓："外有大毒之疾，必有大毒之药以攻之，又不可以常理论也。如古方感应丸，用巴豆、牵牛同剂，以为攻坚积药；四物汤加人参、五灵脂辈，以治血块；丹溪治尸瘵二十四味莲心散，以甘草、芫花同剂，而妙处在此，是盖贤者真知灼见，方可用之，昧者不可妄试以杀人也。"《本草纲目》也说："相恶、相反同用者，霸道也，有经有权，在用者识悟尔。"等等，都强调了反药可以同用。正如上述，古今反药同用的方剂也是屡见不鲜的。如《金匮要略》甘遂半夏汤中甘遂、甘草同用治留饮；赤丸以乌头、半夏合用治寒气厥逆；《千金翼方》中大排风散、大宽香丸都用乌头配半夏、瓜蒌、贝母、白芨、白蔹；《儒门事亲》通气丸中海藻、甘草同用；《景岳全书》的通气散则以藜芦配玄参治时毒肿盛、咽喉不利。现代也有文献报道用甘遂、甘草配伍治肝硬化及肾炎水肿；人参、五灵脂同用活血化瘀治冠心病；芫花、大戟、甘遂与甘草合用治结核性胸膜炎，取得了较好的效果，从而肯定了反药可以同用的观点。

由此可见，无论文献资料、临床观察及实验研究，目前均无统一的结论，说明对十八反、十九畏的科学研究还要做长期艰苦、深入、细致的工作，去伪存真，才能得出准确的结论。目前在尚未搞清反药是否能同用的情况下，临床用药应采取慎重从事的态度，对于其中一些反药若无充分把握，最好不宜使用，以免发生意外。

（金永新　马　肖）

第二节　合理用药原则

合理用药首先是要最大限度地发挥药物治疗效能，将中药和中成药的不良反应降低到最低限度，甚至于零；其次是使患者用最少的支出，冒最小的风险，得到最好的治疗效果；其三是最有效地利用卫生资源，减少浪费，减轻患者的经济负担；其四是方便患者使用所选药物。合理用药是在充分考虑患者用药后获得的效益与承担的风险后做出的最佳选择。即使药效得到充分发挥，不良反应降至最低水平，药品费用更为合理，其基本原则有如下论述。

一、有效性

（1）首重辨证：辨证论治是中医理论体系的核心，中医处方用药的有效性首先在于准确辨证，只有这样才能准确的立法和选方，辨证错误，则一错再错，毫无疗效可言，因此选用中成药必须与病证相吻合，这是有效用药的前提。

（2）合理配伍，增强疗效：在临床使用中成药时，为增强药效或扩大治疗范围，常将中药汤剂、中药药引、西药以及其他中成药配伍使用，若配伍得当，确能提高疗效。如中气下陷而又肾阳虚者，可用补中益气丸合金匮肾气丸；气血不足，内有热毒的痛经，月经不调的病证，可用复方当归四物汤配妇科千金片,治疗有显著疗效;外感风寒或脾胃虚寒之呕吐泄泻,常用生姜、大枣煎汤送服中成药,以增强散风寒、和脾胃之功;香连丸与广谱抗菌增效剂TMP联用后,可使其抗菌活性增强;慢性肾炎水肿属阳虚者,用温阳利水方实脾饮、真武汤、济生肾气丸配小量双氢克尿塞,利尿消肿作用增强。

(3)掌握剂量:中成药剂量是决定中成药疗效的重要因素之一,用量必须根据药物的性质、病情、个体差异等因素进行综合分析而定,单一的中成药用量宜重,而配伍宜轻;性质平和的中成药用量可适当大些。

二、安全性

(1)不能脱离辨证随意用药:辨证法则是安全使用中成药的首要条件,中成药品种和药名种类繁多,不能望文生义,应掌握主治和适应证,药不对证会使机体阴阳偏盛偏衰,致使病情趋重。如:疮疡、淋证、失血病人即使有表证也应慎用解表药。

(2)忌用不合理的联用:合理配伍有利于治疗,但应注意多种药物合用会因药物相互作用而增加不良反应的发生率,为了用药安全,避免毒副作用的产生,使用中成药时,必须根据其组成注意用药禁忌,其中包括配伍禁忌、证候禁忌、妊娠禁忌、饮食禁忌四个方面。专业人员将必要的知识和用药风险告知患者,避免发生不良反应事件。患者也不应照搬书本知识,盲目用药,应在医师指导下用药。

(3)避免超量:近年来中药产生不良反应的事件不断增多,其毒副作用与药物的服用量成正比,切不可因中成药副作用相对小,盲目加大用药剂量或随意长期服用,特别是含有剧毒药的中成药,则应严格控制用量。如过久服用含有朱砂的中成药,可引起汞中毒,导致肾功能衰竭。“是药三分毒”千万要记住“中病即止”。

三、适宜性

适宜是合理使用中药与中成药最基本的要求,即根据适当的用药对象,选择适当的药品和剂型,在适当的用法和用量下达到治疗目标。

(1)审因论治,依法选药:“因时、因地、因人制宜”,用药必须考虑用药对象的生理状况和疾病情况。例如:气管炎咳嗽临床上可分为寒痰咳嗽和热痰咳嗽,在治疗上,寒痰咳嗽者须选用温化寒痰类药,如小青龙合剂。热痰咳嗽者则须选用清热化痰、止咳的中成药,如蛇胆川贝液。

(2)适当的剂型:中药剂型与疗效关系十分密切,古有“效与不效,全在剂型”之说,现在临床广泛使用的剂型品种繁多,适当的中成药剂型,必须根据疾病性质、特性、方便使用来选择,一般来说,急证、重证宜选取注射剂;同一药物剂型不同,其作用强度也不尽相同,而同一种疾病,在不同的发病阶段也有轻重缓急之别,故临床在治疗同一疾病的过程中,可以按病情的轻重缓急,使用同一药物的不同剂型。此外,选择剂型还要考虑患者是否服用方便。

(3)适当的用法和用量:服用中药或中成药必须按医嘱或说明书,不宜超剂量或减少剂量,其服用时间也有一定的讲究,一般类的中成药在饭前服用,顺气消食的中成药宜在饭后15min服用,安神类中成药宜在睡前半小时服用,胃酸过多患者宜在清晨空腹时服用。

四、经济性

其正确含义是获得单位效果所投入的成本应尽可能低,即病人需要通过较低的药费得到最好的治疗效果,因此在中药与中成药的诸多品种中,要结合患者的病情酌情选药,如中风初期选用再造丸或大活络丹可起到一定的扶正固本作用,但其祛风作用无益于病情的缓解。有些人误认为补药有益无害,故滥用者有之,如有湿热的性功能低下者,盲目使用男宝、三肾丸、颐和春之类壮阳药,可能会久治不愈。另外剂型、配伍、用法不当也会造成不必要的浪费而加重患者的负担。

(金永新　马　肖)

第三节　中西药配伍变化

药物治疗是中医诊疗综合水平的体现,在临床中不仅要牢牢地把握中医辨证论治的这一精髓,而且还要全面认识和考虑诸多因素对药物疗效的影响。随着现代制药工业的迅速发展和人民医疗保健意识的不断提高,临床中西医结合工作的深入开展,中西药合用防治疾病的情况日趋普遍,熟练掌握中西药的合理联用也是至关重要的。常见的中西药合用配伍禁忌有:

一、降低药物的疗效

含麻黄碱的中成药如麻杏止咳露、止咳定喘丸、防风通圣丸等与降压药不宜合用,因为麻黄碱可使血管收缩,有升高血压的作用,这样就降低了降压药的作用。不少患者经常出现降压药和含有麻黄碱的药物同时服用的现象。含酸性药物的中成药如六味地黄丸与西药氢氧化铝凝胶、氨茶碱、碳酸氢钠、胃舒平不宜同时服用。因后四种西药为碱性药物,如同时服用则会发生酸碱中和,使中药、西药均失去治疗作用。含多种金属元素,如钙、镁、铁等矿物质成分的中药(石膏、石决明、瓦楞子、龙骨、牡蛎等)及中成药(止咳定喘丸、龙牡壮骨冲剂等)不宜与四环素类、大环内酯类、异烟肼、利福平等配伍。因为多价金属离子能与上述药物分子内的酰胺基和酚羟基结合,生成难溶性的化合物或络合物而影响吸收,降低药效。含有鞣质的中药(如五倍子、石榴皮、山茱萸、虎杖、大黄等)以及中成药(黄连上清丸、牛黄解毒片、七厘散等)不宜与四环素类、红霉素、克林霉素等同服,因这些中药中所含的鞣质可与这些抗生素在胃肠道结合产生沉淀,降低生物利用度。

二、影响体内酶代谢或破坏酶的作用

含雄黄的中成药(如牛黄解毒丸、六神丸等)不宜与酶制剂合用。因为雄黄的主要成分为硫化砷,砷可与酶蛋白、氨基酸分子结构上的酸性基团形成不溶性沉淀,从而抑制酶的活性,降低疗效。以大黄为主要成分的中成药(如牛黄解毒片、麻仁丸、解暑片等)不能与胰酶、胃蛋白酶等合用。因为大黄的主要成分大黄酚可抑制酶类的消化作用。含黄连成分的中成药不宜与乳酶生合用。因为前者能使乳酶菌活力丧失,导致乳酶生失去助消化的功能。

三、增加药物的毒副作用

服用中药麻黄时,忌与氨茶碱同服,否则二者的药效不仅减低,且能使毒性增加 1～3 倍,引起恶心、呕吐、心动过速、头痛、头晕、心律失常、震颤等。含莨菪烷类生物碱的中药及制剂(如华山参、洋金花、颠茄合剂等)也不宜与强心苷类药物配伍。因其具有松弛平滑肌、减慢胃肠蠕动的作用,使肌体对强心苷类药物的吸收和蓄积增加,易引起中毒反应。 小活络丹、香莲丸、贝母枇杷糖浆中分别含有乌头碱、黄连碱、贝母碱,若与西药阿托品、咖啡因、氨茶碱同服,很容易增加毒性,出现药物中毒。

四、加重或诱发并发症

中药桃仁、白果、杏仁等不能与催眠镇静药(如氯氮平、地西泮等)合用,因为它们会抑制呼吸中枢,损害肝功能。六神丸、麝香保心丸、益心丹等中成药与心律平、奎尼丁同服,可导致心跳骤停而出现危险。富含钾的中药(如夏枯草、白茅根)不宜与保钾利尿药合用,否则可产生高血钾,引起血压升高。银杏叶制剂与阿司匹林合用可增加血小板功能的抑制,造成出血现象;与对乙酰氨基酚、麦角胺或咖啡因等成分的药物同服会引起膜下血肿。与噻嗪类利尿剂同服会引起血压升高。

五、药物作用相互拮抗

药效拮抗会使药物作用降低或丧失。如麻黄碱具有中枢兴奋作用,如与镇静催眠药氯丙嗪、苯巴比妥等同用则会产生药效的拮抗。枳实抗休克的有效成分 N-甲基酰胺对羟福林主要作用于 α-受体,当与 α-受体阻断剂酚妥拉明同用,会使药效降低。中药鹿茸中含糖皮质激素,使血糖升高,故不宜与降糖药同用。含糖皮质激素样物质的中药(如鹿茸、何首乌、甘草、人参等)不能与降糖药(如甲苯磺丁脲、苯乙双胍、胰岛素等)同服。因前者能使氨基酸、蛋白质从骨骼肌中转移到肝脏,在相关酶的作用下使葡萄糖和糖原的产生增加,引起血糖升高,若与降糖药物合用会产生药理拮抗作用。

六、引起沉淀或过敏反应

复方丹参注射液不宜与低分子右旋糖酐注射液混合静脉滴注。因低分子右旋糖酐本身是一种抗原,易与丹参等形成络合物,两者共同作用的结果可导致过敏性休克或严重的过敏症。对于高敏体质的患者,庆大霉素应避免与柴胡注射液混合使用,因有引起过敏性休克的报道。青霉素G与板蓝根、当归、穿心莲同用会增加过敏反应的危险性,应慎用。

七、影响药物排泄

尿液的酸碱度会影响肾脏对弱酸性或弱碱性药物的排泄。如山楂、乌梅等能酸化尿液,使利福平阿司匹林等酸性药物吸收增加,加重肾脏的毒性反应;而与碱性药物四环素、红霉素同用,使其排泄增加,疗效降低;其与磺胺类药物同用,使乙酰化后磺胺溶解度降低,易在肾小管析出结晶,引起血尿、尿闭等症状。

(金永新　马　肖)

第十七章 突发公共卫生事件的应急处理

突发公共卫生事件应急处理关系民生、社会稳定和国家经济发展。突发公共卫生事件应急法律制度包括应急组织体系、预防与应急准备、报告与信息发布、应急处理、应急状态的终止和善后处理等。为规范突发事件应对活动,保护人民生命财产安全,维护国家安全、公共安全、环境安全和社会秩序提供了制度保证。

第一节 突发公共卫生事件

一、突发公共卫生事件的概念

突发公共卫生事件,是指突然发生,造成或者可能造成社会公众健康严重损害的重大传染病疫情、群体性不明原因疾病、重大食物和职业中毒以及其他严重影响公众健康的事件。

重大传染病疫情,是指某种传染病在短时间内发生,波及范围广,出现大量的病人或死亡病例,其发病率远远超过常年的发病率水平的情况。

群体性不明原因疾病,是指在短时间内,某个相对集中的区域内同时或者相继出现具有共同临床表现病人,且病例不断增加,范围不断扩大,又暂时不能明确诊断的疾病。这种疾病可能是传染病,可能是群体性癔症,也可能是某种中毒。

重大食物和职业中毒,是指由于食品污染和职业危害的原因造成的人数众多或者伤亡较重的中毒事件。

其他严重影响公众健康事件,是指针对不特定的社会群体,造成或可能造成社会公众健康严重损害,影响正常社会秩序的重大事件。

突发公共卫生事件较于一般的事件,主要有以下特征:

①突发性。突发公共卫生事件的发生比较突然,没有特别的发生方式,突如其来,带有很大的偶然性,不易预测,使人们难以及时预防。

②特定性。突发公共卫生事件是发生在公共卫生领域的突发事件,具有公共卫生的属性,它不针对特定的人群发生,也不是局限于某一个固定的领域或区域。

③复杂性。表现为成因复杂、种类复杂和影响复杂。

④危害性。突发公共卫生事件后果往往较为严重,对公众健康的损害和影响达到了一定的程度。

二、突发公共卫生事件的分级

根据突发公共卫生事件性质、危害程度、涉及范围,《国家突发公共卫生事件应急预案》将突发公共卫生事件划分为特别重大(Ⅰ级)、重大(Ⅱ级)、较大(Ⅲ级)和一般(Ⅳ级)四级,依次用红色、橙色、黄色、蓝色进行预警。

(一)特别重大的突发公共卫生事件(Ⅰ级)

特别重大的突发公共卫生事件包括:

①肺鼠疫、肺炭疽在大、中城市发生并有扩散趋势,疫情波及2个及以上的省份,并有进一步扩散趋势;或人口稀少和交通不便地区1个县(区)域内在一个平均潜伏区内发病10例及以上。

②发生传染性非典型肺炎、人感染高致病性禽流感病例,疫情波及2个及以上的省份,并有继续扩散趋势。

③涉及多个省份的群体性不明原因疾病,并有扩散趋势,造成重大影响。

④发生新发传染病,或我国尚未发现的传染病发生或传入,并有扩散趋势,或发现我国已消灭的传染病重新流行。

⑤发生烈性病菌株、毒株、致病因子等丢失事件。

⑥周边以及与我国通航的国家和地区发生特大传染病疫情,并出现输入性病例,严重危及我国公共卫生安全的事件。

⑦一次放射事故超剂量照射人数200人以上,或轻、中度放射损伤人数50人以上;或重度放射损伤人数10人以上;或极重度放射损伤人数共5人以上。

⑧国务院卫生行政部门认定的其他特别重大突发公共卫生事件。

(二)重大的突发公共卫生事件(Ⅱ级)

重大的突发公共卫生事件包括:

①边远、地广人稀、交通不便地区发生肺鼠疫、肺炭疽病例,疫情波及2个及以上乡(镇),一个平均潜伏期内发病5例及以上;或其他地区出现肺鼠疫、肺炭疽病例。

②发生传染性非典型肺炎续发病例;或疫情波及2个及以上地(市)。

③肺鼠疫发生流行,流行范围波及2个及以上县(区),在一个平均潜伏期内多点连续发病20例及以上。

④霍乱在一个地(市)范围内流行,1周内发病30例及以上;或疫情波及2个及以上地(市),1周内发病50例及以上。

⑤乙类、丙类传染病疫情波及2个及以上县(区),一周内发病水平超过前5年同期平均发病水平2倍以上。

⑥发生群体性不明原因疾病,扩散到县(区)以外的地区。

⑦预防接种或学生预防性服药出现人员死亡。

⑧一次食物中毒人数超过100人并出现死亡病例,或已出现10例及以上死亡病例。

⑨一次发生急性职业中毒50人以上,或死亡5人及以上。

⑩一次放射事故超剂量照射人数101~200人,或轻、中度放射损伤人数21~50人;或重度放射损伤人数3~10人;或极重度放射损伤人数3~5人。

⑪鼠疫、炭疽,传染性非典型肺炎、艾滋病、霍乱、脊髓灰质炎等菌种、毒种丢失。

⑫省级以上人民政府卫生行政部门认定的其他严重突发公共卫生事件。

(三)较大的突发公共卫生事件(Ⅲ级)

较大的突发公共卫生事件包括:

①边远、地广人稀、交通不便的局部地区发生肺鼠疫、肺炭疽病例,流行范围在一个乡(镇)以内,一个平均潜伏期内病例数未超过5例。

②发生传染性非典型肺炎病例。

③霍乱在县(区)域内发生,1周内发病10~30例;或疫情波及2个及以上县;或地级以上城市的市区首次发生。

④一周内在一个县(区)域内乙类、丙类传染病发病水平超过前5年同期平均发病水平1倍以上。

⑤在一个县(区)域内发现群体性不明原因疾病。

⑥一次食物中毒人数超过100人;或出现死亡病例;或食物中毒事件发生在学校、地区性或全国性重要活动期间的。

⑦预防接种或学生预防性服药出现群体心因性反应或不良反应。

⑧一次性发生急性职业中毒10~50人,或死亡5人以下。

⑨一次性放射事故超剂量照射人数51~100人,或轻、中度放射损伤人数11~20人。

⑩地市级以上人民政府卫生行政部门认定的其他较大的突发公共卫生事件。

(四)一般的突发公共卫生事件(Ⅳ级)

一般的突发公共卫生事件包括:

①鼠疫在县(区)域内发生,一个平均潜伏期内病例数未超过20例。

②霍乱在县(区)域内发生,1周内发病在10例以下。

③一次食物中毒人数30~100人,且无死亡病例报告。

④一次性急性职业中毒10人以下,未出现死亡。

⑤一次性放射事故超剂量照射人数10~50人，或轻、中度放射损伤人数3~10人。

⑥县级以上人民政府卫生行政部门认定的其他一般突发公共卫生事件。

三、突发公共卫生事件应急报告

《突发公共卫生事件应急条例》规定,国家建立突发公共卫生事件应急报告制度。国务院卫生行政部门制定突发公共卫生事件应急报告规范,建立重大、紧急疫情信息报告系统。

(一)报告主体

根据《国家突发公共卫生事件应急预案》的规定,任何单位和个人都有权向国务院卫生行政部门和地方各级人民政府及其有关部门报告突发公共卫生事件及其隐患,也有权向上级政府部门举报不履行或者不按照规定履行突发公共卫生事件应急处理职责的部门、单位及个人。

《突发公共卫生事件应急条例》明确规定了突发公共卫生事件的责任报告单位和责任报告人,任何单位和个人不得隐瞒、缓报、谎报或者授意他人隐瞒、缓报、谎报突发公共卫生事件。

1.责任报告单位:县级以上各级人民政府卫生行政部门指定的突发公共卫生事件监测机构、各级各类医疗卫生机构、卫生行政部门、县级以上地方人民政府和检验检疫机构、食品药品监督管理机构、环境保护监测机构、教育机构等有关单位为突发公共卫生事件的责任报告单位。

2.责任报告人:执行职务的医疗卫生机构的医务人员、检疫人员、疾病预防控制人员、乡村医生和个体开业医生等是突发公共卫生事件的责任报告人。

(二)报告内容和时限

《突发公共卫生事件应急条例》规定,有下列情形之一的,省、自治区、直辖市人民政府应当在接到报告1小时内,向国务院卫生行政部门报告。

①发生或者可能发生传染病暴发、流行。

②发生或者发现不明原因的群体性疾病。

③发生传染病菌种、毒种丢失。

④发生或者可能发生重大食物和职业中毒事件。

突发事件监测机构、医疗卫生机构和有关单位发现上述需要报告情形之一的,应当在2h内向所在地县级人民政府卫生行政部门报告;接到报告的卫生行政部门应当在2h内向本级人民政府报告,并同时向上级人民政府卫生行政部门和国务院卫生行政部门报告。地方人民政府应当在接到报告后2h内向上一级人民政府报告。

省、自治区、直辖市人民政府在接到报告1h内,向国务院卫生行政部门报告。

国务院卫生行政部门对可能造成重大社会影响的突发公共卫生事件,立即向国务院报告。

接到报告的地方人民政府、卫生行政部门在依照规定报告的同时,应当立即组织力量对报告事项调查核实、确证,采取必要的控制措施,并及时报告调查情况。

对举报突发公共卫生事件有功的单位和个人,县级以上各级人民政府及其有关部门应当予以奖励。

四、突发公共卫生事件应急方针和原则

《突发事件应对法》规定,突发事件应对工作实行预防为主、预防与应急相结合的原则。《突发公共卫生事件应急条例》规定,突发事件应急工作,应当遵循预防为主、常备不懈的方针,贯彻统一领导、分级负责、反应及时、措施果断、依靠科学、加强合作的原则。

(一)预防为主,常备不懈

就是提高全社会对突发公共卫生事件的防范意识,落实各项防范措施,做好人员、技术、物资和设备的应急储备工作。对各类可能引发突发公共卫生事件的情况要及时进行分析、预警,做到早发现、早报告、早处理。

(二)统一领导,分级负责

就是根据突发公共卫生事件的范围、性质和危害程度,对突发公共卫生事件实行分级管理。各级人民政府负责突发公共卫生事件应急处理的统一领导和指挥,各有关部门按照预案规定,在各自的职责范围内做好突发公共卫生事件应急处理的有关工作。

(三)反应及时,措施果断

就是各级人民政府及其有关部门在突发事件发生后,及时做出反应,采取正确的、果断的措施,处理所发生的事件,不可优柔寡断、玩忽职守、贻误战机。应该积极主动地做出反应,立即了解情况,组织调查,采取必要的控制措施。

(四)依靠科学,加强合作

就是突发公共卫生事件应急工作要充分尊重和依靠科学,要重视开展防范和处理突发公共卫生事件的科研和培训,为突发公共卫生事件应急处理提供科技保障。各有关部门和单位要通力合作、资源共享,有效应对突发公共卫生事件。同时,要广泛组织、动员公众参与突发公共卫生事件的应急处理。

(张 洁)

第二节 突发公共卫生事件应急处理

一、应急预案的启动

突发公共卫生事件发生后,卫生行政部门应当组织专家对突发公共卫生事件进行综合评估,初步判断突发公共卫生事件的类型,提出是否启动突发公共卫生事件应急预案的建议。启动应急预案的建议,主要考虑以下几个方面:

①突发公共卫生事件的类型和性质。

②突发公共卫生事件的影响面及严重程度。

③目前已采取的紧急控制措施及控制效果。

④突发公共卫生事件的未来发展趋势。

⑤启动应急处理机制是否需要。

在全国范围内或者跨省、自治区、直辖市范围内启动全国突发公共卫生事件应急预案,由国务院卫生行政部门报国务院批准后实施。省、自治区、直辖市启动突发公共卫生事件应急预案,由省、自治区、直辖市人民政府决定,并向国务院报告。

应急预案启动后,突发公共卫生事件发生地的人民政府有关部门,应当根据预案规定的职责要求,服从指挥部的统一指挥,立即到达规定岗位,采取有关的控制措施。医疗卫生机构、监测机构和科学研究机构,应当服从突发事件应急处理指挥部的统一指挥,相互配合、协作,集中力量开展相关的科学研究工作。

二、应急处理措施

(一)突发公共卫生事件的调查评价

省级以上人民政府卫生行政部门或者其他有关部门指定的突发公共卫生事件应急处理专业技术机构,负责突发公共卫生事件的技术调查、确证、处置、控制和评价工作。国务院卫生行政部门或者其他有关部门指定的专业技术机构,有权进入突发公共卫生事件现场进行调查、采样、技术分析和检验,对地方突发公共卫生事件的应急处理工作进行技术指导,有关单位和个人应当予以配合。任何单位和个人不得以任何理由予以拒绝。对新发现的突发传染病、不明原因的群体性疾病、重大食物和职业中毒事件,国务院卫生行政部门应当尽快组织力量制定相关的技术标准、规范和控制措施。

(二)法定传染病的宣布

国务院卫生行政部门对新发现的突发传染病,根据危害程度、流行强度,依照《传染病防治法》的规定及时宣布为法定传染病。宣布为甲类传染病的,由国务院决定;乙类、丙类传染病病种,由国务院卫生行政部门决定并予以公布。

(三)应急物资的生产、供应、运送和人员的调集

突发公共卫生事件发生后,国务院有关部门和县级以上地方人民政府及其有关部门,应当保证突发公共卫生事件应急处理所需的医疗救护设备、救治药品、医疗器械等物资的生产、供应;铁路、交通、民用航空行政主管部门应当保证及时运送。根据突发公共卫生事件应急处理的需要,突发公共卫生事件应急处理指挥部有权紧急调集人员、储备的物资、交通工具以及相应的设施、设备参加应急处理工作。

(四)交通工具及乘运人员和物资的处置

《国家突发公共卫生事件应急预案》规定,实施交通卫生检疫,组织铁路、交通、民航、质检等

部门在交通站点和出入境口岸设置临时交通卫生检疫站,对出入境、进出疫区和运行中的交通工具及其乘运人员和物资、宿主动物进行检疫查验。

《突发公共卫生事件应急条例》规定,交通工具上发现根据国务院卫生行政部门的规定需要采取应急控制措施的传染病病人、疑似传染病病人,其负责人应当以最快的方式通知前方停靠点,并向交通工具的营运单位报告。交通工具的前方停靠点和营运单位应当立即向交通工具营运单位行政主管部门和县级以上地方人民政府卫生行政部门报告。卫生行政部门接到报告后,应当立即组织有关人员采取相应的医学处置措施。

交通工具上的传染病病人密切接触者,由交通工具停靠点的县级以上各级人民政府卫生行政部门或者铁路、交通、民用航空行政主管部门,根据各自的职责,依照传染病防治法律、法规的规定,采取控制措施。

涉及国境口岸和入出境的人员、交通工具、货物、集装箱、行李、邮包等需要采取传染病应急控制措施的,依照国境卫生检疫法律、行政法规的规定办理。

(五)疫区的控制

突发公共卫生事件应急处理指挥部根据突发事件应急处理的需要,可以对疫区的食物和水源采取控制措施。必要时,对人员进行疏散或者隔离,并可以依法对传染病疫区实行封锁。对传染病暴发、流行区域内流动人口,突发事件发生地的县级以上地方人民政府应当做好预防工作,落实有关卫生控制措施;对传染病病人和疑似传染病病人,应当采取就地隔离、就地观察、就地治疗的措施;对密切接触者根据情况采取集中或居家医学观察;对需要治疗和转诊的,依照规定执行。

三、医疗卫生机构的责任

(一)医疗机构的责任

医疗卫生机构应当对传染病做到早发现、早报告、早隔离、早治疗,切断传播途径,防止扩散,具体包括:

①对因突发事件致病的人员提供医疗救护和现场救援,对就诊病人必须接诊治疗,实行重症和普通病人分开管理,并书写详细、完整的病历记录。对需要转送的病人,应当按照规定将病人及其病历记录的复印件转送至接诊的或者指定的医疗机构。对疑似病人及时排除或确诊。

②协助疾控机构人员开展标本的采集、流行病学调查工作。

③采取卫生防护措施,做好医院内现场控制、消毒隔离、个人防护、医疗垃圾和污水处理工作,防止交叉感染和污染。

④做好传染病和中毒病人的报告。对因突发公共卫生事件而引起身体伤害的病人,任何医疗机构不得拒绝接诊。

⑤对群体性不明原因疾病和新发传染病做好病例分析与总结,积累诊断治疗的经验。

重大中毒事件,按照现场救援、病人转运、后续治疗相结合的原则进行处置。

（二）疾病预防控制机构的责任

国家、省、市（地）、县级疾病预防控制机构应当做好突发公共卫生事件的信息收集、报告与分析工作；开展流行病学调查；进行实验室检测等。

（三）卫生监督机构的责任

卫生监督机构应当：

①在卫生行政部门的领导下，开展对医疗机构、疾病预防控制机构突发公共卫生事件应急处理各项措施落实情况的督导、检查。

②围绕突发公共卫生事件应急处理工作，开展环境卫生、职业卫生等的卫生监督和执法稽查。

③协助卫生行政部门依据《突发公共卫生事件应急条例》和有关法律法规，调查处理突发公共卫生事件应急工作中的违法行为。

（四）出入境检验检疫机构的责任

出入境检验检疫机构应当：

①调动出入境检验检疫机构技术力量，配合当地卫生行政部门做好口岸的应急处理工作。

②及时上报口岸突发公共卫生事件信息和情况变化。

（张　洁）